böhlau

Böhlaus Zeitgeschichtliche Bibliothek

Begründet von Helmut Konrad

Herausgegeben von Marcus Gräser und Dirk Rupnow

Band 43

Die „Zeitgeschichtliche Bibliothek" im Böhlau Verlag veröffentlicht Arbeiten zur österreichischen und internationalen Zeitgeschichte. Als „Zeitgeschichte" wird dabei die Geschichte des 20. und 21. Jahrhunderts verstanden, wobei – dem Verständnis von „Zeitgeschichte" als „Vorgeschichte der Gegenwart" folgend – problemorientiert auch frühere Jahrzehnte relevant sein können. Im Zugriff auf Methoden und Theorien herrschen Offenheit und Pluralität, wobei Arbeiten mit einer gesellschaftsgeschichtlichen und/oder internationalen Perspektive im Mittelpunkt stehen. Eingereichte Manuskripte durchlaufen ein Peer Review, entweder durch die Begutachtung in akademischen Qualifizierungsverfahren, im Rahmen des bei Forschungsförderungsorganisationen beantragten Druckkostenzuschusses oder durch von den Herausgebern veranlasste Gutachten.

Ina Friedmann

ABNORMALITÄT (DE-)KONSTRUIERT

Die Heilpädagogische Abteilung der Wiener
Universitäts-Kinderklinik und ihre Patient*innen
in der ersten Hälfte des 20. Jahrhunderts

BÖHLAU VERLAG WIEN KÖLN

Gedruckt mit Unterstützung von:
Universitätsklinik für Kinder- und Jugendheilkunde. Medizinische Universität Wien
Philosophisch-Historische Fakultät. Universität Innsbruck
Österreichische Gesellschaft für Kinder- und Jugendheilkunde, ÖGKJ
Stadt Wien Kultur
Freundeskreis Pesthaus
Forschungsplattform Center Interdisziplinäre Geschlechterforschung Innsbruck (CGI)

UNIVERSITÄTSKLINIK FÜR KINDER- UND JUGENDHEILKUNDE
MEDIZINISCHE UNIVERSITÄT WIEN
Wiener Gesundheitsverbund Universitätsklinikum AKH Wien
universität innsbruck Philosophisch-Historische Fakultät
Stadt Wien Kultur
Pesthaus
universität innsbruck Forschungsplattform Center Interdisziplinäre Geschlechterforschung Innsbruck

Bibliografische Information der Deutschen Nationalbibliothek:
Die Deutsche Nationalbibliothek verzeichnet diese Publikation in der Deutschen Nationalbibliografie; detaillierte bibliografische Daten sind im Internet über http://dnb.de abrufbar.

Umschlaggestaltung: Michael Haderer, Wien
Korrektorat: Anja Bachert, Leipzig
Satz: büro mn, Bielefeld
Druck und Bindung: Hubert & Co. BuchPartner, Göttingen
Printed in the EU

Vandenhoeck & Ruprecht Verlage | www.vandenhoeck-ruprecht-verlage.com

ISBN 978-3-205-21541-7

Inhalt

Vorwort

Als Ina Friedmann mich telefonisch einlud, das Vorwort für diese Publikation zu verfassen, befand ich mich gerade im Kinderzimmer meiner dreijährigen Tochter, ins gemeinsame Spiel vertieft. – Die geschätzten Leser*innen dürfen sich wundern, was eine derartige Bemerkung im Vorwort einer wissenschaftshistorischen Arbeit zu suchen hat.

Als elfjähriger Knabe wurde ich im Jahr 1975 in der damals sogenannten Heilpädagogischen Abteilung der Kinderklinik des AKH fünf Wochen lang in kompletter Isolation zu Außenwelt und Familie, ohne Vorbereitung, ohne Auskunft über Grund und Dauer des Aufenthalts und unter schwer traumatisierenden Umständen festgehalten. Hans Asperger und Paul Kuszen waren damals die leitenden Ärzte.

Im Herbst 2018 erfuhr ich durch die Medien von den Forschungsarbeiten von Herwig Czech über die nötige Neubewertung der Rolle des Wiener Kinderarztes Hans Asperger im Nationalsozialismus. Die Publikation macht auf bestürzende Weise deutlich, wie sich das Selbst- und Weltverständnis eines einzelnen Arztes auf Haltung und Geist des Personals, auf die gewählten Behandlungen und letzten Endes auf die Einzelschicksale von Patient*innen auswirken können. Dieser ideologisch-politische Fehlgang mag nachfolgenden Generationen dadurch erklärt werden, dass große Gesellschaftsteile der untersuchten Zeit im damals allgegenwärtigen „Führer"-Gedanken indoktrinativ erzogen wurden und dadurch selbst seelisch abgestumpft und psychisch deformiert waren.

Ina Friedmann legt ihren Forschungsfokus auf den Zeitraum zwischen Gründung der Heilpädagogischen Abteilung im Jahr 1911 bis in das Jahr 1949. Aus den gesammelten Belegen und Indizien geht für mich erschreckend klar hervor, wie wenig an Charakter und Geist sich in den Jahrzehnten nach 1949 in der Wiener Kinderheilpädagogik geändert hatte. Ich hatte beim Studium der Arbeit abschnittsweise den Eindruck, meine eigenen Erlebnisse bestätigt zu sehen, die ich – allerdings erst viele Jahrzehnte später – als unmittelbar Betroffener im Jahr 1975 erfahren musste. Ging in dieser Klinik nach dem Krieg alles so weiter wie vor dem Krieg, bis das „System Asperger" ab dem Jahr 1978 begann, seinen fraglichen Glanz zu verlieren?

Ich entschloss mich, dem medizinhistorischen Institut der Medizinischen Universität Wien unter Wahrung meiner Anonymität einen umfangreichen Zeitzeugenbericht zu meinen Erlebnissen in der damaligen Kinderklinik anzuvertrauen. Damit war ich einigermaßen beruhigt, denn ich dachte, ich hätte so meinen Beitrag zur späten Aufklärung geleistet. Ein Jahr danach (2019) erhielt ich die Nachricht, man plane weitere

Publikationen zum Thema Asperger in einer Sonderausgabe der Monatsschrift für Kinderheilkunde im Springer-Verlag. Dabei sollte zum ersten Mal auch ein Zeitzeuge von Patient*innenseite zu Wort kommen – nicht zuletzt, um Ausgewogenheit zu gewährleisten: Ehemalige Schüler*innen, Kolleg*innen und Bekannte Aspergers dominierten diesen Diskurs bis dahin weitgehend mit dem Ziel der Reputationswahrung. Aspergers autobiografischer Bericht aus dem Jahr 1974 wurde als wissenschaftlicher Beweis für seine ethisch-ärztliche Integrität ausgelegt. Nun war für mich der Zeitpunkt gekommen – 45 Jahre nach meinem Klinikaufenthalt – der Veröffentlichung meines Zeitzeugenberichts unter meinem Namen zuzustimmen.

So kam ich mit Ina Friedmann in Kontakt. Das Studium ihrer beeindruckend umfangreichen Arbeit ist aufrüttelnd. Friedmann enthält sich emotionaler Entrüstung und vertraut auf die sich aufdrängenden Rückschlüsse der Leserschaft zum Thema medizinischen und menschlichen Hochmuts. Einige Fragestellungen wurden für mich geradezu drängend: Wie war es möglich, die traditionelle Trennung zwischen Ideologie und Wissenschaft öffentlich zu missachten und verblüffend scheinwissenschaftliche Aussagen zu publizieren? Wie konnte es geschehen, dass vor aller Welt Grundregeln wissenschaftlicher Objektivität zugunsten privater und selbstgerechter Weltbilder unterlaufen wurden? Warum blieben diese Aussagen auch nach Kriegsende öffentlich unwidersprochen?

Ich habe es meinem späteren Schauspielberuf zu verdanken, dass ich die frühen traumatischen Erlebnisse in der Kinderklinik künstlerisch verarbeiten und weitgehend transformieren konnte. Die Inhalte der Weltliteratur und unzähliger Drehbücher widmen Abusus in Krankenhäusern einen großen Spielraum. Verwandlung durch Spiel konnte meine persönliche Rettung werden. Ich habe heute den Vorteil, es mir im übertragenen Sinn leisten zu können, über meine Erfahrungen zu sprechen – ungleich vielen anderen Betroffenen. Ich habe aber auch den Nachteil, als Schauspieler im Verdacht zu stehen, schon allein aus beruflicher Gewohnheit zu dramatisieren. Doch damit komme ich gut klar. Die Herkunft des griechischen Wortes *dráma* bedeutet nichts weniger als das Erkennen von *Handlung*. Aus Handlungen im Kleinen wird unversehens die Geschichte im Großen. Sie kann das Selbstverständnis unserer Gesellschaft nachhaltig und über Generationen prägen.

Der mutigen Forschung von Ina Friedmann soll beschieden sein, einem Rückfall in dunkle Zeiten der Kinderpädagogik entgegenzuwirken, um die Unantastbarkeit der Kindeswürde sicherzustellen.

Und nicht zuletzt verdanke ich es der Präsenz meines eigenen Kindes, im Schweigen über selbst Erlittenes keine Option zu erkennen.

Ulrich Reinthaller

Gewidmet den Patientinnen und Patienten
der Heilpädagogischen Abteilung

Sobald feststand, dass die vorliegende Arbeit in dieser Form publiziert würde, war es an der Zeit, die Genehmigung zur Verwendung des Umschlagbilds einzuholen. Gottfried Helnweins *Sonntagskind* symbolisiert und visualisiert den Inhalt dieser Arbeit wie keine andere bildliche Darstellung, und der Wunsch danach, dieses Bild den folgenden Ausführungen voranzustellen, begleitete bereits die gesamte Entstehungszeit. Dementsprechend bin ich dem Künstler zu großem Dank für die Erlaubnis verpflichtet, mit seinem Werk den Inhalt rahmen zu können. Ebenso danke ich Renate Helnwein herzlich für die so umgehende und entgegenkommende Beantwortung meiner Anfrage und Cyril Helnwein für die freundliche Übermittlung.

Gleich dem Coverbild selbst stehen auch diese Worte am Anfang – deshalb, weil mit dem *Sonntagskind* das in den Fokus gerückt wird, worum es geht: Die Kinder und Jugendlichen, deren Verhalten durch externe Einschätzungen (dis-)qualifiziert, deren gesellschaftliche Anpassungsfähigkeit evaluiert und herzustellen versucht wurde und deren Schutzbedürftigkeit schließlich zu oft in den Schutz *vor* ihnen umgewandelt wurde. *Sonntagskind* entstand 1972, genau fünfzig Jahre vor dem Erscheinen dieser Arbeit. Zweierlei ist damit verbunden: Das frühe Engagement Helnweins, sich mit dem Umgang mit Kindern in der österreichischen Nachkriegsgesellschaft auseinanderzusetzen und, damit unweigerlich zusammenhängend, die erst Jahrzehnte später einsetzende wissenschaftliche Aufarbeitung. Dass diese sich anderer Mittel als die Kunst bedient, liegt auf der Hand. Dass die beiden Bereiche Schnittstellen aufweisen, ist ebenso natürlich. An einem dieser Berührungspunkte steht in meinen Augen auch Ulrich Reinthaller. Obwohl ich ihn im wissenschaftlichen Kontext kennenlernen durfte, ist seine Perspektive durch einen künstlerischen Hintergrund geprägt. Dieser Sphäre stehen Ausdrucksmöglichkeiten zur Verfügung, die die Wissenschaft nicht hat. Für den Austausch darüber bin ich ihm ebenso zu großem Dank verpflichtet, wie für seine Bereitschaft, das Geleitwort für diese Arbeit zu schreiben. Und natürlich dafür, dass er den Mut hat, von seinen Erfahrungen an der Heilpädagogischen Abteilung zu berichten – und das unter seinem Namen. Er ist ein sprechender Zeuge des hier Geschriebenen und damit zugleich die Stimme jener, die mir ähnliche Erfahrungen mitgeteilt haben. Ihnen, die nicht genannt werden möchten, danke ich ebenfalls. Für das Vertrauen, das sie mir als Fremder entgegengebracht haben und die Einblicke, die sie mir in ihre Vergangenheit, ihr Leben, ihre Gegenwart gewährt haben.

Danken möchte ich auch den Fördergeber*innen, die mit ihrer Unterstützung zugleich die Unterstützung dieser Forschungen signalisieren: die Universitätsklinik für Kinder- und Jugendheilkunde der Medizinischen Universität Wien, die

Philosophisch-Historische Fakultät der Universität Innsbruck, die Österreichische Gesellschaft für Kinder- und Jugendheilkunde, der Freundeskreis Pesthaus und das Center Interdisziplinäre Geschlechterforschung Innsbruck.

Eine Vielzahl von Personen hat darüber hinaus auf die eine oder andere Art, manche auch auf mehrere, zum Gelingen dieser Arbeit beigetragen, die in einer Vorfassung im August 2020 als Dissertation an der Universität Wien approbiert wurde. Ihnen allen bin ich in aufrichtigem Dank verbunden. Einige möchte ich namentlich nennen – sie sollen wissen, wie sehr ich ihre Unterstützung zu schätzen weiß, wie sehr sie mir geholfen haben und schließlich auch, wie viel mir das bedeutet.

Der größte Dank gilt Dirk Rupnow, der die letzten Jahre je nach Notwendigkeit hinter, vor und neben mir gestanden ist. Das ist nicht selbstverständlich, dafür umso bereichernder.

Horst Schreiber danke ich für so vieles: die Bereitschaft, sich Zeit für meine verschiedenen Fragen zu nehmen, und für wertvolle Tipps. Für seine Perspektiven auf diverse Themen und die Motivation, die immer mit Ideen und Anregungen verbunden ist. Gleich ihm hat auch Sabine Pitscheider immer Interesse am Arbeitsfortschritt gezeigt und diese Anteilnahme war stets genauso motivierend, wie der generelle Austausch über Probleme und Erfolge. Elisabeth Dietrich-Daum ist mir als Ratgeberin sowie als Freundin stets zur Seite gestanden und hat sich die Zeit genommen, auftretende Fragen, Überlegungen und Gedanken mit mir zu diskutieren. Ich danke auch Michaela Ralser, ebenso wie meinen Kolleg*innen vom Institut für Zeitgeschichte der Universität Innsbruck: für die schöne Zeit, die ich hier verbringen konnte. Besonders natürlich Friedrich Stepanek und Christof Aichner.

Thomas Beddies danke ich für seine Unterstützung und die Möglichkeit, von seinen Erfahrungen zu lernen. Gelernt habe ich auch von meinem guten Freund und Kollegen Christian Lechner – immer schön die Balance wahren ;) Nora Bischoff und Robert Obermair danke ich für den fachlichen wie nichtfachlichen Austausch. Herbert Posch, Katharina Kniefacz und der Jour fixe Wissenschaftsgeschichte waren mehrere Jahre tatsächlich ein Fixpunkt, der Gelegenheiten zur Diskussion und Reflexion geboten hat. In diesem Sinn geht auch ein großer Dank an Andreas Huber für den sporadischen, aber immer positiven und motivierenden Austausch. Auch im Rahmen des „Eheprojekts" von Andrea Griesebner waren wertvolle Gespräche möglich. Ebenso mit Hans Safrian.

Sonia Horn hat sofort an mich gedacht, als die Auseinandersetzung mit der Heilpädagogischen Abteilung im Fürsorgekontext im Raum gestanden ist – was vor nunmehr einigen Jahren den Grundstein dieser Arbeit bildete. In diesem Sinn bin ich auch Arnold Pollak und Brigitte Hackenberg zu Dank verpflichtet – für die Initiative, die mit einem kleinen Forschungsprojekt die vorliegende Arbeit anstieß, sowie Susanne Greber-Platzer.

Ein großer Dank geht an Martin Zellhofer und Ursula Huber von Böhlau für ihre motivierte, prompte und unschätzbare Unterstützung im Publikationsprozedere sowie Oliver Schwinkendorf und Gabriele Marcini. Selbstverständlich bedanke ich mich bei allen Archivmitarbeiter*innen, die immer freundlich und eine große Hilfe waren. Ebenso danke ich Margit Craß für Einblicke in die Sozialarbeit. Darüber hinaus möchte ich meinen Kolleg*innen inner- und außerhalb Österreichs danken, die ich im Zug der Auseinandersetzung mit ‚begutachteten Kindheiten' kennenlernen durfte. Sie alle namentlich zu nennen ist unmöglich. Ihre Forschungen haben diese Arbeit wesentlich bereichert und auch das Wissen, dass sie mit ähnlichen Herausforderungen konfrontiert waren, hat auf persönlicher Ebene viel bewirkt.

Aufzuzählen, wie oft und auf wie viele Arten mir Niko Thoman unterstützend zur Seite gestanden ist, würde dieses Vorwort sprengen. Marius Weigl danke ich für moralische Unterstützung in allen Arbeits(-un-)phasen, für fachlichen Rat und für musikalische Motivation. Franziska Niedrist für die schönen Kaffeepausen. Martin Ager, Bea Gatterer, Sabine Merler, Irene Pallua und Natalie Zidek: für unzählige Gespräche und das Teilen von Freud und Leid. Hier mehr zu sagen ist obsolet. Andreas Fink. So viel Freundschaft und Unterstützung in wenige Worte zu packen ist unmöglich.

Ich danke Manuela, Tanya und Fritz Markowitsch, die stets Verständnis für intensive Schreibphasen und dadurch bedingte Zeitschwierigkeiten hatten, von Herzen. Das gilt auch für Inge Chytracek.

Am allermeisten danke ich aber Anna Friedmann, meiner Mama. Für alles. Immer.

„Welcome to where time stands still […]"[1]

Als ob die Zeit stillstehen würde, so kam einem ehemaligen Patienten sein Klinikaufenthalt zur Begutachtung durch Hans Asperger vor. Eine mehrmonatige Beobachtungsdauer erinnernd, hatte es sich real um Wochen gehandelt.[2] Diese Angabe steht am Anfang dieser Arbeit, da Eigenaussagen von ehemaligen Patient*innen der Heilpädagogischen Abteilung im Folgenden lediglich aus Akten rekonstruiert werden. Interviews mit ihnen konnten aus Ressourcengründen ebenso wenig geführt werden, wie Gespräche mit ehemaligem Personal. Die Basis dieser Untersuchung stellen Akten und zeitgenössische Literatur dar, mit deren Hilfe die Heilpädagogische Abteilung der Wiener Universitäts-Kinderklinik zwischen 1911 und 1949 als Institution untersucht wird. Als zentrale Drehscheibe für als ‚auffällig' definierte Kinder und Jugendliche gegründet und lange Zeit dienend, rückten in den letzten Jahren einzelne Aspekte der heilpädagogischen Arbeit in den wissenschaftlichen Fokus, ohne jedoch eine Gesamtdarstellung der Institution anzustreben. Eine solche ist das Ziel dieser Arbeit, die damit nicht nur eine Geschichte der Einrichtung in der ersten Hälfte des 20. Jahrhunderts bieten soll, sondern vor allem eine Einbettung in die zeitgenössische Fürsorgelandschaft und sich daher als Beitrag zur Geschichte ‚begutachteter Kindheiten' versteht. Als wissenschaftlicher Einrichtung kam der Abteilung eine neuartige, zentralisierte Deutungshoheit über kindliches und jugendliches Verhalten zu – inklusive der Beurteilung von (Ab-)Normalität und der daraus resultierenden Maßnahmenempfehlungen.

Um die Bedeutung eines Aufenthalts an der Heilpädagogischen Abteilung für die Patient*innen nachvollziehen zu können, ist zunächst die bereits begonnene Auseinandersetzung mit jenen Akteur*innen zu vertiefen, die das Funktionieren der Einrichtung gewährleisteten und ihr den Rahmen gaben. Durch den Blick auf die Personen, die die Heilpädagogische Abteilung prägten, kann bei Einbeziehung ihrer wissenschaftlichen Publikationen jeweils eine Ausrichtung bzw. Schwerpunktsetzung ihrer Herangehensweise an Heilpädagogik beobachtet werden. Damit ist nicht die Fokussierung eines bestimmten Arbeitsgebietes gemeint, wie es bei dem ersten Abteilungsleiter Erwin Lazar (1877–1932) die Erforschung der Ursachen der ‚Dissozialität' Minderjähriger oder bei Hans Asperger (1906–1980), dem bedeutendsten österreichischen Heilpädagogen, jene der ‚autistischen Psychopathie', später als

1 Metallica, Welcome Home (Sanitarium), auf: Master of Puppets, 1986.

2 Persönliche Mitteilung an die Verfasserin.

Asperger-Syndrom bezeichnet, war. Vielmehr ist die Orientierung an sozialen oder biologistischen Denkkonzepten gemeint, die ausschlaggebend für die Sichtweise auf die (angeblich) zugrunde liegenden Ursachen kindlichen und jugendlichen Verhaltens waren. Während Lazar für eine individuelle Bewertung der Einflüsse endogener und exogener Faktoren eintrat,[3] war für Asperger primär die Veranlagung der Minderjährigen ausschlaggebend.[4] Dass er dennoch starkes Gewicht auf das ‚Milieu' legte und entsprechend häufig dessen Veränderung empfahl, erscheint auf den ersten Blick als Paradoxon, ist jedoch durch seine Ansicht erklärlich, dass es bei den verschiedenen Problematiken gerade aufgrund der Bedeutung der Veranlagung besonders guter, auch im Sinn starker, erzieherischer Einflüsse bedurfte. Sein Leitsatz war „strikte Führung" zu „optimaler Leistung".[5] Der Normalisierungsanspruch der heilpädagogischen Wissenschaft, der eng mit Leistungsprinzipen verknüpft war, wird hieran deutlich. Er ist zugleich symptomatisch für die im 20. Jahrhundert gesamtstaatlich existierenden Bestrebungen zur Regulierung von Leistung, Erwerb sowie der Einfügung in soziale Erwartungen und bestand weit über diese disziplinären Grenzen hinaus:

> „Soziale Unangepasstheit wurde und wird dabei sanktioniert: In unseren patriarchal und kapitalistisch grundierten Gesellschaften trifft dies diejenigen, die dem Leistungsethos nicht entsprechen wollen oder können und damit nicht zu den ‚Leistungsträgern' gehören. Es trifft jene, die sich den geschlechtsspezifischen Rollenbildern verweigern, die gemessen an den Vorstellungen der Mehrheit ein ungeregeltes und unstetes Leben führen und dergleichen."[6]

Unterschiedliche heilpädagogische Herangehensweisen dürfen dabei nicht den Eindruck erwecken, dass daraus auch wesentliche Unterschiede in der Maßnahmensetzung resultierten. Bei beiden Heilpädagogen lautete die Empfehlung, wenngleich mit unterschiedlicher Begründung, häufig auf Anstaltsunterbringung – was ebenfalls

3 Z. B. Erwin Lazar, Psychische Abnormitäten bei Fürsorgezöglingen, in: Wiener klinische Wochenschrift 29 (1913), 1227–1230, oder ders., Medizinische Grundlagen der Heilpädagogik. Für Erzieher, Lehrer, Richter und Fürsorgerinnen, Wien 1925, 2 f.

4 Exemplarisch sei hier auf Aspergers Ausführungen zur behaupteten „endogenen Erlebnisbereitschaft" bei Opfern sexueller Gewalt hingewiesen: Hans Asperger, Heilpädagogik. Einführung in die Psychopathologie des Kindes für Ärzte, Lehrer, Psychologen und Fürsorgerinnen, Wien 1952, 262.

5 Hans Asperger, Jugendpsychiatrie und Heilpädagogik, in: Münchner Medizinische Wochenschrift 16 (1942), 352–356, 355 sowie rund dreißig Jahre später: Hans Asperger, Allgemeine Problematik der Heilpädagogischen Station, in: Hans Asperger u. a. (Hg.), Zehn Jahre heilpädagogische Station der SOS-Kinderdörfer, Innsbruck 1974, 7 f.

6 Helga Amesberger/Brigitte Halbmayr/Elke Rajal, „Arbeitsscheu und moralisch verkommen". Verfolgung von Frauen als „Asoziale" im Nationalsozialismus, Wien-Berlin 2019, 21.

von beiden in ihren Publikationen oft vehementer gefordert, als in der Realität umgesetzt wurde: Dass auch bei vermutetem ‚Misserfolg‘ teilweise weiteren oder letzten Versuchen in häuslicher Erziehung vor der definitiv verfügten Anstaltsunterbringung zugestimmt wurde, geht aus den Krankenakten hervor. Das kann allerdings nicht relativieren, was die dennoch vielfach verfügte Anstaltsunterbringung real bedeutete: Die Bestückung von Institutionen, die durch gewaltförmige Erziehungsmethoden geprägt waren, mit Minderjährigen, die entweder als „schwererziehbar“ galten oder aus sozialen Gründen nicht in ihrer Ursprungsfamilie leben konnten (etwa aufgrund von Misshandlung) oder sollten (etwa, wenn Erziehungsberechtigte als ‚erziehungsuntüchtig‘ gesehen wurden). Die Stigmatisierung von Kindern und Jugendlichen als „schwererziehbar“ erfolgte dabei institutionell und unwiderruflich – und hatte wesentlichen Einfluss auf das weitere Leben der Betroffenen. Lautete das heilpädagogische Urteil „schwererziehbar“, „psychopathisch“ oder ähnlich, war ein oft mehrjähriger Aufenthalt in Erziehungsheimen die Folge. Explizit ist darauf hinzuweisen, dass das Ziel der ‚Normierung‘ von Verhaltensweisen und Lebensentwürfen bei diesen Kategorisierungen mitzubedenken ist – dieses war vor dem Nationalsozialismus und auch noch lange danach präsent.

Neben der in diesem Kontext zu stellenden Frage nach den Beurteilungsmustern, die der Charakterisierung Minderjähriger als „schwererziehbar“ zugrunde liegen, ist die Verantwortung des Staates und der in seinem Auftrag handelnden Personen und Institutionen anzusprechen: Erfolgt von staatlicher Seite ein Eingriff in das Privatleben seiner Bürger*innen, in diesem Fall primär im Sinn von ‚Kindsabnahmen‘ durch das Jugendamt und seine Agenturen, so sollte damit grundlegend die Sicherung des körperlichen und seelischen Wohls der betroffenen Kinder und Jugendlichen verbunden sein. Dass der Staat diese Aufgabe nicht wahrnahm, zeigen die mittlerweile über das gesamte Österreich vorliegenden Berichte über Gewalt in Kinder- und Erziehungsheimen.

Forschungsstand und -kontroversen

Im Rahmen der Auseinandersetzungen mit ‚Heimkindheiten‘ primär in Wien und Niederösterreich kam es in den letzten Jahren auch zu kritischen Thematisierungen der Heilpädagogischen Abteilung. In diesen Studien zu Heim- und Fürsorgeerziehung im 20. Jahrhundert lag der Fokus allerdings jeweils auf anderen Institutionen.[7] So hat

7 Ernst Berger (Hg.), Verfolgte Kindheit. Kinder und Jugendliche als Opfer der NS-Sozialverwaltung, Wien-Köln-Weimar 2007; Gertrude Czipke, Die SchreibmaschinentäterInnen. Die Wiener

sich der Sozialhistoriker Reinhard Sieder bereits mehrfach mit den Kontinuitäten der Heilpädagogischen Abteilung in inhaltlicher Hinsicht sowie mit ihrer Rolle im Wiener Fürsorgesystem beschäftigt, dabei allerdings auf anderes Aktenmaterial als die vorliegende Arbeit zurückgegriffen: Seine Grundlage bildeten die Akten der Wiener Kinderübernahmsstelle (KÜSt), mit der seitens der Abteilung eine enge Zusammenarbeit bestand.[8] Auch die während der Arbeit an dieser Publikation entstandenen Artikel behandeln jeweils Einzelaspekte der Abteilung, sie sind in die folgenden Ausführungen integriert. Eine umfassende Darstellung dieser Einrichtung, insbesondere mit Schwerpunkt auf den Patient*innenakten lag bisher nicht vor.[9]

Die Heilpädagogische Abteilung selbst war in den vergangenen drei Jahrzehnten in unterschiedlichem Ausmaß und mit unterschiedlichen Fragestellungen Gegenstand historischer Forschungen. Rezentere Arbeiten fokussierten dabei Einzelgebiete der verschiedenen Tätigkeitsbereiche der Heilpädagogischen Abteilung oder Biografien der prominenten Leitungspersonen Erwin Lazar (Leitung 1911–1932) und Hans Asperger (Leitung 1935–1957).[10] Als frühe Arbeiten sind die Aufsätze von Manfred Skopec und

---

Jugendfürsorge in den Jahren 1945 bis 1970 und ihr Beitrag zur Durchsetzung einer gegen Mädchen, Frauen, „uneheliche“ Mütter und deren Kinder gerichteten Geschlechterordnung, Dipl.-Arb., Wien 2013; Reinhard Sieder/Andrea Smioski, Gewalt gegen Kinder in Erziehungsheimen der Stadt Wien. Endbericht, Wien 19. Juni 2012; Gudrun Wolfgruber, Von der Fürsorge zur Sozialarbeit. Wiener Jugendwohlfahrt im 20. Jahrhundert (Schriftenreihe zur Geschichte der Sozialarbeit und Sozialarbeitsforschung 5), Wien 2013; dies., Ideale und Realitäten. 100 Jahre Wiener Jugendamt, Wien 2017.

8 Reinhard Sieder, Das Dispositiv der Fürsorgeerziehung in Wien, in: Michaela Ralser/Reinhard Sieder (Hg.), Die Kinder des Staates, ÖZG 25, 1&2/2014, 156–193; ders., Wissenschaftliche Diskurse, Kinder- und Jugendfürsorge, Heimerziehung: Wien im 20. Jahrhundert, in: Virus. Beiträge zur Sozialgeschichte der Medizin 17 (2018), 29–56.

9 Ina Friedmann, Die institutionelle Vernetzung der heilpädagogischen Abteilung der Universitätskinderklinik in Wien zwischen 1930 und 1945. Verflechtung von Wissenschaft und Politik, in: ÖH (Hg.), Österreichische Hochschulen im 20. Jahrhundert. Austrofaschismus, Nationalsozialismus und die Folgen, Wien 2013, 177–189; dies., „Es handelte sich um einen sonderlinghaften, triebhaft veranlagten Knaben.“ Beispiele heilpädagogischer Gutachten für das Wiener Jugendgericht während der Jahre 1920 bis 1970, in: Virus. Beiträge zur Sozialgeschichte der Medizin 14 (2016), 267–283; dies., Hans Asperger und die Heilpädagogische Abteilung der Wiener Universitätskinderklinik. Konzepte und Kontinuitäten, in: Matthis Krischel/Mathias Schmidt/Dominik Groß (Hg.), Medizinische Fachgesellschaften im Nationalsozialismus. Bestandsaufnahme und Perspektiven (Medizin im Nationalsozialismus 4), Berlin 2016, 309–320; dies., „Homosexueller Charakter“ und der „Schutz der übrigen Buben“. Homosexualität und Heilpädagogik in Wien und Tirol im 20. Jahrhundert, in: Elisa Heinrich/Johann Karl Kirchknopf (Hg.), Homosexualitäten revisited, ÖZG 29, 2/2018, 59–85. Teile dieser Publikationen sind unverändert in die vorliegende Arbeit integriert.

10 Vgl. überblicksmäßig Wolfgang Brezinka, Heilpädagogik an der medizinischen Fakultät der Universität Wien. Die Geschichte von 1911–1985, in: Zeitschrift für Pädagogik 43 (1997), 395–420; ders.,

Helmut Wyklicky sowie Christoph Groh, Ernst Tatzer und M. Weninger, beide aus 1981, zu nennen.[11] Während sich die Medizinhistoriker Skopec und Wyklicky auf eine oberflächliche Darstellung der Institution und Erwin Lazars konzentrierten, stand bei den Heilpädagogen Groh, Tatzer und Weninger eine Analyse des „Krankenguts" der Abteilung im Fokus, ohne allerdings eine zeitgenössische Kontextualisierung vorzunehmen. Eine detaillierte Auseinandersetzung mit der Abteilung mit Fokus auf Erwin Lazar erfolgte erstmals 1999 durch Biljana Fadinger in ihrer Diplomarbeit *Die vergessenen Wurzeln der Heilpädagogik. Erwin Lazar und die Heilpädagogische Station an der Universitäts-Kinderklinik in Wien.*[12] Der biografische Ansatz, der bereits aus dem Titel ersichtlich ist, war für diese Arbeit bestimmend, die nicht nur grundlegende Informationen zu Lazar, seinen Arbeitsgebieten und seiner beruflichen Laufbahn vereinigt, sondern auch die strukturelle Organisation der Heilpädagogischen Abteilung selbst behandelt. Wenngleich die Studie gänzlich ohne Patient*innenakten auskommt und auch eine theoretische Kontextualisierung von Lazars Wirken fehlt, stellt sie eine ‚Wurzel' der vorliegenden Arbeit dar. Mit einem anderen Tätigkeitsbereich Lazars, allerdings im Kontext der allgemeinen Entwicklung, setzte sich Simone Teller 2009 in ihrer Diplomarbeit *Zur Heilpädagogisierung der Strafe oder Geschichte der Wiener Jugendgerichtshilfe von 1911 bis 1928* auseinander.[13] Einen weiteren Aspekt untersuchte der Psychologe Frederik Boven: Er befasste sich in seiner Dissertation *Solitary Persons? The Conceptualisation of Autism as a Contact Disorder by Frankl, Asperger, and Kanner* mit der ideengeschichtlichen Entstehung und Entwicklung des Autismuskonzepts unter anderem bei Asperger und dem Abteilungsmitarbeiter Georg Frankl (1897–1975).[14]

Hans Asperger, die Kinderklinik sowie die Heilpädagogische Abteilung im Nationalsozialismus und deren Kooperationsformen mit der Anstalt „Am Spiegelgrund"

Pädagogik in Österreich. Die Geschichte des Faches an den Universitäten vom 18. bis zum 21. Jahrhundert, 3 Bde., Wien 2000–2008.

11 Manfred Skopec/Helmut Wyklicky, Die Heilpädagogische Abteilung der Universitäts-Kinderklinik in Wien – die älteste kinderpsychiatrische Forschungs- und Behandlungsstätte, in: Heilpädagogik. Beiblatt der Zeitschrift „Erziehung und Unterricht" 1/24 (1981), 98–105; Christoph Groh/Ernst Tatzer/M. Weninger, Das Krankengut der Heilpädagogischen Abteilung im Wandel der Zeit, in: Heilpädagogik. Beiblatt der Zeitschrift Erziehung und Unterricht 4/24 (1981), 106–111.

12 Biljana Fadinger, Die vergessenen Wurzeln der Heilpädagogik. Erwin Lazar und die Heilpädagogische Station an der Universitäts-Kinderklinik in Wien, Dipl.-Arb., Wien 1999.

13 Simone Teller, Zur Heilpädagogisierung der Strafe oder Geschichte der Wiener Jugendgerichtshilfe von 1911 bis 1928, Dipl.-Arb., Wien 2009.

14 Frederik Boven, Solitary Persons? The Conceptualisation of Autism as a Contact Disorder by Frankl, Asperger, and Kanner, phil. Diss., Groningen 2022. Für den informativen und kollegialen Austausch im Arbeitsprozess bedanke ich mich herzlich bei Frederik Boven.

beforscht der Medizinhistoriker Herwig Czech seit 2011.[15] Besonders zwei Arbeiten aus dem Jahr 2018 sind in diesem Kontext hervorzuheben, die auch mediale Aufmerksamkeit nach sich zogen: Czech diskutierte erstmals ausführlich und ausschließlich Aspergers Rolle im Nationalsozialismus, wobei die Zuweisung von Kindern an den ‚Spiegelgrund-Komplex' zentral war.[16] Die US-amerikanische Historikerin Edith Sheffer verortete in ihrem kurz nach Czechs Artikel erschienenen Buch die Entstehung von Aspergers Autismuskonzept im Nationalsozialismus.[17] Der daraus resultierende Diskurs konzentrierte sich auf Aspergers Mitverantwortung – nicht jene der Heilpädagogischen Abteilung als Institution, von der auch eine weitere Ärztin, Trude Rohracher, Patient*innen an den Spiegelgrund überwies – für die Ermordung von Kindern in der dortigen Anstalt; eine Auseinandersetzung mit der Bedeutung der Heilpädagogik für das österreichische Fürsorgesystem generell, auch in der NS-Zeit, rückte dabei in den Hintergrund.

Die Kritik, die in diesem Zusammenhang insbesondere von ehemaligen Schüler*innen sowie Bekannten Aspergers, aber auch international,[18] geäußert wurde, hatte vor allem die Behauptung der Einseitigkeit und Fehlinterpretation der präsentierten Ergebnisse zum Inhalt und entbehrte nicht einer gewissen Emotionalität. Diskussionen darüber fanden bisher hauptsächlich entweder auf informeller Ebene statt oder im Rahmen von (Wortmeldungen bei) Konferenzen,[19] schriftlich erfolgte zunächst eine einseitige Veröffentlichung des Mittelalterhistorikers Werner Maleczek in der Zeitschrift *Die Furche*. Darin wird bereits mittels der einleitend verwendeten Formulierung, dass Czech und Sheffer „Asperger eine tiefe Verstrickung in die

---

15 Herwig Czech, Zuträger der Vernichtung? Die Wiener Universitäts-Kinderklinik und die NS-Kindereuthanasieanstalt „Am Spiegelgrund“, in: Arnold Pollak (Hg.), Festschrift 100 Jahre Universitätsklinik für Kinder- und Jugendheilkunde, Wien 2011, 23–54; ders., Der Spiegelgrund-Komplex. Kinderheilkunde, Heilpädagogik, Psychiatrie und Jugendfürsorge im Nationalsozialismus, in: Ralser/Sieder, Kinder, 194–219.

16 Herwig Czech, Hans Asperger, National Socialism, and „race hygiene“ in Nazi-era Vienna, in: Molecular Autism 9/29 (2018), 1–43, https://molecularautism.biomedcentral.com/track/pdf/10.1186/s13229-018-0208-6 (12.5.2018). Vgl. ebd. für einen Überblick über die Darstellungen Aspergers im Rahmen der Auseinandersetzung mit der Geschichte des Autismus.

17 Edith Sheffer, Asperger's Children. The origins of Autism in Nazi Vienna, New York-London 2018.

18 Dean Falk, Non-complicit: Revisiting Hans Asperger's Career in Nazi-era Vienna, in: Journal of Autism and Developmental Disorders 49 (2019), 1–12, beantwortet in: Herwig Czech, Response to 'Non-complicit: Revisiting Hans Asperger's Career in Nazi-era Vienna', in: Journal of Autism and Developmental Disorders 49 (2019), 3883–3887.

19 Panel *Asperger's Children: The Origins of Autism in Nazi Vienna*, European Society for Child and Adolescent Psychiatry (ESCAP) Congress, am 2.7.2019 in Wien; Sitzung des Referats für Geschichte der Pädiatrie der Österreichischen Gesellschaft für Kinder- und Jugendheilkunde am 21.9.2019 in Klagenfurt; darüber hinaus persönlicher E-Mail-Verkehr.

rassehygienisch motivierten ‚Euthanasie'-Morde am ‚Spiegelgrund' nachzuweisen suchten", die wissenschaftliche Basis der Analysen in Frage gestellt.[20] Wenngleich die Schlussfolgerungen von Sheffer kritisch zu hinterfragen sind, ist doch zwischen unterschiedlichen Interpretationen von Archivalien und beabsichtigten Fehldarstellungen zu unterscheiden, die von Kritiker*innen unterstellt werden. Ein aus diesen Konfrontationen resultierender Supplementband der *Monatsschrift Kinderheilkunde*, der sich mit Asperger und seinen Tätigkeiten aus unterschiedlichen Perspektiven befasst, ist im September 2020 erschienen.[21] Darin werden die unterschiedlichen Positionen und Ergebnisse präsentiert, zu denen Forschende aus Österreich innerhalb der vorangegangenen zwei Jahre kamen. Die weiterhin bestehende Aggressivität gegenüber Czechs Arbeiten geht insbesondere aus dem Beitrag von Maleczek et al. explizit hervor, darüber hinaus ist es ein Kollektiv von ehemaligen Kolleg*innen und Schüler*innen Aspergers, das anhand persönlicher Erfahrungen mit dem Heilpädagogen aus der Nachkriegszeit dessen humanistisches Weltbild darlegt. Hervorzuheben ist dabei, dass auch sie nicht auf emotionalisierte Vorwürfe bezüglich der kritischen Asperger-Forschung verzichten, wenn etwa Herwig Frisch von einer „überheblichen Historikerkaste" schreibt.[22]

Als Aussage per se ist es zu betrachten, dass es die Gruppe des medizinischen Personals aus dem Umfeld Aspergers ist, die mit ihren persönlichen Erfahrungen wissenschaftliche Forschungsergebnisse kontrastiert. Ehemalige Patient*innen dagegen wenden sich, so die Erfahrung der letzten Jahre, in der Regel in vertrauensvollen E-Mails an Forschende, um ihre eigenen Erfahrungen mitzuteilen oder diesbezügliche Nachfragen zu stellen. Daher ist besonders auf den Erfahrungsbericht von Ulrich Reinthaller hinzuweisen, der sich dazu entschieden hat, öffentlich darüber zu sprechen, welche Erinnerungen er an seinen Aufenthalt an der Heilpädagogischen Abteilung Mitte der 1970er Jahre hat.[23] Dabei handelt es sich um den ersten publizierten ausführlichen Bericht eines ehemaligen Patienten. Dieser verdeutlicht, wie die klinische Atmosphäre aus der anderen Perspektive, nämlich der kindlichen, empfunden wurde. Die Entscheidung Reinthallers, auf Anonymisierung oder Pseudonymisierung zu verzichten, ist dabei gleichermaßen ungewöhnlich wie mutig – exponiert sich der Autor

---

20 Werner Maleczek, Der Kinderarzt als Handlanger der NS-Mörder am „Spiegelgrund"?, in: Die Furche, 26./27. 6. 2019, 22.

21 Christian Lechner u. a. (Hg.), Hans Asperger und die Heilpädagogik, Monatsschrift Kinderheilkunde 168, Supplementband 3 (September 2020).

22 Christoph Groh u. a., Individuelle Erfahrungsberichte von SchülerInnen und KollegInnen Hans Aspergers, in: Lechner u. a., Asperger, 214–217, 216.

23 Ulrich Reinthaller, „Geben wir es einem Experten". Bericht eines 1975 aufgenommenen Patienten der heilpädagogischen Station, in: Lechner u. a., Asperger, 218–222.

doch damit in einer Form, die nicht abschätzbare Konsequenzen nach sich ziehen kann. Gerade dieser Beitrag ist es aber, der den Blick auf ein wesentliches Thema lenkt. Was in dem von Aspergers Kolleg*innen und Schüler*innen geschaffenen Diskurs nämlich komplett außer Acht gelassen wurde, ist eine viel grundlegendere Problematik: jene des Umgangs mit den Patient*innen der Heilpädagogischen Abteilung selbst. Die Auseinandersetzung mit Aspergers Verbindungen zum Nationalsozialismus ist unzweifelhaft notwendig – ebenso fundamental ist allerdings der Blick auf die in dieser Institution entwickelten und artikulierten Sichtweisen auf Minderjährige, auf deren Verhaltensweisen und auch auf ihre Familien über die Jahre 1938 bis 1945 hinweg. Biologistische, dem Nationalsozialismus vielfach zugeordnete und auch tatsächlich verbundene, aber nicht auf diesen beschränkte Gesundheits- und Normierungskonzepte sind dabei ebenso zu berücksichtigen wie kriminalbiologische, eugenische und sozialklassifizierende Denkmuster. Dass ein achtjähriger Bub 1935 von Asperger als „asozialer Vagantentypus“ diagnostiziert und darüber hinaus als „Feind der Gesellschaft“ bezeichnet wurde,[24] muss ebenso diskutiert werden, wie die Charakterisierung von Mädchen als „passive Locktypen“[25] – und zugleich die Frage aufwerfen, wie die Heilpädagogische Abteilung und ihre Vertreter*innen die Verantwortung für die Entscheidung über den unmittelbaren, vielfach auch mittelbaren weiteren Lebensweg der ihnen anvertrauten Kinder und Jugendlichen wahrnahmen.[26]

24 Wiener Stadt- und Landesarchiv (WStLA), 1.3.2.209.1.A47: Krankengeschichten der Heilpädagogischen Station, 1935 A-M, Ambulanzkarten-Nr. 228/1935.

25 Abgesehen von den im Kapitel *Locktypen* diskutierten Aktenbelegen auch publiziert in Asperger, Heilpädagogik, 262. 1956 (zweite, neubearbeitete und erweiterte Auflage: 269), 1961 (dritte, neubearbeitete und erweiterte Auflage: 285), 1965 (vierte, unveränderte Auflage: 285) und 1968 (fünfte, unveränderte Auflage: 285) findet sich der Passus zu den „passiven Locktypen“ unverändert.

26 Daher sind die unterschiedlichen in den vergangenen Jahren entstandenen Studien, die sich mit ähnlichen Einrichtungen, mit Kinder- und Erziehungsheimen oder auch mit der Analyse von Gerichtsakten in Fällen von sexueller Gewalt beschäftigen, unerlässlich zur Einbettung der Ergebnisse der vorliegenden Arbeit in einen breiteren Kontext. Der Blick über die Grenzen Österreichs, nach Deutschland, Belgien, Frankreich und in die Schweiz, aber auch auf weitere internationale Vergleichsstudien bietet dabei ebenso wichtige Informationen wie theoretisch angelegte Analysen zu Fürsorgesystemen, Psychiatriegeschichte und Kategorisierungskonzepten. Auseinandersetzungen mit der Geschichte der Sexualität, mit dem Umgang mit (kindlichen) Sexualitäten, insbesondere mit sexueller Gewalt, sind darüber hinaus für eine Einordnung der diesbezüglichen heilpädagogischen Theorien und ‚Behandlungsformen‘ ebenso wenig zu vernachlässigen. Vgl. zu diesen Themenkomplexen Ingrid Bauer/Robert Hoffmann/Christina Kubek, Abgestempelt und ausgeliefert. Fürsorgeerziehung und Fremdunterbringung in Salzburg nach 1945. Mit einem Ausblick auf die Wende hin zur Sozialen Kinder- und Jugendarbeit von heute, Innsbruck 2013; Magdalena Colantonio, Die Geschichte der Heilpädagogischen Station des Landes Steiermark in Wetzelsdorf – mit besonderer Berücksichtigung der historischen Entwicklung der Heilpädagogischen Arbeit, Dipl.-Arb., Graz 2002; Elisabeth

Dietrich-Daum/Michaela Ralser/Dirk Rupnow (Hg.), Psychiatrisierte Kindheiten. Die Kinderbeobachtungsstation von Maria Nowak-Vogl, Innsbruck 2020, hierin auch ein einordnender Überblick über die „Heilpädagogische Landschaft“ Österreichs; zu Franz Wurst in Klagenfurt erschien rezent die aus einem mehrjährigen Forschungsprojekt resultierende, umfassende Studie von Ulrike Loch u. a., Im Namen von Wissenschaft und Kindeswohl. Gewalt an Kindern und Jugendlichen in heilpädagogischen Institutionen der Jugendwohlfahrt und des Gesundheitswesens in Kärnten zwischen 1950 und 2000, Innsbruck 2022. Vgl. auch Alma Brkic-Elezovic/Ulrike Loch, Institutionelle Gewalt an Kindern und Jugendlichen, in: Sara Blumenthal/Karin Lauermann/Stephan Sting (Hg.), Soziale Arbeit und soziale Frage(n) (Schriftenreihe der ÖFEB-Sektion Sozialpädagogik), Opladen-Berlin-Toronto 2018, 307–320; Elisabeth Malleier, „Kinderschutz“ und „Kinderrettung“. Die Gründung von freiwilligen Vereinen zum Schutz misshandelter Kinder im 19. und frühen 20. Jahrhundert, Innsbruck-Wien-Bozen 2014; Sonja Matter, „She doesn't look like a child“: Girls and Age of Consent Regulations in Austria (1950–1970), in: The Journal of the History of Childhood and Youth 10/1 (2017), 104–122; Michaela Ralser u. a., Heimkindheiten. Geschichte der Jugendfürsorge und Heimerziehung in Tirol und Vorarlberg, Innsbruck 2017; Horst Schreiber, Im Namen der Ordnung. Heimerziehung in Tirol, Innsbruck-Wien-Bozen 2010; ders., Heimerziehung in Österreich 1945–1990, in: Maria A. Wolf u. a. (Hg.), Child Care. Kulturen, Konzepte und Politiken der Fremdbetreuung von Kindern, Weinheim-Basel 2013, 188–201; ders., Dem Schweigen verpflichtet. Erfahrungen mit SOS-Kinderdorf, Innsbruck-Wien-Bozen 2014; Sieder/Smioski, Gewalt; Thomas Beddies/Kristina Hübener (Hg.), Kinder in der NS-Psychiatrie (Schriftenreihe zur Medizin-Geschichte des Landes Brandenburg 10), Berlin 2004; Rolf Castell u. a., Geschichte der Kinder- und Jugendpsychiatrie in Deutschland in den Jahren 1937–1961, Göttingen 2000; ders. (Hg.), Hundert Jahre Kinder- und Jugendpsychiatrie. Biografien und Autobiografien, Göttingen 2008; Joëlle Droux, Enfances en difficulté. De l'enfance abandonnée à l'assistence éducative (1892–2012), Genf 2012; Heiner Fangerau/Sascha Topp/Klaus Schepker (Hg.), Kinder- und Jugendpsychiatrie im Nationalsozialismus und in der Nachkriegszeit. Zur Geschichte ihrer Konsolidierung, Berlin 2017; Petra Fuchs/Wolfgang Rose/Thomas Beddies, Heilen und Erziehen. Die Kinderbeobachtungsstation an der Psychiatrischen und Nervenklinik der Charité, in: Volker Hess/Heinz-Peter Schmiedebach (Hg.), Am Rande des Wahnsinns. Schwellenräume in der Moderne, Wien-Köln-Weimar 2012, 111–148; Sylvelyn Hähner-Rombach, Kinderbeobachtungsstation Innsbruck. Eine medizinhistorische Untersuchung der Kinder und Jugendlichen, ihrer Zuweisung, Begutachtung und Behandlung zwischen 1949 und 1989 im historischen Kontext. Abschlussbericht des Forschungsprojekts, Stuttgart 2017, mit einem Überblick über die historische Entwicklung der deutschen Einrichtungen 9–30; Gisela Hauss/Thomas Gabriel/Martin Lengwiler (Hg.), Fremdplatziert. Heimerziehung in der Schweiz, 1940–1990, Zürich 2018; Kevin Heiniger, Krisen, Kritik und Sexualnot. Die „Nacherziehung“ männlicher Jugendlicher in der Anstalt Aarburg (1893–1981), Zürich 2016; David Niget, La naissance du tribunal pour enfants. Une comparaison France-Québec (1912–1945), Rennes 2009; Wolfgang Rose/Petra Fuchs/Thomas Beddies, Diagnose „Psychopathie“. Die urbane Moderne und das schwierige Kind. Berlin 1918–1933 (Kulturen des Wahnsinns [1870–1930] 3), Wien-Köln-Weimar 2016; Jean Trépanier/Xavier Rousseaux (Hg.), Youth and Justice in Western States, 1815–1950. From Punishment to Welfare, Cham 2018; Joris Vandendriessche/Evert Peeters/Kaat Wils (Hg.), Scientists' Expertise as Performance. Between State and Society, 1860–1960, London 2015; Carlo Wolfisberg, Heilpädagogik und Eugenik. Zur Geschichte der Heilpädagogik in der deutschsprachigen Schweiz (1800–1950), Zürich 2002; Béatrice Ziegler/Gisela Hauss/Martin Lengwiler (Hg.), Zwischen Erinnerung und Aufarbeitung. Fürsorgerische Zwangsmassnahmen an Minderjährigen in der Schweiz im 20. Jahrhundert, Zürich 2018; Amesberger/Halbmayr/Rajal, „Arbeitsscheu“; Anneliese Bechter/

„[E]ine Art Welt für sich“: Untersuchungsräume

Die wissenschaftliche Auseinandersetzung mit einer Institution erfordert ein theoretisches Fundament zur Verortung in einem breiteren Kontext sowie zum Verständnis ihrer Funktion(-sweise) – unabhängig davon, um welche Art Einrichtung und um welches analytische Vorgehen es sich handelt. In der vorliegenden Arbeit sind nicht nur unterschiedliche methodische Herangehensweisen vereint, sondern auch unterschiedliche Untersuchungsgegenstände. Den Mittelpunkt stellen die Krankengeschichten der Heilpädagogischen Abteilung dar, die nicht nur quantitativ ausgewertet, sondern auch zur Verdeutlichung von Strukturen, Abläufen und Handlungsräumen einer qualitativen Analyse unterzogen sowie mit den von den Abteilungsleiter*innen publizierten Texten in Beziehung gesetzt werden, um deren praktische Umsetzung nachvollziehbar zu machen. Die zeitgenössisch publizierten ‚Fälle' beruhen auf ihnen, denn die Krankenakten

Flavia Guerrini/Michaela Ralser, Das proletarische Kind und seine uneheliche Mutter als Objekte öffentlicher Erziehung, in: Wolf u. a., Child, 132–146; Peter Becker, Verderbnis und Entartung. Eine Geschichte der Kriminologie des 19. Jahrhunderts als Diskurs und Praxis (Veröffentlichungen des Max-Planck-Instituts für Geschichte 176), Göttingen 2002; Anna Bergmann, Genealogien von Gewaltstrukturen in Kinderheimen, in: Ralser/Sieder, Kinder, 82–116; Eva Gehltomholt/Sabine Hering, Das verwahrloste Mädchen. Diagnostik und Fürsorge in der Jugendhilfe zwischen Kriegsende und Reform (1945–1965), Opladen 2006; Manfred Kappeler, Anvertraut und ausgeliefert. Sexuelle Gewalt in pädagogischen Einrichtungen, Berlin 2011; Michaela Ralser, Das Subjekt der Normalität. Das Wissensarchiv der Psychiatrie: Kulturen der Krankheit um 1900, München 2010; dies., Psychiatrisierte Kindheit – Expansive Kulturen der Krankheit. Machtvolle Allianzen zwischen Psychiatrie und Fürsorgeerziehung, in: dies./Sieder, Kinder, 128–155; dies./Anneliese Bechter/Flavia Guerrini, Regime der Fürsorge. Eine Vorstudie zur Geschichte der Tiroler und Vorarlberger Erziehungsheime und Fürsorgeerziehungssysteme der Zweiten Republik, Innsbruck 2014; Anne-Claude Ambroise-Rendu, Die Ärzte und der sexuelle Missbrauch von Kindern. Aspekte einer Kulturgeschichte der Medizin des 19. und 20. Jahrhunderts, in: Dorothea Nolde (Hg.), Sexuelle Gewalt gegen Kinder, ÖZG 28, 3/2017, 157–182; Anna Bergmann, Die verhütete Sexualität. Die medizinische Bemächtigung des Lebens, Berlin 1998; Gesa Dane, „Zeter und Mordio“: Vergewaltigung in Literatur und Recht, Göttingen 2005; Franz X. Eder, Kultur der Begierde. Eine Geschichte der Sexualität, München [2]2009; ders., Homo- und andere gleichgeschlechtliche Sexualitäten in Geschichte und Gegenwart, in: Florian Mildenberger u. a. (Hg.), Was ist Homosexualität? Forschungsgeschichte, gesellschaftliche Entwicklungen und Perspektiven, Hamburg 2014, 17–39; Johann Karl Kirchknopf, Sexuelle Gewalt gegen Kinder im österreichischen Strafrecht des 19. und 20. Jahrhunderts – ein Delikt und Strukturmerkmal zugleich, in: Nolde, Gewalt, 106–132; Martin Lücke, Männlichkeit in Unordnung. Homosexualität und männliche Prostitution in Kaiserreich und Weimarer Republik, Frankfurt/Main 2008; ders., Vom ‚Normalkinde' zu einer Sexualpädagogik der Vielfalt. Homosexualitäten in den Bildungswissenschaften, in: Mildenberger u. a., Homosexualität?, 513–527; Sonja Matter, Die Grenzen der Kindheit und die Grenzen der „Schutzwürdigkeit“. Sexuelle Kindesmisshandlung vor österreichischen Gerichten (1950–1970), in: Nolde, Gewalt, 133–156; Florian Mildenberger, … in der Richtung der Homosexualität verdorben. Psychiater, Kriminalpsychologen und Gerichtsmediziner über männliche Homosexualität 1850–1970, Hamburg 2002.

„sind die Vorausbedingung der aus ihnen herausgehobenen und zur Darstellung gebrachten klinischen Fallgeschichten wie überhaupt die Bedingung einer sich an naturwissenschaftliche Erkenntnisverfahren anschließenden modernen Medizin – kommt diese doch wesentlich als ‚objektive' Erfahrungswissenschaft des seriellen Einzelfalls zur Anwendung.“[27]

Ohne Einbeziehung der Krankenakten wäre eine institutionengeschichtliche Auseinandersetzung im weitesten Sinn[28] mit der Heilpädagogischen Abteilung nicht möglich, handelt es sich bei diesen doch um das manifeste Ergebnis der dortigen Arbeit. Anders als Krankengeschichten, die ausschließlich somatische Erkrankungen zum Inhalt haben, umfassen jene der Heilpädagogischen Abteilung mit ihren sozialprognostischen Bestandteilen zumeist Weichenstellungen für das weitere Leben der Patient*innen. Sie geben nicht nur Aufschluss über institutionelle Abläufe und Vorgänge, sondern werfen Licht auf ‚Fürsorgenetzwerke', wissenschaftliche Diskurse und die Patient*innen selbst. Das Verständnis von autoritären Überwachungs- und Strafmechanismen – sowohl im engen institutionellen als auch im weiten gesellschaftlich-öffentlichen Rahmen – ist dabei notwendig verbunden mit jenem der gesellschaftlichen Konstruktion von Normalität und Devianz. Zentral sind hierbei Michel Foucaults theoretische Zugänge, die institutionell-strukturelle Funktionsweisen identifizierbar machen und eine Einbettung konkreter Abläufe und Handlungspraxen in einen größeren Zusammenhang erlauben: Mikrokosmische Systeme stellen ohne ihre Relation zu makrokosmischen Hierarchien einen unvollständigen und nur ansatzweise einzuordnenden Ausschnitt eines größeren Ganzen dar.[29] Um die Akten dementsprechend im zeitgenössischen Kontext analysieren zu können, müssen zunächst die institutionellen Strukturen nachgezeichnet werden, in denen sich alles Weitere vollzog. Dabei geht es um räumliche Strukturen wie auch um personelle. Die räumlichen Strukturen umfassen gleichsam mehrere Räume[30] – den engeren, institutionellen Raum der

---

27 Ralser, Subjekt, 176.

28 Im weitesten Sinn deshalb, weil die in der Institution agierenden – die beurteilten und die beurteilenden – Personen ebenso im Fokus stehen wie ihre Handlungsoptionen und Interaktionen (auch mit der ‚Außenwelt'), die Institution als Rahmung aber den Ort des Handelns darstellt.

29 Michel Foucault, Die Anormalen. Vorlesungen am Collège de France (1974–1975), Frankfurt/Main [3]2013; ders., Der Wille zum Wissen. Sexualität und Wahrheit I, Frankfurt/Main [20]2014; ders. Überwachen und Strafen. Die Geburt des Gefängnisses, Frankfurt/Main [19]2014; ders., Wahnsinn und Gesellschaft, Frankfurt/Main [21]2015.

30 Vgl. zur raumtheoretischen Perspektive im medikalen Kontext Dagmar Hänel/Alois Unterkircher, Die Verräumlichung des Medikalen. Zur Einführung in den Band, in: Nicholas Eschenbruch/Dagmar Hänel/Alois Unterkircher (Hg.), Medikale Räume. Zur Interdependenz von Raum, Körper, Krankheit und Gesundheit, Bielefeld 2010, 7–20. Grundlegend Pierre Bourdieu, Physischer, sozialer und angeeigneter physischer Raum, in: Martin Wentz (Hg.), Stadt-Räume, Frankfurt/Main 1991, 24–34.

Heilpädagogischen Abteilung, sowohl in physischer wie in abstrakter, sinnbildlicher Hinsicht, in Erweiterung auch der Kinderklinik, sowie jenen gedachten Raum, der als ‚Fürsorgelandschaft‘[31] zu verstehen ist; darüber hinaus aber auch den öffentlichen Raum – insbesondere den Raum der Kindergarten-, Schul- und Fürsorgeerziehung, in dem die Heilpädagog*innen in unterschiedlichem Ausmaß wirkten und den sie durch ihr Engagement mitgestalteten, aber auch den schwerer fassbaren Raum des ‚gesellschaftlichen Dispositivs‘. Gemeint ist damit die gesellschaftliche Wahrnehmung Minderjähriger und ihrer (realen sowie zugeschriebenen) Schwierigkeiten, die nicht nur in den Einweisungsgründen der Patient*innen erkennbar werden, sondern auch beispielsweise in medialer Berichterstattung sichtbar sind. Ideelle bzw. politische Einflüsse sind dabei ebenso von Bedeutung wie auch Aktivitäten der begutachtenden und (be-)urteilenden Akteur*innen in Organen der Jugendfürsorge und Justiz außerhalb der Heilpädagogischen Abteilung. Die Abteilung ist demnach in mehrerlei Hinsicht als „Schwellenraum“ zu sehen: Sie ist die Schwelle zur Außenwelt, und zwar einerseits auf symbolischer Ebene, in Bezug auf den befürsorgenden Raum, der mit einem Aufenthalt potenziell auch danach nicht mehr (so leicht) verlassen werden konnte. Andererseits auf der realen Ebene, durch die Regulierung des Kontakts ‚nach außen‘. Weiter als vielfach vorhandene Schwelle von der bisher bekannten Lebensform in eine neue, als sozialer wie physischer Ort, an dem vieles offen war: ein „metaphorische[r] Raum des ‚Dazwischen‘, des Unbestimmten“.[32] Und nicht zuletzt zeigt sie sich als Schwelle der ‚Normalität‘ zur ‚Devianz‘: Kinder, Jugendliche und Familien, die sich nicht als ‚abnormal‘ wahrnahmen, erfuhren an der Abteilung eine solche Klassifizierung. Aber auch Minderjährigen, die bereits mit derartigen Zuschreibungen konfrontiert waren, widerfuhr eine Verfestigung – kaum jemals eine Widerlegung – dieser Einordnung auf wissenschaftlicher Grundlage. Die Bedeutung dieser Räume und ihrer Hierarchien ist daher mitzudenken, wenn es um Handlungs- und Verhaltensweisen der Akteur*innen geht: wer wann wie und weshalb welche Tätigkeiten verrichtete, stand ursächlich in Beziehung zum übergeordneten Raum und den anderen darin agierenden Personen.[33]

Um sich in der Folge mit den Konzepten, Wahrnehmungen und Behandlungsmethoden der Heilpädagogischen Abteilung sowie der aus der klinischen Wissenschaftlichkeit resultierenden Wirkmacht auseinandersetzen zu können, müssen die

31 Angelehnt hier an den Titel des Forschungsprojekts „Psychiatrische Landschaften“, der die Entwicklung und Konsolidierung psychiatrischer ‚Versorgungsräume‘ verdeutlicht. Elisabeth Dietrich-Daum u. a. (Hg.), Psychiatrische Landschaften. Die Psychiatrie und ihre Patientinnen und Patienten im historischen Raum Tirol seit 1830, Innsbruck 2011.

32 Rose/Fuchs/Beddies, Diagnose, 13 f.

33 Hänel/Unterkircher, Verräumlichung, 11–13.

rahmengebenden Akteur*innen in den Fokus gerückt werden. Als solche gelten hierbei die Abteilungsleiter*innen, die über weitreichenden Einfluss verfügten. Zunächst an der Abteilung selbst, indem sie festlegten, wie sie geführt wurde. Dies beinhaltet die Entwicklung von Sichtweisen und die Anwendung von Therapiekonzepten, aber auch die Art der Diagnosestellungen, Prognosen und Empfehlungen an andere Behörden oder Institutionen. Mitgliedschaften in Fachgesellschaften ermöglichten den kollegialen Austausch, der besonders auf Kongressen gepflegt wurde, aber auch professionelle sowie berufsspartenübergreifende Vereinigungen geben wichtige Hinweise auf religiöse und weltanschauliche Prägungen. Die Publikationstätigkeit gibt Aufschluss über Zugehörigkeiten zu wissenschaftlichen Strömungen, da regelmäßige Beiträge in Fachzeitschriften oftmals eine wissenschaftliche Verbindung zu den Herausgeber*innen beinhalteten. Auch die Häufigkeit von Publikationen ist aussagekräftig: So konnten innovative Behandlungsmethoden, Therapien oder theoretische Überlegungen in Fachkreisen verbreitet werden. Unterblieb dies, kann das als Zeichen stärkerer Praxisorientierung, aber auch des konzeptuellen Stillstands interpretiert werden. Die (Nicht-)Zitation anderer Wissenschaftler*innen lässt darüber hinaus auf Akzeptanz oder Ablehnung anderer fachspezifischer Konzepte schließen.

Zunächst gilt es daher, die Heilpädagogische Abteilung als Institution zu charakterisieren und dazu nach ihren strukturellen Eigenschaften ebenso zu fragen wie auch nach ihrer Funktion und ihren Beziehungen zu ihren Patient*innen, aber auch zu anderen Einrichtungen. Erving Goffman folgend weist die Abteilung bedeutende Attribute einer „totalen Institution“ auf, deren wesentliches Merkmal die Vereinigung aller Lebensbereiche unter einer Autorität ist. Entgegen den Ausführungen von Hänel/Unterkircher ist diese Charakterisierung nicht als Ausblendung „symbolische[r] Aneignungsstrategien und Prozesse des Aushandelns, mit Hilfe derer sich InsassInnen ihren eigenen Raum aktiv konstituieren“ zu verstehen,[34] sondern als eben jener rahmende Raum, in dem dies stattfindet. Erst durch die Zusammenführung dieser unterschiedlichen Räume entsteht ein erweitertes Bild. Arbeitszeit (hier Lernzeit), Freizeit und Rückzugszeit fanden an demselben Ort statt und waren genau reglementiert. Innerhalb dieses Raumes aber schufen die darin agierenden Personen ihre eigenen Handlungsräume. Die in den genannten Zeitsegmenten auszuführenden Tätigkeiten wurden von einer Gruppe, die sich in derselben Position befand, also den Patient*innen, gemeinsam verrichtet, was einem übergeordneten Ziel dienen sollte. Das explizite Ziel war in diesem Fall die abschließende Beurteilung der Kinder und Jugendlichen, die aus der Beobachtung in dem dazu geschaffenen Raum zu resultieren hatte. Hinzu kam die „Vermischung“ der Lebensbereiche, die einen Vergleich des Verhaltens in

34 Hänel/Unterkircher, Verräumlichung, 16.

einem Bereich mit dem in einem anderen ermöglichte.[35] Der informelle Austausch der Personalgruppen untereinander sowie ihre offiziellen Aufzeichnungen ermöglichten diese umfassende ‚Übersicht‘. Der Lebensraum der Patient*innen für einen bestimmten Zeitraum, den der Aufenthaltsdauer, „stellt[e] für sie eine Art Welt für sich dar“.[36] Diese Aussage hat umso mehr Gültigkeit, berücksichtigt man die Isolierung der Patient*innen von ihrem persönlichen, privaten Umfeld. Aber auch die Gegenüberstellung der Lebensrealitäten der beiden Gruppen, Patient*innen und Personal, verdeutlicht das Gesagte[37]: Die Heilpädagogische Abteilung war für die Aufenthaltsdauer der Raum, in dem sich das Leben der dort beobachteten Minderjährigen abspielte, und zwar rund um die Uhr und mit strikt reguliertem, seltenem Kontakt zur Außenwelt. Auf der anderen Seite stand das Personal, das sich in diesem Lebensraum als Arbeitsraum bewegte. Für diese Gruppe gab es Zeiten außerhalb der Einrichtung, sie konnte sie verlassen, zu bestimmten Zeiten, aber auch allgemein, wenn sie ihrer überdrüssig war, und sie war nicht zuletzt für die Etablierung, Überwachung und Durchsetzung der geltenden Regeln zuständig. In ihrem Handlungsspielraum lagen Kulanz und Härte im Umgang mit Verstößen. Die Diskrepanz in der Wahrnehmung beider Akteur*innengruppen wird retrospektiv durch die Schilderungen von Aspergers Arbeitsweise durch Groh u. a. sowie kontrastierend durch Ulrich Reinthaller verdeutlicht.[38] Auch die Durchführung der „Aufnahmeprozedur“ ist in diesen Kontext zu setzen, die Rituale wie die Aufnahme der Anamnese, Fotografieren, die körperliche Untersuchung und Verzeichnung der Ergebnisse sowie ein „Aufnahmebad“[39] beinhaltete. Dieses Vorgehen wurde auch zeitgenössisch so benannt: „Plötzlich beruhigt er sich, lässt sich ohne Widerspruch ausziehen[,] baden und alle anderweitigen Aufnahmsprozeduren über sich ergeh[e]n.“[40] Mit der „Aufnahmeprozedur“ als solcher in Zusammenhang steht der Verlust der „Identitäts-Ausrüstung“, also die Verweigerung persönlicher Gegenstände unterschiedlicher Art, die zur Aufrechterhaltung des eigenen Selbst benötigt werden. ‚Ersetzt‘ wurde das verlorene Eigene durch Anstaltskleidung und von der Institution zur Verfügung gestellte Gegenstände.[41] Dass diese, konkret das vorhandene

35 Erving Goffman, Asyle. Über die soziale Situation psychiatrischer Patienten und anderer Insassen, Frankfurt/Main [20]2016, 17 u. 44.

36 Goffman, Asyle, 15.

37 Goffman, Asyle, 18 f.

38 Groh u. a., Erfahrungsberichte; Reinthaller, „Experten“.

39 Explizit so bezeichnet in WStLA, 1.3.2.209.1.A47, 1922 A-M, Prot.-Nr. 50.

40 WStLA, 1.3.2.209.1.A47, 1917 A-M, Prot.-Nr. 1303 [Krankengeschichte aus 1918, hier fälschlich abgelegt].

41 Goffman, Asyle, 27 u. 30. – Die Anstaltskleidung ist auf den Fotos, die an der Abteilung von den Patient*innen angefertigt wurden und den Krankengeschichten großteils beigefügt sind, zu erkennen.

Spielzeug, während der „Aufnahmeprozedur“ durchaus zur Beruhigung beitragen konnten, zeigen die Notizen über einen fünfjährigen Buben 1941: „Kam weinend u. zögernd an unsere Station. Im Bad hatte er noch ein bisschen geweint, fragte ob hier viel Spielzeug ist. Und als er hörte, daß sehr viel Spielzeug hier ist, wurde er ruhig, u. als er herauskam, war der Schmerz vorbei.“[42]

In diesem Kontext ist zu bedenken, dass, wenn ein Kind zu einer erstmaligen Aufnahme an die Heilpädagogische Abteilung gebracht wurde, es sich dabei in jedem Fall um eine neue, nicht alltägliche Situation gehandelt hat. Das betrifft nicht nur Kinder und Jugendliche, die bei ihren Eltern gelebt hatten – auch für Minderjährige aus anstaltsförmiger Unterbringung, mochten sie auch bereits andere heilpädagogische Begutachtungen erlebt haben, oder solche, die aufgrund (psycho-)somatischer Beschwerden bereits Erfahrung mit Krankenhausaufenthalten hatten, stellte der Eintritt in die Heilpädagogische Abteilung ein neuartiges Ereignis dar. Da in den meisten Fällen eine ‚Vorstellung‘ der späteren Patient*innen in der Ambulanz der Abteilung vorangegangen war, zumindest bei jenen aus häuslichen Lebenssituationen, hatten die Minderjährigen aber im Vorfeld bereits einen Eindruck des Raums erhalten, der sie für eine unbestimmte, aber begrenzte Zeit beherbergen würde. Bei dieser ambulanten Untersuchung, die 1937 als „notwendig [...], bevor eine Aufnahme stattfinden kann“, bezeichnet wurde, lernten sie einen Teil der Personen kennen, mit denen sie ihren Alltag an der Abteilung verbringen würden: eine*n Arzt*Ärztin, vermutlich auch Krankenschwestern.[43]

Wichtig ist an dieser Stelle der Hinweis, dass es weitere Merkmale totaler Institutionen gibt, die auf die Heilpädagogische Abteilung *nicht* zutreffen. Goffman hielt dazu fest: „offenbar findet sich keines der von mir beschriebenen Elemente ausschließlich in totalen Institutionen, und keines ist allen gemeinsam. Bezeichnend für totale Institutionen ist, daß sie alle einen beträchtlichen Anteil dieser Gruppe von Attributen aufweisen.“[44] Das Vorhandensein wichtiger Merkmale zur Charakterisierung totaler Institutionen auch in der Struktur der hier untersuchten Einrichtung soll an dieser

---

Erwähnt wurde sie z. B. 1932 bei der Entlassung einer Patientin in dem Sinn, dass sie ihre eigene Kleidung wieder anzog und diese aufgrund der Gewichtszunahme von acht Kilo während des Abteilungsaufenthaltes nun „an ihr lächerlich kindisch aus[schauen]“ würde. WStLA, 1.3.2.209.1.A47, 1932 A-M, Prot.-Nr. 2137.

42 WStLA, 1.3.2.209.1.A47, 1941 A-M, ohne Prot.-, Archiv- oder Ambulanzkarten-Nr. (= o.Nr.).

43 Zentralstelle für Kinderschutz und Jugendfürsorge an Generalvormundschaft, 27.4.1937, WStLA, 1.3.2.209.1.A47, 1937 A-M, o.Nr. Ob heilpädagogisches Pflegepersonal bei ambulanten Untersuchungen anwesend war, ist nicht bekannt, aber aufgrund der Anwesenheit in der regulären Ambulanz der Kinderklinik, die aus Fotos ersichtlich ist, anzunehmen.

44 Goffman, Asyle, 17.

Stelle keiner Wertung unterworfen werden. Seine Beschreibung dient dazu, den Blick über die engen institutionellen Grenzen, in denen diese Organisationsform sinnvoll erscheinen kann, hinauszurichten: auf die Bedeutung, die dieses Modell für die ihm zugeführten Individuen hatte oder haben konnte. Die Einrichtung selbst konnte zweifelsfrei ohne die derartige Ordnung ihren Zweck nicht erfüllen. Dieser Zweck war nach Kriegsende 1918 auch von staatlicher Seite definiert worden: „Alle sozialpolitischen Maßnahmen sollten ‚produktiv' sein.“ Das vom Wiener Stadtrat für das Wohlfahrtswesen Julius Tandler (1869–1936) „geforderte ‚sichere wissenschaftliche Wissen' für alle konkreten Entscheidungen im Bereich der Fürsorgeerziehung sollten die Gutachten der heilpädagogischen Ärzte erzeugen.“[45] Aber abgesehen von der Frage nach den gesellschaftlichen und staatlichen Mechanismen, die eine derartige Institution zu einer unhinterfragten Notwendigkeit werden ließen, darf ein anderer Faktor nicht unberücksichtigt bleiben, nämlich die Auswirkungen auf die diesem Komplex Unterworfenen. Als zentraler Aspekt ist daher anzusehen: „Die Autonomie des Handelns selbst wird verletzt.“[46] Daran anknüpfend ist nach der Legitimation dieser Verletzung zu fragen: wer sie gab oder verfügte, aus welchen Gründen, mit welcher Erwartung und auf wen sie sich erstreckte. Die Patient*innen waren die davon unmittelbar Betroffenen – doch wie gerieten sie in den Blick jener Personen und Behörden, die zu einer heilpädagogischen Untersuchung rieten oder diese anordneten?

Hier spielte das sich in den 1910er Jahren in Wien organisierende und etablierende sowie schließlich verstaatlichte Fürsorgesystem eine wesentliche Rolle. Wie Sieder darlegte, war die Fürsorgeerziehung, als deren Stützpfeiler die Heilpädagogik zu sehen ist, im 20. Jahrhundert geprägt vom Fokus auf das „Ganze“. Das heißt, dass Normanpassung und, um diese zu erreichen, Normierung und damit Reglementierung aller Lebensbereiche zentral waren: „die Regulierung der ‚Fortpflanzung', der Wohnverhältnisse, der Ernährung, sowie der Erziehung aller Individuen zu regelmäßiger Erwerbsarbeit und einem sittlich disziplinierten Leben.“[47] Dasselbe gilt in abgewandelter Form auch für die Heilpädagogik, die einerseits ein effektives Instrument der Fürsorge darstellte, um die gewünschte „Regulierung“ umzusetzen und vor allem zu entscheiden, wo damit anzusetzen war, andererseits aber durch die vertretenen Sichtweisen und Vorstellungen von Normalität selbst Maßstäbe dafür vorgab. Anknüpfend an die Ausführungen von Amesberger/Halbmayr/Rajal zur Konstruktion von ‚Asozialität', kann auch für heilpädagogische Beurteilungsmuster gelten:

45 Sieder, Diskurse, 34.
46 Goffman, Asyle, 45.
47 Sieder, Dispositiv, 157.

> „Soziologisch gesehen geht es um das Verhältnis zwischen der normgebenden Mehrheit einer Gesellschaft und jenen Menschen bzw. Gruppen von Menschen, die sich am Rande oder außerhalb der postulierten und durchgesetzten Norm bewegen. Es verhandelt also ein eingeübtes Verhältnis von Ein- und Ausschluss. Die Ausgeschlossenen werden dabei von der Mehrheitsgesellschaft definiert und stigmatisiert, ihre Identität ist eine zugeschriebene und aufgezwungene, keine selbstgewählte; die Fremdzuschreibung ist Teil der Ausgrenzung, der Stigmatisierung."[48]

Diese Aussage betrifft im Kontext der Heilpädagogik primär jene Patient*innen, die aus marginalisierten Familien oder Milieus kamen und aufgrund dessen in den Fokus der Fürsorgebehörden gerückt waren. Die Verbindung medizinischer bzw. pädagogischer Instanzen – im Fall der Heilpädagogik medizinisch-pädagogisch – mit staatlichen Institutionen wie Justiz, Polizei, Schule und Wohlfahrt definierte nicht nur „‚normales' und ‚abnormales' Verhalten, ‚wertiges' und ‚minderwertiges' Leben bzw. die ‚psychopathische Minderwertigkeit' von Kindern", sondern ermöglichte zudem eine weitaus umfangreichere Erfassung der betroffenen Minderjährigen, die ohne diese Kooperation nicht in derartigem Ausmaß möglich gewesen wäre. Besonders den Jugendämtern kam dabei eine zentrale Kontrollfunktion zu, die in vielen Fällen bereits bei der Geburt eines Kindes etabliert wurde – etwa bei ledigen Müttern, in welchen Fällen das Jugendamt bis in die 1980er Jahre hinein automatisch zunächst die Vormundschaft übertragen bekam. Nach Sieder entschieden ab der Zwischenkriegszeit „neue Jugendämter in Zusammenarbeit mit Pflegschafts- und Jugendgerichten, psychiatrischen Gutachtern, Kliniken und Beobachtungsstationen, Kinder nicht von ihren Eltern, sondern in Erziehungsheimen oder in Pflegefamilien ‚erziehen' zu lassen."[49] Betont werden muss dabei tatsächlich die Schlüsselposition der Jugendämter, deren Mitarbeiter*innen – durchaus auch auf schulische Veranlassung – Hausbesuche vornahmen und Erhebungen über die Kinder und Jugendlichen sowie auch über deren Familien durchführten. Sie waren es, die durch die generelle Erfassung und damit einhergehend durch ihre Berichte und Bewertungen weitere Schritte einleiteten, die zu Begutachtungen, Untersuchungen und in der Folge zu einer einschneidenden Veränderung der Lebenssituation führen konnten.

Der Wunsch nach der Klassifizierung und Normierung kindlichen Verhaltens war dabei keineswegs auf Österreich beschränkt. Vergleichbare Bestrebungen zur Regulierung minderjähriger Verhaltensweisen mittels pädagogischer Beeinflussung

48 Amesberger/Halbmayr/Rajal, „Arbeitsscheu", 21.
49 Sieder, Dispositiv, 157.

existierten nach Kriegsende auch im Deutschen Reich: An der Berliner Charité wurde etwa 1921 eine kinder- und jugendpsychiatrische Beobachtungsstation eingerichtet. In Zürich wurde im selben Jahr die Kinderbeobachtungsstation Stephansburg eröffnet, in Belgien war hingegen bereits 1913 eine staatliche Kinderbeobachtungseinrichtung gegründet worden.[50] Forschungen zu vergleichbaren oder zumindest ähnlichen Einrichtungen sowohl innerhalb Österreichs wie auch in den deutschsprachigen Nachbarländern zeigen, dass die zentrale Position (sozial-) medizinischer Beobachtungseinrichtungen für Minderjährige in der jeweiligen Region, beruhend auf der dort angebotenen wissenschaftlichen Expertise, durch die Bedürfnisse der lokalen Schul-, Justiz- und Fürsorgebehörden und -einrichtungen zustande kam und kein Spezifikum der Wiener Heilpädagogischen Abteilung darstellte. Für Österreich liegt die Bedeutung der Abteilung daher nicht allein darin, dass es sich um die erste dieser klinischen Beobachtungs- und zugleich Entscheidungseinrichtungen handelte, sondern wesentlich auch in der Etablierung der behördlichen Netzwerke und Strukturen, die ihr und den etwa vierzig Jahre später in den Bundesländern errichteten Beobachtungsräumen diese Stellung als „institutioneller Dreh- und Angelpunkt“[51] im Umgang mit als ‚auffällig‘ wahrgenommenen Minderjährigen einbrachte – und zwar jeweils für Jahrzehnte. Diese bereits in Teilen erforschten Kooperationen, die wesentlich mit den Tätigkeiten der Abteilungsleiter*innen außerhalb der Institution zusammenhingen, sind daher aus Perspektiven der historischen Netzwerkanalyse, die weniger die Akteur*innen selbst als vielmehr ihre Beziehungen fokussiert,[52] sowie unter Heranziehung von Mitchell Ashs Ressourcenmodell[53] zu betrachten. Beide Aspekte sind besonders deshalb von

50 Thomas Beddies/Petra Fuchs, Psychiatrische und pädagogische Versorgungskonzepte und -wirklichkeiten für psychisch kranke und geistig behinderte Kinder und Jugendliche in Berlin und Brandenburg 1919–1933, in: Axel C. Hüntelmann/Johannes Vossen/Herwig Czech (Hg.), Gesundheit und Staat. Studien zur Geschichte der Gesundheitsämter in Deutschland, 1870–1950, Husum 2006, 79–92, 85 u. 89; Jenneke Christiaens, Youth Delinquency Redefined: The Practice of Scientific Observation and Diagnosis Within the Framework of Belgian Child Protection, 1913–1960, in: Trépanier/Rousseaux, Youth, 253–277. Zur Stephansburg wird aktuell unter Leitung von Iris Ritzmann das vom Schweizerischen Nationalfonds geförderte Projekt „Entstehung und Wirkkraft psychiatrischer Gutachten auf die Fremdplatzierung von Kindern und Jugendlichen 1921–1974“ durchgeführt.

51 Rose/Fuchs/Beddies, Diagnose, 14.

52 Marten Düring/Linda von Keyserlingk, Netzwerkanalyse in den Geschichtswissenschaften. Historische Netzwerkanalyse als Methode für die Erforschung von historischen Prozessen, in: Rainer Schützeichel/Stefan Jordan (Hg.), Prozesse. Formen, Dynamiken, Erklärungen, Wiesbaden 2015, 337–350, 338.

53 Mitchell G. Ash, Wissenschaft und Politik als Ressourcen für einander, in: Rüdiger vom Bruch/Brigitte Kaderas (Hg.), Wissenschaften und Wissenschaftspolitik. Bestandsaufnahme zu Formationen, Brüchen und Kontinuitäten im Deutschland des 20. Jahrhunderts, Stuttgart 2002, 32–51.

Bedeutung, weil sie über eine isolierte Betrachtung der Heilpädagogischen Abteilung hinausführen und eine Berücksichtigung der sozialen, professionalen und politischen Räume, in denen sie bestand und agierte, gewährleisten. Eine Institution existiert nicht losgelöst von diesen Elementen, sondern steht in Kontakt, teilweise in Abhängigkeit, jedenfalls in Wechselbeziehung zu ihnen. Unterstützt werden diese Perspektiven durch vertiefende Auswertungen der Patient*innenakten, die sich nicht auf allgemeine quantifizierende Aussagen beschränken, sondern auch gehäufte oder kaum dokumentierte Beziehungen der Heilpädagogischen Abteilung mit anderen Akteur*innen in den Blick nehmen.

Wenngleich mit der quantitativen Auswertung der Patient*innenakten kollektivbiografische Ansätze verknüpft sind,[54] so wurde von einer über die statistische Auswertung der dazu geeigneten Merkmale hinausgehenden Gruppendarstellung abgesehen und verstärkt eine individualisierende Darstellungsform gewählt. Somit existieren zwar in der Auswertung bestimmte Gruppen, die pluralistische Datengrundlage erfordert jedoch eine entsprechend differenzierte Analyse. Dies umso mehr, als in der zeitgenössischen Beschäftigung mit den Patient*innen ihre Kategorisierung, Gruppierung und auch Typisierung einen essenziellen Bestandteil der heilpädagogischen Arbeit ausmachte und eben diese Klassifikationssysteme dargestellt, jedoch nicht perpetuiert werden sollen.

Ziel der vorliegenden Arbeit ist daher nicht allein eine Charakterisierung der Heilpädagogischen Abteilung als Institution – mit ihren Strukturen, Netzwerken, Konzepten, Patient*innen und Personal – sowie ihrer Bedeutung im wissenschaftlichen Diskurs zu ‚auffälligen' Minderjährigen und der ihren Leitsätzen entsprechenden Umsetzung von ‚Behandlungsmethoden' im Fürsorgesystem. Wesentlich darüber hinaus ist die Rekonstruktion ihres Einflusses auf gesellschaftliche Wahrnehmungen von sozial marginalisierten Personengruppen, von außerhalb anerkannt-traditionellen Familienformen lebenden oder leben müssenden Menschen sowie ihres Beitrags zum verfestigten langjährigen – zunächst noch dem ‚Zeitgeist' entsprechenden, zunehmend aber anachronistischen – Weiterbestehen von Interpretationen von Normalität und Devianz. Dabei liegt im Folgenden ein Schwerpunkt auf dem heilpädagogischen – diskursiven wie auch praktischen – Umgang mit Sexualitäten, besonders auf Minderjährigen, die Opfer sexueller Gewalt geworden waren.

54 Vgl. Wilhelm Heinz Schröder, Kollektive Biographien in der historischen Sozialforschung. Eine Einführung, in: ders. (Hg.), Lebenslauf und Gesellschaft. Zum Einsatz von kollektiven Biographien in der historischen Sozialforschung (Historisch-sozialwissenschaftliche Forschungen 18), Stuttgart 1985, 7–17.

Diese Auseinandersetzung sowohl mit den institutionellen Grundlagen wie auch mit den Patient*innen der Heilpädagogischen Abteilung beruht auf Archivalien. Die Bestände des Wiener Stadt- und Landesarchivs, des Archivs der Universität Wien sowie des Österreichischen Staatsarchivs waren dabei zentral, aber auch jene der Handschriftensammlung der Medizinischen Universität Wien, des Dokumentationsarchivs des Österreichischen Widerstands, des Diözesanarchivs Wien und des Archivs der Landespolizeidirektion Wien enthielten wichtige Informationen. Personal- und Verwaltungsakten unterschiedlicher Einrichtungen und Akten der Medizinischen Fakultät der Universität Wien stellen dabei eine Komponente dar. Für den patient*innenzentrierten Teil bilden dagegen die Krankengeschichten die Basis. Aus ihnen als „prozessgeneriertem Dokumentationsmittel" können neben individuellen Informationen auch solche über die konkrete Arbeit an der Abteilung gewonnen werden: „Arbeitsorganisation, Datenerhebungsverfahren, Aufzeichnungspraxis und Theorieverarbeitung" sind aus diesen Dokumenten teils explizit, teils implizit herauszulesen.[55] Sie bilden zudem die unterschiedlichen sozialen Räume ab, die sich spätestens dann verbanden und in Beziehung zueinander traten, wenn ein Kind einer heilpädagogischen Begutachtung zugeführt wurde. Beide Teile werden ergänzt durch Primärliteratur in Form von Eigendarstellungen der Institution, Nachrufen, in Zeitschriften publizierten Arbeitsberichten und allen voran heilpädagogischen Fachpublikationen. Damit einher geht die Kontextualisierung durch theoretische Analysen zu gesellschaftlichen Prozessen, Überwachungs-, Korrektur- und Norm(-alis-)ierungsmechanismen.[56] Gerade bei der Betrachtung heilpädagogischer Publikationen ist zu berücksichtigen, in welcher Form die beschriebenen ‚Fälle' der „Rahmenerzählung"[57] dienten, wie sie sich also in den größeren Themenkomplex einfügten. Dadurch ist es möglich ein umfassendes Bild nicht nur der Heilpädagogischen Abteilung, ihrer Funktion, Arbeitsweise und ihres Umgangs mit den ihr anvertrauten Kindern und Jugendlichen selbst zu kreieren, sondern auch das Umfeld zu beleuchten: in welchem (Fürsorge-)Gefüge die Abteilung existierte und welche Kooperationen mit anderen Einrichtungen und Behörden besonders gepflegt oder vernachlässigt wurden, welche Wirkmacht die an ihr entwickelten, erprobten und angewandten wissenschaftlichen Konzepte darin entfalten konnten und was das für den Umgang mit den betroffenen Minderjährigen bedeutete.

---

55 Ralser, Subjekt, 176 f.

56 Zum Begriff des historischen Prozesses als theoretischem Instrument zur Einordnung „bestimmte[r] historische[r] Einheiten (Strukturen, Systeme, Ereignisse etc.) in ein sinnvolles Ganzes" vgl. Stefan Jordan, Was sind historische Prozesse?, in: Schützeichel/Jordan, Prozesse, 71–85, 72.

57 Ralser, Subjekt, 23.

Die Krankengeschichten: Aktenlage

> „Die Krankenakten sind Zeugen der wissenschaftlichen Auffassung ihrer Zeit, sie spiegeln das jeweilige medizinische System und seine organisatorischen und epistemologischen Grundlagen und bieten – auch wenn sie [gemäß] dem Selbstverständnis ihrer Autoren einem positivistischen Wissenschaftsideal verpflichtet sein mochten – weit mehr als ein bloßes Daten- und Faktenmaterial."[58]

Vor dem Hintergrund dieser Illustration der vielfältigen aus medizinischen Aufzeichnungen zu generierenden Informationen ist zunächst der hier verwendete Krankenaktenbestand und die Herangehensweise bei seiner Erhebung und Auswertung zu beschreiben. Zentral beim Umgang mit den heilpädagogischen Krankenakten ist es, den ‚Blick von oben' auf die Patient*innen zu brechen. Zwar gingen ihre Aussagen in ihre Krankengeschichten ein, allerdings nicht ohne zugleich einer vorangegangenen Selektion sowie einer Bewertung durch die verzeichnende Person unterworfen zu sein, weshalb die Akten „aufgrund der einseitigen Aufzeichnungsmacht des Arztes als obrigkeitliche Quelle aufgefasst werden" müssen.[59] Das bedeutet nicht, dass daraus nicht wesentliche Informationen ‚beider' Seiten gewonnen werden können, sondern vielmehr dass diese hierarchischen und hierarchisierten Sprecher*innenpositionen zentral berücksichtigt werden müssen. Die zunehmende Multifunktionalität der „klinisch-psychiatrischen Fallgeschichte" ab dem beginnenden 19. Jahrhundert, die mehr und mehr auf der immer ausführlicheren schriftlichen Führung von Krankengeschichten beruhte, zeigt sich in der Verwendung „bald als Darstellungsmittel, bald als Erkenntnismittel, Ausgangspunkt einer Erörterung, schlichtes Exempel oder – seltener – ausführlicher Behandlungsbericht."[60] In jedem Fall aber bietet sie ein Ensemble an Erkenntnissen über die unterschiedlichen Aspekte der Heilpädagogischen Abteilung.

Die Akten der Heilpädagogischen Abteilung werden im Wiener Stadt- und Landesarchiv verwahrt und umfassen sämtliche Krankengeschichten der Jahre 1912 bis 1944 – sie stellen den Kern dieser Arbeit dar. Darüber hinaus sind die Akten von 1969 bis 1977 vorhanden, für die Jahre 1956 bis 1968 ein Teilbestand, der aus 35 Patient*innenakten besteht. Diese Akten werden vereinzelt herangezogen, um (Dis-)Kontinuitäten

58 Sophie Ledebur, Schreiben und Beschreiben. Zur epistemischen Funktion von psychiatrischen Krankenakten, ihrer Archivierung und deren Übersetzung in Fallgeschichten, in: Berichte zur Wissenschaftsgeschichte 34 (2011), 102–124, 107f.

59 Ralser, Subjekt, 178.

60 Ralser, Subjekt, 18.

zu verdeutlichen, allerdings nicht systematisch ausgewertet. Akten des ersten Monats nach Gründung der Abteilung im Dezember 1911 existieren nicht. Da die Einrichtung als *Ambulatorium für geistig abnorme und schwer erziehbare Kinder* eröffnet wurde,[61] ist – wenngleich keine expliziten Aufzeichnungen darüber gefunden werden konnten – in Erwägung zu ziehen, dass der stationäre Betrieb mit Jahresbeginn 1912 aufgenommen wurde.

Die Einzelakten sind bis 1944 in zwei Faszikel pro Jahr untergliedert, die jeweils die Buchstaben A bis M sowie N bis Z umfassen. Ausnahmen mit jeweils nur einem Faszikel für sämtliche Krankenakten (A bis Z) stellen lediglich die Jahrgänge 1915 und 1921 dar. Aus den Jahren 1912 und 1920 sind nur die Akten der Patient*innen, deren Nachnamen mit den Buchstaben N bis Z begannen, überliefert. Dass für 1945 keine Akten vorhanden sind, ist einerseits auf die vorübergehende Schließung der Abteilung infolge von Bombenschäden, andererseits aber auch auf den ungeklärten Verbleib der von der Wiederaufnahme des Betriebs im selben Jahr bis 1955/1968 angefertigten Krankenakten zurückzuführen.[62] Auch die überlieferten Bestände nahmen durch die Luftangriffe teilweise Schaden, was nicht nur aus unvollständigen Krankengeschichten – es sind mitunter nur die stationären Beobachtungen ohne Deckblätter vorhanden – hervorgeht, sondern auch aus einer Mitteilung Hans Aspergers, der vom Landesgericht für Zivilrechtssachen Wien in einem Ehescheidungsverfahren 1952 nach dem Krankenakt der Ehefrau aus den frühen 1930er Jahren gefragt wurde.[63] Nach Wiedergabe der damaligen Einschätzung der Patientin gab er folgende Auskunft: „Eine Abschrift der damaligen Krankengeschichte kann jedoch nicht gegeben werden, da der grösste Teil [des Krankenakts] bei der Ausbombung der Station im Jahre 1944 zugrundeging.“[64]

Über die Entwicklung in den 1950er und 1960er Jahren lässt sich keine verlässliche Aussage machen, ab 1969 jedenfalls sind die Jahresbestände in drei bzw. vier Faszikel geteilt. Da sich die Aufnahmezahlen dieser Jahre im Vergleich zu den früheren Jahrzehnten nicht drastisch erhöht hatten, liegt dieses Anwachsen der Bestände primär an der Art der Aktenführung: Mehrere Ausfertigungen von Befundabschriften wurden

61 Ambulatorium für abnormale Kinder, in: Heilpädagogische Schul- und Elternzeitung 12 (1911) 2, 232 f.

62 Die Akten von 1945 bis 1955 wurden angeblich von der Klinik skartiert, ob dies tatsächlich der Fall war, oder sie an anderer Stelle verwahrt sind, ist unbekannt. Vgl. zur Bestandsgeschichte https://www.wien.gv.at/actaproweb2/benutzung/print.xhtml?id=Ser+++++00001821ma8Invent (20.12.2019).

63 Landesgericht für ZRS Wien an Universitätskinderklinik (Heilpädagogisches Institut), 10.3.1952, WStLA, 1.3.2.209.1.A47, 1933 A-M, o.Nr. Die Dokumente in diesem Akt sind mit einer Büroklammer zusammengeheftet.

64 Befund, 21.3.1952, WStLA, 1.3.2.209.1.A47, 1933 A-M, o.Nr.

nunmehr jedem Akt beigelegt, auch die Korrespondenzen mit externen Personen und/oder Behörden nahmen zu und die Aufzeichnungen über den Aufenthalt selbst wurden ausführlicher.

Gab es wiederholte Aufnahmen von Patient*innen, so sind die jeweils angelegten Krankengeschichten in den meisten Fällen zusammen abgelegt – in der Regel im Jahrgang des späteren Aufenthalts, vereinzelt aber auch in dem der ersten Aufnahme. Mitunter wurden die stationären Beobachtungen einer Wiederaufnahme ausschließlich auf oder in der ersten Krankengeschichte selbst verzeichnet.[65] Ab den 1930er Jahren war dies häufiger der Fall, ab diesem Zeitpunkt war auch das Feld zur Verzeichnung der Aufenthaltsdauer auf dem Deckblatt zur Erfassung mehrerer Aufenthalte vergrößert. Bei dem beschriebenen System handelt es sich durchgängig um die originale Ablageform der Abteilung.

Daneben existieren Protokollbücher der Station für die Jahre 1935 bis 1949 sowie 1972 bis 1977 in Kopie. Bei den im Wiener Archivinformationssystem (WAIS) ebenfalls angeführten Protokollbüchern der Jahre 1960 bis 1970 handelt es sich dagegen nicht um das Stationsprotokoll, sondern um das Ambulanzbuch der Abteilung für diesen Zeitraum. Die darin verzeichneten ambulanten Patient*innen einer näheren Betrachtung zu unterziehen würde ebenfalls wichtige Erkenntnisse bieten, konnte allerdings im Rahmen dieser Arbeit nicht durchgeführt werden. Notiert wurden in den Ambulanzbüchern die Protokollnummer, der Name, Diagnose, die überweisende Person oder Institution und die Administration, also die von der Abteilung ausgesprochene Maßnahmenempfehlung.

Vorhandene Krankenakten	Protokollbücher	Ambulanzbücher
1912–1944	1935–1949	–
Teilbestand 1956–1968	–	1960–1968
1969–1977	1972–1977	1969–1970

Tabelle 1 Die Parallelüberlieferung der drei Aktensorten der Heilpädagogischen Abteilung im WStLA

Die Protokollbücher ermöglichen einerseits einen Abgleich der aus den Patient*innenakten erhobenen Basisinformationen, die bei einer stichprobenartigen Einsichtnahme Übereinstimmung der Angaben zeigten, andererseits aber auch die Rekonstruktion von grundlegenden Patient*innendaten der unmittelbaren Nachkriegsjahre, für die keine Krankengeschichten überliefert sind. Eine solide Datenlage ergibt sich somit für die Jahre 1912 bis 1949 sowie 1969 bis 1977.

65 Exemplarisch in WStLA, 1.3.2.209.1.A47, 1921 A-Z, Prot.-Nr. 1323.

Es handelt sich um Akten von 5.489 Minderjährigen, die von der Gründung bis 1944 an der Abteilung aufgenommen waren. Unter Hinzurechnung der Aufnahmen von 1945 bis 1949 ergibt sich eine Gesamtpatient*innenzahl von 6.383 in diesem Zeitraum, der zugleich den Untersuchungszeitraum darstellt. Dabei konnten die Daten der fehlenden Faszikel 1912 A bis M und 1920 A bis M nicht ergänzt werden, da für diese Jahre keine Protokollbücher vorhanden sind. Unter Berücksichtigung der vorangegangenen und folgenden Jahresaufnahmezahlen kann von insgesamt etwa 6.600 Aufnahmen zwischen 1912 und 1949 ausgegangen werden.

Verlässliche Informationen über ambulante Untersuchungen von Minderjährigen an der Heilpädagogischen Abteilung sind für diesen Zeitraum nicht vorhanden. Das bedeutet, dass weder über die Zahl der Ambulanzpatient*innen etwas ausgesagt werden kann, noch über die Vorgänge bei diesen Untersuchungen. Unklar ist, wie viel Zeit dabei für einzelne Patient*innen aufgewendet wurde, wer bei den Untersuchungen – abgesehen von Arzt*Ärztin und Patient*in – anwesend war und ob es beispielsweise Unterschiede in der Frequenz von ambulanten Untersuchungen gegeben hat, etwa in Zusammenhang mit dem Beginn des Schuljahres.

Von fünf Patient*innen, deren Aufenthaltsjahr unbekannt ist, werden im Folgenden vier nur bei den Gesamtauswertungen berücksichtigt, da es aufgrund mangelhafter Aufzeichnungen und unvollständiger Krankenakten nicht möglich ist, sie zweifelsfrei einem bestimmten Zeitraum zuzuordnen. Ein weiterer Patient, dessen genaue Aufnahmedaten unbekannt sind, ist eindeutig den Jahren 1946 bis 1949 zuzuordnen und wird in diese Jahre betreffende Auswertungen einbezogen. Abbildung 1 gibt einen Überblick über die Verteilung der Aufnahmen im Untersuchungszeitraum, die Interpretation der Daten erfolgt in den Kapiteln *„[E]in Ambulatorium für geistig abnorme und schwer erziehbare Kinder“*, *Eine Periode des Übergangs* und *Aufnahmen unter Aspergers Abteilungsleitung*.

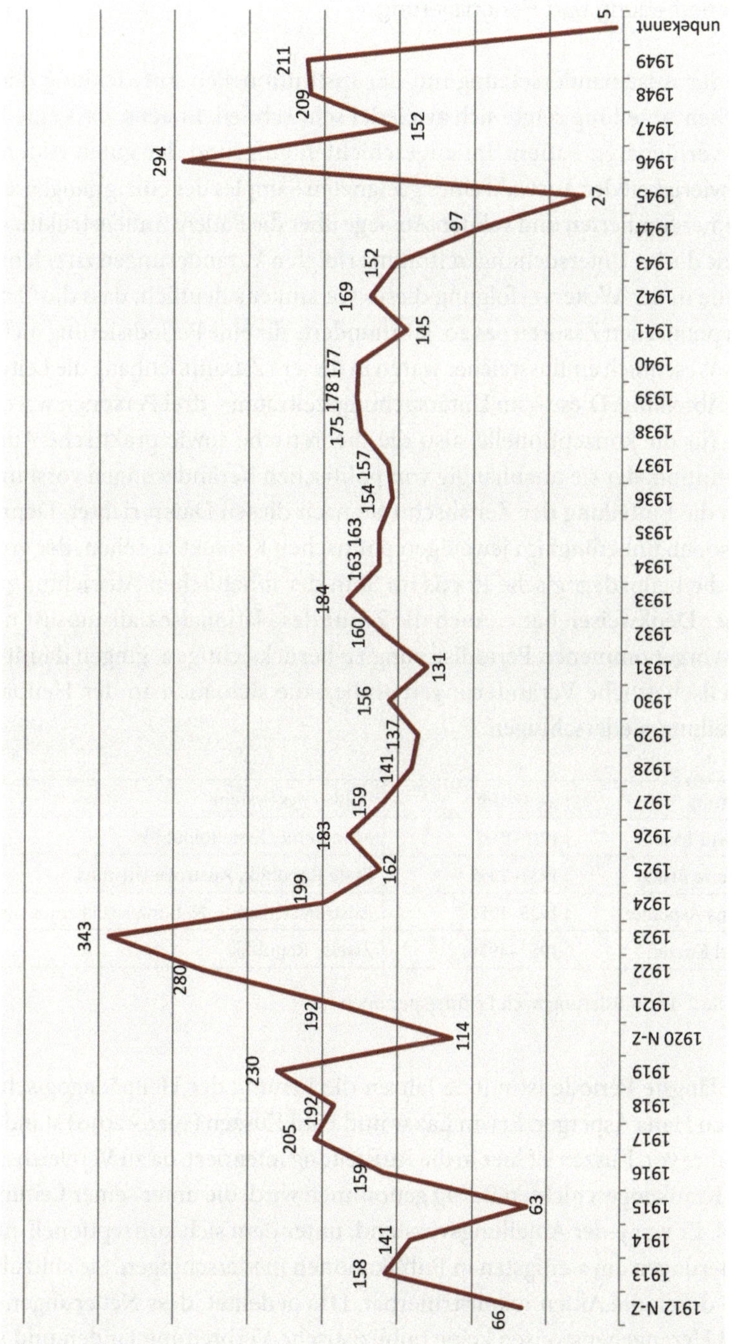

Abb. 1 Aufnahmen an der Heilpädagogischen Abteilung 1912 bis 1949, n = 6.383

Aktenerhebung und Periodisierung

Bei der Auseinandersetzung mit der institutionellen Entwicklung der Heilpädagogischen Abteilung zeigte sich zweierlei sehr schnell. Erstens, dass eine Vollerhebung der verfügbaren Patient*innengeschichten aufgrund der guten Aktenlage und der Schwierigkeit der Auswahl eines geeigneten Samples der einzig gangbare Weg war, um zu einer fundierten und validen Aussage über die Patient*innenstruktur der Abteilung sowie die im Untersuchungszeitraum erfolgten Veränderungen zu gelangen. Zweitens wurde in der Weiterverfolgung dieses Gedankens deutlich, dass die Orientierung an den politischen Zäsuren des 20. Jahrhunderts für eine Periodisierung nicht zielführend war. Wesentlich einflussreicher waren in diesem Zusammenhang die Leitungspersonen der Abteilung. Diese – im Untersuchungszeitraum – drei Personen waren verantwortlich für die konzeptionelle, also die theoretische sowie praktische Ausrichtung der Institution, der sie unabhängig von politischen Veränderungen vorstanden, weshalb sich die Einteilung der Zeitabschnitte nach diesen Daten richtet. Dennoch sind die Personen unbedingt im jeweiligen politischen Kontext zu sehen, der großen Einfluss auf die heilpädagogische Praxis im Sinn der inhaltlichen Ausrichtung wissenschaftlicher Denkweisen hatte. Auch die Zäsur des Nationalsozialismus ist natürlich trotz der vorgenommenen Periodisierung zu berücksichtigen, gingen damit doch gesamtgesellschaftliche Veränderungen einher, die sich auch an der Heilpädagogischen Abteilung niederschlugen.

Leitung	Zeitraum	Politisches System
Erwin Lazar	1911–1932	Monarchie, Erste Republik
Valerie Bruck	1932–1935	Erste Republik, Austrofaschismus
Hans Asperger	1935–1957	Austrofaschismus, Nationalsozialismus, Zweite Republik
Paul Kuszen	1957–1978	Zweite Republik

Tabelle 2 Periodisierung nach Leitungsperioden

Die längste Periode ist mit 22 Jahren die Leitung der Heilpädagogischen Abteilung durch Hans Asperger. Erwin Lazar und Paul Kuszen (1920–2016) standen ihr jeweils 21 Jahre vor. Kuszen ist hier in die Aufstellung integriert, da zu Vergleichszwecken auch auf Krankengeschichten Bezug genommen wird, die unter seiner Leitung entstanden sind. Er war jener Abteilungsvorstand, unter dem sich konzeptionell-praktische Veränderungen am wenigsten in Publikationen niederschlugen. Sie sind also hauptsächlich durch die Akten rekonstruierbar. Das bedeutet, dass Neuerungen in Therapien und Herangehensweisen keine publizistische Verbreitung fanden und somit – wenn überhaupt – auf anderem Weg Rezeption finden mussten. Dies konnte in Schulungen in direktem Austausch geschehen, doch zeigt ein Skript zu Paul Kuszens einsemestriger Vorlesung „Sozialmedizin, Schwerpunkt Kinder" im Rahmen der Sozialarbeiter*innen-ausbildung Ende der 1970er Jahre, dass etwa das Thema sexuelle Gewalt überhaupt nicht berührt wurde – wie auch während der gesamten Ausbildung nicht.[66]

Die zweite Person, die nicht durch Publikationen in Erscheinung trat, war mit Valerie Bruck (1894–1961) jene Abteilungsleiterin, die bei Weitem die kürzeste Tätigkeitsdauer aufweist. Die Gründe für die mangelnde Publikationstätigkeit, soweit sie rekonstruierbar sind, waren bei beiden Genannten jedoch unterschiedliche. Bruck veröffentlichte die wenigen Artikel, die gefunden werden konnten, während ihrer Abteilungsleitung vornehmlich in katholischen Zeitschriften. Sie hatte im Gegensatz zu dem ärztlichen Abteilungsmitarbeiter seit 1927, Georg Frankl, der öfters Ergebnisse seiner Arbeit an der Abteilung in heilpädagogischen und medizinischen Fachzeitschriften veröffentlichte,[67] auch vor ihrer Übernahme der Abteilungsleitung kaum publiziert. Wenngleich ihre konzeptionelle Orientierung, wie sie sich aus den Akten erschließt, den Übergang von Lazars zu Aspergers Heilpädagogik markiert und Bestandteile beider Ausrichtungen unter ihrer Leitung zu finden sind, gestaltete sich diese Phase nicht als eine Periode eigenständiger Konzeptbildung. Der Unterschied zu Kuszen lässt sich insbesondere daran festmachen, dass dieser jahrelang – im Gegensatz zu Bruck, die der Abteilung für lediglich drei Jahre vorstand – in der Tradition Aspergers verharrte und damit ein System weiterführte, das Mitte der 1930er Jahre etabliert worden war. Kuszens wenige Publikationen waren allgemeiner Natur und beschränkten sich auf oberflächliche Sachverhaltsdarstellungen. Weder er noch Bruck verfassten Arbeiten, die ihre konkreten heilpädagogischen Anschauungen beinhalteten, geschweige denn Monografien. Die wesentlichsten Veränderungen in der institutionellen Heilpädagogik fanden folglich während der Leitungsperioden von Erwin Lazar und Hans Asperger statt, die beide in großem Ausmaß publizistisch in Erscheinung traten.

66 Skript im Besitz der Verfasserin, private Zurverfügungstellung sowie Mitteilung.

67 Vgl. etwa Georg Frankl, Der Wirkungskreis der ärztlichen Heilpädagogik, in: Volksgesundheit 6 (1932), 180–185; ders., Befehlen und Gehorchen. Eine heilpädagogische Studie, 2 Teile, in: Zeitschrift für Kinderforschung, 42 u. 43 (1934), 463–479 u. 1–21; ders., Die Heilpädagogische Abteilung der Wiener Kinderklinik, in: Zeitschrift für Kinderschutz, Familien- und Berufsfürsorge 5–6 u. 7–8/29 (1937), 33–38 u. 50–54; ders., Triebhandlungen bei Dissozialität nach Enzephalitis epidemica und anderen psychopathischen Störungen des Kindesalters, in: Zeitschrift für Kinderforschung 5/46 (1937), 401–448; ders., Über postenzephalitischen Parkinsonismus und verwandte Störungen im Kindesalter, in: Zeitschrift für Kinderforschung 3/46 (1937), 199–249. Zudem hat Frankl zumindest einmal in einer Radiosendung über die Bedeutung des Kindergartenbesuchs für eine gesunde Kindesentwicklung gesprochen: Radio Wien, 15.2.1933. Boven, Persons, 19 Anm. 28.

Die Gründe für eine Einlieferung in die Heilpädagogische Abteilung waren sehr vielfältig. Aufgrund des Umfangs ist es nicht möglich, eine Gesamtdarstellung heilpädagogischer Sichtweisen und Behandlungsmethoden zu verfassen, daher wird im Folgenden ein Überblick über diese gegeben und es werden unterschiedliche Maßnahmenempfehlungen und Therapieansätze diskutiert. Besonders die mit kriminellem oder kriminalisiertem Verhalten verbundenen verschriftlichten Prognosen hatten Einfluss auf das weitere Leben der betroffenen Kinder, da häufig mit den institutionellen Kategorisierungen einschneidende Veränderungen der Lebenssituation einhergingen. Während etwa bei dem Aufnahmegrund „Lernschwierigkeiten", der durchweg präsent war und ab den 1960er Jahren dominierte, kaum Fremdunterbringungen empfohlen, geschweige denn von der Station durchgeführt wurden, waren Heimeinweisungen häufig die Folge ‚sozialer Auffälligkeiten'. Da diese ab den 1960er Jahren nur noch selten zur Aufnahme führten, liegt der Schwerpunkt der Analyse auf den Jahren 1912 bis 1949, doch soll anhand der vorhandenen Fälle der Nachkriegszeit aufgezeigt werden, inwiefern Beurteilungsmuster, Denk- und Handlungsstrukturen weiterbestanden. Diese exemplarische Darstellung der Kontinuität in der Wahrnehmung der Betroffenen – und auch in der verwendeten Sprache – ist von Bedeutung, da die Veränderung in der Klientel der Heilpädagogischen Abteilung keineswegs auf eine Veränderung der gesellschaftlichen Beurteilung von Kindern und Jugendlichen zurückzuführen ist und auch nicht automatisch eine Veränderung in der heilpädagogischen Sichtweise auf die Kinder und Jugendlichen bedeutet. Vielmehr beruht dieser Wandel auf veränderten institutionellen Strukturen, die zwar weiterhin der Heilpädagogik sowie der Heilpädagog*innen bedurften, jedoch nicht mehr zwingend der Heilpädagogischen Abteilung.

Datenaufbereitung und Auswertung

Bei Vergleich der in den Patient*innenakten und Protokollbüchern enthaltenen Informationen über die aufgenommenen Kinder und Jugendlichen zeigte sich die Notwendigkeit der Erhebung der Krankenakten, da die Protokollbücher wesentlich weniger Informationen enthalten. Insbesondere die darin nicht verzeichneten Gründe, die zu einer Aufnahme führten, würden Aussagen über die generelle Ausrichtung der Abteilung erschweren. Auch wenn gerade in diesem Punkt keine quantitative Auswertung erfolgen kann, geben Einlieferungsgründe insbesondere in Verbindung mit den ebenfalls nur aus den Akten zu rekonstruierenden zuweisenden Stellen Aufschluss über behördliche und gesellschaftliche Aufmerksamkeiten auf problematisierte Verhaltensweisen von Minderjährigen, die zumindest als untersuchungswürdig klassifiziert wurden. Die Diagnosen in den Protokollbüchern entsprechen zwar jenen der

Krankenakten und stellen somit in den meisten Fällen eine Beschreibung der jeweiligen ‚Auffälligkeit‘ der Minderjährigen dar, wodurch eine vage, allerdings auf Vermutungen basierte Rekonstruktion der Einlieferungsgründe prinzipiell möglich wäre, sind aber teils verkürzt. Jedoch würde diese Vorgehensweise jeder wissenschaftlichen Grundlage entbehren und zugleich einen großen Unsicherheitsfaktor beinhalten. Immerhin handelte es sich in vielen Fällen um ein Konglomerat an Verhaltensweisen, die an den Patient*innen beanstandet wurden, und auch zugrundeliegende Faktoren wie das Erleben sexueller Gewalt, welche mitunter zu den ‚Auffälligkeiten‘, die letztlich zur Aufnahme führten, beigetragen hatten, können aus den Angaben der Protokollbücher nicht erschlossen werden. Als wichtiger Punkt ist zudem hervorzuheben, dass aus den Protokollbüchern nicht hervorgeht, ob weitere Institutionen in den Zuweisungsprozess involviert waren. Während bei Minderjährigen, die in Heimunterbringung leben mussten, eine Beteiligung der Fremdunterbringungsinstitution vorauszusetzen ist, betrifft dies insbesondere das Jugendamt und das Jugendgericht,[68] aber auch Schulen, Kindergärten, Ärzt*innen und Polizei, deren Schriftverkehr in den meisten Fällen zumindest auszugsweise den Krankenakten beiliegt.

Institutionell abgefragte Daten	Krankenakt	Protokollbuch
Name	×	×
Geburtsdatum	×	×
Geburtsort	×	–
Bekenntnis	×	–
Zuständigkeit/Staatsbürgerschaft	×	–
Namen und Adresse der Eltern/Pflegeeltern/ Fremdunterbringung	×	×
Aufenthaltsdauer	×	×
Diagnose	×	×
Erfolg	×	×
Einlieferungsgrund	×	–
Eingewiesen von	×	–
Administration	×	–
Entlassungsort	×	× (verzeichnet unter „Anmerkung“)

Tabelle 3 Vergleich der Daten in den Krankenakten und Protokollbüchern

68 Es handelte sich dabei im Einzelnen um Bezirksgerichte, Jugendgerichte, aber auch die Jugendgerichtshilfe. Den Bezirksgerichten waren jeweils Vormundschaftsgerichte angegliedert, die bei manchen Zuweisungen auch explizit als einweisende Stellen notiert wurden.

Ein weiterer wichtiger Punkt, der ohne die Konsultation der Patient*innenakten nicht zu erheben wäre, ist jener der Administration, also der bei Verlassen der Station empfohlenen Maßnahmen zur weiteren Behandlung und/oder Unterbringung der Minderjährigen. Gerade diese Empfehlungen sind sehr aussagekräftig in Bezug auf die konzeptionelle Ausrichtung der Station. Das bedeutet, dass über die Häufigkeit der Empfehlung von Fremdunterbringung generell, wie im Besonderen durch die Analyse der Zusammenhänge von Diagnose und empfohlener sowie durchgeführter Fremdunterbringung Aufschluss darüber zu gewinnen ist, inwiefern auf dieses Korrekturerziehungsmittel vertraut wurde. Dabei interessiert auch, welche Anstalten seitens der Abteilung empfohlen und ob etwa bestimmte Institutionen bevorzugt oder kaum genannt wurden. Hierbei geht es nicht darum zu definieren, wie viele Kinder und Jugendliche einer Fremderziehung bedurften, sondern wie vielen dieses angebliche Bedürfnis zugeschrieben wurde. Damit zusammenhängend ergibt sich der Schluss, welche anderen Mittel der Unterstützung für Familien zur Verfügung standen – wie etwa die häusliche Unterstützung durch Fürsorgebehörden oder -vereine – und in welchem Ausmaß diese befürwortet oder abgelehnt und als (in)adäquat eingestuft wurden.

Die Auswertung der Patient*innenakten erfolgt also einerseits quantitativ, wo dies möglich ist und wie ausführlich im nächsten Kapitel dargelegt wird, andererseits qualitativ. Die qualitative Analyse kann naturgemäß nicht alle Akten umfassen. Erstens sind es zu viele, handelt es sich doch um Tausende, zweitens fehlen sinnvolle vergleichbare, erkenntnisversprechende Parameter. Es werden daher inhaltliche Aspekte jener Akten herangezogen, die ausführlichere Aufzeichnungen enthalten, ohne dabei Leerstellen zu übergehen. Diese werden weder relativiert noch durch Mutmaßungen geschlossen, sondern offen besprochen – in der Überzeugung, dass es sich dabei um eine Notwendigkeit handelt, die zum weiteren Verständnis der Institution beiträgt und per se schon eine Aussage darstellt. Die Krankenakten dienen zur archivalischen Stützung unterschiedlicher Aspekte, Theorien und Thesen, dabei werden jedoch auch widersprechende und widersprüchliche Angaben nicht ausgespart, sondern im Kontext diskutiert. An dieser Stelle ist nun vertiefend auf die Grundlagen der Auswertung einzugehen. Um diese in jeder Hinsicht transparent nachvollziehbar zu machen, wird im Folgenden eine ausführliche Beschreibung der Akten, ihres Aufbaus und Inhalts gegeben.

Erhobene und (nicht) ausgewertete Merkmale

Die in Tabelle 3 wiedergegebenen, institutionell abgefragten und in den Krankenakten festgehaltenen Informationen wurden erhoben, soweit dies durch die Verzeichnung in den Akten möglich war. Ausgewertet wurden im Anschluss jene Daten, die sinnvolle

Rückschlüsse auf die Patient*innenstruktur und den Umgang der Abteilung mit den Kindern und Jugendlichen zuließen:

Im Akt verzeichnet als	Ausgewertet als
Name	Geschlecht
Geburtsdatum	Alter bei Eintritt in die Heilpädagogische Abteilung
Bekenntnis	Bekenntnis
Namen und Adresse der Eltern/Pflegeeltern/ Fremdunterbringung	Wohnort (Region)
	Unterbringungsform
Aufenthaltsdauer	Aufenthaltsdauer
Eingewiesen von	Zuweisende Instanz
Administration	Administration
Entlassungsort	Entlassungsort

Tabelle 4 Erhobene und ausgewertete Daten

Die Kategorien Geschlecht, Alter, Bekenntnis, Wohnort, Unterbringungsform, zuweisende Instanz, Aufenthaltsdauer, Administration und Entlassungsort zeigten sich aufgrund der Gleichförmigkeit der jeweiligen Angaben für die Auswertung als optimal geeignet. Dazu wurden Kategorien geschaffen, die eine allgemeine Aussage ermöglichen und in der Detailanalyse weiter differenziert werden. Dies betrifft zunächst die Unterbringungsform sowohl vor als auch nach der Entlassung, die in folgender Weise ausgewertet wurde:

Angabe im Akt	Auswertungskategorie
Eltern(teil), Adoptiveltern, Verwandte	Häusliche Unterbringung
Kinderheim, Erziehungsheim, Waisenhaus	Anstaltsförmige Unterbringung
Pflegeeltern(teil)	Pflegeplatz
Einrichtungen zur kurzfristigen Unterbringung der Polizei, KÜSt oder des Jugendgerichts	Staatliche Übergangsunterbringung
Kinderschutzverein	Kinderschutzverein
Pflegeanstalt, Armenhaus	Versorgungseinrichtung
Internat, Kloster, Schüler*innen-, Lehrlingsheim, Lehr-, Arbeitsplatz	Andere Form der Fremdunterbringung
Anderes Krankenhaus	Krankenhaus
Andere Station der Kinderklinik, andere Klinik des AKH	Andere Station

Tabelle 5 Zuordnung der Unterbringungsformen

Bei der Auswertung des Unterbringungsorts müssen aufgrund der Datenfülle allerdings bestimmte Faktoren unberücksichtigt bleiben, beispielsweise bereits vorab beschlossene Fremdunterbringungen, die durch die heilpädagogische Untersuchung entweder zur Deckung der Kostenübernahme legitimiert werden sollten, dass es sich mitunter um Aufnahmen im Auftrag der vorgesehenen Institutionen handelte, oder durch die Begutachtung eine Spezifizierung der Anstalt ermöglicht werden sollte. Auch begegnen Minderjährige, die aus Heimen geflüchtet waren und im Auftrag von Institutionen der Fürsorge von ihren Eltern(-teilen) in diesem Kontext an die Abteilung gebracht wurden, also bei differenzierter Betrachtung nicht aus einer familiären Lebensrealität an die Abteilung kamen. Ein sechsjähriger Bub etwa war sechs Wochen vor Aufnahme an der Abteilung aus einem Heim „entfernt“ worden,[69] auch in solchen Fällen war also die stationäre Beobachtung bereits im Vorfeld eng mit Fremdunterbringung verbunden. Nichtsdestoweniger bietet diese Analyse einen Überblick darüber, aus welchen Unterbringungssituationen heraus heilpädagogische Unterstützung gesucht oder verordnet wurde.

Auch die Personen und Behörden, die Minderjährige zu einer Beobachtung an die Heilpädagogische Abteilung wiesen, wurden für die Auswertung in Gruppen zusammengefasst. Dabei wurden allerdings mehr Gruppen gebildet, da eine Zusammenfassung zu vieler beteiligter Akteur*innen die Aussagekraft verringert hätte:

Angabe im Akt	Auswertungskategorie
Eltern(teil), Adoptiveltern, Pflegeeltern(teil), Verwandte	Privat
Namentlich genannte*r Arzt*Ärztin	Arzt*Ärztin
Ambulanz	Ambulanz
Andere Station der Kinderklinik, andere Klinik des AKH	Andere Station
Anderes Krankenhaus	Krankenhaus
Schule, Kindergarten, Hilfsschule, Hort, Tagesheimstätte	Schulische Einrichtung
Jugendamt (auch ausländisch), KÜSt, Jugendfürsorge, Berufsvormundschaft, NSV, Landesausschuss, Erziehungsberatung	Jugendamtseinrichtung
Kinderheim, Erziehungsheim, Waisenhaus	Anstaltsförmige Unterbringung
Gericht	Gericht
Polizei, polizeiliches Jugendheim	Polizei

69 WStLA, 1.3.2.209.1.A47, 1916 A-M, Prot.-Nr. 1230. Ein weiteres Beispiel in WStLA, 1.3.2.209.1.A47, 1920 N-Z, Prot.-Nr. 99.

Weitere Ämter, Personen,[70] Selbsteinweisung	Sonstige
Kinderschutzverein	Kinderschutzverein
Internat, Kloster, Schüler*innen-, Lehrlingsheim, Lehr-, Arbeitsplatz	Andere Form der Fremdunterbringung
Pflegeanstalt, Armenhaus	Versorgungseinrichtung

Tabelle 6 Zuordnung der einweisenden Stellen

Als letztes Merkmal wurde die Administration in Kategorien eingeteilt. Die gemeinsame Zuordnung von Kinderheimen, Waisenhäusern und Erziehungsheimen als anstaltsförmige Unterbringung erfolgt bei allen Auswertungen der Durchgängigkeit wegen, ist aber besonders für die Administration erklärungsbedürftig. Sie ist darin begründet, dass die Verzeichnung in den Akten inkonsequent war und teilweise dem realen Charakter einer Anstalt zuwiderlief – etwa, wenn die in Niederösterreich gelegene Erziehungsanstalt Eggenburg als nicht geschlossene Anstalt bezeichnet wurde.

Angabe im Akt	Auswertungskategorie
Ambulanzbesuch, weitere Beobachtung, Evidenzhaltung, Wiederaufnahme, heilpädagogischer Hort (der Abteilung)	Ambulanz
Fürsorgerische Aufsicht, fürsorgerische Kontrolle, Erziehungsberatung des Jugendamts, Fürsorgeerziehung	Fürsorgerische Maßnahme
Kinderheim, Erziehungsheim, Waisenhaus	Anstaltsförmige Unterbringung
Taubstummenanstalt, Hilfsschulheim	Spezialunterbringung
Fremdunterbringung ohne weitere Angabe, Milieuwechsel	Fremdunterbringung
Internat, Kloster, Schüler*innen-, Lehrlingsheim, Lehr-, Arbeitsplatz	Andere Form der Fremdunterbringung
Umschulung, Klassenwiederholung, Schulbefreiung, Nachhilfe, Hort, Lehrplatz, Kindergarten(wechsel)	Schulische Maßnahme
Eltern(teil), Adoptiveltern, Verwandte bei vorheriger Fremdunterbringung	Häusliche Unterbringung
Pflegeeltern(teil)	Pflegeplatz
Pflegeanstalt, Armenhaus	Versorgungseinrichtung
Erholungsaufenthalt	Erholungsaufenthalt

70 Ein ungewöhnliches Beispiel für eine andere Person, die ein Kind zur Aufnahme brachte, war in einem Fall die Haushälterin der Großmutter, die sich selbst als diese bezeichnete und Besorgnis über Misshandlung und Masturbation des Kindes äußerte. WStLA, 1.3.2.209.1.A47, 1937 N-Z, o.Nr.

Sprachtherapie, medizinische Behandlung, Medikation, Operation, Tbc-Fürsorge	(Weiterführen der) Therapie
Ratschläge zur Erziehung oder Behandlung, Freizeitbeschäftigung	Verhaltensratschläge
Kinderschutzverein	Kinderschutzverein

Tabelle 7 Zuordnung der Administration

Verzichtet wurde dagegen auf die quantitative Auswertung von Geburtsort, Zuständigkeit/Staatsbürgerschaft, Erfolg der Behandlung, Einlieferungsgrund, Diagnose und Ambulanzkarte sowie der Familienkonstellation und des sozialen Status der Herkunftsfamilie. Weshalb hier keine statistische Analyse erfolgte, wird im Folgenden im Einzelnen anhand der theoretischen Problematiken und unterlegt mit Beispielen erläutert.

Der Geburtsort und die Zuständigkeit/Staatsbürgerschaft vermögen keinen Aufschluss über die aktuelle Lebenssituation der Patient*innen und ihrer Familien zu geben, auch in den Krankenakten selbst wurden sie lediglich thematisiert, wenn aufgrund des Heimatrechts bzw. der Zuständigkeit Schwierigkeiten bei der Umsetzung von Unterbringungsempfehlungen entstanden. Dies betraf beispielsweise Minderjährige, deren Heimatzuständigkeit außerhalb Österreichs lag und die deshalb – und zwar aus Fragen der Kostenübernahme – nicht in einer innerhalb der österreichischen Staatsgrenzen gelegenen Anstalt untergebracht werden konnten.[71] War auch die Unterbringung in österreichischen Erziehungseinrichtungen in den meisten Fällen mit gewaltförmigen Erziehungsmethoden verbunden, so kam bei ausländischen Anstalten, meist solchen der ehemaligen Kronländer, hinzu, dass die betroffenen Kinder und Jugendlichen häufig ihr gesamtes Leben in Österreich verbracht hatten und daher zusätzlich mit der Sprachbarriere der fremden ‚Heimat‘ konfrontiert waren.[72] Dass die Frage der Heimatzuständigkeit und der damit zusammenhängenden Unterstützungsleistungen für Bedürftige allgemein, auch innerhalb Österreichs, während der 1930er Jahre große Aktualität besaß, verdeutlicht Gerhard Melinz’ Feststellung, dass in diesem Zeitraum in den Städten etwa die Hälfte der Bewohner*innen an einem anderen Ort heimatberechtigt waren, in ländlichen Gemeinden immerhin noch etwa

71 Etwa bei einer dreizehnjährigen Patientin 1927: „Vom Jugendamt wegen Schulklagen hergebracht, Anstaltsunterbringung wird wegen der Zuständigkeit nach Ccescholsovakien [sic] vorläufig nicht in Aussicht genommen.“ WStLA, 1.3.2.209.1.A47, 1927 A-M, Prot.-Nr. 1353.

72 Beispielsweise eine zwölfjährige Patientin 1925: „Kind spricht nur deutsch (weiß nicht, dass sie nicht mehr zurückkommen soll!)“. WStLA, 1.3.2.209.1.A47, 1925 A-M, Prot.-Nr. 956.

ein Drittel.[73] Dabei ging es nicht immer um die Zuständigkeit außerhalb Österreichs, im Fürsorgekontext waren auch innerösterreichische Abweichungen von Wohn- und Zuständigkeitsort relevant, wie etwa die Unterbringungsfrage eines siebenjährigen Buben 1930 verdeutlicht: Die vom Jugendamt vorgesehene und von der erziehungsberechtigten Tante prinzipiell gewünschte Unterbringung in einer Erziehungsanstalt scheiterte daran, dass die Tante auf einer Anstalt in Niederösterreich, wo sie lebte, beharrte, was aufgrund der Zuständigkeit des Buben nach Leoben in der Steiermark jedoch nicht durchführbar war.[74]

Dieses Beispiel offenbart zudem bereits in Ansätzen, wie komplex die Analyse einzelner erhobener Merkmale ist, allen voran jene der einweisenden Instanzen.[75] Bei vielen Patient*innen tritt das zuständige Jugendamt im Akt in Erscheinung, ohne dass ersichtlich wäre, ob und wie sehr es in den Zuweisungsprozess involviert war. Ähnlich gestaltet sich der Umgang mit den Informationen über die Entlassung der Patient*innen, wobei hier weniger die Komplexität der Prozesse, sondern die Art der Aktenführung ausschlaggebend ist. Bei der Aktenanalyse zeigte sich nämlich, dass in den meisten Fällen, in denen weder Administration noch Entlassungsort verzeichnet war, das Kind zurück in jene Unterbringung entlassen wurde, aus der es an die Heilpädagogische Abteilung gebracht worden war.[76] Eindeutig gestaltet sich die Zuordnung in jenen Fällen, in denen kein Entlassungsort festgehalten wurde, aber eine Administration, die erkennen ließ, dass sich der Unterbringungsort nicht änderte. Das betrifft vor allem Verhaltensratschläge an die Erziehungsberechtigten bzw. Betreuungspersonen, Maßnahmen, die sich auf die richtige Schul- oder Klassenwahl beziehen oder eine (ambulante) medizinische oder Sprachtherapie umfassen. In diesen klar liegenden Fällen wurde der Entlassungsort ergänzt, ansonsten aber bei Fehlen von Hinweisen als „keine Angabe“ gewertet.

73 Gerhard Melinz, Fürsorgepolitik(en), in: Emmerich Tálos/Wolfgang Neugebauer (Hg.), Austrofaschismus. Politik – Ökonomie – Kultur 1933–1938 (Politik und Zeitgeschichte I), Wien [6]2012, 238–252, 243.

74 WStLA, 1.3.2.209.1.A47, 1930 N-Z, Prot.-Nr. 1732.

75 Ein weiteres Beispiel illustriert dies ebenfalls sehr deutlich: Der freie Abteilungsmitarbeiter Josef Feldner hatte als Schularzt eine Untersuchung an der Heilpädagogischen Abteilung vorgeschlagen, woraufhin die Schule das Jugendamt kontaktierte, das schließlich die Einweisung veranlasste. WStLA, 1.3.2.209.1.A47, 1937 N-Z, Prot.-Nr. 1954.

76 Hinweise darauf ergaben sich aus unterschiedlichen Notizen oder Dokumenten, wie etwa 1913 aus einem Einweisungsschreiben der polizeilichen Jugendfürsorge. Darin wurde um Untersuchung und Übermittlung des Resultats gebeten und zugleich gefragt, wann der Bub von dieser Behörde wieder abgeholt werden könne. An wen der Bub übergeben wurde, geht aus dem Akt nicht hervor, aus der Berichtsabschrift der Abteilung erschließt sich aber die Empfehlung der Unterbringung in einer geschlossenen Anstalt. Polizeiliche Jugendfürsorge an Lazar, 12.3.1913, sowie Bericht an Polizeikommissariat, 22.3.1913, WStLA, 1.3.2.209.1.A47, 1913 N-Z, Prot.-Nr. 366.

Als gänzlich unmöglich erwies sich eine Auswertung von Einlieferungsgründen und Diagnosen. Zentral war, die Diagnosen der Institution, die real in den meisten Fällen Beschreibungen von (angeblichen) Verhaltensweisen oder (behaupteten) Charakterzügen waren – was prinzipiell auch der aktuellen Herangehensweise an die Einordnung psychischer ‚Auffälligkeiten‘ Minderjähriger entspricht –, nicht durch die Wiederverwendung der vielfach diskriminierenden Zuschreibungen zu wiederholen. Dazu kam, dass die Einlieferungsgründe und besonders die Diagnosen so vielfältig waren, dass eine individuelle Auswertung nicht nur nahezu undurchführbar, sondern vielmehr auch ohne jegliche Aussagekraft gewesen wäre. Illustriert werden kann dies am Beispiel der Diagnose „koboldhaft“, die insgesamt immerhin viermal in den erhobenen Akten gestellt wurde: Sie kam in der Zuschreibung „debiler Kobold“ ebenso vor wie als „triebhafter Kobold“ und zweimal in Form von „koboldhaften Bosheiten“.[77] Aus diesem Grund werden die Diagnosen und Einlieferungsgründe zwar an unterschiedlichen Stellen ausführlich thematisiert und diskutiert, eine quantitative Analyse erfolgt allerdings nicht.

Keine Auswertung ließen auch die Formularfelder „Ambulanzkarte“ und „Erfolg der Behandlung“[78] zu – zu unzuverlässig wurden beide ausgefüllt. Die Angabe der Nummer einer Ambulanzkarte bietet zudem keine verlässlichen Informationen, da einerseits auch bei ambulant betreuten Patient*innen teilweise keine Verzeichnung der Ambulanzkartennummer erfolgte,[79] andererseits nicht nur die Ambulanzkarten der Patient*innen der Heilpädagogischen Abteilung notiert wurden, sondern ebenso jene anderer Stationen der Kinderklinik bzw. auch anderer Kliniken. Sie wurden bei der Datenerhebung zwar mit dem Ziel aufgenommen, eine Aussage darüber zu ermöglichen, wie viele Patient*innen vor einer Aufnahme bereits ambulant an der Heilpädagogischen Abteilung behandelt wurden, doch musste letztlich von einer Auswertung abgesehen werden. Häufig wurde zwar bei den Abteilungspatient*innen verzeichnet, dass es sich um die heilpädagogische Ambulanzkarte handelte, doch war dies keineswegs bei allen der Fall. Die Ambulanzkarten selbst sind nicht überliefert, nur in Einzelfällen liegen sie den Krankenakten bei, wie etwa bei einer fünfjährigen Patientin, deren stationäre Beobachtung für den Herbst 1925 nach der ambulanten

77 WStLA, 1.3.2.209.1.A47, 1929 N-Z, Prot.-Nr. 1588; WStLA, 1.3.2.209.1.A47, liegt fälschlich in 1936 A-M, Prot.-Nr. 1380; WStLA, 1.3.2.209.1.A47, 1936 A-M, o.Nr.; WStLA, 1.3.2.209.1.A47, 1942 A-M, Ambulanzkarten-Nr. 5826/1942.

78 Dies dürfte auf die häufige Untersuchung Minderjähriger mit ‚Auffälligkeiten‘ zurückzuführen sein, die eher zu beobachten und diagnostizieren waren, um anschließend eine Unterbringungsempfehlung geben zu können, denn an der Abteilung selbst zu ‚heilen‘ waren.

79 Etwa bei einem vierzehnjährigen Patienten 1936, in dessen Krankengeschichte zwar die Ambulanzkarte einliegt, aber keine Ambulanzkartennummer auf dem Deckblatt verzeichnet wurde: WStLA, 1.3.2.209.1.A47, 1936 N-Z, o.Nr.

‚Vorstellung‘ im Juni des Jahres beschlossen worden war.[80] Ob letztlich die Ambulanz selbst oder die ursprünglich zuweisende Stelle die Aufnahme forderte, variierte. Beispielsweise wurde 1934 in einem Befund an die Schule, die einen Elfjährigen an die heilpädagogische Ambulanz geschickt hatte, festgehalten: „Wir versuchen eine Beruhigungstherapie und behalten den Knaben in Beobachtung und Behandlung. Sollten die Schwie[r]igkeiten in der Schule fortdauern, würden wir den Knaben eine Zeit auf unsere Abteilung aufnehmen.“[81] Die Aufnahme erfolge dann schließlich von März bis April 1935. Das Angebot der Klinik wurde also von der Schule in Anspruch genommen. Auch ein anderes Beispiel illustriert das institutionelle Übereinkommen: Die Berufsvormundschaft des niederösterreichischen Landesjugendamts hatte am 11. September 1923 folgendes Schreiben an die Heilpädagogische Abteilung gerichtet:

> „Am 30. August 1923 war eine Fürsorgerin der hiesigen Berufsvormundschaft mit […] zur Untersuchung in der dortigen Klinik und wurde für den 15.9. zur Aufnahme in die Klinik bestellt. Die Eltern des Jungen wollen seine Einweisung in die Erziehungsanstalt in Mödling, da sie sowohl [sic] auch der Lehrer der Schule behaupten mit dem Jungen nicht fertig werden zu können. Die näheren Angaben wurden bei der ersten Vorstellung von unserer Fürsorgerin bereits gemacht. Wir ersuchen nochmals den Jungen zu beobachten und das Resultat uns anher mitzuteilen.“[82]

Dieses Ersuchen ist deshalb bemerkenswert, weil der Aufnahmetermin bereits vereinbart war, sich das Jugendamt aber offenbar absichern wollte, dass sich seitens der Abteilung daran nichts geändert hatte. In sehr vielen, wenn nicht den meisten Fällen, war eine ambulante Begutachtung der Aufnahme von Patient*innen vorangegangen – auf die eine oder andere Art. Entweder wie in den beschriebenen Beispielen, in denen Wochen zwischen ambulanten und Aufnahmeterminen lagen, oder direkt vor der stationären Aufnahme selbst. Dabei spielte das konkrete Verhalten der Minderjährigen zwischen ambulanter Begutachtung und einer bereits beschlossenen Aufnahme nur eine untergeordnete Rolle, wie etwa folgende Notiz aus dem Jahr 1931 zeigt: „Seit der ersten Vorstellung (vor 2 Wo) in d. Amb. ist er auch zuhause sehr brav.“ Bei diesem neunjährigen Pflegekind war in der Anamnese ausführlich sein Verhalten der letzten Monate als nicht zu beeinflussen beschrieben worden.[83]

---

80 WStLA, 1.3.2.209.1.A47, 1925 A-M, Prot.-Nr. 1012.

81 Befundabschrift, 26.12.1934, WStLA, 1.3.2.209.1.A47, 1935 N-Z, Ambulanzkarten-Nr. 19712.

82 Amtsleiterin an Heilpädagogische Abteilung, 11.9.1923, WStLA, 1.3.2.209.1.A47, 1923 N-Z, Prot.-Nr. 411.

83 WStLA, 1.3.2.209.1.A47, 1931 N-Z, Prot.-Nr. 1982.

Zwei Beispiele aus 1932 illustrieren zudem, dass Minderjährige teilweise auch erst nach dem Stationsaufenthalt in ambulante Behandlung der Abteilung traten: In dem an die Schule eines dreizehnjährigen Patienten gerichteten, infolge des Aufenthalts erstellten Befund wurde abschließend angeboten: „Wir würden den Minderjährigen zur Unterstützung der Massnahmen in ambulatorischer Evidenz halten.“[84] Hinweise auf dem Aufenthalt vorangegangene Ambulanzbesuche finden sich in dieser Krankengeschichte nicht. Ein zehnjähriger Bub wurde im selben Jahr in ambulante Behandlung genommen, nachdem sein Abteilungsaufenthalt bereits zwei Jahre zurücklag: „Wegen der von der Mutter angegebenen Schlafstörungen wird das Kind in ambulatorische Behandlung genommen, gegen die Haltungsanomalie wird orthopädisches Turnen verordnet.“[85]

Ebenfalls nicht ausgewertet wurden Informationen über das soziale Milieu der Herkunftsfamilien der Patient*innen wie auch solche über alleinerziehende Elternteile (meist Mütter) oder Lebensgemeinschaften eines Elternteiles mit neuem*neuer Partner*in. Ausschlaggebend für die Außerachtlassung dieser Faktoren war hauptsächlich die Problematik der Rekonstruktion der realen sozialen Situation. Die Lebensverhältnisse der Patient*innen zeigten sich zu komplex, um ihnen in einer quantitativen Analyse Rechnung tragen zu können. Exemplarisch sei hier lediglich auf eine Krankengeschichte des Jahres 1937 verwiesen, auf deren Deckblatt die aufrechte Ehe der Eltern durch Angabe ihrer Namen und der gemeinsamen Adresse verzeichnet wurde, aus deren Inhalt aber hervorging, dass der Vater der Patientin seit drei Jahren aufgrund von Schizophrenie in der Anstalt „Am Steinhof“ untergebracht war. Obwohl das Mädchen also aus einer traditionellen Familienkonstellation kam, war die reale Lebenssituation eine andere.[86] Auch die Problematik im Umgang mit Minderjährigen, die außerhalb der Ehe – an der Abteilung 1921 kreativ als „extramatrimoniell“ bezeichnet[87] – geboren waren, aber nach einer späteren Eheschließung ‚in die Ehe geschrieben‘ wurden, trug zu einem Verzicht auf eine Auswertung bei: Immerhin war in diesen Fällen das Jugendamt aufgrund der Geburtssituation automatisch in das Leben der Kinder involviert, wodurch eine Lebenssituation gegeben war, die behördliche Eingriffe im Gegensatz zu Familien ohne jegliche Berührungspunkte mit dem Jugendamt erleichterte. Hinsichtlich der sozialen Stellung der Familien in der Gesellschaft wurde aus ähnlichen Gründen von einer quantitativen Auswertung abgesehen: Angaben waren teils ungenau oder fehlten, Aufzeichnungen über erlernte

84 Befund, 14.4.1932, WStLA, 1.3.2.209.1.A47, 1932 N-Z, Prot.-Nr. 2072.

85 Abschrift des Befundes vom 17.2.1932, 21.6.1932, WStLA, 1.3.2.209.1.A47, 1932 N-Z, Prot.-Nr. 1762.

86 WStLA, 1.3.2.209.1.A47, 1937 N-Z, o.Nr.

87 WStLA, 1.3.2.209.1.A47, 1921 A-Z, Archiv-Nr. 62.

Berufe entsprachen nicht der aktuellen Tätigkeit, und wenn doch, konnte nicht in jedem Fall die konkrete Stellung innerhalb dieser Berufsgruppe (ungelernte Hilfskraft, Angestellte*r, Meisterbrief u. ä.) eruiert werden. Auch wäre eine Kontextualisierung mit Berufsstatistiken die allgemeine Gesellschaft betreffend notwendig gewesen, die aufgrund der Erhebungs- und Zuordnungsschwierigkeiten fehleranfällig gewesen wäre. Weitere Einflussfaktoren wie Schulden, Schwarzarbeit oder unklares Wissen um Tätigkeitsfelder von (Pflege-)Müttern ließen ebenfalls von einer Auswertung Abstand nehmen.[88] Es zeigte sich allerdings deutlich, dass besonders Kinder aus Familien mit akademischem Hintergrund in der Minderzahl waren – wenngleich auch sie aufgenommen wurden. Allerdings fiel ihre Aufenthaltsdauer in der Regel deutlich kürzer aus als die der übrigen Patient*innen. Beobachtbar ist dies besonders bei Kindern und Jugendlichen, deren Väter in traditionell anerkannten Berufen tätig waren, wie die – sämtlich aus der NS-Zeit stammenden – Beispiele eines (verstorbenen) Arztes[89], eines Juristen[90] und eines Regierungsassessors[91] nahelegen. Die vierzehnjährige Tochter eines Generalkonsuls außer Dienst, die 1944 als Patientin wegen „Eigentumsdelikte[n], Lügen, Masturbation" für vierzig Tage an der Abteilung aufgenommen wurde, weist zwar eine längere Beobachtungsdauer auf, dennoch werden gerade in ihrem Fall die Unterschiede in der Beurteilung der Kinder unter Einfluss ihrer sozialen Herkunft greifbar: „Man muss sie in eine ihrer gesellschaftlichen Herkunft entsprechende Umgebung bringen, in welcher nur solche Rollen zulässig und wirksam sind, die ihre Entwicklung günstig beeinflussen, in welcher sie aber auch möglichst lückenlose [sic]

---

88 Aus denselben Gründen wurde auch im Projekt zur Innsbrucker Kinderbeobachtungsstation von einer Auswertung der sozialen Zugehörigkeiten der Patient*innen und ihrer Familien abgesehen, vgl. Elisabeth Dietrich-Daum/Ina Friedmann/Michaela Ralser, Die Kinder der Kinderbeobachtungsstation, in: Dietrich- Daum/Ralser/Rupnow, Kindheiten, 171–203, 192–194. Sylvelyn Hähner-Rombach entschied sich in der von ihr durchgeführten Studie für eine derartige Auswertung, die nach Ansicht der Verfasserin allerdings kritisch zu betrachten ist, da in der Kategorienbildung beeinflussende soziale Faktoren unberücksichtigt blieben: Bei der Auswertung der Familienkonstellation wurden Stiefelternteile als Vorhandensein zweier Elternteile zugeordnet, in der Aussage, dass es sich dabei meist um Stiefväter handelte, zwar eine Reihe von berücksichtigungswürdigen Faktoren impliziert (Geburtsstatus der Kinder, die häufige Notwendigkeit für Frauen eine Lebensgemeinschaft zur materiellen Absicherung oder auch nur Erleichterung einzugehen etc.), diese aber nicht weiter diskutiert. Auch bezüglich der sozialen Situation bleibt unklar, wie die angegebene Berufsverteilung in Relation zur regionalen Bevölkerung steht. Hähner-Rombach, Kinderbeobachtungsstation, 53–56.

89 Aufenthaltsdauer des Sohnes: acht Tage, Entlassung nach Hause. WStLA, 1.3.2.209.1.A47, 1940 A-M, Ambulanzkarten-Nr. 4047/1941.

90 Aufenthaltsdauer des Sohnes: achtzehn Tage, Entlassung nach Hause. WStLA, 1.3.2.209.1.A47, 1944 A-M, Prot.-Nr. 959.

91 Aufenthaltsdauer des Sohnes: sieben Tage, Entlassung nach Hause. WStLA, 1.3.2.209.1.A47, 1940 A-M, o.Nr.

beaufsichtigt werden kann.“[92] Als Gegenbeispiel ist auf die Tochter eines Staatswissenschaftsprofessors hinzuweisen, die 1932 für etwas mehr als ein Monat aufgenommen war und die in die niederösterreichische Landes-Heil- und Pflegeanstalt Gugging ‚administriert‘ wurde, was daher keine Unterscheidung zu Kindern aus sozial niedereren Schichten zulässt.[93] Gugging als Pflegeanstalt, nicht als Korrekturinstitution, ist jedoch aufgrund ebendieser Funktion nicht aussagekräftig für einen undifferenzierten Umgang mit dem Herkunftsmilieu.

Das ‚Wichtigste‘ auf einen Blick: das Deckblatt der Krankenakte

Um darzulegen, wie die Akten, die den Kern dieser Analyse bilden, konkret aussehen und aufgebaut sind, und dadurch die Arbeitsweise nachvollziehbar zu machen, ist eine detaillierte Beschreibung dieser Archivalien notwendig. Das Deckblatt der Krankenakten war im Untersuchungszeitraum zweimal Veränderungen unterworfen, nämlich 1932 und um 1961, die jedoch nur in kleineren Adaptierungen bestanden. Dennoch veränderte sich auch die Art der Verzeichnung der Informationen über die Patient*innen darauf, die auf den ersten Blick verdeutlicht, was jeweils als wichtige Informationen angesehen wurde. Das bedeutet, dass auch wenn es keine eigenen Felder für einzelne Abfragen gab, diese in manchen Perioden trotzdem am Deckblatt an einer bestimmten Stelle verzeichnet wurden. Tabelle 8 gibt einen Überblick über diese auf der ersten Seite jedes Aktes enthaltenen Daten und deren Veränderungen. Dabei ist zu beachten, dass die jeweils erneuerten Krankenakten nicht mit einem Stichtag eingeführt wurden und dadurch die vorangegangenen ersetzten, sondern die Umstellung graduell erfolgte und sich auch in den ‚Wechseljahren‘ sowie bis zu zwei Jahre später immer wieder auch ‚alte‘ Formate finden.

Abgefragte Daten	1912–1932	1932–1961	1961–1977
Name	×	×	×
Geburtsdatum	×	×	×
Geburtsort	×	×	×
Bekenntnis	×	×	×
Zuständigkeit/Staatsbürgerschaft	×	×	×
Namen und Adresse der Eltern/ Pflegeeltern/Fremdunterbringung	×	×	×

92 WStLA, 1.3.2.209.1.A47, 1944 A-M, o.Nr.

93 WStLA, 1.3.2.209.1.A47, 1932 N-Z, Prot.-Nr. 2043.

Aufenthaltsdauer	×	×	×
Ambulanzkarte	–	×	×
Diagnose	×	×	×
Erfolg	×	×	×
Entlassungsort/Übergeben an	Teilweise und ohne Feld verzeichnet	×	×
Einlieferungsgrund	in der Anamnese	ab 1935 ohne Feld am Deckblatt verzeichnet, davor in Anamnese	in der Anamnese
Administration	Teilweise und ohne Feld verzeichnet	Teilweise und ohne Feld verzeichnet	Teilweise und ohne Feld verzeichnet

Tabelle 8 Informationen auf dem Deckblatt der Krankenakten im Untersuchungszeitraum

Die Reihenfolge der in Tabelle 8 wiedergegebenen Daten des Deckblatts entspricht jener auf den Krankengeschichten in den ersten Jahren nach Abteilungseröffnung. Wesentliche Veränderungen erfolgten auch später nicht, wenngleich kleinere Verschiebungen vorgenommen wurden und etwa der Entlassungsort ab den 1930er Jahren noch vor die Diagnose rückte, der durchgängig das größte Verzeichnungsfeld vorbehalten war.

Hervorzuheben ist zudem, dass für den Einlieferungsgrund durchgängig kein eigenes Formularfeld vorhanden war. Wie aus Tabelle 8 ersichtlich, wurde dieser entweder im Rahmen der anamnestischen Aufzeichnungen oder ohne eigenes Feld am Deckblatt festgehalten. Dazu ist weiters zu betonen, dass insbesondere in den ersten Jahren auch aus der Anamnese häufig nicht ersichtlich ist, was der eigentliche Grund der Aufnahme war. Wurde dieser später als „EG“, gefolgt von der ‚Auffälligkeit‘, am Ende der Anamnese explizit verzeichnet, so wurde zunächst unter Punkt 5 der Anamnese „Gegenwärtige Erkrankung (Datum des Beginns)“ notiert, welche Verhaltensweisen als ‚auffällig‘ identifiziert wurden, seit wann und wie sich diese (weiter-)entwickelt hatten. Da es sich aber häufig nicht um eine spezifische Einzelproblematik handelte, geben diese Beschreibungen vielfach eher Aufschluss über die generelle Lebenssituation der Patient*innen sowie über ihr Verhalten im Allgemeinen, als über einen konkret benannten Aufnahmegrund. Exemplarisch ist dies an der Angabe aus der Krankengeschichte eines zehnjährigen Buben 1913 erkennbar, die die diskutierte häusliche Problematik zwar sehr gut erkennen lässt, sie aber eben nicht explizit benennt:

„5. Seit Palmsonntag dieses Jahres bei der Mutter. Zuerst fiel an ihm eine besondere Mattigkeit auf, er wollte den ganzen Tag schlafen, während er in der Nacht unruhig war. In der Schule – er besucht die IV. Klasse Volksschule […] – ebenso. Sitten 1, Fleiß 3. Zuhause wollte er nicht lernen. Später wurde er lebhafter, ließ sich aber gar nichts mehr sagen, fuhr auf, wenn ihm etwas verwiesen [sic] wurde. Zittert am ganzen Leibe, strampft, schreit, zerbricht alles, was ihm in die Hände kommt, oder wirft es zur Erde, droht mit dem Messer, will sich erstechen, das Fenster einschlagen und sich hinausstürzen. Einmal mußte die Polizei geholt werden. Nachher ist er ganz erschöpft. Auch sonst ist er sehr frech und roh. Auch gegen Tiere. Nach seiner Aussage soll er von der Pflegemutter mißbraucht worden sein, soll oft berauscht gewesen sein."[94]

Durch die Einheitlichkeit des Großteils der Angaben konnte in Bezug auf die grundlegenden Personeninformationen der Patient*innen eine aussagekräftige Auswertung der beschriebenen Merkmale durchgeführt werden.[95] Einzelne Jahrgänge sind allerdings in deutlich schlechterem Überlieferungszustand als andere: So wurden die Akten von 1942 bis 1944 teilweise nicht mehr so gründlich geführt wie die Jahre davor, was etwa an häufig nicht verzeichneten Diagnosen und Einlieferungsgründen sowie Entlassungsorten merkbar ist. Auch die Jahrgänge 1912 und 1915 sind teils lückenhaft überliefert; bei einigen Akten fehlt entweder das Deckblatt, oder es ist nur dieses vorhanden, aber nicht die restliche Krankengeschichte.

Hinsichtlich der wichtigen, doch nur teilweise verzeichneten Informationen über die weitere Administration zeigte sich aus dem *close reading*, dass üblicherweise in jenen Fällen, in denen keine Administration festgehalten wurde, keine über den realen Entlassungsort hinausgehende Unterbringungsempfehlung ausgesprochen worden war. Sie erschien nicht notwendig, da sie mit der realen Unterbringung bereits durchgeführt wurde. Dieser unmittelbare an den Stationsaufenthalt anschließende Entlassungsort wurde auf den Akten ab dem Jahr 1932 in einem eigenen Formularfeld mit der Bezeichnung „Übergeben [an]" notiert. In den vorangegangenen zwanzig Jahren war der Ort der Unterbringung zwar nicht standardisiert verzeichnet, jedoch vielfach in anderer Form festgehalten worden. Dies konnte auf dem Deckblatt gewesen sein, in anderen Fällen aber auch im Akt selbst, in Befundabschriften oder lediglich aus einer Monate oder auch Jahre später durchgeführten

94 WStLA, 1.3.2.209.1.A47, 1913 A-M, Prot.-Nr. 1018.

95 Eine nur wenige Male dokumentierte und daher besonders auffällige Abweichung – allerdings ohne Einfluss auf die Auswertung – ist die Verwendung der „Lebensrune" für die Geburts- oder Todesdaten der Eltern von Patient*innen. Z. B. WStLA, 1.3.2.209.1.A47, 1940 A-M, Ambulanzkarten-Nr. 4047/1941 oder WStLA, 1.3.2.209.1.A47, 1944 A-M, Prot.-Nr. 1485.

Hauserhebung über die ehemaligen Patient*innen sowie späterem behördlichen Schriftverkehr hervorgehen.

Der Aufbau der Krankengeschichten blieb inhaltlich über den Untersuchungszeitraum vergleichbar. Allerdings nahm der Umfang der Akten deutlich zu, woran sichtbar wird, dass über die Jahre hinweg immer mehr Informationen über die Patient*innen gesammelt wurden. Bestanden die Akten während der 1910er Jahre durchschnittlich aus wenigen beschriebenen Seiten, so stieg die Seitenzahl bereits während der 1920er Jahre an, was unter anderem auf die nunmehr regelmäßige Ablage von relevanten Korrespondenzen über die Patient*innen in deren Akten zurückzuführen ist. Dies betraf einerseits Einweisungsschreiben, aber auch seitens der Abteilung eingeholte Auskünfte über die Minderjährigen und deren Familien, Abschriften von Gutachten und Befunden, sowie somatische Untersuchungsergebnisse anderer Kliniken. Auch die Notizen über das Verhalten der Patient*innen an der Station und deren Medikation wurden immer ausführlicher, hinzu kamen detaillierte Aufzeichnungen über die durchgeführten (Intelligenz-)Tests. Dazu zählten auch verhaltensanalytische Aufgaben, welche die Minderjährigen zu lösen hatten: etwa einen (fiktiven) Brief an die Eltern oder andere Angehörige verfassen, der nicht dazu vorgesehen war, versendet zu werden, sowie eine kurze schriftliche Niederlegung über den eigenen Berufswunsch. Den größten Umfang erreichten die Krankenakten ab den 1960er Jahren. Mehrere Gründe trugen hierzu bei: Einerseits wurden Dokumente wie Befunde nun in mehrfacher Ausfertigung den Akten beigelegt, was den physischen Umfang steigerte. Andererseits hatte sich die Aufenthaltsdauer der Minderjährigen verlängert, was zu längeren Aufzeichnungsperioden führte. Die durchgeführten Tests wurden in ausführlicher Wiedergabe den Akten beigelegt und vielfach sind nicht allein Anamnesen in Reinschrift vorhanden, sondern auch die ursprünglich beim Anamnesegespräch auf separaten Blättern mitgeschriebenen Aufzeichnungen enthalten, die in der Regel nicht von den letztlich im Akt niedergeschriebenen Angaben abweichen.

1. PERSONELLES UND STRUKTURELLES

Die Gründung der Heilpädagogischen Abteilung der Universitäts-Kinderklinik 1911

Die Vorgeschichte: Heilpädagogik und Kinderschutz in Wien bis zur Abteilungsgründung[96]

Um zu verstehen, wie es zur Eröffnung der Heilpädagogischen Abteilung sowie ihrer Popularität im Wiener Fürsorgesystem kam, ist nicht allein die Vorgeschichte des Umgangs mit Minderjährigen mit Beeinträchtigungen oder als auffällig definiertem Verhalten sowie Kindern und Jugendlichen, die aus den unteren Gesellschaftsschichten kamen, von Bedeutung. Auch die private Fürsorge für sogenannte verwahrloste Minderjährige im Vorfeld der staatlichen Kinder- und Jugendfürsorge stellt einen wichtigen Faktor dar. Bereits 1854 war im niederösterreichischen Baden bei Wien die *Levana Heilpflege- und Erziehungsanstalt für geistes- und körperschwache Kinder* von Jan-Daniel Georgens (1823–1886) und Heinrich Marianus Deinhardt (1821–1880) gegründet worden. Zentral war, wie im Namen deutlich wird, die Heilerziehung. Dieses Grundkonzept wurde von Georgens und Deinhardt in ihrer 1861 und 1863 in zwei Bänden erschienenen Monografie *Die Heilpädagogik mit besonderer Berücksichtigung der Idiotie und der Idiotenanstalten* dargelegt, in der sie auch auf die Kooperation von Medizin und Pädagogik in diesem Feld hinwiesen.[97] Diese Beziehung der beiden unterschiedlichen Fachbereiche aufeinander und zueinander hatte nach Ralser zu einer Verzahnung der pädagogischen und der medizinischen „Wissens- und Handlungskomplexe" geführt.[98] Staatliche Unterstützung gab es für die *Levana* nicht, daher kamen ausschließlich Minderjährige aus wohlhabenderen Familien zur Aufnahme. Aufgrund der mangelhaften Finanzierung wurde die Anstalt allerdings bald wieder geschlossen. Dennoch entstanden in der Folgezeit Einrichtungen, die sich vermehrt mit dem Themenbereich der „Heilerziehung" Minderjähriger auseinandersetzten, wie etwa die 1872 gegründete *Sektion der Heilpädagogen* und die 1895 eröffnete private

96 Von der Verfasserin geschriebene Teile dieses Kapitels wurden publiziert in Ina Friedmann/Christine Hartig/Friedrich Stepanek, Das Panorama der heilpädagogischen Beobachtungsstationen Österreichs im Überblick, in: Dietrich-Daum/Ralser/Rupnow, Kindheiten, 39–85, sowie Friedmann, Vernetzung.

97 Jan-Daniel Georgens/Heinrich Marianus Deinhardt, Die Heilpädagogik mit besonderer Berücksichtigung der Idiotie und der Idiotenanstalten, 2 Bde., Leipzig 1861 und 1863. In der Autorenangabe des Titels wird die von den beiden Verfassern geleitete Anstalt übrigens als „Heilpflege- und Erziehanstalt für schwachsinnige und Idioten-Kinder" bezeichnet.

98 Ralser, Subjekt, 302.

heilpädagogische Erziehungsanstalt von Theodor Heller (1869–1938).[99] Heller, der als Sohn des Leiters des Israelitischen Blindeninstituts Hohe Warte Simon Heller (1843–1922) früh mit Spezialerziehung in Berührung gekommen war, hatte sich nach dem Psychologiestudium der Arbeit mit als „schwachsinnig“ und „abnorm“ bezeichneten Kindern gewidmet. Nach der Erbschaft eines Grundstücks in Wien-Grinzing eröffnete er dort 1895 mit Unterstützung seines Vaters und Richard Krafft-Ebings (1840–1902) seine *Privaterziehungsanstalt für nervöse Kinder* für vier bis sechzehn Jahre alte Minderjährige beider Geschlechter. Durch die Gebühren, die zahlungskräftige Familien zu entrichten hatten, war es Heller möglich, auch Aufenthalte Minderjähriger aus sozial schwachen oder mittellosen Familien zu finanzieren. Die größtmögliche Auslastung lag schließlich bei vierzig Kindern, die zur selben Zeit aufgenommen werden konnten.[100] Nach beinahe zehnjähriger praktischer Arbeit erschien 1904 seine Monografie *Grundriß der Heilpädagogik*.[101] Nach ihm wurde auch eine Persönlichkeitsstörung benannt, die den rapiden Verlust während normaler Entwicklung erworbener Funktionen und Fähigkeiten nach dem zweiten und vor dem zehnten Lebensjahr umfasst und deren Erstbeschreiber Heller war: *Dementia infantilis Heller* – heute als *desintegrative Störung des Kindesalters* eingeordnet.[102] Hellers Anstalt wurde 1935 von Valerie Bruck als direkte Vorläuferin der Heilpädagogischen Abteilung bezeichnet, da er bzw. seine Einrichtung sich neben „dem praktischen Zwecke der Erziehung und Unterweisung psychisch abnormer Kinder insbesondere auch mit der wissenschaftlichen Erforschung der hier auftauchenden Probleme befaßte.“[103] Heller selbst äußerte sich 1911 zum Fachgebiet der Heilpädagogik und ihren Aufgaben so:

99 Clarissa Rudolph/Gerhard Benetka, Kontinuität oder Bruch? Zur Geschichte der Intelligenzmessung im Wiener Fürsorgesystem vor und in der NS-Zeit, in: Berger, Kindheit, 15–40, 28.

100 Alexander Westphal, Heller, Theodore [sic], in: Fred R. Volkmar (Hg.), Encyclopedia of Autism Spectrum Disorders, New York 2013, 1501 f., 1501, online: https://link.springer.com/referencework entry/10.1007/978-1-4419-1698-3_1861 (8.12.2019). Gleich anderweitigen kurzen Erwähnungen der Beteiligung von Krafft-Ebing kann auch aus diesem Enzyklopädie-Eintrag nicht geschlossen werden, wie es dazu kam. – Zum Jubiläum der Anstalt wurde in einem von Valerie Bruck verfassten Text der Name als „Erziehungsanstalt für psychopathische und schwachsinnige Kinder“ angegeben. Valerie Bruck, Zum dreißigjährigen [Anm.: Fehler, eigentlich das vierzigjährige] Jubiläum der Erziehungsanstalt Dr. Theodor Heller in Wien-Grinzing, in: Zeitschrift für Kinderforschung (1935), 298 f.

101 Theodor Heller, Grundriß der Heilpädagogik, Leipzig 1904.

102 Nach dem ICD-10 (International Statistical Classification of Diseases and Related Health Problems) unter F84.3 kategorisiert. Vgl. Auch Alexander Westphal/Avery Voos/Alexandra Ristow, Childhood Disintegrative Disorder (Heller's Syndrome), in: Volkmar, Encyclopedia, 593–601, online: https://link.springer.com/content/pdf/10.1007%2F978-1-4419-1698-3_1388.pdf (8.12.2019).

103 Bruck, Jubiläum, 298.

„In den letzten Jahrzehnten ist ein besonderer Zweig der Pädagogik als Heilpädagogik entwickelt worden, deren hauptsächliche Bestrebungen darin bestehen, durch dem Krankheitsbild angepaßte pädagogische Einwirkungen, durch eine individuelle Behandlung ein normales seelisches Verhalten herzustellen. Diese pädagogische Kunst wird in besonderen Erziehungsstätten, den heilpädagogischen Anstalten oder Heilerziehungsanstalten geübt; in früherer Zeit hat man diesen Bestrebungen nicht die erforderliche Beachtung und Anerkennung zu teil werden lassen; gegenwärtig wird die Heilpädagogik als Wissenschaft und Kunst allgemein gewürdigt, und es ist als ein erfreuliches Zeichen zu betrachten, daß das große Publikum sich immer mehr für diese Angelegenheit interessiert, was bei Gelegenheit der stattgefundenen einschlägigen Kongresse deutlich zum Ausdruck kam.“[104]

Bemerkenswert ist, dass Heller „eine eigene Unterrichtsmethode für schwachbegabte Kinder“ erarbeitete und selbst die Ausbildung seiner Mitarbeiter*innen übernahm. Darüber hinaus umfasste das Angebot auch heilpädagogische Beratung, eine „Art erziehungsberaterischer Ambulanz“ – eine Aufgabe, die schließlich in weitaus größerem Umfang von der Heilpädagogischen Abteilung übernommen wurde.[105] Hellers Bedeutung für die Entwicklung der österreichischen Heilpädagogik war groß: Er war 1906 an der Gründung der *Österreichischen Gesellschaft für Kinderforschung* beteiligt, war Initiator und Ehrenvorsitzender der *Gesellschaft für Heilpädagogik* in München, Mitherausgeber der *Zeitschrift für Kinderforschung* und der *Sammlung von Abhandlungen aus dem Grenzgebiet der Pädagogik und Medizin*.[106]

Erst langsam hatte sich im 19. Jahrhundert allgemein ein Bewusstsein für kindliche Erkrankungen – im Unterschied zu jenen von Erwachsenen – entwickelt, im Zuge dessen nach und nach unterschiedliche Vereine zum Kinder- und Jugendschutz gegründet wurden. Dies betraf einerseits somatische Erkrankungen und deren Prophylaxe, wie etwa im von Theodor Escherich (1857–1911), Vorstand der Wiener Universitäts-Kinderklinik von 1902 bis zu seinem Tod 1911, gegründeten Verein *Säuglingsschutz*.[107] Aber auch auf dem sozialen Sektor, um 1900 durch die voranschreitende Medikalisierung des Sozialen bereits eng mit dem medizinischen verbunden, kam es zur Errichtung verschiedener Vereinigungen: Die 1906 gegründete *Österreichische Gesellschaft für Kinderforschung* etwa beschäftigte sich unter anderem mit Fragen des Kinder- und Jugendschutzes. Im Rahmen der 1910 eingeführten Berufsvormundschaft

104 Theodor Heller, Die abnormale geistige Entwicklung der Kinder, in: Heilpädagogische Schul- und Elternzeitung 5 (1911) 2, 89–95, 91.

105 Bruck, Jubiläum, 299.

106 Umschau: Vierzig Jahre heilpädagogische Anstalt, in: Eos. Zeitschrift für Heilpädagogik 3 (1935), 21.

107 Karl Heinz Tragl, Chronik der Wiener Krankenanstalten, Wien-Köln-Weimar 2007, 159 f.

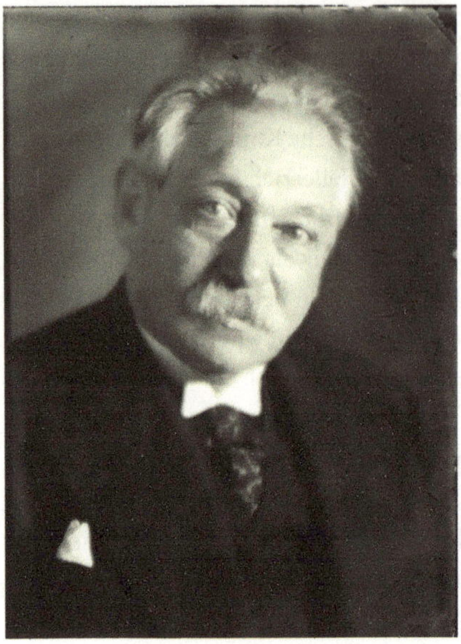

Abb. 2 Theodor Heller, o. D.
ÖNB, 221022-B.

sollte dagegen die Vertretung Minderjähriger bestmöglich geregelt, in der zeitgleich gegründeten *Zentralstelle für Kinderschutz und Jugendfürsorge* die adäquate Wahrung der Belange der Betroffenen sichergestellt werden.[108] Der erste Wiener Jugendrichter Heinrich Kesseldorfer, in dieser Funktion seit der erstmaligen Einrichtung einer „Sonderabteilung für jugendliche Rechtsbrecher beim Bezirksgericht Josefstadt" 1908 tätig,[109] beschrieb das Problem der Vormundschaft 1913 so:

> „[...] soll das Gesetz durch Bestellung eines Vormundes und gerichtliche Überwachung der Erziehung so gut als möglich für Ersatz sorgen; freilich wird dieser Ersatz niemals vollkommen sein und umso weniger, je weniger Interesse und Verständnis der Vormund für die Person und die Bedürfnisse seiner Mündel aufbringt. Die geringe Bereitwilligkeit zur Übernahme des Amtes eines Vormundes für vermögenslose Waisen und Mündel, mit der Gerichte, namentlich in den großen Städten, so häufig zu kämpfen haben, hat nach und nach einen tatsächlichen Notstand herausgebildet, der die Behörden dazu zwang, die Vormünder schablonenhaft einer Liste von Personen zu entnehmen, die ein solches Amt als Gegenleistung für die erstrebte Einbürgerung oder sonstige kommunale Vorteile annehmen müssen. Diesem, einer individuellen Einwirkung des Vormundes auf sein Mündel durchaus

108 Ernst Berger, Exkurs: Zur historischen Entwicklung der Jugendfürsorge, in: ders., Kindheit, 41–45, 44.

109 Teller, Heilpädagogisierung, 26 f.

> abträglichem Zustande sucht man in neuerer Zeit durch Gründung von Waisenratsvereinen zum Zwecke der Anwerbung, Beratung und Überwachung tüchtiger Einzelvormünder in verschiedenen Lebensstellungen und durch Übernahme kleinerer Gruppen von Vormundschaften – Sammelvormundschaften – durch Funktionäre und Mitglieder charitativ [sic] oder sozial wirkender Vereine zu begegnen."[110]

Die Problematik, die hier evident wird, nämlich die Aussicht auf eine Kompensation in Form einer angestrebten Einbürgerung bzw. allgemeiner gesprochen die finanzielle Motivation, war auch im Pflegschaftswesen von nicht zu unterschätzender Bedeutung. Neben den genannten Gründungen entstanden durch die beginnende Auseinandersetzung mit angeblicher Devianz und der sogenannten Schwachsinnigkeit von Minderjährigen, durch die Pathologisierung sozialer Verhaltensweisen und die gängige Einschätzung, dass Armut nicht strukturell, sondern in der Persönlichkeit der Betroffenen bedingt wäre, ab dem 19. Jahrhundert vermehrt Wohlfahrtsvereine, die sich den Kinderschutz und die Jugendfürsorge zum Ziel gesetzt hatten. Diese Vereine waren keineswegs inklusiv orientiert, für sie stand die „Auslese" der „erziehungswürdigen" Kinder im Mittelpunkt, ihre Leistungen sollten jenen zugutekommen, die es ‚wert' wären.[111] Von Beginn an ist hier eine Berufung auf medizinisch-wissenschaftliche Entwicklungen präsent, die die soziale und pädagogische eng mit der psychiatrischen Sphäre verbanden. Die „Kinderforschung" konnte sich so schnell zur „Erforschung der Kinderfehler" weiterentwickeln.[112] Da die Kinder- und Jugendfürsorge zu diesem Zeitpunkt noch nicht staatlich geregelt war, wurde vonseiten der Fürsorgevereine großer Wert auf die ärztliche Beurteilung der potenziellen Schützlinge vor Übernahme in Vereinspflege gelegt. 1902 wurde beispielsweise der *Verein zur Fürsorge für Schwachsinnige und Epileptische* gegründet, der zur Errichtung von Hilfsschulklassen für sogenannte schwachsinnige Kinder beitrug.[113] Maßgeblich mitverantwortlich für dieses Engagement dürfte die Tatsache gewesen sein, dass als schwachsinnig bezeichnete Menschen als besonders kriminalitätsaffin – aktiv wie passiv – betrachtet wurden und durch entsprechende Erziehung ein Gegengewicht gesetzt werden sollte: „so wurden sie von schlechten, verbrecherisch veranlagten Elementen für ihre Zwecke ausgenützt, oder aber sie begingen auf eigene Rechnung und Gefahr Diebstähle,

110 Heinrich Kesseldorfer, Schule und Jugendgerichtspflege, in: Heilpädagogische Schul- und Elternzeitung 9 (1913) 4, 153–164, 156 f.

111 Vgl. zu den einzelnen Gründungen und Entwicklungen im 19. Jahrhundert sowie auch zur Dichotomie des Schutzes: Der Schutz der Kinder gegenüber dem Schutz vor den Kindern, ausführlich Malleier, „Kinderschutz".

112 Ralser, Subjekt, 302.

113 Rudolph/Benetka, Kontinuität, 28 u. 31–33.

Unterschlagungen, Rohheitsdelikte und Sexualverbrechen." Erst vor Gericht würde oft die „geistige Minderwertigkeit" dieser „Ärmsten" erkannt, „bei einigen jedoch auch dann noch nicht."[114] Als besonderes Merkmal von „Schwachsinn" benannte Lazar das ‚ungefilterte' Hervortreten von Charaktereigenschaften, da, anders als bei „Normalen", keine „Korrektur durch den Verstand" möglich wäre.[115] Generell bezeichnete Lazar ‚schwachsinnige' Kinder als leicht ‚führbar', jedoch nach Schul- oder gegebenenfalls Anstaltsunterbringung vielfach „haltlos", „widerspenstig" und „beeinflussbar" und aufgrund dieses Fehlens von Selbstständigkeit und „persönlichen Zielbewußtseins" als unfähig, jemals „aus dem Rahmen der Familie treten [zu] können."[116] Aus diesem Grund sah er auch die Berufstätigkeit von derart kategorisierten Menschen als meist unmöglich an, wenngleich er angab, es gebe auch solche Personen, die sehr eifrig Arbeiten nachgehen und auch von Arbeitgeber*innen gern beschäftigt würden, diese wären aber in der Minderheit. In der Regel wäre über kurz oder lang (verwahrende) Anstaltsunterbringung die Konsequenz.[117]

Die Benennung der vormaligen „Schulen für Schwachsinnige" als „Hilfsschulen", die sich in den folgenden Jahren etablierte, wurde nach einer Angabe 1911 besonders von den Eltern der betreffenden Schüler*innen geschätzt.[118] In Bezug auf an Epilepsie leidende Kinder diskutierte Erwin Lazar 1913 die seiner Ansicht nach vorhandene generelle (ärztliche) Vernachlässigung dieser Minderjährigen im Sinn der Unheilbarkeit und der zwischen den Anfällen liegenden nicht bedurften medizinischen Hilfe. Daneben führte er auch eine angeblich häufig beobachtbare „Abscheu" vieler Menschen gegenüber Epileptiker*innen an und auch viele Anstalten würden ihre Aufnahme ablehnen – wohl sind diese Gründe als ausschlaggebend für die Integration in den genannten Verein, neben als schwachsinnig bezeichneten Menschen, anzusehen. Lazar sprach sich explizit für die Integration Minderjähriger mit nur manchmal auftretenden epileptischen Anfällen in Klassen- und Anstaltsgemeinschaften aus, da sich gezeigt habe, dass – entgegen wohl häufiger geäußerter Befürchtungen – die übrigen Kinder nicht in Mitleidenschaft gezogen würden, wenn sie Anfälle miterlebten, sondern im Gegenteil – je nach Altersgruppe – diese wenig beachten oder dem betroffenen Kind

---

114 Gustav Major, Wo sollen schwachsinnige Kinder erzogen werden, in: Heilpädagogische Schul- und Elternzeitung 2 (1911) 2, 29–33, 29. Hier auch eine Gegenüberstellung der Vor- und Nachteile von Anstalts- und häuslicher Erziehung betroffener Kinder, die eindeutig zugunsten der Anstalten ausfällt. Lediglich „debile Kinder ohne ethische Defekte können in der Familie verbleiben, sofern im Ort eine Hilfsschule ist." Ebd., 30 f.

115 Lazar, Grundlagen, 92.

116 Lazar, Grundlagen, 94.

117 Lazar, Grundlagen, 95.

118 Elternabend, in: Heilpädagogische Schul- und Elternzeitung 1 (1911) 2, 27.

soweit als möglich Unterstützung leisten würden. Dies träfe allerdings ausschließlich auf geistig „gesunde" Minderjährige zu – wenn zu der Epilepsie auch „Schwachsinn" bestünde, wäre die Anstaltsunterbringung nach Lazars Ansicht unumgänglich.[119] Dem inhärent wurde beispielsweise im selben Jahr die Anstaltsunterbringung einer mit „Epilepsie mit sek. [sekundärem] Schwachsinn" diagnostizierten Patientin empfohlen.[120]

Von diesem Verein wurde 1907 eine *Ärztlich-pädagogische Auskunftsstelle für geistig abnorme Schulkinder* gegründet, deren ärztliche Leitung von Lazar, der ungefähr zu dieser Zeit auch nebenamtlich als Hilfsschularzt tätig war,[121] die pädagogische von Hans Schiner übernommen wurde. Aufgabe der *Auskunftsstelle* war die Trennung von Hilfsschulkindern in „bildungsfähig" und „nichtbildungsfähig", die durch die ärztliche Untersuchung mit Berücksichtigung des körperlichen Zustands, der Familiengeschichte, des Verhaltens des Kindes zu Hause sowie der äußeren Lebensumstände gewährleistet werden sollte. Auch bei der pädagogischen Untersuchung, die Lese- und Rechenvermögen prüfte, war ärztliche Anwesenheit gefordert. Das abschließende Gutachten über das Kind wurde von Arzt und Pädagogen gemeinsam erstellt und entschied über die weitere Schullaufbahn. Die Aussage des Vormunds eines Hilfsschülers im Jahr 1911 über die drei erfolglosen Jahre in der Volksschule und den nunmehr guten Fortschritt in der Hilfsschule zeigt, dass zu diesem Zeitpunkt nicht nur das Wissen in der Bevölkerung um die Existenz von Hilfsschulklassen noch sehr gering war,[122] sondern auch von Lehrer*innen offenbar häufig keine diesbezügliche Schulempfehlung an Erziehungsberechtigte erfolgte.[123] Die Ursache dafür wurde in der diesbezüglich ungenügenden Ausbildung der Lehrer*innen verortet, die den Grund für Verhalten und schlechten Schulfortgang vielfach auf Faulheit und dergleichen zurückführen würden.[124] Dreißig Jahre später hatte sich die Situation grundlegend geändert: Die Mutter einer Patientin ersuchte im Jahr nach deren Abteilungsaufenthalt um die Zusendung des Befundes, da sie „Schwierigkeiten habe wegen Aufnahme in der Hilfsschule Allentsteig. Es sind nur 2 Plätze frei und fast 40 Anmeldungen."[125]

119 Erwin Lazar, Fürsorge für epileptische Kinder, in: Heilpädagogische Schul- und Elternzeitung 1 (1913) 4, 1–5, 2–4.

120 WStLA, 1.3.2.209.1.A47, 1913 A-M, Prot.-Nr. 9; auch die Unterbringungsempfehlungen der übrigen Patient*innen mit Epilepsie deuten auf die konsequente Haltung Lazars in dieser Einschätzung.

121 Valerie Bruck u. a., Erwin Lazar und sein Wirken, in: Zeitschrift für Kinderforschung 40 (1932), 211–218, 213.

122 Im Schuljahr 1912/13 existierten in Österreich 74 Hilfsschulklassen mit 1.376 Schüler*innen sowie 21 derart ausgerichtete Anstalten mit 2.026 ‚Zöglingen'. Kalender für heilpädagogische Schulen und Anstalten, in: Heilpädagogische Schul- und Elternzeitung 5 (1912) 3, 93.

123 Elternabend, in: Heilpädagogische Schul- und Elternzeitung 1 (1911) 2, 28.

124 Major, Kinder, 32.

125 Mutter an Doktor, 15.7.1943, WStLA, 1.3.2.209.1.A47, 1943 A-M, Ambulanzkarten-Nr. 4811/1941.

Eng mit diesen Einrichtungen verbunden war auch der *Pestalozziverein zur Förderung des Kinderschutzes und der Jugendfürsorge*, der von Theodor Escherich und Lydia Wolfring (1867–1927), die auch den Vorsitz übernahm, 1903 gegründet worden war. Lazar war ab 1906 in ärztlicher Funktion im Verein tätig, neben ihm waren es andere Ärzte sowie Pädagog*innen und Juristen, die ihre professionelle Arbeitskraft unentgeltlich zur Verfügung stellten und die Betreibung von Heimen, Ambulanzen, Horten und einer Logopädiestation ermöglichten. Der *Pestalozziverein* war eine Einrichtung für geistig ‚gesunde' Minderjährige, weswegen der dahingehenden Überprüfung potenzieller ‚Zöglinge' große Bedeutung zukam. Wolfring artikulierte dies deutlich, indem sie staatliche Unterstützungsleistungen für psychisch kranke oder als solche angesehene Kinder ablehnte.[126] So verwundert es nicht, dass der Verein die Aufnahme von Kindern von den diesbezüglichen Untersuchungsergebnissen abhängig machte, nach Gründung der Heilpädagogischen Abteilung daher von den dortigen Beurteilungen, wie auch ein Ansuchen eines Bezirksgerichts auf Übernahme eines Patienten in den *Pestalozziverein* 1916 zeigte, das in diesem Sinn beantwortet wurde.[127]

Zur Person Erwin Lazar

Wie bereits aus den Ausführungen über die nach 1900 entstehenden Vereinigungen zum Schutz oder zur Förderung Minderjähriger ersichtlich, war der Wiener Pädiater Erwin Lazar bereits vor der Eröffnung der Heilpädagogischen Abteilung im Jahr 1911 ein integraler Bestandteil des Wiener Fürsorgenetzwerks. Die Abteilungsgründung und insbesondere ihre Etablierung und Entwicklung in den ersten Jahren des Bestehens schließlich ist untrennbar mit Lazar verbunden. Er gab der Institution das Gepräge, war für die sehr schnell nach der Eröffnung eingegangenen Kooperationen verantwortlich, die in wesentlichem Zusammenhang mit seinem ärztlichen Engagement in Fürsorgevereinen, Kinder- und Erziehungsheimen und dem Jugendgericht standen. Seine lokale und internationale Vernetzung – unter anderem durch Tagungsteilnahmen wie auch Publikationen in internationalen Zeitschriften greifbar[128] – trugen zum

126 Rudolph/Benetka, Kontinuität, 28 u. 31–33.

127 WStLA, 1.3.2.209.1.A47, 1916 N-Z, Prot.-Nr. 888.

128 Beispielsweise nahm Lazar 1911 gemeinsam mit Direktor Hans Schiner und Hilfsschullehrer Leopold Miklas als Vertreter des Vereins *Fürsorge für Schwachsinnige und Epileptische in Wien* am *Deutschen Hilfsschulverbandstag* in Lübeck teil, Der VIII. deutsche Hilfsschulverbandstag, in: Heilpädagogische Schul- und Elternzeitung 2 (1911) 2, 40. In der *Heilpädagogischen Schul- und Elternzeitung* wurden

wachsenden Renommee der Abteilung bei und durch seine Publikationstätigkeit in unterschiedlichen Fachzeitschriften erhielt seine Arbeit Aufmerksamkeit.

Erwin Lazar wurde am 7. Jänner 1877 in Wien geboren, wo er nach Besuch des Schottengymnasiums – die „Eliteschule des Österreichertums"[129] – sein Medizinstudium absolvierte. Von 1898 bis 1900 war er am Pathologischen Institut der Wiener Universität angestellt, nach der Promotion im März 1901 war er zunächst chirurgisch tätig, trat aber noch im selben Jahr in die Kinderklinik ein. Von 1902 bis 1905 war er Sekundararzt im St. Anna Kinderspital, von wo er in das Leopoldstädter Kinderspital wechselte und das dortige Ambulatorium bis 1911 leitete. Zusätzlich arbeitete er von 1903 bis 1909 am Hygienischen Institut der Universität Wien, von 1909 bis 1911 an der Psychiatrischen Universitätsklinik unter Julius Wagner-Jauregg (1857–1940).[130]

In enger zeitlicher Nähe zur Eröffnung der Heilpädagogischen Abteilung 1911, die im folgenden Kapitel beschrieben wird, gelang Lazar die Ausweitung seiner außeruniversitären Tätigkeiten in beträchtlichem Umfang: 1910 hatte er sich eigeninitiativ um die Bestellung zum psychiatrisch-pädagogischen Sachverständigen für Strafverfahren gegen Jugendliche am Wiener Landesgericht bemüht, im folgenden Jahr war er an der Gründung des *Komitees für Jugendgerichtshilfe* beteiligt, das von 25 Wiener Fürsorge- und Kinderschutzvereinen getragen wurde. Unter welcher Prämisse das Wiener Jugendgericht in den 1910er Jahren agierte, verdeutlicht eine Aussage des Jugendrichters Kesseldorfer aus dem Jahr 1913: „Der Schutz der heranwachsenden Jugend vor körperlicher und moralischer Degeneration und die Erhaltung wertvoller Volkskraft sind heute in allen Kulturstaaten in den Vordergrund des allgemeinen Interesses gerückt".[131] Erst 1919 wurde die Errichtung von Jugendgerichten gesetzlich festgeschrieben, 1928 folgten schließlich das erste *Jugendgerichtsgesetz* und die gesetzliche Verankerung der Jugendgerichtshilfe.[132]

Zum Zeitpunkt der Etablierung von juristischen Strukturen speziell für Minderjährige um 1910 wurden diese wie Erwachsene im Wiener Landesgerichtsgefangenenhaus interniert, seit 1904 waren unter Achtzehnjährige – es handelte sich meist um vierzehn- bis achtzehnjährige männliche Jugendliche, mitunter aber auch um „Schulknaben" – allerdings räumlich von den erwachsenen Insassen getrennt. Diese

abgesehen von diesem Beispiel regelmäßig Erwähnungen von Tagungsteilnahmen Lazars und anderer in diesem Bereich Tätiger im In- und Ausland veröffentlicht.

129 Hans Asperger, Erwin Lazar – Der Mensch und das Werk, in: Heilpädagogik. Beiblatt der Zeitschrift Erziehung und Unterricht 1 (1958), 129–134, 129.

130 Clemens v. Pirquet, Gutachten/Lebenslauf Erwin Lazar, 3.12.1915, Archiv der Universität Wien (UAW), Personalakt (PA) Erwin Lazar.

131 Kesseldorfer, Schule, 153.

132 Teller, Heilpädagogisierung, 26–28 u. 36.

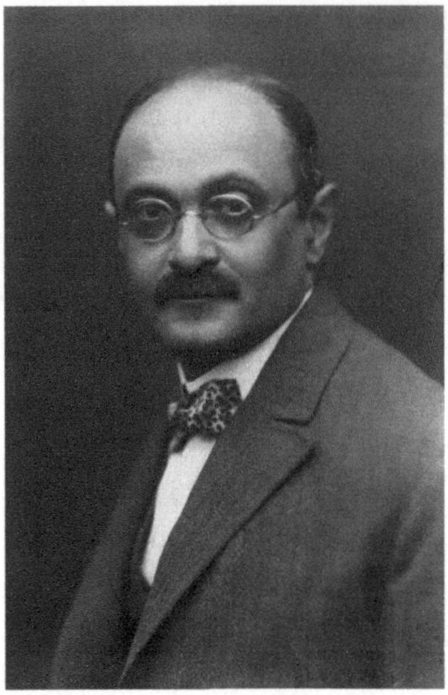

Abb. 3 Erwin Lazar, Fotograf: Max Schneider
Josephinum – Ethik, Sammlungen und Geschichte der Medizin, MedUni Wien, MUW-FO-2577-1.

Minderjährigen erhielten nach dem Konzept ‚Erziehung zur Arbeit' „täglich mehrstündigen Unterricht [...] in den Elementargegenständen sowie in Zeichnen, Gesang und Turnen" und wurden darüber hinaus „täglich auch mehrere Stunden in verschiedenen Handfertigkeitsarbeiten unterwiesen." Ein wichtiger Hinweis ist, dass die Arbeit „nur der zweckmäßigen Beschäftigung der Jugendlichen [dient] und [...] in der Anstalt nicht erwerbsmäßig betrieben [wird]."[133]

Vom Landesgericht wurde nach dem Antrag auf Ernennung zum Sachverständigen das Dekanat der Medizinischen Fakultät der Wiener Universität um eine Stellungnahme zu Lazars wissenschaftlichen Qualifikationen sowie seiner Eignung für die beabsichtigte Anstellung ersucht. Da sich nach einer Urgenz des Landesgerichts etwa sechs Wochen später herausstellte, dass die ausgearbeitete Auskunft inklusive des gesamten Originalakts in Verstoß geraten war, verfassten Escherich als Vorstand der Kinderklinik sowie Wagner-Jauregg als Vorstand der Psychiatrischen Klinik ihre Gutachten erneut, die allerdings nicht erhalten sind. Dass diese positiv ausgefallen waren, liegt auf der Hand.[134]

133 Knabenbeschäftigungsanstalt des k. k. Wiener Landesgerichtsgefangenenhauses, in: Heilpädagogische Schul- und Elternzeitung 4 (1913) 4, 81 f. Wie prekär die Situation für inhaftierte Jugendliche um 1900 nicht nur in Wien war, geht aus Lydia Wolfrings Beobachtung der Einzelhaft minderjähriger Buben in Innsbruck hervor, die aus der Nichtexistenz eigener Einrichtungen für Minderjährige resultierte und ihrem Schutz vor den erwachsenen Inhaftierten dienen sollte. Malleier, „Kinderschutz", 174.

134 Präsidium des k. k. Landesgerichtes für Strafsachen Wien an Dekanat der medizinischen Fakultät der Universität Wien, 30. 8. 1910 sowie 17. 10. 1910, UAW, PA Erwin Lazar.

Zwei Jahre später wurde Lazar zudem die ärztliche Inspektion der niederösterreichischen Landes-Erziehungs- und Besserungsanstalten überantwortet.[135] Im Jahr seiner Beauftragung, 1912, hielt er dazu fest:

> „Der Umstand, daß so viele Jugendliche, die unter Zwangserziehung stehen, psychisch alteriert oder defekt sind, ist den maßgebenden Faktoren der niederösterreichischen Landeserziehungsanstalten durchaus bekannt. Eine Untersuchung der Pfleglinge dieser Anstalten hat dies neuerdings bestätigt. Ein weiterer Schritt zum Ausbau der Zwangserziehung wurde von diesem Gesichtspunkte aus angebahnt. Es wurde beschlossen, die in den Erziehungsanstalten befindlichen Pfleglinge unter psychiatrische Kontrolle zu stellen. Es ist zu gewärtigen, daß diese Maßnahme mit vollster Befriedigung ausfallen wird.
> Die Agenden des Psychiaters einer Erziehungsanstalt bestehen in Folgendem: Konstatierung der psychischen Eigenschaften der Pfleglinge, Unterweisung der Lehrer und Erzieher in der eigenartigen Behandlung psychisch abnormer Kinder, Bestimmung einer Prognose bezüglich der Besserungsfähigkeit, Begutachtung der Pfleglinge bezüglich der Entlassung vor Ablauf der gesetzlich längsten Frist, eventuelle Verfügung zur Abgabe an eine Pflegeanstalt für Geisteskranke.“[136]

1918 wurde Lazar zudem zum Konsulenten im Ministerium für soziale Verwaltung, eine Position, die er – später als Fachreferent für Kinderfürsorge bezeichnet – bis 1926 behielt, als er als ordentlicher Assistent zur ausschließlich klinischen Haupttätigkeit zurückkehrte. An Mitgliedschaften in fachspezifischen Vereinigungen sind jene in der *Gesellschaft der Ärzte*, der *Gesellschaft für Kinderheilkunde* sowie der *Gesellschaft für Psychiatrie und Neurologie* zu nennen.[137]

Besonders bedeutend für seine heilpädagogische Arbeit war aber die ärztliche Tätigkeit im *Pestalozziverein* ab 1906. Wie es zu seinem eigenen Engagement im Wohltätigkeitswesen kam, kann aus Lazars Beschreibung des ärztlichen Kontakts mit Angehörigen der unteren sozialen Schichten und deren seiner Angabe nach in der Regel offenen Gesprächen mit Ärzt*innen abgeleitet werden: „Daher [aus diesen Kontakten] mag es auch kommen, daß die Ärzte stets inniges Verständnis für die Leiden der Armen zeigen und überall aktiv mitwirken, wo es gilt, soziales und physisches

---

135 Clemens v. Pirquet, Gutachten/Lebenslauf Erwin Lazar, 3.12.1915, UAW, PA Erwin Lazar.

136 Erwin Lazar, Ärztliche Probleme II, in: Heilpädagogische Schul- und Elternzeitung 5 (1912) 3, 125–128, 126 f.

137 Clemens v. Pirquet, Gutachten/Lebenslauf Erwin Lazar, 3.12.1915, UAW, PA Erwin Lazar; UAW, Med.Dek.Akt 405 ex 1925/26; UAW, Senat S. 304/717/6. Ebd.: Auszeichnungen: Ritterkreuz des Franz-Josefs-Ordens 1913, Signum laudis 1915.

Leid zu stillen.“[138] Die Erkenntnis, dass äußere Ursachen für ‚Verwahrlosung' von Kindern Verantwortung trugen, setzte sich in dieser Zeit durch und die privaten Wohltätigkeitsvereine verlangten vermehrt nach einer staatlichen Gesetzgebung. Erst im Roten Wien wurde allerdings die Fürsorge für Kinder und Jugendliche gesetzlich geregelt, was durch die Folgen des Ersten Weltkriegs dringend nötig geworden war.[139] Zu diesem Wahrnehmungswandel hatte Lazar 1912 aus zeitgenössischer Perspektive und unter deutlichem Einfluss der voranschreitenden Medikalisierung des Fürsorgewesens festgehalten:

> „Mit der Zeit hat sich das ganze Wohlfahrtswesen geändert, hat neue wissenschaftliche Formen angenommen. Man handelt heute nicht mehr rein gefühlsmäßig. Soziale Erwägungen treten in den Vordergrund. Man beginnt die Formen des Elends und der Verkommenheit zu studieren, man sucht ihre Wurzeln wissenschaftlich zu erforschen, man analysiert schließlich das Individuum selbst, und damit ist die Zeit gekommen, wo der Naturwissenschafter, der Arzt, in erster Linie gehört werden muß.“[140]

Lazars wissenschaftliche Publikationstätigkeit setzte – entsprechend seiner damaligen ärztlichen Tätigkeit – 1904 mit Arbeiten aus dem Hygienischen Institut der Universität Wien ein. Bis 1906 veröffentlichte er fünf Arbeiten in der *Wiener klinischen Wochenschrift*. Ab dem folgenden Jahr publizierte Lazar ausschließlich zu Fragen der Heilpädagogik bzw. trug dazu vor, zunächst von ihm selbst noch als „Arbeiten auf dem Gebiete der Erforschung des kindlichen Schwachsinnes“ benannt, als weiteres Arbeitsgebiet dann 1909 einsetzend „Arbeiten aus dem Gebiete der jugendlichen Kriminalität und Verwahrlosung“.[141] Dies korrespondiert mit der Angabe des Klinikvorstands Clemens Pirquet (1874–1929) 1915: „Sein eigentliches Arbeitsgebiet fand Lazar im Jahr 1907, als er in mehreren Schriften Hilfsschule und Schwachsinnigenfürsorge behandelte, und dann auf das Gebiet der jugendlichen Kriminalität überging.“[142]

Aufgrund dieser mehrjährigen Auseinandersetzung mit jenen mediko-pädagogischen Themen, die ab 1911 an der Heilpädagogischen Abteilung weiterverfolgt, bearbeitet und erforscht wurden, war Lazar für die Leitung der Institution prädestiniert. Er gab ihr für den gesamten Existenzzeitraum das Gepräge, wenngleich sein Einfluss

138 Erwin Lazar, Ärztliche Probleme in der Fürsorgeerziehung I, in: Heilpädagogische Schul- und Elternzeitung 4 (1912) 3, 67–73, 68.

139 U. a. Vereinheitlichung der Kinder- und Jugendfürsorge im Jugendamt, Schaffung des Jugendstrafrechts, Fürsorgeerziehung an Stelle von Gefängnisstrafen für Jugendliche. Berger, Exkurs, 44 f.

140 Lazar, Probleme I (1912), 68.

141 Verzeichnis der wissenschaftlichen Arbeiten von Dr. Erwin Lazar, o. D. [1913], UAW, PA Erwin Lazar.

142 Clemens v. Pirquet, Gutachten/Lebenslauf Erwin Lazar, 3. 12. 1915, UAW, PA Erwin Lazar.

durch jenen Aspergers, nach dessen Leitungsübernahme, abgelöst wurde. Obwohl die Wirkmacht von Aspergers heilpädagogischen Konzepten die österreichische Heilpädagogik in der zweiten Hälfte des 20. Jahrhunderts bestimmte, wurden Funktionsweise, Kooperationen und Tätigkeitsbereiche der Institution bereits unter Lazar etabliert.

„[E]in Ambulatorium für geistig abnorme und schwer erziehbare Kinder": Gründungsprozess und Eröffnung

Die Einrichtung der Heilpädagogischen Abteilung ging mit einer generellen räumlichen Veränderung der Universitäts-Kinderklinik einher. Die Universitätsklinik für Kinderheilkunde war bis in den Herbst 1911 am St. Anna Kinderspital im 9. Wiener Gemeindebezirk angebunden. Mit 1. Oktober 1911 fand die Übersiedlung der Klinik in den Neubau am Areal des Allgemeinen Krankenhauses in der Lazarettgasse 14 statt, ebenfalls im 9. Bezirk und nur wenige Straßen entfernt.[143] Ab 1904 waren zunächst die Erste und die Zweite Universitäts-Frauenklinik neu errichtet und 1908 eröffnet worden, in der zweiten Bauperiode ab 1909 neben der Kinderklinik auch die Erste Medizinische Klinik und die Klinik für Kehlkopf- und Nasenerkrankungen. Seit 1850 hatte das St. Anna Kinderspital, errichtet 1837 als erstes Kinderspital Wiens, als Universitätsklinik fungiert, mit dem Neubau wurde die Kinderklinik nun auch räumlich in den Verband der Universitätskliniken integriert.[144]

Allgemein brachte das Jahr 1911 Veränderungen an der Klinik mit sich, nachdem der Vorstand Theodor Escherich an einem Schlaganfall verstorben war. Da der Umzug der Klinik bereits in die Wege geleitet war, hatte sich der supplierende Klinikvorstand, der Direktor des St. Anna Kinderspitals Bernhard Sperk (1871 – nach 1933), um die notwendigen Veranlassungen zu kümmern, so etwa die Auswahl des Pflegepersonals für den neuen Klinikstandort. Er gab an, dass er sich nicht in der Lage sah, die Verantwortung für diese Personalentscheidungen zu übernehmen, da noch keine Entscheidung über die Ausrichtung gefallen sei und nach seinen Informationen geistliches Pflegepersonal aktuell nicht verfügbar wäre, weltliches aber erst geschult werden müsste, „um den vielseitigen und komplizierten Dienst auf einer Kinderklinik übernehmen zu können."[145] Nur wenige Tage nach Sperks Schreiben trat mit 1. Oktober 1911 allerdings

143 Direktion des k.k. Allgemeinen Krankenhauses an medizinisches Dekanat der Wiener k.k. Universität, 27.9.1911, UAW, Med.Dek.Akt 35 ex 1911/12.

144 Tragl, Chronik, 39, 84 u. 106.

145 Direktion des k.k. Allgemeinen Krankenhauses an medizinisches Dekanat der Wiener k.k. Universität, 27.9.1911, UAW, Med.Dek.Akt 35 ex 1911/12.

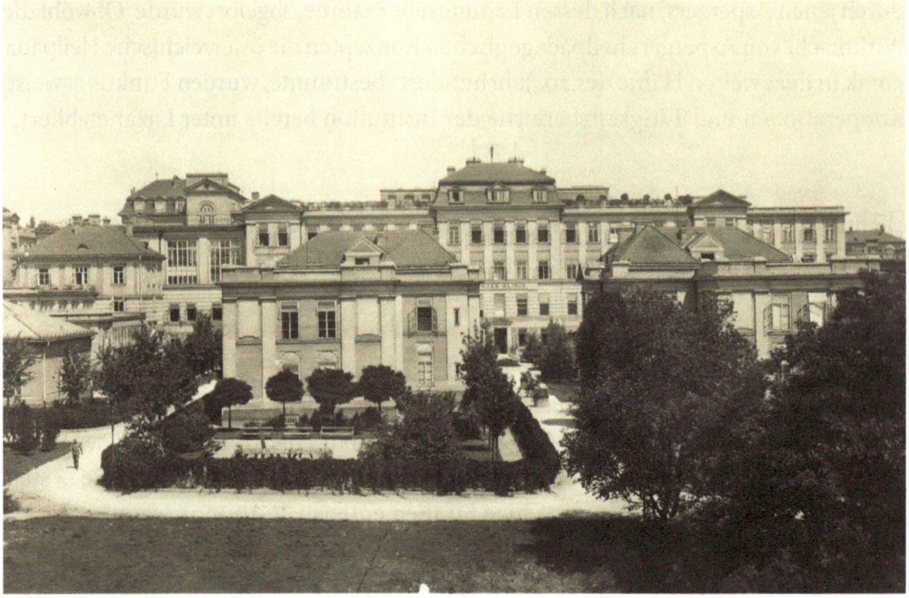

Abb. 4 Außenansicht der 1911 bezogenen Kinderklinik
Pirquet-Album, 1921, Josephinum – Ethik, Sammlungen und Geschichte der Medizin, MedUni Wien, MUW-FO-S04464-0001-01.

bereits Clemens Pirquet die Nachfolge Escherichs als Vorstand der Kinderklinik an, nachdem seine Berufung im Juni des Jahres beschlossen worden war. Pirquet gab in einem Gutachten 1915 an, dass auf Lazars Veranlassung im Herbst 1911 die Heilpädagogische Abteilung gegründet wurde, stellte hier also seine eigene Rolle im Gründungsprozess in den Hintergrund.[146] Unter Pirquet, der besonders durch seine Forschungen auf dem Gebiet der Allergologie Ansehen erlangte, entwickelte sich die Kinderklinik generell zu einer fortschrittlichen Behandlungseinrichtung mit einer Dachterrasse für Kinder mit tuberkulösen sowie einer Boxenstation für Kinder mit infektiösen Erkrankungen.[147]

Zwei Monate später war die Heilpädagogische Abteilung offiziell am 1. Dezember 1911 eröffnet worden. In der *Heilpädagogischen Schul- und Elternzeitung* wurde vermerkt:

---

146 Clemens v. Pirquet, Gutachten/Lebenslauf Erwin Lazar, 3.12.1915, UAW, PA Erwin Lazar.

147 Ministerium für Kultus und Unterricht an Dekanat der medizinischen Fakultät, 24.6.1911, UAW, PA Clemens Freiherr v. Pirquet. Zu Pirquet vgl. Gabriele Dorffner/Gerald Weippl, Clemens Freiherr von Pirquet. Ein begnadeter Arzt und genialer Geist, Strasshof-Wien 2004.

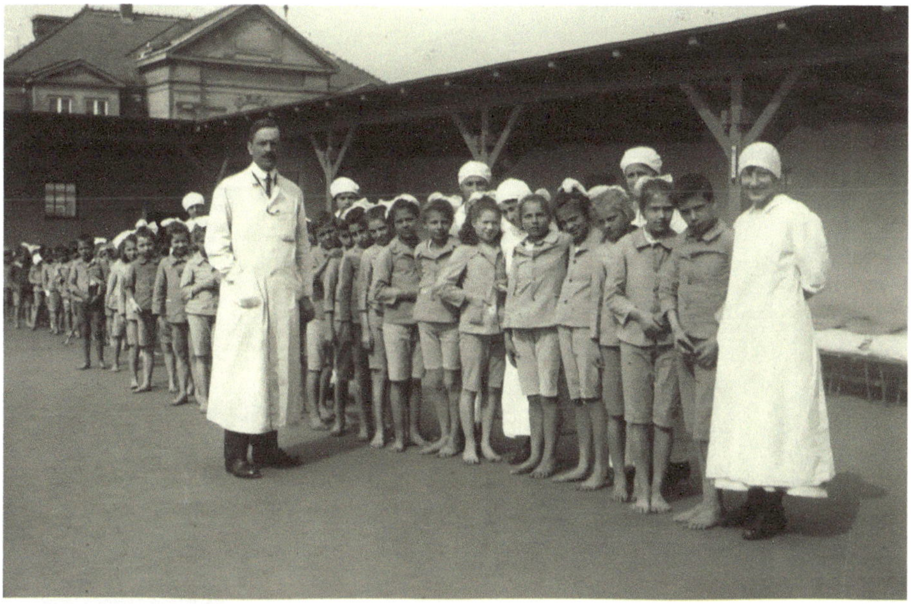

Abb. 5 Clemens Pirquet mit Krankenschwestern und Patient*innen auf der Dachterrasse der Kinderklinik
Pirquet-Album, 1921, Josephinum – Ethik, Sammlungen und Geschichte der Medizin, MedUni Wien, MUW-FO-S04464-0001-14-46.

> „An die Schulleitungen erging folgende Zuschrift: ‚An der k.k. Kinderklinik wird am 1. Dezember 1911 ein Ambulatorium für geistig abnorme und schwer erziehbare Kinder eröffnet. [...] Die Neuaufnahme erfolgt nur jeden Montag und Freitag von ½ 10 – ½ 11 Uhr in der neuen Kinderklinik, IX., Lazarettgasse 14.
> Erwünscht wäre, daß den Kindern, die über Aufforderung das Ambulatorium aufsuchen, ein Bericht über Schulfortschritte und Benehmen mitgegeben würde. Auf Verlangen erhält anderseits die Schule einen schriftlichen Befund sowie die schriftliche Beantwortung spezieller von der Schule gestellter Fragen. Die schriftlichen Befunde der Kinderklinik sind von Seiten der Schule amtlich geheim zu halten.'"[148]

Zweck der Institution war die Schaffung „einer Beobachtungsstation für psychisch abnorme Kinder, besonders aber für Kinder mit moralischen Defekten".[149] Strukturell

148 Ambulatorium für abnormale Kinder, in: Heilpädagogische Schul- und Elternzeitung 12 (1911) 2, 232 f.

149 Erwin Lazar, Die heilpädagogische Abteilung der k. k. Kinderklinik in Wien, in: Verhandlungen der Gesellschaft deutscher Naturforscher und Ärzte, 85. Versammlung zu Wien vom 21.–28. September

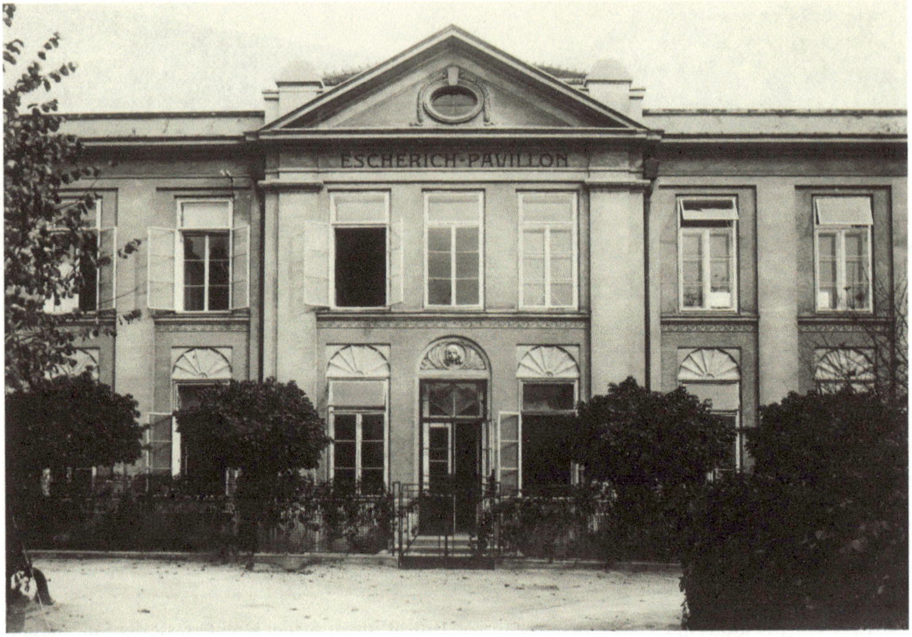

Abb. 6 Außenansicht des Escherich-Pavillons
Pirquet-Album, 1921, Josephinum – Ethik, Sammlungen und Geschichte der Medizin, MedUni Wien, MUW-FO-S04464-0001-03-44.

stellte die neugegründete Einrichtung zwar eine *Station* der Kinderklinik dar, untergebracht zunächst im nach dem verstorbenen Vorstand benannten Escherich-Pavillon, ihre Bezeichnung lautete aber Heilpädagogische *Abteilung*, weshalb hier dieser Name verwendet wird.

Etwas mehr als ein halbes Jahr nach der Gründung berichtete Lazar:

> „Mit dem Programm, das Studium der Verwahrlosung, der intellektuellen und moralischen Defekte des Kindes klinisch zu betreiben, wurde an der neuen Kinderklinik in Wien eine heilpädagogische Abteilung und ein Ambulatorium für psychisch abnorme und schwer erziehbare Kinder errichtet. An der genannten Abteilung wirken Arzt und Lehrer miteinander. Ihre Arbeit dient in erster Linie den Pfleglingen, für welche von hier aus die entsprechenden Fürsorgemaßnahmen getroffen werden. Das Ambulatorium arbeitet in direktem Kontakt mit den Schulen, die ihm die Kinder zuweisen und es strebt heute denselben Kontakt mit

1913, 2. Teil, 2. Hälfte, Medizinische Abteilungen (1914) 621 f., 621.

den Pflegschaftsgerichten an. Auch für diese dürften die klinischen Erfahrungen von der größten Bedeutung sein."[150]

Die Beschreibung der Abteilung als Ort der klinischen Forschung folgt der Tradition aus dem „Studium des Einzelfalls [...] Erkenntnisse zu erwarten, die über den Einzelnen hinausgingen." Durch die Vielzahl der „Einzelfälle" folgte bald „die Reihung des Einzelfalls zur Serie und seine Unterstellung unter das Gesetz der Verteilung, in dem selbst die äußerste Abweichung noch eine Form der Regelmäßigkeit besitzt."[151] 1913 erklärte Lazar, dass die Intention der Abteilung die Schaffung einer Beobachtungsstation für „psychisch abnorme Kinder jeder Kategorie" war, wobei er als dezidiertes Novum der Einrichtung das Ziel nannte, erstmals die klinische Seite der ‚Dissozialität' Jugendlicher zu untersuchen,[152] die er vage so definierte: „Handlungen, die eine Störung des Gemeinschaftslebens hervorrufen, werden als dissozial bezeichnet."[153] Dabei sollte dann „für das betreffende Kind die passendste Verfügung getroffen [werden]". Dazu wurden nicht nur von den Angehörigen Daten erhoben, sondern diese durch Recherchen sowie Schul- und Polizeiberichte ergänzt, um eine „subjektiv gefärbte Darstellung des Kindes möglichst zu vermeiden".[154] Unter „abnorm" subsumierte Lazar „im weiteren Sinne alle Kinder [...], die entweder nach der intellektuellen oder moralischen Seite von der Norm abweichen."[155] Die „Norm" selbst aber wurde nicht definiert, sie konstituierte sich aus gesellschaftlichen Erwartungen, Regeln und Ansprüchen. Als wichtigstes Moment für die Entscheidungsfindung im Einzelfall führte er die Erfahrung mit dem jeweiligen Kind selbst an. Nach Abschluss der Beobachtung erfolgte die Ausformulierung eines Gutachtens, das durch das Sammeln von Informationen nicht nur der ärztlichen, sondern auch der pädagogischen Mitarbeiter*innen und des Pflegepersonals ermöglicht worden war – woraus das Zusammenwirken der einzelnen professionalen Gruppen an der Abteilung deutlich wird –, sowie die Überstellung an die Eltern oder Behörden. Im Gutachten wurde

150 Lazar, Probleme II (1912), 128.

151 Ralser, Subjekt, 32.

152 Erwin Lazar, Die heilpädagogische Abteilung der k. k. Universitäts-Kinderklinik in Wien und ihre Bedeutung für die Jugendfürsorge, in: Zeitschrift für Kinderschutz und Jugendfürsorge 11 (1913), 109–113, 109.

153 Lazar, Grundlagen, 47.

154 Lazar, Abteilung (1913), 110.

155 Erwin Lazar, Über psychisch abnorme Kinder. Nach einem Vortrag mit Demonstrationen in der Gesellschaft für Schulhygiene, in: Heilpädagogische Schul- und Elternzeitung 6 (1913) 4, 105–112, 105. In diesem Artikel legte Lazar erstmals Beobachtungen zugrunde, die er an Patient*innen der Heilpädagogischen Abteilung gemacht hatte.

neben der Diagnose festgehalten, welche Art der (Fürsorge-)Erziehung im Einzelfall als am geeignetsten empfohlen wurde. Infrage kamen hierbei die Abgabe an eine geschlossene Erziehungsanstalt, Kinderheime, Privatinternate, Klöster, Anstalten mit Familiengruppenpflege oder „eventuell an Anstalten für Geisteskranke und Schwachsinnige". Als problematisch bezeichnete Lazar die Unterbringung „leicht psychisch-abnormer Kinder", da keine Heilerziehungsanstalt vorhanden wäre.[156] Auch nach Ansicht von Theodor Heller gab es 1911 zu wenige Möglichkeiten der Anstaltsunterbringung für Kinder und Jugendliche: „Wenn endlich einmal die entsprechende Behandlung und Versorgung jugendlicher Minderwertiger gesetzlich gesichert wäre und ausreichende Erziehungsstätten hierfür zur Verfügung stünden, so würde die Kriminalität der Jugendlichen, die gegenwärtig erschreckend groß ist, rasch sinken."[157] Im Folgejahr äußerte sich auch Lazar, dass in den vorhandenen Anstalten, die er nicht weiter spezifizierte, ein „großer Prozentsatz [...] intellektuell tiefstehend [ist], ein gleich großer neuropathisch oder psychopathisch. Alle diese Jugendlichen sind im eigenen Interesse wie im Interesse der Allgemeinheit zu internieren, und es sollte durchaus keine Rolle spielen, wie das Delikt beschaffen war, das sie begangen haben."[158]

Die allgemeine zeitgenössische Befürwortung von Anstaltserziehung, die entsprechend Lazars Ansicht sowohl den Betroffenen als auch der Gesellschaft zugutekommen sollte, zeigt auch die Aussage des Pädagogen Gustav Major:

> „Für abnorme Kinder ist die Anstaltserziehung die beste: jedermann, der es mit diesen Kindern gut meint, muß dahin arbeiten, daß alle abnormen Kinder die beste Ausbildung erhalten. Für sie ist ebenso zu sorgen wie für die gesunden Kinder, denen sich alle Bildungsmöglichkeiten bieten. Ist das Bildungswesen Normaler staatliche Sorge und Angelegenheit, warum nicht auch der Abnormen? Unser Ziel ist also: Für jedes geistig defekte Kind ein Platz im Heilpädagogium."[159]

Die ‚geistig gesunden' Kinder dagegen waren, wie bereits angesprochen, die Zielgruppe des *Pestalozzivereins*. Lazar selbst beschrieb die Gründung der Abteilung 1923 rückblickend als von Pirquet ermöglicht und vom *Pestalozziverein* ausgehend bzw. als Untersuchungsorgan für diesen. Das Interesse des Vereins lag in der ärztlichen Diagnose jener Kinder, deren Befürsorgung geplant war, um „ein gesichtetes, gründlich

156 Lazar, Abteilung (1913), 110.
157 Heller, Entwicklung, 94.
158 Lazar, Probleme I (1912), 72.
159 Major, Kinder, 33.

durchuntersuchtes Kindermaterial in seine Heime zu bekommen."[160] Bemerkenswert in diesem Kontext ist die Antwort eines Patienten 1913 auf die Frage im Intelligenztest, ob er wisse, wozu der Test dienen würde. – Um zu prüfen, ob er in den *Pestalozziverein* aufgenommen werde.[161] Dass die enge Verbindung von Abteilung und *Pestalozziverein* nicht nur real bestand, sondern auch zeitgenössisch so wahrgenommen wurde, verdeutlicht ein Überstellungsschreiben der Polizei 1914: Es war an „die heilpädagogische Abteilung des Pestalozzivereines" gerichtet.[162]

Nach Lazars Angabe erweiterte sich die Inanspruchnahme der Abteilung bald nach der Eröffnung rapide:

> „Als nächster Anwärter für Untersuchungen stellten sich die Schulen ein und zwar für intellektuell und ethisch defekte Fälle, dann folgten die Polizei, die Gerichte und die privaten Vereine, die sich mit verwahrlosten, kriminellen und psychisch abnormen Kindern befaßten. Schließlich gewöhnten sich auch die großen Anstalten der Stadt Wien und des Landes Niederösterreich daran, Kinder und Jugendliche vor ihrer Übernahme untersuchen zu lassen."[163]

Dies hing maßgeblich mit der Neuartigkeit der Heilpädagogischen Abteilung zusammen, die mit ihrer Ausrichtung den Nerv der Zeit getroffen hatte. Als einzige vergleichbare Institution, jedoch mit anderem Wirkungskreis, nannte Lazar die von dem Psychiater Emil Sioli (1852–1922) in Frankfurt am Main begründete Beobachtungsstation.[164] Diese Kinderabteilung wurde 1900 an der Städtischen Klinik für Geisteskranke in Frankfurt eingerichtet, um den Kindern und Jugendlichen unter räumlicher Abtrennung von den erwachsenen Patient*innen regelmäßigen Schulunterricht und altersentsprechende Beschäftigung zuteilwerden zu lassen, womit handwerkliche Arbeiten im Sinn der psychiatrischen Arbeitstherapie gemeint waren,.[165]

160 Lazar, Abteilung (1923), 161.

161 WStLA, 1.3.2.209.1.A47, 1913 A-M, Prot.-Nr. 1018.

162 K. k. Bezirkspolizeikommissariat an Abteilung, 28. 2. 1914, WStLA, 1.3.2.209.1.A47, 1914 N-Z, Prot.-Nr. 210.

163 Lazar, Abteilung (1923), 161.

164 Lazar, Abteilung (1923), 161. 1911 war geplant gewesen, in Ungarn eine „Beobachtungsanstalt für verwahrloste Kinder, die entweder polizeilich abgestraft oder gerichtlich verurteilt wurden" auf Anregung des Justizministers einzurichten. Einen konkreten Vorschlag ausarbeiten sollte die Assistentin der dortigen psychiatrischen Abteilung der Universität, Margit Révés. Als Zweck der Anstalt wurde angegeben, „den bereits eingetretenen Grad der Verwahrlosung festzustellen und durch genaue Beobachtung ein Urteil darüber zu gewinnen, welche weiteren Maßnahmen für eine wirksame Besserung des Kindes die zweckdienlichsten wären." Eine Beobachtungsanstalt für verwahrloste Kinder in Ungarn, in: Heilpädagogische Schul- und Elternzeitung 5 (1911) 2, 107.

165 Hähner-Rombach, Kinderbeobachtungsstation, 12 f.

Die Heilpädagogische Abteilung wurde zudem offizielles „Untersuchungsorgan des im Jahre 1916 begründeten Jugendamtes der Stadt Wien und des im Jahre 1919 folgenden Zentraljugendgerichtes".[166] Den großen Bedarf einer derartigen Beobachtungseinrichtung zeigt auch die Anzahl der Patient*innen, die Lazar für die ersten zwei Jahre des Bestehens angab: 1913 hatten bereits etwa 400 Kinder eine Begutachtung an der Abteilung durchlaufen. Die angegebene Frequentierung zeigen auch die Zahlen der von der Gründung bis zu Lazars Tod am 4. April 1932 aufgenommenen Patient*innen.

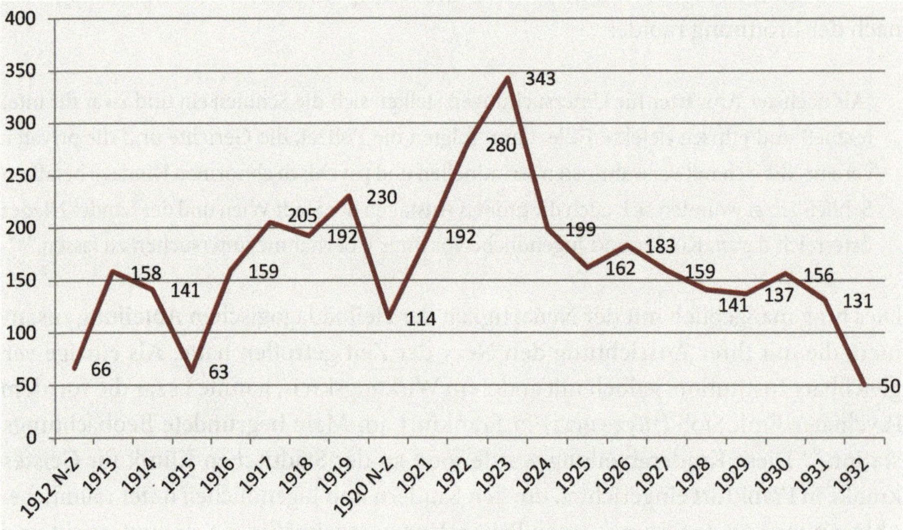

Abb. 7 Aufnahmen an der Heilpädagogischen Abteilung zwischen 1912 und 4. April 1932, n = 3.461

Die Aufnahmezahlen zeigen einen Anstieg in den ersten Jahren des Bestehens der Heilpädagogischen Abteilung, der allerdings durch den Beginn des Ersten Weltkriegs unterbrochen wurde. Gegen Kriegsende stiegen die Zahlen erneut an – der Einbruch 1920 erklärt sich durch die nicht vollständig rekonstruierbare Patient*innenzahl und spiegelt in diesem Fall nicht die reale Zahl der aufgenommenen Minderjährigen wider. Der absolute Höchstwert wurde im Jahr 1923 mit 343 Aufnahmen erreicht – in keinem weiteren Jahr waren so viele Patient*innen an der Station aufgenommen. Die Gründe dafür sind nicht zuletzt in der allgemeinen Wirtschaftskrise zu suchen, die nicht nur die Währungsreform mit der Einführung des Schillings als österreichischem Zahlungsmittel mit sich brachte, sondern durch Inflation auch für wirtschaftliche und soziale Notsituationen verantwortlich war. Ähnliches gilt für den erneuten Anstieg

166 Lazar, Abteilung (1923), 161.

der Aufnahmezahlen ab 1930, die mit den Auswirkungen der Weltwirtschaftskrise korrespondieren. Werden vor diesem Hintergrund die Einlieferungsgründe des Jahres 1923 betrachtet, zeigt sich keine nachvollziehbare Differenz zu vorangegangenen oder folgenden Jahren. Bei wie vielen Patient*innen dieses Jahres die beanstandeten Verhaltensweisen, wie etwa Unruhe, Bettnässen, störendes Verhalten, aber auch andauernde Kopfschmerzen oder Anfälle auf eine von der wirtschaftlichen Allgemeinlage beeinträchtigte Lebenssituation zurückgingen, kann aufgrund der Aufzeichnungen nicht bestimmt werden. Dass aber Einflussfaktoren wie die beiden Weltkriege bzw. mit diesen zusammenhängende Lebensumstände durchaus ausschlaggebend für zur Aufnahme führende Handlungen sein konnten, zeigen exemplarisch zwei Beispiele aus anderen Jahren. Beide Male wurden Diebstähle aus Hunger in den Aufzeichnungen von Abteilungsärzten thematisiert – 1917 wurde ganz explizit die Aussage des Buben notiert: „Der Grund für seinen Diebstahl war Hunger“[167], 1940 die Äußerung des Verdachts, dass die dem Mädchen angelasteten Essensdiebstähle daher rührten, dass es „daheim nicht genug zu essen bekommt“.[168] Die kriminellen Handlungen wurden also einer sozialen Problemlage zugeordnet und nicht auf eine ‚kriminelle Veranlagung‘ der Minderjährigen zurückgeführt.

Da der Krieg und die Kriegsfolgen mindestens in den ersten zehn Jahren nach Beginn des Ersten Weltkriegs als wesentlicher Einflussfaktor auf das (Alltags-)Leben der Patient*innen gesehen werden muss, ist dessen Thematisierung in den Akten einer genaueren Betrachtung zu unterziehen.

Die Kriegsdienstleistung von Vaterfiguren

Eine in Hinblick auf seine Wahrnehmung aussagekräftige Form, in der Lazar den Krieg und mit dem Verlust des Vaters zusammenhängende Familienkonstellationen thematisierte, war „das Auftreten eines fremden Mannes in der Familie“, also eines Stiefvaters, „das von den Kindern mit Mißtrauen beobachtet, mit Murren verfolgt“ worden sei:

> „es führte zu einer raschen Auflehnung gegen die Mutter und brachte im häuslichen Zwist die vollständige Dissozialität zur Reife. In Wirklichkeit treten aber diese Kinder nicht als Rächer ihres Vaters auf, sondern ihre Gleichgewichtsstörung lebt sich in der nackten Dissozialität aus; sie lernen nichts mehr, sie vagieren, sie werden kriminell.“[169]

---

167 WStLA, 1.3.2.209.1.A47, 1917 A-M, Prot.-Nr. 1303 [Krankengeschichte aus 1918 hier fälschlich abgelegt].

168 Befund, 18.2.1941, WStLA, 1.3.2.209.1.A47, 1940 N-Z, Archiv-Nr. 139.

169 Lazar, Grundlagen, 26 f.

Keine Berücksichtigung fand hier der Einfluss des Kriegs und Kriegsalltags mit Belastungen, Erfahrungen, Ängsten und Veränderungen generell auf (minderjährige) Menschen. Ob und wie dies dagegen im realen Patient*innenkontakt berücksichtigt wurde, kann aus den Akten der Jahre 1914 bis 1918 geschlossen werden. Erhoben werden konnte zunächst durch die zeitgenössische, zuverlässig erscheinende Verzeichnung, in wie vielen Fällen während des Ersten Weltkriegs (Stief-) Väter von Patient*innen eingerückt waren. Den Stichtag bildet die Kriegserklärung Österreich-Ungarns an Serbien am 28. Juli 1914, das Ende wurde mit Kriegsende am 11. November 1918 festgesetzt. Auch danach erfolgten mitunter Notizen, dass Kriegsteilnehmer entweder noch in Gefangenschaft oder „verschollen" wären, doch handelte es sich dabei um Einzelfälle, sodass eine verstärkte Aufmerksamkeit auf davon betroffene Kinder auszuschließen ist – was nicht bedeuten soll, dass nicht in der individuellen Situation die Abwesenheit der Vaterfigur zu den zur Einlieferung führenden Problematiken beitrug.

Von den während des Krieges aufgenommenen 606 Minderjährigen wurde in 126 Fällen verzeichnet, dass der (Stief-)Vater im Kriegseinsatz stand, das sind 20,79 %. Der erste Patient, dessen Vater laut der Notizen am Akt eingerückt war, wurde erst im August 1915 aufgenommen.[170] Ein Konglomerat an Vorwürfen hatte zur Aufnahme geführt, wobei durch ein Einweisungsschreiben des *Niederösterreichischen Landesausschusses, Department für öffentliche Sicherheit, Obst- und Weinbau und Feuerwehrwesen* darauf hingewiesen wurde, dass der Zehnjährige bereits im März 1915 in eine Anstalt eingewiesen werden sollte, dies aufgrund von Abgängigkeit des Buben aber noch nicht durchgeführt worden war. Offenbar hielt er sich aber zeitweise bei seiner Tante auf, die im August des Jahres ihrerseits beim *Landesausschuss* auf die Durchführung der Maßnahme drängte, „da sie es mit dem Knaben nicht mehr aushalten könne[n]." Sie gab an, der Bub wäre ein „starker Onanist", was zur Befürchtung des Landes-Sekretärs führte, er könne eine Anstalt „gar arg dadurch anstecken". Ersucht wurde daher, an der Heilpädagogischen Abteilung die Aufmerksamkeit auf den Ursprung der Onanie zu legen und festzustellen, ob die strenge Beaufsichtigung in einer Anstalt dazu angetan wäre, diese zu unterbinden, oder ob „dies ein krankhafter Zustand ist und der Knabe zuerst davon in einer Heilanstalt abgebracht werden sollte."[171] Im Akt des Buben wurde entsprechend der in dieser Zeit durchgeführten Art der Verzeichnung des Einlieferungsgrundes als Punkt 5 der Anamnese die massiv problematisierte Onanie lediglich als eine unter mehreren Auffälligkeiten angeführt:

---

170 WStLA, 1.3.2.209.1.A47, 1915 A-Z, Prot.-Nr. 516.

171 NÖ Landes-Sekretär an Fräulein, 2. 8. 1915, WStLA, 1.3.2.209.1.A47, 1915 A-Z, Prot.-Nr. 516.

> „Bei der Rückkehr zur Mutter sehr unruhig, will nicht in die Schule gehen, läuft vom Hause fort, lacht unmotiviert, treibt Unsittlichkeiten an anderen Kindern, stiehlt, nascht, bettelt, nimmt auf dem Friedhof Blumen und verkauft sie wieder, nimmt Heiligenbilder aus der Waldandacht zu demselben Zweck. Er stopft sich vorn Papier in die Kleider, um eine Frauengestalt nachzuahmen & geht so auf die Straße. Quält Tiere & kleine Kinder. Masturbiert stark. Er hält sich den ganzen Tag auf der Straße auf in großer Gesellschaft, rauft viel, zündelt viel & gern, deshalb auf dem Land nicht behalten. Geht ins Kino. […] Mutter will ihn nicht mehr."[172]

In dieser Krankengeschichte wurde der Kriegsdienst des Vaters nicht thematisiert. Ob beispielsweise die beanstandeten Diebstahlshandlungen darauf zurückzuführen waren, dass die finanzielle Situation durch den Kriegsdienst des Vaters belastet war, wird ebenso wenig thematisiert wie die allgemeine Möglichkeit, dass diese Eigentumsdelikte aus materieller Not stattgefunden haben könnten oder dass die bevorzugte Gesellschaft älterer Buben mit dem Fehlen einer männlichen Bezugsperson in Zusammenhang stehen konnte. Der Akt bietet darüber hinaus generell Aufschluss, dass die notierten „Auffälligkeiten" in jenen Fällen, in denen der Einlieferungsgrund noch nicht als solcher verzeichnet wurde, vielfach weitaus umfassender beschrieben wurden als es der konkret ausschlaggebende Grund aus anderer Quelle vermuten lassen würde. In diesem Fall sollte eine Abklärung der Masturbation vor Anstaltsunterbringung über die Form der Anstalt entscheiden, aus den Notizen im Akt selbst ließ sich das jedoch nicht rekonstruieren. Ebenso wenig geht aus dem Akt hervor, wohin der Bub entlassen wurde, es finden sich lediglich Aufzeichnungen über Intelligenzuntersuchungen sowie der Hinweis, dass der Patient 1929 kontaktiert werden sollte, jedoch unbekannt verzogen war. Gemeinsam mit dieser Information waren seine Vorstrafen verzeichnet, derer es fünf gab. Aus dem Deckblatt der Akte ist erkennbar, dass der Bub nach neunzehntägigem Aufenthalt „gebessert" entlassen wurde, mit der Diagnose „Nervöse Degeneration + Verwahrlosung".[173]

Die kriegsbedingte Abwesenheit des Vaters fand allerdings in einer anderen Krankengeschichte Niederschlag im angegebenen Einlieferungsgrund: „Der Vater ist seit einem halben Jahr eingerückt[,] seit dieser Zeit stürzt das Kind die Schule, bestiehlt die Mutter[,] erbricht ihr die Kästen[,] vernascht das Geld und kauft sich Esswaren dafür." Weiters wurden Lügen und Durchgehen notiert, ebenso wie „freches grobes Benehmen den Eltern gegenüber." Der von einem Wiener Bezirksgericht eingewiesene Neunjährige wurde darüber hinaus als unaufmerksamer Schüler mit gutem

---

172 WStLA, 1.3.2.209.1.A47, 1915 A-Z, Prot.-Nr. 516.
173 WStLA, 1.3.2.209.1.A47, 1915 A-Z, Prot.-Nr. 516.

Hausverstand, aber ohne Willen zum Lernen beschrieben. Die Diagnose lautete „Verwahrlosung auf neuropathischer Grundlage", nach etwa eineinhalbmonatigem Stationsaufenthalt erfolgte die Entlassung in das 1914 gegründete Wiener „Kriegskinderheim" Formanek in der Kollburggasse in Wien 16.[174] Es wurde vermutet, dass die beanstandete „Verwahrlosung" „wieder zum Verschwinden zu bringen sein" dürfte, was durch die Fremdunterbringung und – nicht expliziert, aber damit einhergehend – die verbundene Beaufsichtigung erreicht werden sollte.[175] Ebenfalls eine Verhaltensänderung seit dem Einrücken des Vaters wurde auch bei einem zwölfjährigen Patienten festgehalten, der im Juni 1918 aufgrund von Herumtreiben auf der Straße und Schul- und Hortstürzen sowie tagelangem ‚Vagieren', häuslichen Lügen und Diebstählen aufgenommen worden war. Ihm wurde attestiert, er wäre „sehr verwildert" seitdem der Vater eingerückt war. Gleich den übrigen Kindern, bei denen explizit die Kriegsdienstleistung des Vaters Erwähnung in der Krankenakte fand, wurde auch dieser Zwölfjährige mit „Verwahrlosung" diagnostiziert. Weitere Informationen sind dem Akt ebenso wenig zu entnehmen wie der Entlassungsort.[176]

Während in den weiteren Krankengeschichten, bei denen eine Kriegsdienstleistung des Vaters notiert wurde, diese keinen Widerhall in den verzeichneten Einlieferungsgründen fand, war die Einberufung des Vaters in einem Akt aber ausschlaggebend für die Aufnahme. Im November 1916 wurde ein zweieinhalbjähriges Mädchen über Zuweisung des polizeilichen Jugendamts an der Abteilung aufgenommen, um über die weitere Unterbringung zu entscheiden: Die Mutter war drei Wochen zuvor verstorben und der Vater eingerückt, weswegen er um die geeignete Unterbringung seines Kindes gebeten hatte. Die älteste Tochter war mit sechzehn Jahren berufstätig und konnte sich nur außerhalb der Arbeitszeiten um die kleinen Geschwister kümmern, was in diesen Zeiträumen der vierzehnjährige Sohn übernahm. Der Vater ersuchte daher um Unterbringung der drei kleinen Kinder, die neun, fünf und eben zwei Jahre alt waren. Von der Fürsorge wurde die jüngste Tochter aufgrund ihrer Rachitis in Spitalsbehandlung überstellt. Die Diagnose lautete auf Tuberkulose, Verwahrlosung und Rachitis. Der Gesundheitszustand des Mädchens verschlechterte sich schließlich immer weiter, sodass es zu Jahresbeginn 1917 an eine andere Station der Kinderklinik transferiert wurde und im Februar des Jahres letztlich verstarb.[177]

---

174 Mit dem dort ab 1919 als pädagogischem Leiter tätigen Maler Franz Secky (1895–1950) entwickelte Lazar eine „Kunstübung, um Kunst als Heilpädagogik […] einzusetzen." Ch. Gruber, Secky, Franz, in: ÖBL 1815–1950, Bd. 12 (Lfg. 55, 2001), 81.

175 WStLA, 1.3.2.209.1.A47, 1917 N-Z, Prot.-Nr. 455.

176 WStLA, 1.3.2.209.1.A47, 1918 A-M, Prot.-Nr. 778.

177 WStLA, 1.3.2.209.1.A47, 1916 N-Z, Prot.-Nr. 1165.

Über die Einberufung des (Stief-)Vaters hinausgehend finden sich vereinzelte Aufzeichnungen über den Einfluss des Krieges auf das Verhalten der Patient*innen. Sowohl bei Buben als auch bei Mädchen wurde Interesse für Soldaten notiert, das nicht zwangsläufig sexualisiert, sondern teils als Faszination beschrieben wurde.[178] Bei einer weiteren Patientin, mit „Verwahrlosung" diagnostiziert, wurde 1917 – vergleichbar dem erwähnten zwölfjährigen Buben – festgehalten, dass das neunjährige Mädchen seit der Kriegszeit „sehr verwildert" sei. Genaueres ist den Aufzeichnungen nicht zu entnehmen, abgesehen von der Thematisierung der Erwerbstätigkeit der Mutter, die sich daher „um das Kind wenig kümmern" könne. Aus diesem Grund besuchte das Mädchen, wie allerdings erst aus einem beigefügten, an der Station verfassten Bericht und nicht aus den Anamnesenotizen hervorgeht, ein Tagesheim, also einen Hort, wo es auch Essen bekam. In diesem Bericht wurde festgehalten, dass das Kind, dessen Vater seit drei Jahren, also seit Kriegsbeginn, eingerückt war, seit einigen Monaten nicht mehr lernen wollte und auch immer wieder Schule und Hort fernblieb. Das Verhältnis zwischen Mutter und Tochter wurde als gut beschrieben und auch die materiellen Verhältnisse als „geordnet". Bei der Entlassung empfohlen wurde „Institutspflege".[179] Worauf sich die behauptete „Verwilderung" des Mädchens als Kriegsfolge gründete, wurde nicht weiter ausgeführt.

Ein besonders außergewöhnlicher Fall, der den Themenbereich Krieg auf singuläre Art berührt, betraf einen als zwölfjährig verzeichneten Buben, der 1918 von der Erziehungsanstalt Döbling in der Hartäckerstraße 26 im 19. Bezirk überstellt wurde. Zunächst wurde notiert:

> „Das Kind wurde im Jänner 1915 in einem Schützengraben Galiziens von österr. Soldaten gefunden und mitgenommen. Am 3.II.1915 erlitt er durch einen Hufschlag eine schwere Verletzung am Kopf, wurde in ein Feldspital gebracht, wo er auch an Tetanus erkrankte (Skrofulose). Name, Alter, Nation des Kindes sind unbekannt, der Name [unter dem er aufgenommen wurde] wurde ihm von den Soldaten gegeben. Seit August 1915 ist er in der städt. Erziehungsanstalt in Döbling.
> Er lässt sich öfter Diebstähle zu Schulden kommen, lügt, ist sehr jähen Stimmungsschwankungen unterworfen. Er besucht die 4. Kl. V. der Lernerfolg ist befriedigend."[180]

---

178 Beispielsweise 1916 bei einem Zehnjährigen, der als „verwahrlost" diagnostiziert wurde, WStLA, 1.3.2.209.1.A47, 1916 A-M, Prot.-Nr. 475. Im Zweiten Weltkrieg mit sexueller/sexualisierter Komponente dagegen bei einer Fünfzehnjährigen 1944: „Hatte auch intim mit Soldaten zu tun." WStLA, 1.3.2.209.1.A47, 1944 A-M, o.Nr.

179 WStLA, 1.3.2.209.1.A47, 1917 N-Z, Prot.-Nr. 975.

180 WStLA, 1.3.2.209.1.A47, 1918 A-M, o.Nr.

Der Leiter der Erziehungsanstalt, die den Buben überstellt hatte, hielt in seiner Beschreibung fest, dass in letzter Zeit ein paar wenige Informationen zutage gekommen waren, nämlich der Name, mit dem die Eltern den Buben gerufen hatten, und dass er die 2. Klasse der Dorfschule besucht hatte. Aus dem Gespräch mit dem Buben selbst stammten folgende Informationen:

> „Der Bub erklärt unentwegt sich weder an die Namen seiner Angehörigen noch den Ort ihres Aufenthaltes erinnern zu können. Er weiß nur dass sein Vater gleich bei der Mobilisierung einrückte, dass er mit Mutter und Schwester allein zurückblieb und dass die Kampflinie immer näher heran rückte, bis einmal nachts auch sein Haus unter Geschützfeuer genommen wurde und er selbst aus dem brennenden Gebäude davonlief. Er fiel in eine Grube, wo er bis zum Morgen liegen blieb. Dann fanden ihn Soldaten, die ihn mitnahmen. Was mit Mutter und Schwester geschah, weiß er nicht.“[181]

An der Abteilung wurde versucht, auf polnisch mit dem Buben zu sprechen, um seine Herkunft zu klären, was allerdings nicht erfolgreich war. Jedoch konnte er auf Vorsagen geläufiger polnischer Vornamen seinen und den seines Vaters sowie jenen von Mutter und Schwester identifizieren. Nach etwa einmonatigem Abteilungsaufenthalt teilte er schließlich seinen Nachnamen und Herkunftsort mit, allerdings nicht, weshalb er dies so lange für sich behalten hatte. Eine Frau, die sich „des Buben angenommen hatte“ wollte ihn eigentlich adoptieren, hatte ihn aber in die Anstalt gegeben, da sie angeblich seinen (materiellen) Wünschen nicht gerecht werden konnte. Der Bub wurde mit der Diagnose „Neuropathische Konstitution“ ins polizeiliche Jugendheim überstellt, was danach mit ihm geschah, ist nicht dokumentiert.[182]

Der Einfluss der Psychiatrie

Dass kindliches Verhalten in ‚abnorm‘ und ‚normal‘ eingeteilt wurde, ist bereits deutlich geworden – wobei es sich gerade in allgemeineren Publikationen häufig lediglich um Schlagworte dieser Art handelte, die einen oberflächlichen Eindruck des heilpädagogischen Arbeitsfelds geben sollten. Um aber zu verstehen, wie die Beurteilung in diesen Kategorien zustande kam, ist die Auseinandersetzung mit den konkreten heilpädagogischen Theorien zu kindlichem und jugendlichem Verhalten notwendig. Weder bei Lazar noch bei Asperger ist es das Ziel, eine lückenlose Darstellung ihrer

181 WStLA, 1.3.2.209.1.A47, 1918 A-M, o.Nr.
182 WStLA, 1.3.2.209.1.A47, 1918 A-M, o.Nr.

Forschungen und der daraus resultierenden Konzepte zu bieten, sondern es geht darum, Merkmale ihrer wissenschaftlichen Herangehens- und Arbeitsweise zu identifizieren, die Aussagen über ihre konzeptionellen Ansätze und resultierende Prägungen ihres Arbeitsbereichs erlauben. Heilpädagogik, wie sie von Lazar verstanden und daher auch für die von ihm geleitete Institution in der Folge prägend war, bezeichnete er selbst als „direkte[n] Abkömmling der Psychiatrie".[183] Mitausschlaggebend für diese Orientierung mag auch seine Tätigkeit an der Psychiatrischen Klinik unter Wagner-Jauregg gewesen sein, die er von 1909 bis 1911, also bis zur Abteilungseröffnung ausgeübt hatte. Daneben waren aber nach Lazars Ansicht auch Pädagogik, Pädiatrie und Psychologie in der Heilpädagogik vereinigt. Diesem Grundgedanken folgend, legte er 1923 dar, worin er die (angeblichen) Schwierigkeiten der (potenziellen) Patient*innen verortete:

> „es gibt – sehr selten – rein psychiatrisch zu behandelnde Formen unter den Abnormen des Kindes- und Jugendalters. Die weitaus meisten Fälle zählen aber zur Psychopathie und zu den psychischen Gleichgewichtsstörungen. Soziale und psychische Gleichgewichtsstörungen sind Hauptgebiet der heilpädagogischen Betätigung."[184]

Die inhaltliche Nähe der Heilpädagogik zur Psychiatrie um die Jahrhundertwende, die sich vermehrt als „pädagogische Ratgeberin" verstand,[185] wird nicht allein in der in Österreich erst langsam erfolgten Ausdifferenzierung der Kinder- und Jugendpsychiatrie deutlich, sondern auch durch die zunächst inhaltliche Verbundenheit der Arbeitsgebiete.[186] In den Bundesländern entstanden erst etwa vierzig Jahre später heilpädagogische oder kinderpsychiatrische Stationen, zu einem Zeitpunkt, als sich auch die Kinder- und Jugendpsychiatrie von der Erwachsenenpsychiatrie deutlich zu distanzieren begonnen hatte. In Innsbruck wurde 1947 das *Kinderzimmer* an der Frauenabteilung der Psychiatrisch-Neurologischen Universitätsklinik eingerichtet, und auch in Wien entstand 1949 ein ebensolches an der Psychiatrisch-Neurologischen Universitätsklinik.[187] Zuvor waren Minderjährige auch an der Erwachsenenpsychiatrie aufgenommen gewesen, immer wieder erfolgten Transferierungen zwischen ihr

183 Lazar, Abteilung (1923), 163.

184 Vgl. ausführlich Lazar, Abteilung (1913).

185 Ralser, Subjekt, 298 f.

186 Dazu ausführlich Ernst Berger, Die österreichische Kinder- und Jugendpsychiatrie nach 1945 bis 1975, in: Fangerau/Topp/Schepker, Jugendpsychiatrie, 607–618.

187 Ernst Berger, Die Innsbrucker Kinderpsychiatrie / Heilpädagogik im Kontext der Entwicklung des Faches Kinderpsychiatrie, in: Bericht der Medizin-Historischen ExpertInnenkommission: Die Innsbrucker Kinderbeobachtungsstation von Maria Nowak-Vogl, 11. November 2013, Innsbruck 2013, 50–56, 53; zu Wien: ders., Jugendpsychiatrie.

und der Heilpädagogischen Abteilung. In einer dieser krankenhausinternen Überstellungen wurde seitens der Psychiatrischen Klinik 1943 expliziert: „Wir ersuchen Sie höflich um Übernahme des Kindes, das an Verwirrtheitszuständen leidet, da wir keine Kinderstation haben.“[188]

Mit der Entwicklung und schließlich Etablierung der eigenständigen Kinder- und Jugendpsychiatrie in Wien ging eine Bedeutungsveränderung der Heilpädagogischen Abteilung einher, die fortan meist Kinder- und Jugendliche mit Lernstörungen und/oder häuslichen Erziehungsschwierigkeiten stationär aufnahm. In die Kinder- und Jugendpsychiatrie wurden ab den 1950er Jahren insbesondere als ‚schwierig‘ angesehene Minderjährige aus Heimkontexten eingewiesen.[189] Da die Innsbrucker Kinderbeobachtungsstation von Beginn an nominell als kinderpsychiatrische Institution bestand, blieb eine vergleichbare Entwicklung für Tirol aus. Welchen Namen die österreichischen Einrichtungen allerdings auch trugen – es handelte sich durchwegs um Einrichtungen, die innerhalb der jeweiligen Region eine Monopolstellung hinsichtlich der Beurteilung von Kindern und Jugendlichen erreichten, die entweder in den Fokus der Fürsorge geraten waren, von Erziehungsberechtigten oder Schulen als ‚auffällig‘ angesehen und auf diesem Weg vielfach in das behördliche Blickfeld gerückt wurden. Die dabei relevante Frage nach Ursachen stellte auch den bedeutendsten Teil von Lazars Forschungsschwerpunkt dar, der als

188 Ambulatorium der Neurologisch-psychiatrischen Klinik an Klinik, 17. 8. 1943, WStLA, 1.3.2.209.1.A47, 1943 A-M, o.Nr. In einem anderen Fall hatte die Schule einen Patienten wegen „Selbstmordabsichten“ an die Psychiatrische Klinik gewiesen, diese die Schule aber informiert, dass der Bub zuerst „auf die Kinderklinik zu weisen ist.“ Lehrer an Klinik, 6. 5. 1936, WStLA, 1.3.2.209.1.A47, 1936 A-M, o.Nr.

189 Vgl. allgemein Berger, Jugendpsychiatrie. Die von Gernot Heiss geleitete ‚Malaria-Kommission‘, die die Vorwürfe der Heranziehung von Heimkindern als Träger*innen zur Erhaltung des Malariavirusstammes in den 1950er und 1960er Jahren für die von Wagner-Jauregg entwickelte Malaria-Therapie bei progressiver Paralyse – wofür er den Nobelpreis erhalten hatte – untersuchte, kam zu einem relativierenden Ergebnis. Dieses wurde bemerkenswerterweise nicht von allen Projektmitarbeiter*innen mitgetragen. Die – sich aufgrund der nicht öffentlichen Verfügbarkeit des Endberichts schwierig gestaltende – Einsichtnahme in den Bericht (über E-Mail-Anforderung an die PR-Abteilung der Medizinischen Universität Wien erhältlich) lässt Zweifel an der Unbedenklichkeit des Umgangs mit den minderjährigen Psychiatriepatient*innen aufkommen. Gernot Heiss, Die Malariatherapie und weitere diagnosekorrelierte Therapien: ihre Anwendung an der Wiener Universitätsklinik für Psychiatrie und Neurologie in den 1950er und 1960er Jahren und ihre Diskussion in der zeitgenössischen Forschung, nicht zur Publikation bestimmter Endbericht für den Jubiläumsfonds der Österreichischen Nationalbank, Wien 2015. Unter den Patient*innen der Heilpädagogischen Abteilung fand die ‚Malaria-Kur‘ jedenfalls mitunter Erwähnung, nämlich dass eine solche bei Wagner-Jauregg zu einem früheren Zeitpunkt durchgeführt worden war, sämtlich Mitte der 1920er Jahre und aufgrund der ursprünglichen Indikation progressive Paralyse: WStLA, 1.3.2.209.1.A47, 1925 A-M, Prot.-Nr. 1001; WStLA, 1.3.2.209.1.A47, 1927 A-M, Prot.-Nr. 1306 und Prot.-Nr. 1351.

Beurteilungsgrundlage mitzudenken ist: die Auseinandersetzung mit den ‚endogenen' und ‚exogenen' Wurzeln der ‚Dissozialität' Minderjähriger. Lazars Einstellung zum Einfluss exogener Komponenten wird in beinahe allen seiner Publikationen deutlich. Er vertrat die Ansicht, dass eine individuelle Bewertung in jedem Fall vorzunehmen sei, da nicht von vornherein entschieden werden könne, ob endogene oder exogene Einflüsse vorherrschen würden. Daneben und damit verbunden blieb auch das Thema der ‚Gemeinschaftsfähigkeit' für Jahrzehnte Bestandteil heilpädagogischer bzw. kinderpsychiatrischer Beurteilungen,[190] und bereits 1913 hatte Lazar in diesem Sinn einen Zusammenhang von einer „dissozialen Lebensweise" und „moralischer Entartung" hergestellt, die in enger Verbindung mit der Entwicklung des ‚Krankheitsbildes' der „moral insanity" Ende des 19. Jahrhunderts stand, nämlich der medikalen Pathologisierung sozialer Randständigkeit unterschiedlicher (freiwilliger und unfreiwilliger) Lebensgestaltungen[191]:

> „Eine besondere Disposition für die moralische Entartung ist m. E. gar nicht nötig. Ohne dem Zufall eine übertrieben große Rolle anzuweisen, gehören zur Entwicklung der dissozialen Lebensweise bei normalen Menschen unter ungünstigen Milieueinflüssen doch einige Eigenschaften, wie z. B. eine gewisse Aktivität, Freiheitsbedürfnis usw., die man durchaus nicht als abnorm bezeichnen kann, die aber das betreffende Individuum in die Kriminalität stürzen."[192]

Neben dem psychiatrischen Aspekt in der heilpädagogischen Arbeit beschrieb Lazar entsprechend dem Gesagten auch das Zusammentreffen von „ärztlichen, sozialen, pädagogischen und kriminalistischen Fragen" an der Abteilung.[193] Diese wurden allesamt in die Begutachtung miteinbezogen. So wurde die „reine Beschreibung des Einzelfalles in seinen psychischen Eigenheiten und in seinen konstitutionellen Merkmalen im Sinne der Psychiatrie […] beibehalten und weiter entwickelt."[194] Dabei

---

190 Vgl. etwa den Entlassungsgrund eines Patienten 1936: „Wegen Neuropathie aufgenommen. Wurde frühzeitig entlassen, weil nicht imstande sich in d. Gemeinschaft einzufügen." WStLA, 1.3.2.209.1.A47, 1936 N-Z, Prot.-Nr. 885. Auch an der Innsbrucker Kinderbeobachtungsstation wurde in den 1950er Jahren vielfach die ‚Gemeinschafts(un)fähigkeit' der Patient*innen, insbesondere jener aus Heimunterbringung, beurteilt, wozu die Leiterin Maria Nowak-Vogl (1920–1997) auch publiziert hatte: Maria Vogl, Eine heilpädagogische Studie über die Gemeinschaftsunfähigkeit (I und II), in: Praxis der Kinderpsychologie und Kinderpsychiatrie 4 u. 5/8 (1959), 147–155 u. 180–189.

191 Ralser, Subjekt, 117 f.

192 Erwin Lazar, Über die endogenen und exogenen Wurzeln der Dissozialität Jugendlicher, in: Zeitschrift für Kinderheilkunde 8/4 (1913), 479–527, 486.

193 Lazar, Abteilung (1923), 162.

194 Lazar, Abteilung (1923), 162.

erklärte Lazar allerdings, dass nur ein geringer Teil der Patient*innen der Abteilung tatsächlich psychiatrische Krankheitsbilder aufwies. Als solche nannte er schizophrene Zustände, „Schwachsinnsformen", „die hysterischen und epileptischen Symptomkomplexe" oder auch organische Gehirnerkrankungen. Die meisten Patient*innen würden jedoch Zustände zeigen, die lediglich Geisteskrankheiten ähnliche Mechanismen aufwiesen: „Der weitaus überwiegende Anteil der Abnormen ist aber zum Teil unter dem Menschenmaterial zu suchen, das man mit dem sehr allgemein gehaltenen und weiten Begriff der Psychopathie zusammenfaßt und zum Teil in den sozial noch viel wichtigeren psychischen Gleichgewichtsstörungen."[195]

‚Psychopathie' und psychiatrische Zustandsbilder

Die bereits angesprochenen, nach der Jahrhundertwende populären psychiatrischen Diagnosen der Psychopathie und ‚moral insanity', des ‚moralischen Schwachsinns', stellten besonders in den ersten zwanzig Jahren des 20. Jahrhunderts populäre Kategorien zur Einordnung von behaupteter Devianz dar. Sie finden sich auch in den Akten der Abteilung, so wurden zwischen 1912 und 1944 22 Mal unter den Einlieferungsgründen Psychopathie bzw. psychopathische Zustände notiert. Diese geringe Zahl überrascht angesichts der Tatsache, dass es sich dabei um eine klinische Diagnose handelte, nicht – entsprechend wurden dann 584 Minderjährige (10,64 %) mit einer Ausformung dieser Zuschreibung in der Diagnose von der Heilpädagogischen Abteilung entlassen. Der Begriff der Psychopathie war weit gefasst, laut Lazar ließen sich darunter

> „sehr verschiedenartige Zustände einreihen. Alle möglichen Erscheinungen, die mit den großen Psychosenkreisen in Zusammenhang stehen, gehören ebenso dazu wie solche, die zu ganz andersartigen nervösen Erkrankungen Beziehungen aufweisen. Es sei nur daran erinnert, wie vielfach psychopathische Erscheinungen sich im Gefolge der Epilepsie finden, wie häufig der Veitstanz mit Charakterveränderungen einhergeht."[196]

Betrachtet man die konkrete Wortbedeutung, die ‚erkrankte' Psyche, so wird offenbar, weswegen diese Diagnose so große Popularität genoss: Sie ließ sich auf ein breites Spektrum der ‚auffälligen' Verhaltensweisen der Klientel der Heilpädagogik anwenden. Jugendrichter Kesseldorfer hielt in Zusammenhang mit Psychopathie fest:

195 Lazar, Abteilung (1923), 163.
196 Lazar, Grundlagen, 52.

„Die überwiegend große Mehrzahl der zu dissozialem Handeln veranlagten Menschen fällt unter die Gruppe der Psychopathen, die keine ausgesprochenen Geisteskrankheiten, vor allem auch keinen Schwachsinn leichteren oder schwereren Grades zeigen, sondern auf Grund seelischer Anormalien wie Willensschwäche, heftigen Stimmungswechsels, starker unbeherrschter Affekte usw., ohne rechtzeitiges Eingreifen zumeist dem Verbrechen, dem Landstreichertum und der Prostitution in die Arme getrieben werden, oder – ohne eigentliche Berechtigung – schließlich noch wegen ihrer durch eine unendliche Reihe von schwereren Straftaten bekundeten Gemeinschädlichkeit in Anstalten für Geisteskranke enden."[197]

Kesseldorfer propagierte damit das prophylaktische Eingreifen von behördlicher Seite, wenn die Diagnose Psychopathie im Raum stand. Lazar war auch der Ansicht, es gäbe „psychopathische Formen, bei denen von vornherein ein pathologischer Moraldefekt besteht, die gewissermaßen geborene Verbrecher sind und auf die auch der im Lauf der Zeit ungemein erweiterte Begriff der ‚Moral insanity' zu beschränken wäre."[198] Diese Beurteilung bezeichnete er bereits 1913 als in ihrer Ursprungsform nicht haltbar:

„Alle möglichen Schwächen des Charakters, wie sie bei Schwachsinnigen, bei neuropathisch Veranlagten, Hysterikern, Epileptikern zutage traten, wurden schließlich als Symptome der ‚Moral insanity' aufgefaßt, und doch waren diese Charakterfehler gar nichts anderes als Symptome der Grundkrankheit; sie mußten also nicht als Zeichen einer besonderen Gemütsverfassung gelten."[199]

Dadurch wäre der „moralische Schwachsinn" fälschlich an „intellektuellen Schwachsinn" geknüpft worden, doch anschließend an Cesare Lombrosos (1835–1909) Ausführungen zum „geborenen Verbrecher" sei schließlich in „Arbeitshäuser[n] und Besserungsanstalten" über Jugendliche geforscht worden.[200] Nach Lazar brachte das Ergebnis eine trotz aller Vorannahmen unerwartet hohe Zahl „psychisch abnormer" Minderjähriger zutage, nämlich hätten diese jeweils mindestens die Hälfte, teilweise sogar zwei Drittel der Internierten ausgemacht.[201] Minderjährige, denen er ‚moral insanity' unterstellte, charakterisierte er entsprechend seiner Affinität zur Einteilung

197 Kesseldorfer, Schule, 155.
198 Lazar, Grundlagen, 53.
199 Lazar, Wurzeln, 479.
200 Der italienische Gerichtsmediziner und Psychiater Lombroso hatte die Bezeichnung des *delinquente nato* 1876 das erste Mal publiziert, ausführlich dargelegt in Cesare Lombroso, Der Verbrecher in anthropologischer, ärztlicher und juristischer Beziehung, 3 Bde., Hamburg 1890–1896.
201 Lazar, Wurzeln, 479 f. sowie Erwin Lazar, Über die endogenen und exogenen Wurzeln der Dissozialität Jugendlicher I, in: Heilpädagogische Schul- und Elternzeitung 11 (1913) 4, 199–205, 199.

in Gruppen nicht nur als einem bestimmten körperlichen Typ angehörend, sondern zugleich als unverbesserlich. Er beschrieb das Aussehen so:

> „Es sind zumeist kleine, kräftige Menschen mit sehr starkem Knochenbau, insbesondere derben Gesichts- und Schädelknochen, mit ausgezeichnetem, fast gar nicht kariösem Gebiß und sehr sehniger Muskulatur. Sehr charakteristisch ist bei den meisten eine Unterentwicklung des Genitalapparats und auch im späteren Alter ein sehr infantiles Aussehen. Bei weiblichen Vertretern dieser Gruppe ist die Katzenphysiognomie das Gewöhnliche.“[202]

In der Regel wären es ältere bis alte Frauen, oft die Großmütter, die am ehesten mit den Kindern zurechtkämen – was vielfach zu dem Trugschluss führen würde, dass die Erziehung dieser Frauen den Zustand verursacht habe. Des Weiteren behauptete Lazar, die betreffenden Kinder seien gegen körperlichen Schmerz so gut wie unempfindlich und wenig anfällig für Krankheiten, hätten oft etwas „Katzenhaftes, Anschmiegsames“ an sich. Darüber hinaus wäre ihre angeführte Bösartigkeit bereits im Säuglingsalter erkennbar, als Kleinkinder würden sie ihrer Umgebung zur Qual, was sich im Schulalter fortsetzen würde – diese Kinder könne man nach Lazar „am besten als kleine, bösartige Kobolde auffassen.“[203] Darüber hinaus charakterisierte er die von ihm so diagnostizierten Minderjährigen als „die kindlichen Vertreter der Schwerverbrecher; Mordtaten, Raubanfälle [sic], Brandstiftungen werden vielfach durch sie verübt. Im Anschluß an ihre Missetaten zeigen sie immer die gleiche Apathie, die sie mit einer gewissen Kindlichkeit gut zu verbinden verstehen.“[204] Besonders schwerwiegend war diese Sichtweise in Gerichtsverfahren und Fragen der weiteren Unterbringung:

> „Für den fachlich geschulten Beobachter ist die Reuelosigkeit, die Gefühlslosigkeit und die Unbeeinflußbarkeit solcher Kinder vollkommen klar. Viel schwieriger ist es, Laien, darunter auch Richtern und Erziehern, die Gefährlichkeit und Unverbesserlichkeit solcher Kinder klarzumachen. Der Sachverständige wird in seinen Aussagen niemals so bezweifelt, als wenn er die Diagnose und Prognose des richtigen moralischen Defekts stellt.“[205]

---

202 Lazar, Grundlagen, 53.

203 Lazar, Grundlagen, 53 f. Von diesen „Kobolden“ seien jene „Dissozialen“ abzugrenzen, deren Verhalten nicht auf einem „genuinen moralischen Defekt“, sondern auf „Stimmungsanomalien“ beruhen würde: „man sieht in dem jugendlichen Missetäter wohl den Schalk, aber niemals den Kobold.“ Lazar, Wurzeln, 523.

204 Lazar, Grundlagen, 53 f.

205 Lazar, Grundlagen, 54.

Diese Aussage legt nahe, dass aufgrund der Zweifel, die Lazar an dieser Diagnose verortete, angenommen werden kann, dass er sie umso vehementer vertrat, wenn er von ihrer Gültigkeit überzeugt war. Zwei Eigenschaften, die auch bei anderen als psychopathisch charakterisierten Minderjährigen vorkommen würden, aber jedenfalls den „genuinen moral insanes" zuzuweisen wären, waren Grausamkeit und Gefühlsstumpfheit.[206] Er verwies weiter darauf, dass die Begriffe Psychopathie und Neuropathie zeitgenössisch synonym gebraucht wurden, was zwar ätiologisch nicht notwendig, praktisch aber unvermeidbar wäre, da der individuelle Nachweis einer anatomischen Grundlage der Erkrankung häufig nicht möglich sei. Das Fehlen dieser anatomischen Grundlage würde aber eine Psychopathie ausmachen:

> „Mit dem Ausdruck Psychopathie kann man das Wesen der Abnormität zu den psychotischen Erkrankungen in Beziehung bringen. Dabei hat man vor Augen, daß bei diesen Zuständen keine grob anatomisch nachweisbare Grundlage vorhanden ist. Der Psychopathie gegenüber stehen alle jene Zustände, bei denen der nervöse Apparat selbst Schaden erlitten hat."[207]

Auch durch die mangelhafte Abgrenzung bedingt, wurden die Begriffe Psychopathie und Neuropathie nach Lazar meist nur dann verwendet, wenn dieser Zustand durch eine behauptet vorhandene Dissozialität in den Hintergrund gerückt worden war.[208]

Verbunden mit der Diagnose der Psychopathie war auch die Neurose, über die Lazar angab, dass ein „wesentlicher Unterschied im Mechanismus der neurotischen und psychopathischen Krankheitsprozesse [...] wohl nicht vorhanden [ist]; aber praktisch muss schon mit Rücksicht auf die bestehende Nomenklatur die Trennung beibehalten werden."[209] Den Unterschied sah er darin, „daß verschiedene konstitutionell bestimmte Kräfte und Triebe zum Durchbruch gelangen" und führte weiter aus:

> „Diese sind in einem Falle Instinkte und Triebe, durch die das Individuum ursprünglich in die Lage versetzt wurde, sich aktiv zu verteidigen und zum Angriff überzugehen, während bei der Neurose gerade diejenigen Triebe und Instinkte, die den Schutz des Individuums bewirken, in den Vordergrund treten. Es handelt sich somit bei den Neurosen um Flucht, Angst, Scham, Scheu und ferner um eine ganze Reihe von Eigenschaften, die sich mit den erstgenannten gut vertragen. Alles, was mit dem religiösen Glauben, mit dem Schamgefühl,

206 Lazar, Grundlagen, 54f.
207 Lazar, Grundlagen, 52.
208 Lazar, Grundlagen, 52.
209 Lazar, Grundlagen, 52.

Gewissensbissen, Reue usw. zusammenhängt, hat in der Neurose Bedeutung und kann unter Umständen das Charakteristische des Krankheitsfalles bilden."[210]

Damit umriss Lazar sehr konkret jene Themenbereiche, in denen er neurotische Grundlagen von ‚Auffälligkeiten' verortete. Deren Besonderheit war seiner Ansicht nach, dass die Betroffenen entweder selbst „das Widersinnige" ihres Verhaltens erkannten oder es ihnen zumindest problemlos verständlich gemacht werden konnte, dies allerdings nichts an Wahrnehmung und Verhalten änderte.[211] Im Allgemeinen beschrieb er zwei Verhaltensweisen von Neurotiker*innen: die pedantische, angstbehaftete Lebensführung und jene, die das genaue Gegenteil wäre. Letztere würde eine Flucht „hinter ihre Minderwertigkeit" darstellen, womit im Sinne Adlers gemeint war, dass sich betroffene Personen von selbst außer Konkurrenz stellen, sich „dem Kampf" „entziehen" würden. Weniger sicher war Lazar in Bezug auf Freuds Theorien zur sexuellen Neurose: „Dabei muß die Frage offengelassen werden, ob alle diese [Angst-]Zustände durch die Art der Entfaltung der Sexualität hervorgerufen werden, [...] oder ob nicht doch in letzter Linie konstitutionelle Momente bestimmend sind." Die starke Präsenz und Äußerung der Neurose in der Sexualität bekräftigte aber auch Lazar und wies darauf hin, „daß die verschiedenen Fehler der Sexualität bei Neurotikern regelmäßig angetroffen werden."[212] In den Akten der Abteilung wurde zwölf Mal als Einlieferungsgrund eine Neurose oder neurotische Züge verzeichnet, bei der Entlassung war 114 Mal die Diagnose einer Neurose oder neurotischer Zustände gestellt worden.

Schizophrenie, die „das Wesentliche der Psychose" darstellen würde und die Lazar in seinen Ausführungen auch „Doppelnatur" nannte, beschrieb er als eine „Empfindung sich widerstrebender Gedankengänge", die „in jedem Menschen das Gefühl einer doppelten Persönlichkeit aus[löst]." Besonders in der Jugend würde Schizophrenie auftreten und mit einem „eigenartigen Verblödungsprozess" einhergehen, was nach Lazar „die Veranlassung für die frühere, auch heute noch stark gebrauchte Bezeichnung Dementia praecox, Jugendirresein" war.[213] Allgemein würde Schizophrenie zu derart häufiger Anstaltsunterbringung durch im selben Haushalt lebende Verwandte führen, da die erkrankte Person nicht nur gleichgültig gegenüber dem Befinden der

210 Lazar, Grundlagen, 63.

211 Lazar, Grundlagen, 63. Für eine Darlegung der häufigsten Ängste in Bezug auf Körper(-funktionen), Gegenstände, Lebewesen, Verhaltensweisen sowie Phobien und Zwangsvorstellungen vgl. ebd., 63–66.

212 Lazar, Grundlagen, 68.

213 Lazar, Grundlagen, 69.

Verwandten wäre, sondern zudem Bosheitsakte ausführen würde. Da aber besonders während der Pubertät häusliche Konflikte generell häufig wären, habe man „es sich zur Richtschnur gemacht, nur dann von Schizophrenie zu sprechen, wenn eine schwerwiegende Dissozialität mit dem Abbau der intellektuellen Funktionen und mit den typischen schizophrenen Symptomen einhergeht.“[214] Dabei werde zur Diagnose etwa das Augenmerk auf die Störungen der Assoziation gelegt, wobei im Untersuchungsgespräch besonders Probleme im Satzbau und der Fortführung bzw. Unterbrechung einzelner Gedankengänge gelegt werde. Als die vier generellen Formen des Aufmerksamkeitsdefekts nannte Lazar die Hypo- und Hypervigilität sowie Hypo- und Hypertenazität, wobei bei „richtiger“ Schizophrenie meist erhöhte Ablenkbarkeit vorhanden wäre, die in Zerstreutheit und Zusammenhangslosigkeit manifest würde. Das Gegenteil davon wäre die Fokussierung eines Begriffs oder Gegenstands, infolge derer weiteren Gesprächs- oder Handlungsverläufen nicht mehr gefolgt werden könnte.[215] Diese Verhaltensweisen könnten sich unterschiedlich äußern und auch ein weiteres Charakteristikum, nämlich die „fixierte Affektlage“, beschrieb Lazar in diesem Kontext. Dabei würde es sich um das Verharren in einer bestimmten Stimmungslage handeln, die auch bei geänderten Umständen unverändert bestehen bleiben würde.[216]

Die ‚Manien‘

In Zusammenhang mit Kriminalität und ‚Dissozialität‘ behandelte Lazar auch die unterschiedlichen „Triebe“, darunter den „Spiel-“ und den „Sammeltrieb“. Als wesentlich gewichtiger in Hinblick auf Kriminalität nannte er jedoch drei andere „Manien“, wobei er auch erörterte, weshalb diese als solche bezeichnet wurden:

> „In der Bezeichnung ‚Poriomanie‘ wird zum Ausdruck gebrachte, daß man sich einen derartigen Wanderer ohne Verrücktheit und ohne Besessenheit nicht vorstellen kann. Dasselbe gilt von der Pyromanie. Dieser Ausdruck stammt aus dem Anfang des vorigen Jahrhunderts, und zwar aus einer Zeit, da man eben daran ging, psychiatrische Untersuchungen bei Verbrechern vorzunehmen. Die Brandstiftung gehörte zu den Verbrechen, die mit dem Tode bestraft wurden, und man konnte es nicht für möglich halten, daß ein Mensch es auf sich nehmen sollte, sein Leben aufs Spiel zu setzen, ohne wirklich verrückt zu sein.“[217]

214 Lazar, Grundlagen, 70 f.
215 Lazar, Grundlagen, 72 f.
216 Lazar, Grundlagen, 76.
217 Lazar, Grundlagen, 60.

Allerdings hätten neuere Untersuchungen ergeben, dass weder Porio-, Pyro- noch Kleptomanie Geisteskrankheiten seien, vielmehr würde es sich (unter Nichtberücksichtigung derartiger Taten aus Rachemotiven) um Triebe handeln. Sowohl Pyromanie wie auch Kleptomanie würden auch nicht als isolierte psychopathische Erscheinungen auftreten, sondern mit einer Reihe anderer negativer Eigenschaften einhergehen, die sämtlich in Zusammenhang mit Kriminalität stünden, allerdings doch unterschieden wurden. So wurde kindlichen Pyroman*innen zugeschrieben, dass sie sehr nervös wären – jedoch im Moment der Brandstiftung keine Bewusstseinsstörung vorläge – und eine besonders ausgeprägte Fantasie hätten. Aus dieser Fantasie würde auch der Wunsch nach Brandlegung stammen, zudem würden sie durch sie vom Lernen abgehalten, in „unvernünftige Unternehmungen" verwickelt und „auf vielen anderen Wegen in die Kriminalität" geführt.[218] Über die Kleptomanie, die er in „häufiger Verbindung" mit „sexuellen Verfehlungen" sah, hielt Lazar fest:

> „Wenn sie angeblich zwanghaft auftritt, wenn ihr neurotische Züge auch zugesprochen werden und Zusammenhänge mit der Sexualität sich ergeben können, so zeigt die Untersuchung solcher Menschen doch immer nur, daß es sich um psychopathische Menschen handelt, die einem sehr primitiven Trieb, die Aneignung fremden Eigentums, nicht Widerstand leisten können. Dieser Trieb ist aber nicht der einzige, dem die Kleptomanen nicht gewachsen sind; sie haben dementsprechend alle denkbaren schlechten Eigenschaften und sind jeder anderen Kriminalität ebenso zugänglich."[219]

Am ausführlichsten beschäftigte sich Lazar allerdings mit der Poriomanie, dem Wandertrieb, den er in den Komplex der Psychopathie einordnete, und seinen unterschiedlichen Ausprägungen. Er vermeinte darin die „krankhafte Steigerung eines für die weit zurückliegenden Zeiten sehr bedeutsamen, nützlichen Triebes" zu erkennen.[220] Möglicherweise resultierte daraus seine Meinung, dass „man aus den meisten seßhaften Menschen wanderlustige machen kann", was seiner Ansicht nach „am besten der Umstand [beweist], daß Kinder, die einmal an das Herumwandern gewöhnt wurden, zu keiner vernünftigen, gleichmäßigen Arbeit mehr zu gebrauchen sind und als Vagabunden ihr Leben weiterführen."[221] Als frühestes Alter, in dem der Wandertrieb auftreten könne, nannte er die früheste Kindheit, „in extremen Fällen schon vom vierten Lebensjahre an." Die unterschiedlichen Formen machte er zum einen an der

---

218 Lazar, Grundlagen, 61.
219 Lazar, Grundlagen, 61.
220 Lazar, Grundlagen, 57.
221 Lazar, Wurzeln, 503.

Zielsetzung des „Wanderns" fest – entweder werde stets der gleiche Weg zum gleichen Ziel gesucht und danach auch zum Ausgangspunkt (also nach Hause) zurückgekehrt oder immer neue Orte aufgesucht. In jedem Fall aber wurden Minderjährige, bei denen ein kontinuierlicher „Wandertrieb" diagnostiziert wurde, mitunter auch mit der Bezeichnung „Gewohnheitsvagant" charakterisiert.[222] Zum anderen variiere auch der Wunsch nach Gesellschaft sowie die Bedeutung von Faktoren wie Wetter und Jahreszeiten oder auch Bequemlichkeiten. In jedem Fall müsse aber unterschieden werden zwischen dem „psychopathischen Wandern" und jenem, das infolge von Erkrankungen auftreten würde, namentlich Epilepsie und Hysterie. Diese Trennung lässt sich in den Akten beobachten. Dabei wurde das ‚Herkunftsmilieu' auch in diese Beurteilungen einbezogen, etwa indem notiert wurde, die mütterliche Familie eines Patienten führte ein „Wanderleben".[223] Wie auch bei der Pyromanie war Lazar davon überzeugt, dass die Fantasie der vom „psychopathischen Wandertrieb" Betroffenen diesen noch wesentlich steigern würde – dabei wies er auf den Einfluss von Kriminalromanen, Karl-May-Büchern und „gewöhnlichem Kinoschund" hin. Er stellte aber klar, dass es zu jeder Zeit Literatur gegeben habe, die diese Gefühle befördert habe und daher die angeführten Unterhaltungsmedien nicht per se als negativ zu betrachten wären.[224] Demgegenüber stellte er Minderjährige, „die sich das Wandern angewöhnt haben, ohne eine krankhafte Veranlagung zu besitzen. Kinder, die frühzeitig auf die Straße gesetzt werden, die mit ihrer Familie ein Zigeunerleben führen, zu Betteln und Hausieren angehalten werden, gehören hieher." Diese Kinder bezeichnete Lazar als „verwahrlost" und nur schwer an ein geregeltes Leben – mit Schulbesuch und Lehre – zu gewöhnen.[225]

Interessant erscheint Lazars Angabe, dass in der Regel kein Grund für die „Wanderungen" vorhanden wäre – die häufig angegebene Furcht vor Strafe wäre nicht Ursache, sondern Resultat der „Wanderung". Das bedeutet, dass Kinder, die angaben, sie wären aus Angst vor (körperlicher) Strafe auf ihre „Wanderung" gegangen, seiner Ansicht nach diese Angst erst entwickeln würden, wenn ihnen bewusst werde, dass ihr Verhalten Strafe nach sich ziehen würde. Besonders in Fällen von möglicher Misshandlung war diese Sichtweise bedeutend: „Sehr häufig hört man von Mißhandlungen, die den

222 Etwa ein mit „Verwahrlosung" diagnostizierter Neunjähriger 1916 im Bericht Lazars an das zuständige Polizeikommissariat: WStLA, 1.3.2.209.1.A47, 1916 A-M, Prot.-Nr. 426.

223 WStLA, 1.3.2.209.1.A47, 1918 N-Z, Prot.-Nr. 163.

224 Lazar, Grundlagen, 58 f.

225 Lazar, Grundlagen, 59. Als problematisch sah Lazar porio- oder pyromane Minderjährige, die er als „schwachsinnig" klassifizierte, was er nicht mit der behauptet niedrigen Intelligenz, sondern mit der „ungehemmten Stärke des Trieblebens" in Verbindung brachte. Solche Kinder und Jugendlichen würden auch häufig Eigentums- und Betrugsdelikte ausführen. Ebd., 94.

Grund für die Wanderungen abgegeben hätten. Auch dies ist nicht wahr. Die meisten Wanderer werden wohl mißhandelt, weil sie durchgegangen sind, aber sie gehen nie durch, nachdem sie gestraft wurden."[226] Vielmehr unterschied Lazar in zwei Arten von Kindern: jene mit angeborenem Wandertrieb, häufig verbunden „mit leichten Formen des Schwachsinns", und jene, die er als „verwahrlost" bezeichnete.[227] Mit dieser Sichtweise ging die Ausblendung von häuslicher Gewalt bzw. anderen familiären Umständen einher, die Minderjährige dazu bringen konnten, den Haushalt (immer wieder) zu verlassen.

Im Widerspruch zu Lazars Angabe der Grundlosigkeit des „Wanderns" steht folgende Aussage: „Wenn die Zeit gekommen ist, genügt ein ganz geringfügiger Anlaß, ein selbstverschuldetes Versäumnis, eine Kränkung, um das Kind zu bewegen, sein Elternhaus zu verlassen, sich auf unbestimmte Fahrten zu begeben, sein gutes Bett mit einem fragwürdigen Nachtlager zu vertauschen."[228] Aus dieser Aussage ist eine Leugnung möglicher, das Kind beeinträchtigender familiärer Lebensumstände ableitbar, die das zuvor Gesagte unterstützen soll. Diese Sichtweise Lazars begegnet bereits 1911, wobei sich schon zum damaligen Zeitpunkt zeigte, dass er in diesen Fällen insbesondere einen Faktor besonders schwer gewichtete: „das treibende Agens, das denjenigen, der an das ungebundene Herumstreifen gewöhnt ist, aus der besten Situation ins bitterste Elend stürzt."[229] Damit ist gemeint, dass eine bestimmte Ursache einen so starken inneren Trieb hervorrufen würde, der ohne Rücksicht auf Begleitumstände zum „Vagieren" führen würde. Lazar beschrieb dies in einem Fallbeispiel, das die Geschichte eines fünfzehnjährigen Waisen wiedergab, der mit etwa elf Jahren mit seiner damaligen Pflegemutter begonnen hatte, durch Betteln den Unterhalt zu verdienen. Sämtliche Versuche, ihn einem geregelten Schulbesuch zuzuführen scheiterten und als dem Burschen ein Bein amputiert werden musste, soll er diesen Umstand ebenfalls zum Betteln genutzt haben. Ihn an einem Lehrplatz unterzubringen scheiterte, befand er sich aber zwischenzeitlich in Anstaltsunterbringung, so wurde er als (ein-)fügsam, nett und umgänglich beschrieben. Eine Streitigkeit mit zwei im Heim untergebrachten Mädchen sorgte schließlich dafür, dass er das Heim zu Weihnachten verließ – Lazar interpretierte dies als letzten Auslöser, der die bereits zugrunde liegenden „Unlustgefühle" schließlich in den Weggang umgewandelt hatte.[230] Allgemeiner führte er aus:

226 Lazar, Grundlagen, 58.

227 Erwin Lazar, Über jugendliche Vaganten, in: Heilpädagogische Schul- und Elternzeitung 7–8 (1911) 2, 129–132, 131.

228 Lazar, Grundlagen, 58.

229 Lazar, Vaganten, 130.

230 Lazar, Vaganten, 129 f.

> „Das arbeitsscheue Umherirren ist für den Vaganten Selbstzweck. Er würde vielleicht nie betteln, stehlen oder sonst eine unehrenhafte Handlung begehen, wenn er seinem Freiheitsdrange fröhnen [sic] könnte. Wenn er bettelt, wenn er stiehlt, so tut er es eigentlich nur dem Triebe zu Liebe; er muß ja etwas zum Leben haben und dazu muß irgendetwas herhelfen."[231]

Da Lazar das Vagieren als einem Trieb geschuldet ansah, betonte er, einhergehende kriminelle Handlungen seien unter diesem Gesichtspunkt zu beurteilen: „Stiehlt ein solcher jugendlicher Mensch, so muß er wohl untersucht werden, ob er tatsächlich imstande gewesen wäre, über den abnormen Trieb hinwegzukommen. Das Delikt ist also jedenfalls eine Sekundärerscheinung, die auf einen primären pathologischen Geisteszustand zurückschließen läßt. Ob dieser Geisteszustand angeboren oder anerzogen ist, [...] fällt dabei nicht ins Gewicht."[232]

Das „Schulstürzen" selbst fasste Lazar dagegen nur teilweise als Symptom der Poriomanie auf, vielmehr meinte er darin „ein Übel für sich und ein Zeichen der reinen Verwahrlosung oder der Psychopathie" zu erkennen. Relativierend hielt er allerdings fest, dass die überwiegende Mehrheit der schulschwänzenden Kinder nicht als „wirklich abnorm" einzustufen sei, vielmehr würde das Fernbleiben vom Unterricht insbesondere bei Minderjährigen mit Lernschwierigkeiten mit der realen Schulsituation verknüpft sein. Darüber hinaus kämen allerdings auch weitere neurotische oder paranoische Grundlagen in Frage.[233]

231 Lazar, Vaganten, 130.

232 Lazar, Vaganten, 131.

233 Lazar, Grundlagen, 60.

Struktur und Entwicklung der Heilpädagogischen Abteilung

Gemäß Lazars multidisziplinärem und zur damaligen Zeit innovativem Ansatz, dass Heilpädagogik das gleichberechtigte Zusammenwirken von Pädiatrie, Pädagogik, Psychologie und Psychiatrie vereinen sollte, setzte sich der Personalstand der heilpädagogischen Abteilung aus Ärzt*innen, Krankenschwestern, Pädagog*innen und, ab 1930, auch einer Psychologin zusammen.[234] Die Problematik der detaillierten Rekonstruktion der Mitarbeiter*innen der Heilpädagogischen Abteilung liegt im Nichtvorhandensein von Personallisten. Diesbezügliche Informationen können vor allem aus den Krankengeschichten und zeitgenössischen Publikationen gewonnen werden. Als „Kern" sind die genannten professionalen Gruppen, also die Abteilungsleitung, Assistenz- und Hilfsärzt*innen, Krankenschwestern, Lehrerinnen und Kindergärtnerinnen, Psycholog*innen und in späterer Zeit Psychotherapeut*innen, zu bezeichnen. 1913 gab es noch vergleichsweise wenig Personal: Neben Lazar und der Abteilungslehrerin Petra Belem (1882–1953) – zu diesem Zeitpunkt noch Studentin, allerdings spätestens 1915 bereits „pädagogische Leiterin" der Heilpädagogischen Abteilung[235] – waren es zwei Kindergärtnerinnen, nämlich „Schwestern vom blauen Kreuz", sowie „etliche Pflegerinnen".[236] Mit der steigenden Inanspruchnahme der Abteilung erfuhr auch der Personalstand eine Vergrößerung, sodass zehn Jahre später sogar eine eigene „Klinikfürsorgerin" angestellt war, zu deren Aufgabenbereich beispielsweise die Einholung relevanter Informationen, aber auch Hauserhebungen bei (ehemaligen) Patient*innen zählten.[237] Hervorzuheben ist die Stationsschwester Viktorine Zak (1897–1944), die unter Lazar an die Abteilung gekommen und infolge eines Luftangriffs 1944 verstorben war. Ihre Art des Umgangs mit den Patient*innen wurde besonders von Asperger posthum gewürdigt, und sie hatte auch selbst in den 1920er und 1930er Jahren über die Arbeit an der Heilpädagogischen Abteilung publiziert.[238]

234 Vgl. dazu ausführlich Lazar, Abteilung (1913); Fadinger, Lazar.

235 Angabe im Inhaltsverzeichnis der Österreichischen Rundschau 45 (1915). Aus einer vergleichbaren Angabe 1934 geht ihre nunmehrige Tätigkeit als städtische Erziehungsberaterin hervor: Zeitschrift für Kinderforschung 44 (1934).

236 Psychisch abnorme Kinder, in: Heilpädagogische Schul- und Elternzeitung 10 (1913) 4, 184 f., 185.

237 Erwähnungen etwa in WStLA, 1.3.2.209.1.A47, 1929 A-M, Prot.-Nr. 910 (Aufnahme 1925, liegt fälschlich in 1929); WStLA, 1.3.2.209.1.A47, 1927 N-Z, Prot.-Nr. 1383 oder WStLA, 1.3.2.209.1.A47, 1930 A-M, Prot.-Nr. 1867. Ob es sich dabei um die allgemeine „Klinikfürsorgerin" handelte oder der Heilpädagogischen Abteilung eine eigene, speziell(er) geschulte zur Verfügung stand, konnte nicht eruiert werden.

238 Viktorine Zak, Die Entwicklung der klinischen Heilpädagogik in Wien, in: The International Council

Diese Personen treten mehr oder weniger deutlich aus den Krankengeschichten hervor. Die Anamnesen wurden meist, aber nicht ausschließlich, von den Ärzt*innen aufgenommen, ebenso wie die Gutachten und die abschließenden Diagnosen von dieser Personengruppe er- und gestellt wurden. Während den Psycholog*innen und Psychotherapeut*innen eine bedeutende Rolle zukam und ihre Einschätzungen zur Kreation des Bildes der Patient*innen beitrugen, wurden die unterschiedlichen Testverfahren bis Ende der 1920er Jahre zunächst noch von den Ärzt*innen der Abteilung selbst durchgeführt. In den Akten treten daneben besonders die Krankenschwestern durch das Beobachtungsprotokoll in den Vordergrund. Ihre Einschätzungen und Aufzeichnungen bildeten neben den ärztlichen Eindrücken eine wesentliche Grundlage der Beurteilungen. Geschult im Umgang mit ihrer Klientel wussten sie, welche Art von Beobachtungen wichtig bzw. von ärztlichem Interesse war. Immerhin waren sie die Personen, die die meiste Zeit außerhalb von Testsituationen mit den Patient*innen verbrachten. Zunächst handelte es sich dabei um Krankenschwestern, die gleich den übrigen Kinderkrankenschwestern ausgebildet waren. Die praktische Arbeit an der Abteilung zeigte jedoch bald den Bedarf an speziell, das heißt pädagogisch, geschultem Personal, da es sich bei den Patient*innen nicht um kranke Kinder im Sinne der übrigen Patient*innen der Kinderklinik handelte. Aus diesem Grund ist es umso unerklärlicher, dass es angeblich mehr als zehn Jahre nach Gründung der Abteilung dauerte, bis die Patient*innen nicht mehr die meiste Zeit des Tages außerhalb von Schul- und Prüfungssituationen im Bett verbringen mussten.[239] Derartige Schlüsse können aus den Notizen in den Krankenakten nicht gezogen werden – 1922 wurde etwa notiert, dass ein Mädchen wegen einer Erkrankung im Bett liegen musste, während die anderen Patient*innen „Spielzeit“ hatten und darüber sehr traurig war. Allerdings ist aus dieser Angabe nicht erkennbar, ob auch die übrigen Kinder danach wieder in die Betten zurückzukehren hatten.[240] Besonders ein Bild aus dem sogenannten Pirquet-Album, das 152 Fotos der Kinderklinik, ihrer Mitarbeiter*innen und Patient*innen umfasst und 1921 – zum zehnjährigen Jubiläum des neuen Klinikstandorts – entstanden war, weist ebenfalls in diese Richtung:

---

of Nurses 4/3 (1928), 348–354; dies., Die Heilpädagogische Abteilung unter Lazar, in: Eos. Zeitschrift für Heilpädagogik 2 (1932), 38–40; Hans Asperger, Schwester Viktorine Zak, in: Erziehung und Unterricht (1946), 155–158.

239 Vgl. dazu Fadinger. Asperger gab 1958 dagegen ohne Jahreszahl und unter Vermittlung von einem kürzeren Zeitraum an, „daß zuerst noch die Kinder den ganzen Tag in ihren Betten lagen und die ‚klinische Visite‘ täglich an ihnen vorbeischritt, bis man dann bald erkannte, daß man nur in lebensgerechten pädagogischen Situationen, bei Arbeit, Spiel und freier Betätigung sowie in mannigfaltigen Gruppenbeziehungen zu richtiger Diagnose und Therapie gelangen könnte.“ Asperger, Lazar, 130 Anm. 3.

240 WStLA, 1.3.2.209.1.A47, 1922 N-Z, Archiv-Nr. 136.

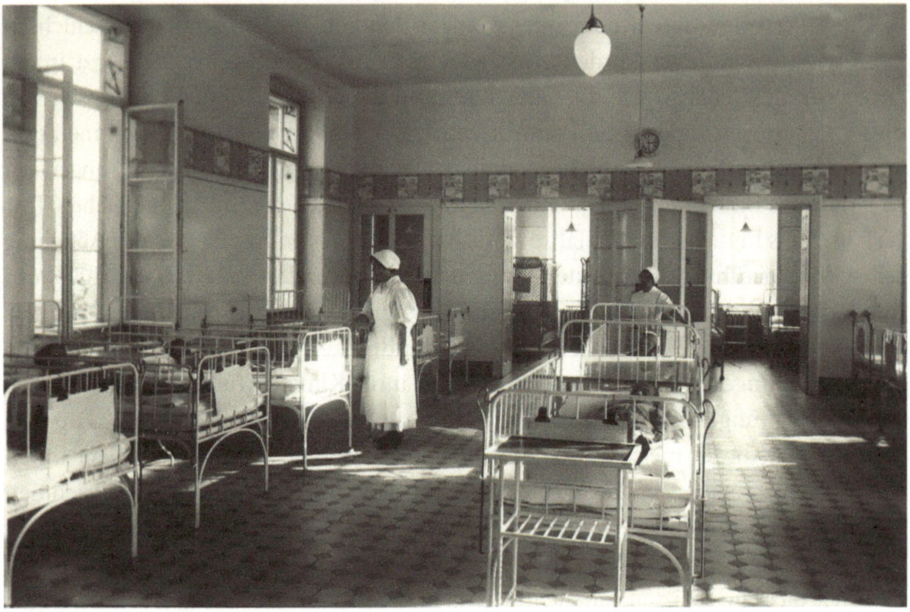

Abb. 8 Patient*innen der Heilpädagogischen Abteilung, die den Tag im Bett zu verbringen hatten
Pirquet-Album, 1921, Josephinum – Ethik, Sammlungen und Geschichte der Medizin, MedUni Wien, MUW-FO-S-004464-0083.

Bereits drei Monate nach Abteilungsgründung wurde im März 1912 von Pirquet um eine einmalige Subvention von 2.000 Kronen sowie eine jährliche Subvention von 500 Kronen „zur methodischen Begründung einer wissenschaftlichen Heil-Pädagogik" angesucht, die vom Professorenkollegium der Medizinischen Fakultät bewilligt wurde.[241] Die Heilpädagogische Abteilung war finanziell auch durch die Sektion für Volksschulwesen des k.k. Unterrichtsministeriums unterstützt worden.[242] Zeitgleich erfolgte bereits eine erste Vergrößerung von acht Betten bei der Eröffnung auf fünfzehn im März 1912. Es existierten zu diesem Zeitpunkt auch ein „Lehr- und Lernzimmer, [ein] Tagraum und drei Isolierzimmer[n]."[243] Während von den Isolierzimmern keine Fotos bekannt sind, zeigen zwei Bilder des Pirquet-Albums Alltagssituationen aus 1921, mit Kindern im Volksschulalter am hinteren Tisch und Kindergartenkindern am vorderen, betreut von jeweils einer Krankenschwester.

241 Professoren-Kollegium der medizinischen Fakultät an der Wiener Universität, Zl. 880, 13.3.1912, UAW, Med.Dek.Akt 880 ex 1911/12.

242 Rudolph/Benetka, Kontinuität, 36.

243 Psychisch abnorme Kinder, 184.

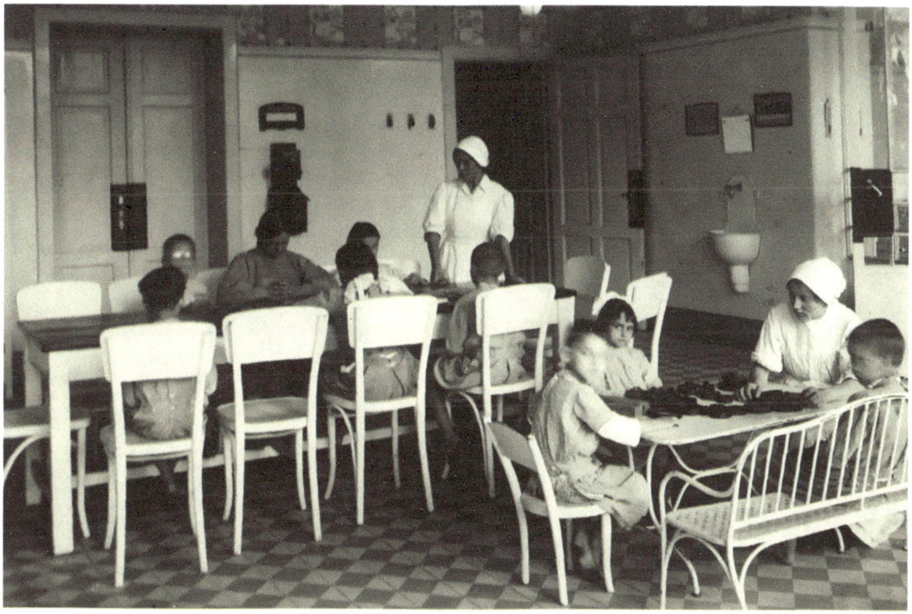

Abb. 9 Abteilungsalltag
Pirquet-Album, 1921, Josephinum – Ethik, Sammlungen und Geschichte der Medizin, MedUni Wien, MUW-FO-S-004464-0082.

1913 wurde in der *Heilpädagogischen Schul- und Elternzeitung* berichtet, dass die Abteilung vom Staat erhalten, vom Land Niederösterreich subventioniert werde und der *Pestalozziverein* beteiligt sei, indem er eine Lehrkraft bezahlte.[244] Allerdings galt es nach Abteilungseröffnung neben der materiellen Ausstattung auch Lazars Anstellungsverhältnis an der Kinderklinik zu sichern. Universitätsstellen – klinisch wie nicht-klinisch – waren vielfach unbesoldet und teils durch Stipendien finanziert, und auch symbolische Anerkennungen wie Ernennungen zu Titularextraordinarien trugen nicht zum Einkommen der Personen, sondern zur Vergrößerung des akademischen Prekariats bei.[245] Im März 1912, also drei Monate nach Eröffnung der Heilpädagogischen Abteilung und zeitgleich mit dem erwähnten Subventionierungsantrag, suchte

244 Psychisch abnorme Kinder, 184.

245 Eine quantitative Auswertung der Häufigkeit des Titels eines Extraordinarius unter den 1938 von der Universität Wien vertriebenen Lehrenden unter Berücksichtigung der zeitlichen Abstände der einzelnen Karriereschritte findet sich bei Andreas Huber, Rückkehr erwünscht. Im Nationalsozialismus aus „politischen" Gründen vertriebene Lehrende der Universität Wien (Emigration – Exil – Kontinuität. Schriften zur zeitgeschichtlichen Kultur- und Wissenschaftsforschung 12), Wien 2015, 50 f.

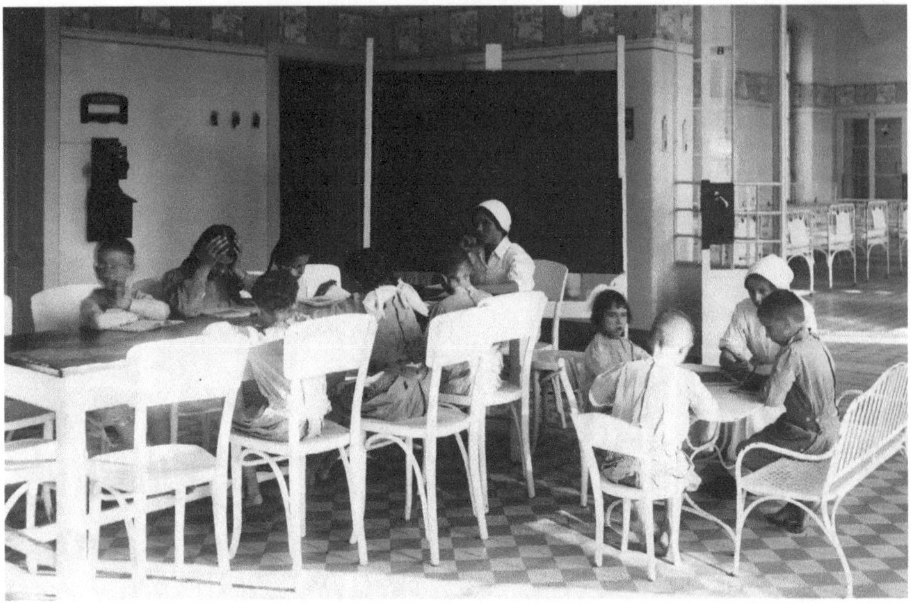

Abb. 10 Abteilungsalltag
Pirquet-Album, 1921, Josephinum - Ethik, Sammlungen und Geschichte der Medizin, MedUni Wien, MUW-FO-S-004464-0084.

Pirquet im Medizinischen Professorenkollegium um die Verleihung des Titels eines klinischen Assistenten – also eine unbesoldete Funktionsbezeichnung – an Lazar an, was im Juli desselben Jahres angenommen und beim Unterrichtsministerium beantragt wurde. Mit Oktober 1912 wurde der Antrag genehmigt, allerdings mit der Beschränkung, dass die Erlaubnis zur Führung des Titels „für die Dauer dieser Leitung [der Heilpädagogischen Abteilung] beziehungsweise auf die Dauer von zwei Jahren" erteilt werde.[246] Nach Kriegsbeginn war Lazar zunächst als Landsturmoberarzt „in militärischer Verwendung." Pirquet suchte 1916 um die Bestellung Lazars zum „stellvertretenden Assistenten mit Remuneration" bis Kriegsende an, da von den Assistenten der Kinderklinik zwei besoldete und sämtliche unbesoldete zum Kriegsdienst eingezogen waren, Lazar dagegen mit 1. April 1916 vom Militärdienst enthoben worden war und die Funktion eines klinischen Assistenten übernommen hatte. Bis dahin war er als Leiter der Heilpädagogischen Abteilung unbesoldet tätig

246 Professoren-Kollegium der medizinischen Fakultät an der Wiener Universität, Zl. 987, 13. 3. 1912, UAW, PA Erwin Lazar; Ministerium für Kultus und Unterricht an Dekanat der medizinischen Fakultät, 9. 10. 1912, ebd.

gewesen, mit der Bestellung zum stellvertretenden Assistenten ging ein Jahresgehalt von 1.700 Kronen einher. Erneut in die Stellung eines ordentlichen Assistenten kam er erst 1926 wieder, wobei die Bestellung ab diesem Zeitpunkt für jeweils zwei Jahre erfolgte, nach deren Ablauf musste sie verlängert werden.[247]

Bereits mit dem Pädagogischen Seminar der Philosophischen Fakultät der Universität Wien zusammenarbeitend, hatte Lazar im Juli 1914 die Verleihung der Lehrbefugnis für Kinderheilkunde beim Professorenkollegium der Medizinischen Fakultät beantragt, das schließlich im Juli 1916 mit 23 gegen 3 Stimmen die Zustimmung erteilte. Seine Habilitationsschrift stellte die 1913 in der *Zeitschrift für Kinderheilkunde* veröffentlichte Arbeit *Über die endogenen und exogenen Wurzeln der Dissozialität Jugendlicher* dar, worin er aufgrund „klinisch-experimenteller Beobachtung" die Einteilung von als dissozial bezeichneten Jugendlichen in sechs Gruppen vornahm.[248] Dabei handelte es sich um „Renitenz und Gewalttätigkeit", „Sexuelle Ungezogenheiten, Verführungen, Perversionen (Sexualgruppe)", „Jugendliche Ausreißer", „Brandstifter", „Gesteigerter Übermut (im Anhang depressive Stimmungen)" sowie „Schwere moralische Entartung".[249] Diese Gruppierung Jugendlicher fand auch im Alltag an der Heilpädagogischen Abteilung Berücksichtigung: Auf Krankenakten von Patient*innen, die als „dissozial" diagnostiziert wurden, wurde mit Bleistift während der 1910er und 1920er Jahre in der Regel mit römischen Ziffern eine Zahl von I bis VI festgehalten, welche Lazars Zuordnung zu einer der von ihm gebildeten Gruppen darstellt.

Im November 1916 wurde mit 22 gegen 2 Stimmen beschlossen, Lazar zur Probevorlesung zuzulassen und als Thema „Die Ursachen der psychischen Gleichgewichtsstörungen im Kindesalter" festgelegt. Zur Auswahl waren weiter „Die leichteren Schwachsinnsformen des Kindesalters" und „Die Beziehungen der kindlichen Dissozialität zur Dissozialität der Erwachsenen" gestanden. Die Verleihung der Venia Legendi für Kinderheilkunde wurde schließlich im Jänner 1917 mit 21 gegen 3 Stimmen beschlossen und ministeriell zwei Monate später bestätigt.[250] Einen dauerhaften bezahlten Lehrauftrag für Heilpädagogik erhielt Lazar 1922 auf Dekanatsantrag vom

---

247 Clemens v. Pirquet, Gutachten/Lebenslauf Erwin Lazar, 3.12.1915, UAW, PA Erwin Lazar; Pirquet an medizinisches Dekanat, 6.5.1916, ebd.; Assistentenbestellung, 20.5.1916, ebd.; K.k. niederösterreichische Statthalterei an Dekanat der medizinischen Fakultät, 30.6.1916, ebd.; Assistentenbestellung (Konzept), 15.5.1930, ebd.; UAW, Med.Dek.Akt 405 ex 1925/26.

248 Lazar, Wurzeln.

249 Lazar, Wurzeln, 487.

250 Lazar an Professoren-Kollegium der medizinischen Fakultät, 15.7.1914, UAW, PA Erwin Lazar; Professoren-Kollegium der medizinischen Fakultät an der Wiener Universität, Zl. 1918, 19.7.1916, ebd.; Clemens v. Pirquet, Gutachten/Lebenslauf Erwin Lazar, 3.12.1915, ebd.; Lazar, Themenvorschlag Probevorlesung, o.D., ebd.; Ministerium für Kultus und Unterricht, 20.3.1917, ebd.

Unterrichtsamt als Unterabteilung des Bundesministeriums für Inneres und Unterricht mit dem Bemerken, vom Sommersemester 1922 an „nach Massgabe des Unterrichtsbedürfnisses durch wöchentlich 3 Stunden in jedem Semester Vorlesungen über Heilpädagogik abzuhalten."[251] In den folgenden Wintersemestern hielt Lazar jeweils die Vorlesung „Heilpädagogische Klinik", in den Sommersemestern „Über psychisch abnorme und kriminelle Kinder".[252] Für diese Lehrtätigkeit zog er dem klinischen Usus entsprechend regelmäßig Patient*innen für „Vorführungen" heran, was auch in den jeweiligen Krankenakten mit einer Beschreibung des Verhaltens der Kinder in dieser Situation vermerkt wurde, wie bei einer Patientin 1924 unter der Überschrift „Examen bei der Vorlesung".[253] Diese Verankerung der Heilpädagogik im Lehrplan des Medizinstudiums ist ein Indiz für die zunehmende Akzeptanz der jungen Disziplin weit über den Fürsorgebereich hinaus und auch für das zunehmende Bewusstsein der als notwendig erachteten Befassung mit kindlichen Verhaltensabweichungen.

Die Praxis der Heranziehung von Patient*innen änderte sich auch in den folgenden Jahrzehnten nicht, wie exemplarisch eine Notiz des Klinikvorstands ab 1930, Franz Hamburger (1874–1954), verdeutlicht.[254] Hatte die Heilpädagogische Abteilung unter ihrem Leiter Lazar und dem Klinikvorstand Pirquet internationale Anerkennung erlangt, endete diese Ära mit Pirquets Suizid 1929 und der Übernahme der Leitung der Kinderklinik 1930 durch Franz Hamburger. Wie bei Hubenstorf dargestellt, erfolgte unter Hamburger ein grundlegender Wandel in der Klinik, der sich auf personeller Ebene vollzog – „jüdische" Mitarbeiter*innen verließen nach und nach die Klinik –, und auch die (internationale) wissenschaftliche Tätigkeit der Klinikangestellten ging deutlich zurück.[255] Klinische Traditionen bestanden aber unverändert weiter: Für seine „Demonstration" einer vierjährigen Patientin der Heilpädagogischen Abteilung in der

251 Unterrichtsamt an Dekanat der medizinischen Fakultät, 21.5.1922, UAW, PA Erwin Lazar.

252 Dekan an Verwaltungsstelle der Wiener Hochschulen, 16.4.1926 sowie 5.6.1926, UAW, PA Erwin Lazar.

253 WStLA, 1.3.2.209.1.A47, 1924 A-M, Prot.-Nr. 798. Weitere Erwähnungen etwa in WStLA, 1.3.2.209.1.A47, 1923 N-Z, Prot.-Nr. 150 oder WStLA, 1.3.2.209.1.A47, 1925 N-Z, Prot.-Nr. 869, hier mit der Notiz: „In der Vorlesung ganz distanzlos – äußert sich über die Station in unschöner Art".

254 In Innsbruck etwa führte diese Praxis in den 1980er Jahren zu massiven Protesten gegen die Leiterin der dortigen Kinderbeobachtungsstation Maria Nowak-Vogl. Auch heute werden mitunter Kinderpatient*innen in Lehrveranstaltungen integriert, allerdings ist nunmehr ihr Einverständnis bzw. das ihrer Eltern Voraussetzung.

255 Ausführlich in Michael Hubenstorf, Pädiatrische Emigration und die „Hamburger-Klinik" 1930–1945, in: Kurt Widhalm/Arnold Pollak (Hg.), 90 Jahre Universitäts-Kinderklinik am AKH in Wien. Umfassende Geschichte der Wiener Pädiatrie, Wien 2005, 69–220, 73 Anm. 14, 107 u. 117. Dass ein neuer Klinikvorstand seine eigenen Mitarbeiter*innen mitbrachte ist nicht unüblich, doch wurden unter Hamburger keine „jüdischen" Mitarbeiter*innen mehr eingestellt. Vgl. ebd., 107.

Medizinischen Gesellschaft 1943 wurde sogar ein Auszug ihrer Krankengeschichte von der HNO-Klinik, durch die die Einweisung erfolgt war, angefordert und von dieser übermittelt.[256] Darüber hinaus wurde, da es sich um eine externe Veranstaltung handelte, sie also nicht der klinikinternen Ausbildung diente, das Einverständnis der Mutter eingeholt:

> „Ich möchte [die Patientin] am 26.XI. in der Medizinischen Gesellschaft vorstellen und würde Sie daher bitten sie am 27. oder 28. abzuholen. [Dem Mädchen] geht es ausgezeichnet, sie hat auch ihr dummes Losweinen bei allen möglichen Gelegenheiten fast ganz verloren. Ich hoffe, Sie sind mit diesem Vorschlag einverstanden. Daß der Name und auch die Vorgeschichte, soweit sie nicht die Diphterie und die Tracheotomie und das Dekanülement anlangt, nicht mitgeteilt wird, ist selbstverständlich. Bitte schreiben Sie mir, ob Sie damit einverstanden sind."[257]

Ob diese doch außergewöhnliche Rücksprache darauf zurückzuführen war, dass die Mutter des Mädchens selbst Ärztin war, kann nicht beantwortet werden, da keine vergleichbaren Schreiben in den Akten anderer Patient*innen gefunden wurden.

1928 schließlich hatte Pirquet die Verleihung des Titels eines außerordentlichen Professors an Lazar beantragt, die mit Juni 1929 erfolgte. Es gab zu diesem Zeitpunkt drei Privatdozenten der Kinderklinik, deren Ernennung im Raum stand. Neben Lazar waren dies Adolf Franz Hecht (1876–1938, Dozentur 1915) und Karl Hochsinger (1860–1942, Dozentur 1907). Hochsinger war von Pirquet bereits in den Jahren 1911, 1915 und 1920 für den Titel nominiert, jedoch jedes Mal vom Professorenkollegium abgelehnt worden. Der Leiter des Ersten öffentlichen Kinder-Krankeninstituts von 1906 bis zur Auflösung durch die Nationalsozialisten 1938, Hochsinger, war jüdischer Herkunft und verstarb neunzehn Tage nach seiner Deportation am 28. Oktober 1942 in Theresienstadt.[258] Neben einem Disziplinarverfahren, das 1915 gegen ihn an der Universität Wien geführt worden war,[259] dürfte die konsequente Ablehnung seiner Ernennung zum Titularextraordinarius auch auf seinen jüdischen Hintergrund zurückzuführen gewesen sein. Jedenfalls hielt Pirquet im Ernennungsantrag für Lazar 1928, zu einer Zeit, als die antisemitische Ausrichtung des Lehrkörpers der Universität Wien längst verfestigt war, fest: „Sie kennen die Schwierigkeiten, welche,

256 Unterberger an Hamburger, inklusive Krankenblattauszug [der Patientin], 7.10.1943, WStLA, 1.3.2.209.1.A47, 1943 N-Z, Prot.-Nr. 1547.

257 Hamburger an [Mutter], 11.11.1943, WStLA, 1.3.2.209.1.A47, 1943 N-Z, Prot.-Nr. 1547.

258 N.N., Hochsinger, Carl, in: ÖBL 1815–1950, Bd. 2 (Lfg. 9, 1959), 344; Dekan an Edmund Nobel, 18.6.1929, UAW, PA Erwin Lazar; Opfersuche auf doew.at.

259 Kamila Maria Staudigl-Ciechowicz, Das Dienst-, Habilitations- und Disziplinarrecht der Universität Wien 1848–1938, Göttingen 2017, 444.

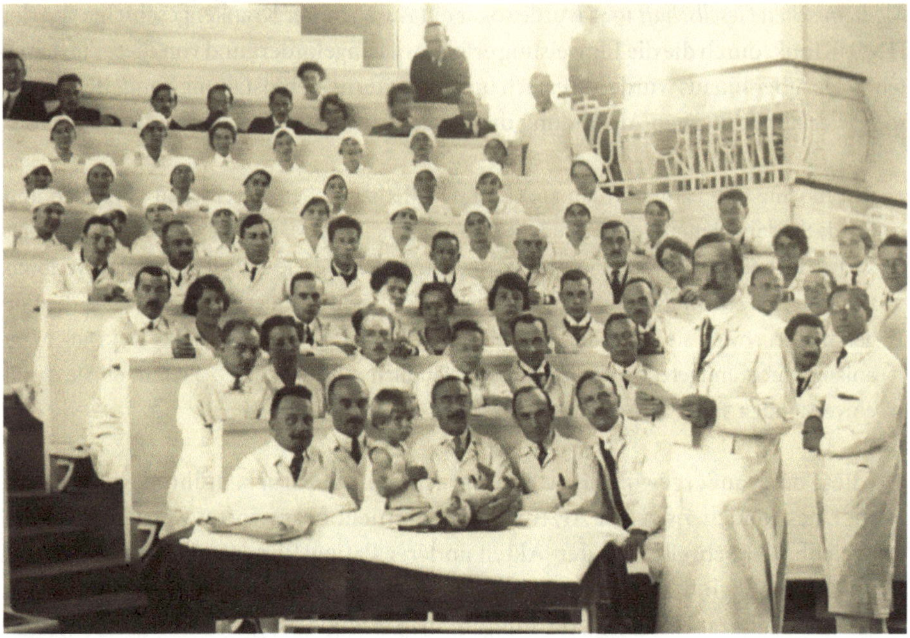

Abb. 11 Vorführung einer Patientin mit Teddybär durch Clemens Pirquet im Hörsaal der Kinderklinik
Pirquet-Album, 1921, Josephinum – Ethik, Sammlungen und Geschichte der Medizin, MedUni Wien, MUW-FO-S-004464-0019.

nach meiner Meinung mit Unrecht, seiner [Hochsingers] Professur entgegenstehen. [...] Sollte Aussicht bestehen, dass diesmal Hochsinger durchkommt, so würde er natürlich den beiden anderen vorzuziehen sein."[260] Auch bei Hecht, der nach dem *Anschluss* aus rassistischen Gründen von der Wiener Universität entlassen wurde und sich im Dezember 1938 das Leben nahm, ist eine Verzögerung der Ernennung aufgrund seines jüdischen Familienhintergrunds anzunehmen. Er wurde erst 1932 zum Titularextraordinarius ernannt.[261]

Nachdem die Entscheidung 1929 erneut gegen Hochsinger ausgefallen und Lazar ernannt worden war, wurde ihm unter anderem vom Vater eines ehemaligen Patienten

260 Pirquet an medizinisches Dekanat, 7.5.1928, UAW, PA Erwin Lazar; Zum Antisemitismus und der Verhinderung von akademischen Laufbahnen von Juden*Jüdinnen oder als jüdisch angesehenen Wissenschaftler*innen an der Universität Wien vgl. Klaus Taschwer, Hochburg des Antisemitismus. Der Niedergang der Universität Wien im 20. Jahrhundert, Wien 2015.

261 Herbert Posch, Adolf Franz Hecht, in: Gedenkbuch für die Opfer des Nationalsozialismus an der Universität Wien 1938, https://gedenkbuch.univie.ac.at/index.php?id=435&no_cache=1&no_cache=1&person_single_id=34409 (30.11.2019).

infolge einer Zeitungsnotiz schriftlich dazu gratuliert, der zugleich sein und seiner Ehefrau Beileid zum Tod Pirquets ausdrückte.[262] 1930 wandte sich die Mutter eines zukünftigen Patienten in ähnlicher Weise an Lazar, was zugleich ein Hinweis auf die ‚Popularitätssteigerung' der Heilpädagogischen Abteilung im Zuge von Medienberichten ist: „Habe Ihre Antrittsrede und Vortrag in der Zeitung gelesen u. nehme daher Veranlassung an Sie geehrter H. Professor zu schreiben, da Ihre Worte für eine Mutter beruhigend wirken." Abschließend bat sie um einen Termin zur „Vorsprache", der ihr für kurz darauf anberaumt wurde und in der Aufnahme ihres Sohnes an der Abteilung wenige Tage später resultierte.[263] Allgemein gab es aber an der Heilpädagogischen Abteilung auch feste Ambulanzzeiten, zu denen Begutachtungen und Konsultationen durchgeführt wurden. Während die Kinderklinik ab der Eröffnung 1911 täglich außer sonntags ab 15 Uhr ambulante Untersuchungen anbot, waren diese in den 1920er Jahren an der Abteilung für Dienstag, Donnerstag und Samstag jeweils von 9 bis 12 Uhr angesetzt.[264] Um 1941 war es ein Tag weniger, an dem die Ambulanz für Konsultationen offen war, allerdings ist nicht klar, ob die konkreten Zeiten erweitert wurden.[265]

Lazar beschrieb 1923, dass – auch aufgrund der relativ geringen Anzahl von nunmehr zwanzig Betten – lediglich die Fälle stationär aufgenommen wurden, „die ein besonderes klinisches Interesse erwecken oder die sich, als zu schwierig, kurzfristig nicht klären lassen."[266] Die Aussage ist als Hinweis darauf zu verstehen, dass der Bedarf an heilpädagogischen Untersuchungen die Kapazitäten der Abteilung weit überstieg, andernfalls hätte sich die Aufnahme nicht auf die genannten Fälle beschränkt – es ist nicht anzunehmen, dass eine Unterbelegung in Kauf genommen worden wäre, weil ‚Auffälligkeiten' nicht ‚schwierig' oder ‚interessant' genug waren. Um Begutachtungen korrekt und erfolgreich ambulant durchführen zu können, erfolgte die Schulung von Ärzt*innen und Lehrer*innen der Abteilung, die bei der „Vorstellung" aufgrund der gewonnenen Eindrücke sowie allfälliger bereits existierender „ausführlicher" Dokumente – Berichte von Schule, Jugendamt, Polizei etc. – ein Urteil über das jeweilige Kind fällten.

1923 wurden nach Angabe Lazars rund 5.000 Kinder und Jugendliche ambulant heilpädagogisch begutachtet, was auch ungefähr den Jahren davor entsprochen habe, stationär waren es 343. Daneben existierten allerdings mittlerweile auch an anderen Wiener Institutionen heilpädagogische Abteilungen, an denen Kinder und Jugendliche

262 [Vater] an [Lazar], 13.6.1929, WStLA, 1.3.2.209.1.A47, 1927 N-Z, Prot.-Nr. 1334.
263 [Mutter] an [Lazar], 15.5.1930, WStLA, 1.3.2.209.1.A47, 1930 A-M, Prot.-Nr. 1792.
264 Beispielsweise notiert in WStLA, 1.3.2.209.1.A47, 1923 A-M, Prot.-Nr. 506.
265 Etwa Abteilung an BJA, 23.10.1941, WStLA, 1.3.2.209.1.A47, 1938 A-M, Ambulanzkarten-Nr. 2912/1938.
266 Lazar, Abteilung (1923), 162.

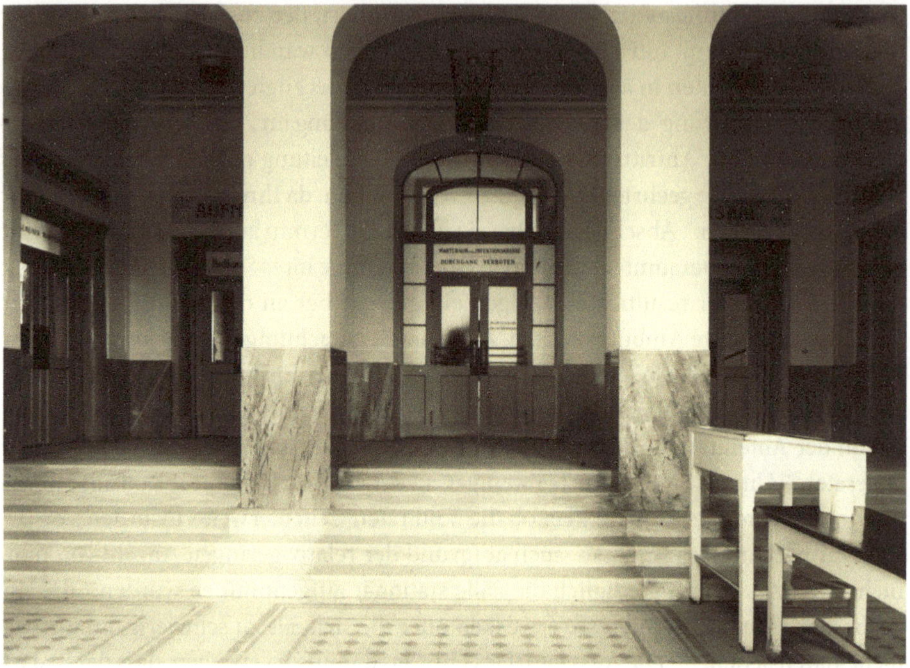

Abb. 12 Eingangsbereich der Kinderklinik, an der linken Seitenwand der Eingang zum Wartebereich der Ambulanz, links an der Rückwand der Durchgang zur Aufnahme sowie Medikamentenausgabe, in der Mitte der Eingang zum Warteraum für Infektionskranke, rechts an der Rückwand der Eingang zum Hörsaal
Pirquet-Album, 1921, Josephinum – Ethik, Sammlungen und Geschichte der Medizin, MedUni Wien, MUW-FO-S04464-0001-05-10.

nach denselben Maßstäben wie an der Kinderklinik untersucht wurden und die Lazar als „Tochteranstalten" bezeichnete: Die Schutzheime für die männliche (Wien 13, St. Veitgasse) sowie für die weibliche Jugend (Wien 18, Staudtgasse), das Frauenspital in Klosterneuburg/NÖ, das polizeiliche Jugendheim (Wien 3, Juchgasse) und die Untersuchungs- und Strafhaftabteilungen des Jugendgerichts.[267] Diese Beobachtungseinrichtungen waren nach dem Vorbild der Heilpädagogischen Abteilung organisiert, es ist davon auszugehen, dass auch die inhaltliche Ausrichtung durch Ausbildung des Personals jener der Abteilung entsprach. Bemerkenswert daran ist einerseits, dass

267 Lazar, Abteilung (1923), 162. Eine heilpädagogische Ambulanz gab es auch an der Kinderklinik Glanzing, wobei der genaue Zeitraum des Bestehens unklar ist. Für die Existenz dieser Ambulanz im Nationalsozialismus finden sich vereinzelt Hinweise in den Krankenakten. Vgl. auch Peter Malina, Zur Geschichte des „Spiegelgrunds", in: Berger, Kindheit, 159–192, 175.

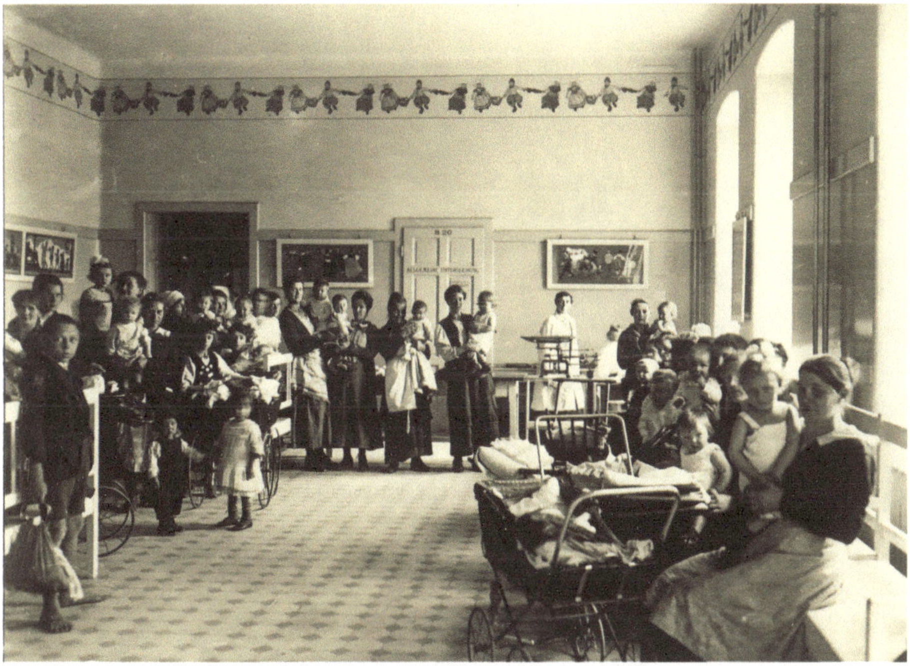

Abb. 13 Voller Warteraum der (allgemeinen) Ambulanz der Kinderklinik
Pirquet-Album, 1921, Josephinum – Ethik, Sammlungen und Geschichte der Medizin, MedUni Wien, MUW-FO-S04464-0001-6-14.

dieser weitläufige Wirkungsbereich der Heilpädagogik, wie sie an der Kinderklinik entwickelt und praktiziert wurde, sich bereits im ersten Jahrzehnt nach Einrichtung der Abteilung zu einem funktionierenden, zudem auch arbeitsteiligen Kooperationssystem entwickelt hatte. Dies hängt zu einem großen Teil mit Lazars – aber auch der späteren Abteilungsleitungen – Involvierung in die kooperierenden Institutionen im Sinn einer Gutachter*innen- bzw. Konsiliartätigkeit zusammen. Andererseits ist zu beachten, dass die Institutionen, die über eigene heilpädagogische Abteilungen verfügten, allesamt Kinder in ihrer Obhut hatten, die bereits durch eine andere Instanz als entweder ‚gefährdet' oder ‚kriminell' eingestuft worden waren. Lazar drückte dies so aus: „Damit kommt der Grundsatz zum Ausdruck, daß Kinder und Jugendliche, die wegen sozialer Bedenken kurzfristig festgehalten werden, einer heilpädagogischen Beobachtung sich zu unterziehen haben, um danach an die für sie geeignete Anstalt, bezw. in Lehr- und Pflegeplätze abgegeben zu werden."[268] Erkennbar wird

268 Lazar, Abteilung (1923), 162.

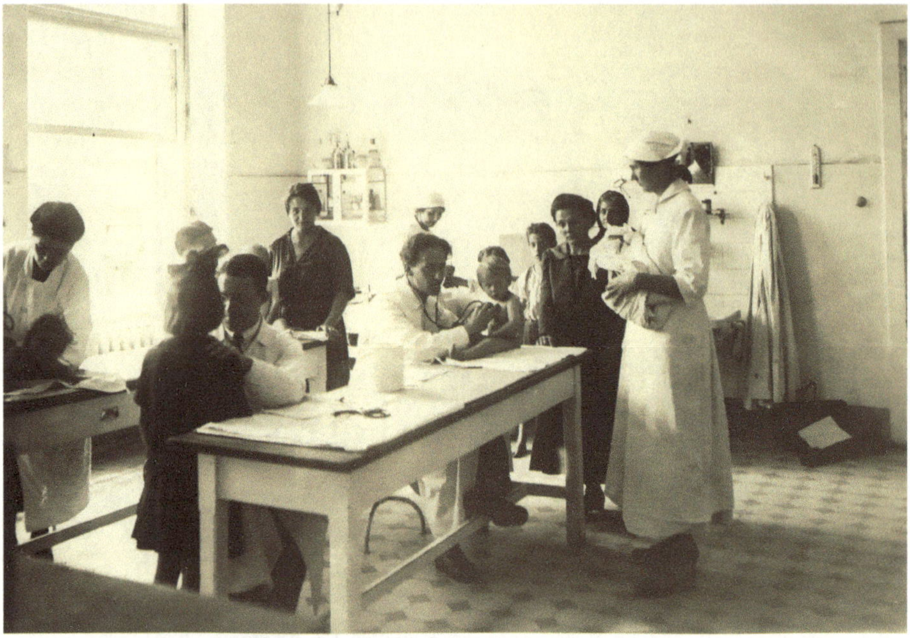

Abb. 14 Ambulante Untersuchung von Patient*innen an der Kinderklinik
Pirquet-Album, 1921, Josephinum - Ethik, Sammlungen und Geschichte der Medizin, MedUni Wien, MUW-FO-S04464-0001-6-12.

hier ein heilpädagogischer Universalitätsanspruch in Bezug auf ‚auffällig' gewordene Minderjährige. Daraus geht aber auch hervor, dass für diejenigen, die in diesen heilpädagogischen Einrichtungen außerhalb der Klinik untersucht wurden, eine Rückkehr in das familiäre Umfeld mehr oder weniger ausgeschlossen war – im Gegensatz zu vielen Abteilungspatient*innen, wo die Spezifizierung bzw. Entscheidung über vorab beschlossene Fremdunterbringung nur einen Teil der Aufnahmegründe darstellte. Hier wurde vielmehr auf wissenschaftlicher Basis häufig erst die angebliche Notwendigkeit von Fremdunterbringung festgestellt. Wie Sieder darstellte, war das behördliche Eingreifen in Familien, die „Unterscheidung von kompetenten und inkompetenten Eltern […] die seit den Anfängen der Fürsorgeerziehung kritische Handlung von professionellen und semi-professionellen Amtsträgern".[269] Der Heilpädagogik generell sowie der Heilpädagogischen Abteilung im Speziellen kam dabei eine zentrale Funktion zu, legitimierte sie doch durch ihre Gutachten, Bewertungen und Anschauungen diese Eingriffe in den Familienverband. Obgleich auch zeitgenössisch betont wurde, die

269 Sieder, Dispositiv, 168 f.

Abteilung versuche Eltern mit einzubeziehen und durch (Erziehungs-)Ratschläge an sich zu binden und eine Verbesserung des häuslichen Milieus zu gewährleisten, ist in den Akten die vielfach empfohlene Fremdunterbringung dokumentiert. Daraus ergibt sich der Schluss, dass zumindest bei den Patient*innen, die stationär aufgenommen waren, die Veränderung der Lebenssituation möglicherweise zwar nicht die bevorzugte, aber dennoch vielfach gebrauchte bzw. gewünschte Handlungsoption war. Die Grundlage dafür lieferten einerseits die unterschiedlichen Testungen, die im Rahmen der heilpädagogischen Begutachtung durchgeführt wurden, andererseits auch der Grad der behaupteten Abweichung von der ‚Norm'.[270] Dies betraf sowohl die Kinder und Jugendlichen selbst in ihrem Verhalten als auch deren ‚Milieu' – ledige (oft arbeitende und deshalb die ‚Aufsicht' der Kinder nicht gewährleistende) Mütter, (vermeintlich) kriminelle Elternteile, Alkoholismus oder Arbeitslosigkeit – Letztere wurde häufig als „Arbeitsscheu" oder „Asozialität" bezeichnet – waren Indikatoren für die Wahrscheinlichkeit der behördlichen Erfassung. Kamen mehrere dieser Zuschreibungen zusammen, erhöhte sich gleichsam auch die Wahrscheinlichkeit der Herausnahme des betroffenen Kindes aus der Familie und damit der Fremdunterbringung.

Die Minderjährigen aus dieser großen Gruppe der behauptet ‚Erziehungsbedürftigen', die Lazar sowohl ambulant als auch stationär beobachten konnte, dienten ihm zur Entwicklung seiner unterschiedlichen heilpädagogischen Beurteilungs- und Behandlungsansätze. Über die längerfristigen Ergebnisse seiner Forschungen berichtete er 1925 im Vorwort seiner Monografie *Medizinische Grundlagen der Heilpädagogik*:

> „In einer weit zurückliegenden Schrift (‚Die endogenen und exogenen Wurzeln der Dissozialtät', Zeitschrift für Kinderheilkunde, 1914) habe ich die Hoffnung ausgesprochen, man werde auf dem Wege einer genauen Durchforschung der einschlägigen Fälle einmal zu einer Diagnostik gelangen, ähnlich wie dies bei den richtigen Krankheiten der Fall ist. Diese Hoffnung hat sich als trügerisch erwiesen. Und trotzdem bedauere ich nicht, bei meiner Art der Durchforschung stehengeblieben zu sein. Ich habe viele neue Wege begangen und habe dabei allerlei gesehen. Diese Tatsache steht für mich eindeutig fest: Man kann heilpädagogisch eine Person immer nur in ihren einzelnen Eigenschaften bestimmen, muß die Person von vielen Gesichtspunkten her betrachten und die verschiedensten Ergebnisse zueinander in Beziehung bringen. Jede menschliche Eigenschaft hat nicht nur eine exogene und eine endogene Wurzel, sondern jede von diesen setzt sich aus dem Vielerlei zusammen, das konstitutionell und konditionell im Wesen eines Menschen enthalten ist."[271]

270 Sieder, Dispositiv, 169.

271 Lazar, Grundlagen, III.

Neben diesem kurzen Resümee seiner Arbeit sticht besonders die Bemerkung hervor, die heilpädagogisch zu behandelnde ‚Auffälligkeiten' in Gegensatz zu „richtigen Krankheiten" stellt. Impliziert wird damit der weite Aufgabenbereich der Heilpädagogischen Abteilung, der somatische Erkrankungen nur als Randgebiet umfasste.

Eine Periode des Übergangs: Valerie Bruck

Lazars überraschender Tod infolge Herzversagens nach einer eigentlich gut überstandenen Gallenoperation am 4. April 1932 bedeutete nach seiner zwanzigjährigen Leitung der Heilpädagogischen Abteilung einen wesentlichen Einschnitt in der wissenschaftlichen Ausrichtung der Institution. Wenngleich die Tätigkeitsgebiete der Heilpädagogischen Abteilung bereits so gut etabliert waren, dass sie unverändert weiterbestanden, markierten die folgenden Jahre einen Wendepunkt. Lazars Nachfolgerin Valerie Bruck steht dabei für eine Übergangsphase, bis Hans Asperger wenig später seine Konzeption von Heilpädagogik institutionell für Jahrzehnte verankerte.

Der Internist Nikolaus Jagić (1875–1956) hatte in einem Nachruf auf Lazar festgehalten:

> „Sein weiter Blick, seine vielseitige Erfahrung ließen ihn immer wieder Neues finden und bewahrten seine Lehre vor Einseitigkeit und Erstarrung. Er hinterläßt daher kein festgelegtes System, das mit dem Tod des Begründers abgeschlossen ist, sondern ein lebendiges Arbeitsgebiet mit weitgehenden Entwicklungsmöglichkeiten."[272]

Inwiefern die angesprochenen Entwicklungsmöglichkeiten in den folgenden Jahren ausgeschöpft wurden bzw. „Einseitigkeit und Erstarrung" Einzug in die institutionalisierte Heilpädagogik hielten, ist zu hinterfragen. Zunächst war nach dem überraschenden Tod Lazars seine Stelle dringend nachzubesetzen, um den Abteilungsbetrieb aufrecht zu erhalten. Es war naheliegend, dass seine langjährige ärztliche Mitarbeiterin Valerie Bruck die Position übernahm, da sie in den vorangegangenen Jahren auch außerhalb der Abteilung tätig geworden war und sich somit als Heilpädagogin in unterschiedlichen Räumen etabliert hatte.

Bruck wurde am 9. Februar 1894 in Znaim als Valerie Biesok geboren. Sie studierte an der Wiener Universität Medizin und bat 1919 im 4. Semester schriftlich um Zulassung zu den drei letzten Teilprüfungen des ersten Rigorosums. In diesem Ansuchen

272 N.N. [Nikolaus Jagić], ohne Titel [Nachruf], in: Die feierliche Inauguration des Rektors der Wiener Universität für das Studienjahr 1932/33. Am 16. November 1932, Wien 1932, 41 f.

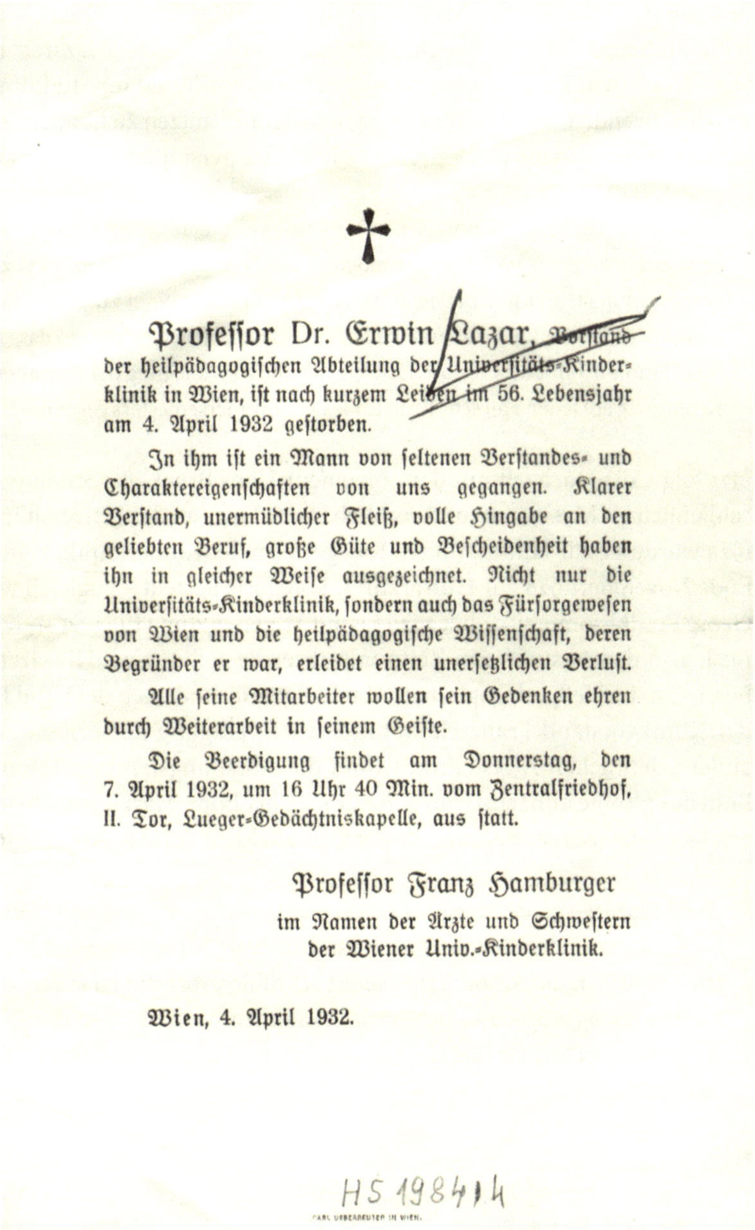

†

Professor Dr. Erwin Lazar, Vorstand der heilpädagogischen Abteilung der Universitäts-Kinderklinik in Wien, ist nach kurzem Leiden im 56. Lebensjahr am 4. April 1932 gestorben.

In ihm ist ein Mann von seltenen Verstandes- und Charaktereigenschaften von uns gegangen. Klarer Verstand, unermüdlicher Fleiß, volle Hingabe an den geliebten Beruf, große Güte und Bescheidenheit haben ihn in gleicher Weise ausgezeichnet. Nicht nur die Universitäts-Kinderklinik, sondern auch das Fürsorgewesen von Wien und die heilpädagogische Wissenschaft, deren Begründer er war, erleidet einen unersetzlichen Verlust.

Alle seine Mitarbeiter wollen sein Gedenken ehren durch Weiterarbeit in seinem Geiste.

Die Beerdigung findet am Donnerstag, den 7. April 1932, um 16 Uhr 40 Min. vom Zentralfriedhof, II. Tor, Lueger-Gedächtniskapelle, aus statt.

Professor Franz Hamburger
im Namen der Ärzte und Schwestern
der Wiener Univ.-Kinderklinik.

Wien, 4. April 1932.

HS 1984/4

CARL UEBERREUTER IN WIEN.

Abb. 15 Parte für Erwin Lazar
Josephinum – Ethik, Sammlungen und Geschichte der Medizin, MedUni Wien, MUW-AS-001984-L-0004.

hielt sie fest, dass sie vier Semester aufgrund militärischer Dienstleistung verloren hatte, während derer sie als Operationsschwester im Kriegslazarett in Znaim tätig war.[273] Nachdem ihr Vater nun verstorben war, wollte sie ihr Studium so schnell als möglich beenden, um ihre Mutter finanziell unterstützen zu können. Zudem ging sie auf die Auswirkungen des Kriegsendes auf ihre persönlichen Lebensumstände ein:

> „Infolge der veränderten politischen Verhältnisse, die uns als Deutsche den Aufenthalt in unserem bisherigen Wohnorte unmöglich machen, sind wir überdies gezwungen, in den Sommermonaten eine Übersiedlung von Znaim nach Wien zu bewerkstelligen, was, da meine Mutter kränklich ist, eine Fülle von Arbeit mit sich bringt, so dass der Sommer für mein Studium ohnedies verloren ist, ich aber die zur Ablegung der Prüfungen notwendigen Kenntnisse auf jeden Fall schon am Ende des Sommersemesters gesammelt haben muss."[274]

1921 folgte die Hochzeit mit dem Ingenieur Hans Bruck, ihr Studium schloss Bruck schließlich im Mai 1923 ab und verblieb in der Folge an der Universität. Im Dezember 1924 wurde sie zur Hilfsärztin III. Kategorie an der Kinderklinik, vom 1. Oktober bis Ende November 1926 zur Hilfsärztin I. Kategorie bestellt – zugleich wurde übrigens Georg Frankl vom 1. Oktober 1926 bis auf Weiteres zum Hilfsarzt II. Kategorie.[275] Seit 1924, also dem erstmaligen Zeitpunkt ihrer Bestellung zur Hilfsärztin, war Bruck bereits an der Heilpädagogischen Abteilung tätig, und nach dem Tod Lazars urgierte der Klinikvorstand Franz Hamburger die Erledigung der Ernennung Brucks zur außerordentlichen Assistentin, womit die Abteilungsleitung verbunden war. Die Bestellung sollte zunächst von 1. April 1932 bis Ende März 1934, also für zwei Jahre, erfolgen. Hamburger begründete die Dringlichkeit der Angelegenheit so:

> „Die heilpädagogische Abteilung ist ein unerlässlicher, äusserst wichtiger Bestandteil der Universitäts-Kinderklinik und kann nur einem erfahrenen Facharzt überlassen werden. Ich bitte daher, die Abstimmung sofort schriftlich vornehmen lassen zu wollen, damit die Ernennung möglichst rasch erfolgen kann. Ein Vakantbleiben der Stelle auch nur für einige Wochen ist ganz und gar unmöglich, ohne den Betrieb dieser wichtigen Abteilung zu gefährden."[276]

---

273 Ansuchen Valerie Biesok, 14.5.1919, UAW, Med.Dek.Akt 1583 ex 1918/19; Hans Asperger, Dr. Valerie Bruck. In Memoriam, in: Mitteilungen der katholischen Ärztegilde Österreichs 74 (1962), 2 f., 3.

274 Ansuchen Valerie Biesok, 14.5.1919, UAW, Med.Dek.Akt 1583 ex 1918/19.

275 Fragebogen der Magistratsdirektion Wien, 22.9.1945, WStLA, PA Valerie Bruck; Bestellung, 2.12.1924, UAW, Med.Dek.Akt 496 ex 1924/25; Bestellung, 11.9.1926, UAW, Med.Dek.Akt 1799 ex 1925/26.

276 Hamburger an Dekan, 8.4.1932, UAW, Med.Dek.Akt 975 ex 1931/32.

Die schriftliche Abstimmung wurde beantragt, da die nächste Sitzung des Professorenkollegiums erst im Mai stattfand und eine rückwirkende Bestellung nicht rechtsgültig war. Die den Umlaufbeschluss Unterzeichnenden sprachen sich einstimmig für die Bestellung Brucks aus.[277] Es war jedoch zu einer verwaltungstechnischen Verzögerung gekommen, aufgrund derer sich Hamburger veranlasst sah, eine Beschwerde beim Dekanat einzureichen:

> „Ich möchte wohl meinen, dass das Dekanat gegen eine solche amtsschimmelmässige Verzögerung einer so wichtigen Angelegenheit Stellung nehmen sollte. Es geht doch nicht an, dass die Verwaltungsstelle eine solche Eingabe, statt sie dem Ministerium weiterzuleiten, einfach zurückschickt.
> Die heilpädagogische Abteilung ist ein unerlässlicher, äusserst wichtiger Bestandteil der Univ. Kinderklinik und kann nur einem erfahrenen Facharzt überlassen werden. Ich bitte daher recht sehr, die Ernennung der Frau Dr. Bruck, welche nun bereits seit dem 8. April kostenlos und ununterbrochen diesen schweren und verantwortungsvollen Dienst täglich leistet, gütigst betreiben zu wollen.
> Ein Vakantbleiben der Stelle, auch nur für einige Wochen ist ganz und gar unmöglich, ohne den Betrieb dieser wichtigen Abteilung zu gefährden. Ich bitte, diese meine Beschwerde weiterleiten zu wollen."[278]

Die Bestellung Brucks wurde schließlich auch vom Unterrichtsministerium genehmigt, allerdings mit 1. Mai 1932, also ein Monat nach dem ursprünglich beantragten Beginn, und zwar für die gewünschte Dauer von zwei Jahren. Hervorgehoben wurde in dem diesbezüglichen Schreiben, dass diese „Genehmigung [...] im Hinblick auf die Dringlichkeit der Wiederbesetzung des freigewordenen Dienstpostens ausnahmsweise unter Abstandnahme von einer Wartezeit von mindestens 6 Monaten" erfolgte.[279] Als Brucks Anstellung sich dem Ende näherte, ersuchte Hamburger das Professorenkollegium schriftlich um Weiterbestellung für das folgende Jahr, also von 1. Mai 1934 bis 30. April 1935,

> „bitte aber unter allen Umständen in diesem Falle Frau Dr. Bruck nicht zur ausserordentlichen Assistentin mit Forschungs-Stipendium, sondern als wirkliche a. o. Assistentin bestellen zu wollen, da sie vor zwei Jahren als Nachfolgerin des seinerzeitigen ordentlichen

277 Abstimmungsliste, UAW, Med.Dek.Akt 975 ex 1931/32.
278 Hamburger an Dekanat, 28. 4. 1932, UAW, Med.Dek.Akt 975 ex 1931/32.
279 Bundesminister an Dekanat der medizinischen Fakultät, 27. 4. 1932, UAW, Med.Dek.Akt 975 ex 1931/32.

> Assistenten Professor Lazar, der vor zwei Jahren gestorben ist, angestellt wurde und als Leiterin der Heilpädagogischen Station eine ebenso selbstständige Stelle hat wie der erste Assistent der Klinik."[280]

Wenngleich Bruck hierauf zwar ihre Stelle als Abteilungsleiterin behielt, wurde dem Gesuch um Anstellung als „wirkliche a. o. Assistentin", das heißt als besoldete Assistentin, seitens des Ministeriums nicht entsprochen:

> „Hingegen wird in teilweiser Berücksichtigung des gestellten Antrages genehmigt, daß Dr. Valerie Bruck zum unbesoldeten außerordentlichen Assistenten an der genannten Klinik [...] bestellt werde; der Genannten wird für den Fall, als sie keinen Anspruch auf den Unterhaltsbeitrag haben sollte, auf die Dauer dieser Bestellung, bezw. innerhalb dieser Bestellungsdauer für jene Zeit, während welcher sie keinen Unterhaltsbeitrag bezieht, ein Forschungsstipendium von 240 [...] Schilling monatlich bewilligt."[281]

Dass sich Bruck trotz ihrer Position an der Abteilung in einem prekären Beschäftigungsverhältnis befand, wird auch an ihrem Ansuchen um den Unterhaltsbeitrag deutlich, dessen Anspruch durch Vorlegen eines Mittellosigkeitszeugnisses geltend gemacht werden musste.[282] Die Entscheidungen zunächst in der Frage der Besoldung sowie letztlich auch der Nichtverlängerung von Brucks Anstellung 1935 sind in Zusammenhang mit der austrofaschistischen Politik zu sehen, die sich offiziell im Rahmen der ‚Doppelverdienerverordnung' gegen berufstätige verheiratete Frauen richtete.[283] Aber auch ganz allgemein „unterstützte das austrofaschistische Regime ein frauenfeindliches Klima, in dem Erwerbsarbeit von Frauen, insbesondere von verheirateten Frauen, auf jeder Ebene und nicht nur im Bundesdienst angefeindet wurde."[284] Allerdings wirkte Bruck, auch nachdem ihr Arbeitsverhältnis mit der Kinderklinik nicht verlängert wurde, an Schulungskursen und Vorträgen mit, die an der Abteilung

280 Hamburger an Professoren-Kollegium, 1.3.1934, UAW, Med.Dek.Akt 895 ex 1933/34.

281 Bundesminister an Dekanat der medizinischen Fakultät, 2.6.1934, UAW, Med.Dek.Akt 895 ex 1933/34.

282 Verwaltungsstelle der Wiener Hochschulen an Dekanat, 24.7.1934, UAW, Med.Dek.Akt 1424 ex 1933/34.

283 Verordnung der Bundesregierung vom 15.12.1933 über den Abbau verheirateter weiblicher Personen im Bundesdienste und andere dienstrechtliche Maßnahmen, BGBl. 545/1933. Vgl. dazu auch Neda Bei, Austrofaschistische Geschlechterpolitik durch Recht: Die „Doppelverdienerverordnung", in: Ilse Reiter-Zatloukal/Christine Rothländer/Pia Schölnberger (Hg.), Österreich 1933–1938, Wien 2012, 197–206.

284 Irene Bandhauer-Schöffmann, Der „Christliche Ständestaat" als Männerstaat?, in: Emmerich Tálos/Wolfgang Neugebauer (Hg.), Austrofaschismus. Politik – Ökonomie – Kultur 1933–1938, Wien u.a. [6]2012, 254–280, 276.

gehalten wurden.[285] Der Kontakt geht auch aus einer Maßnahmenempfehlung 1937 hervor, als die Unterbringung eines Patienten in einer „indifferenten Anstalt" mit Lehrbetrieb erfolgen sollte: „Wird von Fr. Dr. Bruck dort untergebracht werden."[286] Neben der Abteilungstätigkeit war sie von 1928 bis 1938 ärztliche Leiterin der Erziehungsanstalt für Mädchen in Hirtenberg in Niederösterreich und Sachverständige am Jugendgericht im selben Zeitraum.[287] Dass die Heilpädagogische Abteilung auch nach ihrer Leitungsübernahme weiterhin als zentrale Instanz im Fürsorgesystem agierte, verdeutlicht exemplarisch die in einem Krankenakt notierte Empfehlung einer Konsultation Brucks: Der Vater eines späteren Patienten hatte sich zunächst an Richard Seyss-Inquart (1883–1941), seit Einrichtung 1928 Direktor der Bundesanstalt für Erziehungsbedürftige Kaiserebersdorf für männliche Minderjährige, im Rahmen von dessen „Jugendberatung" gewandt, der „eine Beobachtung durch Frau Dr. Bruck" empfahl.[288]

Obwohl die Geschlechterpolitik des Austrofaschismus sich fraglos in der Beendigung des Anstellungsverhältnisses von Valerie Bruck niederschlug, ist als weiterer Faktor für ihr Scheiden von der Abteilung mit Ende April 1935 auch die ideologische Orientierung des Klinikvorstands Hamburger zu erwägen, der ab 1934 illegales NSDAP-Mitglied war und für eine entsprechende Ausrichtung der Kinderklinik sorgte. So war Georg Frankl, der bis 1937 an der Heilpädagogischen Abteilung verblieb, zu diesem Zeitpunkt bereits der letzte jüdische Mitarbeiter der gesamten Kinderklinik.[289] Asperger, der wie Bruck in der katholischen St. Lukas Gilde organisiert war, stellte mit seiner national-katholischen, jedoch nicht nationalsozialistischen Orientierung dabei eine Ausnahme unter den Klinikmitarbeiter*innen dar. Die St. Lukas Gilde war eine 1932 gegründete Vereinigung katholischer Ärzt*innen, deren Agenda die Auseinandersetzung mit medizinethischen Fragen vom Standpunkt der katholischen Morallehre war: „Was wir tun wollen? Unser Berufsgebiet verteidigen gegen das weitere Übergreifen unmoralischer Grundsätze, das Überhandnehmen einer gottfremden und verfehlten Eugenik, des akatholischen Denkens in medizinisch-ethischen Fragen."[290] Damit ging die Entwicklung einer eigenen katholisch-eugenischen Zielsetzung einher, „die sich vor allem als gesellschaftliches

285 Z. B. an einem Heilpädagogischen Fortbildungskurs, der von November 1935 bis März 1936 an der Kinderklinik gehalten wurde. Mitteilungen, in: Eos. Zeitschrift für Heilpädagogik 6 (1935), 24.

286 WStLA, 1.3.2.209.1.A47, 1937 A-M, o.Nr.

287 Fragebogen, Magistratsdirektion der Stadt Wien, 22. 9. 1945, WStLA, PA Valerie Bruck.

288 Seyss-Inquart an Jugendgerichtshof Wien, 14. 5. 1933, WStLA, 1.3.2.209.1.A47, 1933 A-M, Ambulanzkarten-Nr. 18354/1933.

289 Ausführlich dazu Hubenstorf, Emigration.

290 Carla Zawisch, Was wir sein, was wir tun wollen, in: St. Lukas 1 (1933), 3.

Erziehungsprogramm verstanden hat, bei dem der Arzt/die Ärztin die Funktion des Vermittlers/der Vermittlerin und des Hüters/der Hüterin der ‚Volksgesundheit' bzw. ‚Erbgesundheit' einnahm."[291] Hierin spiegelten sich die Grundannahmen der Gilde, dass Alkohol, ein „zügelloses Sexualleben" und Geschlechtskrankheiten „keim-" bzw. „erbschädigende Faktoren" wären, die zu Kriminalität, psychischen Erkrankungen und „moralischem Schwachsinn" führen würden, beruhende Entwicklung einer eigenen katholisch-eugenischen Zielsetzung, Zentral ist hierbei Monika Löschers Feststellung zu berücksichtigen: „Keiner aber hinterfragte den Zusammenhang zwischen positiver und negativer Eugenik, denn selbst die positive Eugenik, die mit der Morallehre der Kirche vereinbar war, beruhte auf der Bewertung menschlichen Lebens."[292] Dieser Punkt ist auch als bedeutsam anzusehen, wenn in den Akten der Heilpädagogischen Abteilung die „Brauchbarkeit" von Minderjährigen besprochen oder ihr „Wert" beurteilt wurde.[293] Entsprechend ihrer Aufgabenstellung nahm die Gilde als Vereinigung auch am (gesellschaftlich-)wissenschaftlichen Diskurs teil: Neben dem Engagement einzelner Mitglieder in Ehe- und Schwangerschaftsberatungsstellen sowie im *Verband Familienschutz* wurden auch zwei Ausstellungen im Naturhistorischen Museum Wien sowie Tagungen organisiert. Bei einer solchen im Jänner 1934, die unter dem Titel „Die Stellung der Familie in Volk und Staat" stand, hielten unter anderem Bruck und der Pädiater Herbert Orel (1898–1976), der übrigens im selben Jahr die Ansicht äußerte, dass das mit 1. Jänner 1934 in Deutschland in Kraft getretene *Gesetz zur Verhütung erbkranken Nachwuchses* (GzVeN) als deutsche Maßnahme keinerlei Relevanz für Österreich habe,[294] Vorträge zur Vereinbarkeit von Katholizismus und Eugenik. Der Titel von Brucks Vortrag lautete „Die biologischen

---

291 Monika Löscher, Katholizismus und Eugenik in Österreich. „… dass die katholische Auffassung alle vernünftigen Versuche der positiven Eugenik voll Freude begrüßt und unterstützt…", in: Gerhard Baader/Veronika Hofer/Thomas Mayer (Hg.), Eugenik in Österreich. Biopolitische Strukturen von 1900 bis 1945, Wien 2007, 140–161, 151. Vgl. zur päpstlichen Enzyklika „Casti conubii" des Jahres 1930: dies., „…der gesunden Vernunft nicht zuwider…"? Eugenik in katholischen Milieus/Netzwerken in Österreich vor 1938, phil. Diss., Wien 2005, 145–211. Ebd., 216–269, ausführlich zur St. Lukas Gilde sowie einzelnen Mitgliedern.

292 Löscher, „Vernunft", 316.

293 In den Akten wurde meist in Zusammenhang mit Intelligenz von „hochwertig" oder „unterwertig" gesprochen, unter Brucks Abteilungsleitung finden sich aber auch vereinzelt Zuschreibungen wie „Degenerativ. Minderwertiger Charakter" oder „unterwertige Charakteranlage". WStLA, 1.3.2.209.1.A47, 1932 N-Z, Prot.-Nr. 2120; WStLA, 1.3.2.209.1.A47, 1932 A-M, Prot.-Nr. 2093. Die „Brauchbarkeit" der Minderjährigen wurde in der Beurteilung meist in Relation zur Praxis gesetzt, etwa im Sinn von „Grenzdebilität bei relativ guter praktischer Brauchbarkeit" in der Diagnose eines siebenjährigen Buben. WStLA, 1.3.2.209.1.A47, 1933 A-M, Ambulanzkarten-Nr. 14702/1929.

294 Löscher, „Vernunft", 316.

Grundlagen der Erziehung zur Elternschaft".[295] Nach Löscher war allerdings die Propagierung der ‚positiven' Eugenik „allenfalls Teilziel" der etwa siebzig Mitglieder umfassenden Gilde, der es primär um eine Ablehnung der ‚negativen' NS-Rassenhygiene ging.[296] Diese Zielsetzung führte dazu, dass die Gilde nach dem *Anschluss* aufgelöst wurde und dass, trotz der überschaubaren Mitgliederzahl, in dem von Beamt*innen im Rahmen der *Verordnung zur Neuordnung des Berufsbeamtentums* auszufüllenden Fragebogen unter dem Punkt „Mitgliedschaften in Vereinen und Verbänden" explizit nach der St. Lukas Gilde gefragt wurde.[297]

Dass Bruck, obwohl sie kaum fachspezifisch publizierte,[298] dennoch am internationalen Heilpädagogik-Diskurs teilnahm, ist zumindest aus dem Ansuchen um Dienstfreistellung zwecks Teilnahme am 6. Kongress für Heilpädagogik in München im Sommer 1934 ersichtlich. Aus der diesbezüglichen Notiz im Archiv der Universität Wien geht ebenfalls hervor, dass auch Hamburger an diesem Kongress teilnahm, der zudem noch die Tagung der *Deutschen Gesellschaft für Kinderheilkunde* in Braunschweig und die Tagung der Deutschen Naturforscher und Ärzte in Hannover im Zug der Reise besuchen wollte.[299] Beide benötigten für die Teilnahme aufgrund der politischen Lage zwischen Österreich und dem Deutschen Reich eine Ausreisebewilligung der Polizei.[300]

Die Aufnahmezahlen während Brucks Abteilungsleitung unterstreichen, dass die personelle Veränderung keine Änderung der Inanspruchnahme der Institution bedingte. Dies ist wesentlich damit in Verbindung zu bringen, dass Bruck durch ihre außerklinischen Funktionen seit mehreren Jahren gut und fest im Wiener Fürsorgesystem verankert war und auch die Abteilung als Institution be- und anerkannt war sowie ihre zentrale Position im Fürsorgesystem bereits innehatte.

---

295 Löscher, Katholizismus, 152–154; Löscher, „Vernunft", 284, sowie allgemein weiterführend zum *Familienschutz*, den Tagungen und Ausstellungen: ebd., 281–307.

296 Löscher, Katholizismus, 160.

297 Löscher, „Vernunft", 226.

298 Valerie Bruck, Die Bedeutung der Heilpädagogik für die Jugendgerichtshilfe, in: Festschrift der Wiener Jugendgerichtshilfe zur Erinnerung an die 25. Wiederkehr ihrer Gründung, Wien 1937, 26, stellt eine dieser wenigen Publikationen dar, die allerdings das generelle Arbeitsfeld, nicht die konkreten Inhalte behandelt. Ihre (einseitige) gemeinsame Publikation mit Pirquet und Richard Wagner (1887–1974) zur Rachitisprophylaxe stammt zwar aus dem Gebiet der Kinderheilkunde, nicht aber der Heilpädagogik: Valerie Bruck-Biesok/Clemens Pirquet/Richard Wagner, Rachitisprophylaxe, in: Klinische Wochenschrift 6 (1927), 952.

299 Bundesminister an Dekanat der Medizinischen Fakultät, 4.7.1934, UAW, Med.Dek.Akt 1380 ex 1933/34.

300 Verordnung des Bundeskanzleramtes vom 1. Juni 1933, betreffend die Ausreise österreichischer Bundesbürger nach dem Deutschen Reich, BGBl. 208/1933.

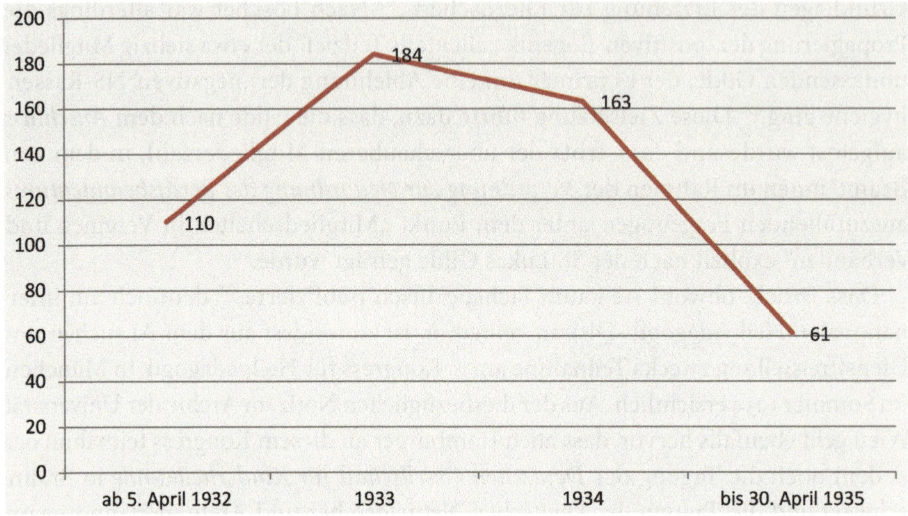

Abb. 16 Aufnahmen an der Heilpädagogischen Abteilung in der Periode Bruck, 5. April 1932 bis 30. April 1935, n = 518

Während die Aufnahmezahlen nach 1923 im Abnehmen begriffen waren, ist ein erneuter Anstieg 1930 mit einem Höhepunkt 1932 (insgesamt, also unter Einberechnung der noch unter Lazar aufgenommenen Patient*innen: 160) und 1933 zu beobachten, was in Zusammenhang mit der Weltwirtschaftskrise zu bringen ist. In diesem Jahr war die finanzielle Krisensituation für die Bevölkerung noch deutlich spürbar, zugleich begann durch die Etablierung des austrofaschistischen Regimes eine alle Lebensbereiche umfassende staatliche sowie staatlich verordnete Hinwendung zu konservativen Wertvorstellungen. Die Veränderungen betrafen aber nicht allein die ideelle Ebene, auch staatliche Einschränkungen im Fürsorgesystem gingen damit einher, die den Bereich der „Wohlfahrt" nach der Verstaatlichung in den vorangegangenen Jahren wieder verstärkt in den Privatbereich zu verlagern suchten. Dies ist, abgesehen von der proklamierten, beabsichtigten Praktizierung von Wohlfahrtsfürsorge als Maßnahme der „christlichen Nächstenliebe", wesentlich mit der allgemeinen Finanzpolitik im Austrofaschismus in Verbindung zu bringen, die von Einsparungsmaßnahmen geprägt war. Im Jugendfürsorgewesen ging damit „eine Privatisierungs- und Konfessionalisierungspolitik" einher. Dazu verstärkte sich die Aufmerksamkeit auf bevölkerungs- und reproduktionspolitische Faktoren im Rahmen des Fürsorgewesens.[301] Ein beträchtlicher Unterschied zur Periode Lazar zeigt sich an der Abteilung in der

301 Melinz, Fürsorgepolitik(en), 250 u. 239–241.

durchschnittlichen Aufenthaltsdauer der Patient*innen, die entgegen 25 Tagen unter Lazar nunmehr bereits auf 37 Tage angestiegen war. Die längste Zeit, die ein Patient in dieser Periode an der Abteilung verbrachte, waren 200 Tage, die kürzeste waren 2 Tage. Das bedeutet, dass keine Kinder noch am Tag der Aufnahme wieder abgeholt oder auch transferiert worden waren.

Zudem hatte insbesondere auf dem (sozial-)medizinischen Sektor bereits seit den 1920er Jahren eine vermehrte Auseinandersetzung mit Eugenik stattgefunden, damit zusammenhängend mit der Auffassung von ‚Vererbung von Eigenschaften'. Dieser Themenbereich ist auch in den Publikationen von Bruck in katholischen Zeitschriften präsent. 1933 befasste sie sich mit der Thematik und erklärte in ihrer Auseinandersetzung mit der Vererbungslehre, dass „nur Krankheiten oder Fehler, die der einzelne schon als angeboren in sich trägt, nicht solche, die er erst im späteren Leben erwirbt" vererbbar sind. Als Einschränkung führte sie jedoch Syphilis und Alkoholmissbrauch der Eltern an, gefolgt von einem Appell an ein geordnetes Elternhaus. Als Lösung propagierte Bruck die „Gesundung der Familie", aus der allein die „Gesundung des Volkes" resultieren könne. Dies war wichtig, da durch das Bewusstsein für „Erbkrankheiten" die Partner*innenwahl beeinflusst werden sollte. Bruck befürwortete daher das Hinzuziehen eines Arztes, da „durch Überängstlichkeit fast ebensoviel Schaden an wertvollen Menschen und so viel zerstörtes Lebensglück entstehen würde, wie derzeit durch Unkenntnis und Leichtsinn."[302] Ihre Ausführungen entsprechen den eugenischen Vorstellungen der St. Lukas Gilde von Beratung und Aufklärung als Weg zu einer ‚verantwortungsbewussten' Selbstregulierung der Fortpflanzung. Die ‚Erbanlage' spielte entsprechend auch in den Zuweisungen an die Heilpädagogische Abteilung eine Rolle, wie ein Aufnahmeansuchen Seyss-Inquarts für ein elfjähriges Mädchen zeigt, das dieser im Rahmen der *Beratungsstelle für gefährdete Jugend* beim *Caritasinstitut der Erzdiözese Wien* verfasst hatte. Das Schreiben datiert zwar vom 6. Mai 1935, also eine Woche nachdem Asperger die Abteilungsleitung übernommen hatte, war jedoch noch an „Frau Doktor" gerichtet und sprach damit Bruck an: „Könnten Sie nicht die Mj. […] untersuchen, bezw. zur Beobachtung einige Zeit auf der Klinik behalten? Sie zeigt kleptomanische Neigungen. Hereditär belastet?"[303]

Die Bedeutung dieser Überlegungen zum ‚Wert' von Menschen ganz allgemein war den zeitgenössischen Akteur*innen für das breite Feld der Heilpädagogik bewusst.

302 Valerie Bruck, Eugenik und Familie, in: Das Familienglück 6 (1933), 8–11, 10 f. Vgl. auch dies., Inwieweit können Umwelteinflüsse eine Wirkung auf die angeborene Veranlagung ausüben?, in: St. Lukas 4 (1934), 78–82.

303 Seyss-Inquart an Frau Doktor, 6. 5. 1935, WStLA, 1.3.2.209.1.A47, 1935 N-Z, o.Nr.

Mitte der 1930er Jahre wurde nicht nur mit Blick auf das Deutsche Reich, sondern auch in Bezug auf die in Österreich immer stärker geführten Eugenik-Debatten wiederholt in Fachzeitschriften auf deren Bedeutung für die eigene Disziplin eingegangen. Der Pädagoge Anton Simonic formulierte 1935:

> „Im Gange rassischer und eugenischer Bestrebungen unserer Tage kann man nämlich manches harte Wort hören über zu hohe Summen, die für heilpädagogische Bestrebungen ‚verschwendet' werden. Bei aller Anerkennung der Eugenik und Ethik, der verhütenden Eheberatung und Gesundheitsverpflichtung darf man nicht das Tatsächliche vergessen und nicht von ‚unproduktiven Ausgaben' reden, wenn es sich um die Förderung jener Kinder handelt, die ohne Schuld mit schweren Mängeln behaftet nun einmal in die Welt gesetzt wurden, unter uns leben und unserer Hilfe bedürfen, mehr als ihre glücklicheren, gesunden Altersgenossen."[304]

Die Ausbildung in sechs bis sieben Hilfsschuljahren bringe jährlich „Hunderte beruflich immerhin brauchbarer, der Gemeinschaft nützlicher Menschenkinder die sonst verloren wären für den Staat und ihm lediglich und gänzlich zur Last fielen." Unter diesen Gesichtspunkten sei auch Optimismus angesichts der schlechten Wirtschaftslage und der beruflichen Aussichtslosigkeit „Gesunder" zu wahren.[305] Diese Hervorhebung der ‚Nützlichkeit' der Hilfsschule passt in den Kontext der ‚Selbstverteidigung' von Hilfsschularbeit. Sie fokussiert aber die Minderjährigen, von denen, als „brauchbar" bezeichnet, ein Beitrag zur Gemeinschaft zu erwarten war. Jene, die aus verschiedenen Gründen aus dieser Gruppe herausfielen, fanden keine Erwähnung – was die Legitimation einer (zunächst verbal, später auch physisch) bedrohten Gruppe auf Kosten einer anderen bedeutete. Die potenziellen Auswirkungen des GzVeN sowie allgemein der NS-Gesundheitspolitik auf die minderjährige Zielgruppe der Heilpädagogik jedenfalls waren sehr präsent. So wies etwa der Ehrenpräsident der *Österreichischen Gesellschaft für Heilpädagogik* Theodor Heller 1935 auf Folgendes hin: „Der Zusammenbruch der Heilpädagogik in Deutschland ist vielmehr auf […] Ursachen zurückzuführen, die zutiefst begründet sind in Anschauungen eugenischer und biologischer Art und schließlich die Ausmerzung alles Minderwertigen zum Ziele haben."[306]

Wenige Jahre später hielt diese Form des Umgangs mit Menschen auch in Österreich Einzug, was naturgemäß auch für die Heilpädagogik Veränderungen mit sich brachte.

---

304 Anton Simonic, Die Heilpädagogik in Österreich, in: Eos. Zeitschrift für Heilpädagogik 1 (1935), 3 f.

305 Simonic, Heilpädagogik, 4.

306 Theodor Heller, Heilpädagogik in Österreich, in: Heilpädagogik. Beiblatt der Zeitschrift Erziehung und Unterricht, Sonderheft Dr. Theodor Heller (1959), 7–11, 7.

Insbesondere dahingehend, dass fortan Maßnahmenempfehlungen potenziell tödlich sein konnten und bereits die Formulierung einer Diagnose den Weg dazu ebnen konnte. Bruck, die seit 1935 zwar nicht mehr an der Heilpädagogischen Abteilung arbeitete, aber nach wie vor für das Jugendgericht gutachtete und der Erziehungsanstalt Hirtenberg ärztlich zur Seite stand, musste diese Tätigkeiten 1938 niederlegen. Ausschlaggebend war ihr Naheverhältnis zum politischen Katholizismus, weswegen ihr nach dem *Anschluss* auch vierjähriges Praxisverbot auferlegt wurde. Dass ihr Ehemann nach den *Nürnberger Gesetzen* als „Mischling zweiten Grades" definiert wurde, trug ebenfalls zur prekären Situation des Ehepaars während des Nationalsozialismus bei.[307] Erstaunlich ist daher der bei Claudia Spring erwähnte Fall einer 26-jährigen Frau, die 1942 zwangssterilisiert werden sollte. Das vom Erbgesundheitsgericht angeforderte Gutachten wurde von Bruck erstellt, die damit die einzige Ärztin war, deren Beteiligung an einem Zwangssterilisationsverfahren in Wien dokumentiert ist. In der Akte befindet sich ein Verweis auf eine frühere Untersuchung der Betroffenen an der Kinderklinik, was den wahrscheinlichsten Grund für Brucks Hinzuziehung darstellen dürfte.[308] Überraschend ist darüber hinaus die Beteiligung der Ärztin an einem den Werten der St. Lukas Gilde zuwiderlaufenden Verfahren zur Durchsetzung der NS-Eugenik. Letztlich konnte Bruck jedenfalls ab 1942 als Ärztin in der Praxis des katholischen Arztes und langjährigen Sterilisationsgegners Albert Niedermeyer (1888–1957) arbeiten, der sich in Deutschland nach Einführung des GzVeN weigerte, Zwangssterilisierungen durchzuführen und 1934 nach Österreich floh, nach dem *Anschluss* in das Konzentrationslager Sachsenhausen deportiert wurde und nach seiner Freilassung in Wien weiterpraktizierte.[309] Nach Kriegsende stand sie ab Herbst 1945 als Schulärztin für die Wiener Hilfsschulen im Dienst der Stadt Wien. Der letzte Hinweis aus den Akten der Abteilung auf institutionellen Kontakt stammt aus dem Jahr 1953, in dem auf ein Gutachten von ihr aus diesem Jahr Bezug genommen wurde, das die Anstaltsunterbringung einer ehemaligen Patientin als „unvermeidlich" artikulierte.[310] Bruck verstarb 1961 nach längerer Krankheit.[311]

---

307 Valerie Bruck, WStLA, 2.10.2.K2/2, Kartei: Ärztinnen und Ärzte 1938–20. Jh.; Asperger, Bruck, 3.

308 Claudia Andrea Spring, Zwischen Krieg und Euthanasie. Zwangssterilisationen in Wien 1940–1945, Wien-Köln-Weimar 2009, 137.

309 M. D.4c-1879/45, Bruck Valeria [sic], Einstellung als Vertragsärztin, 29. 11. 1945, WStLA, PA Valerie Bruck; Löscher, „Vernunft", 185–187; ausführlich zu Niedermeyers Biografie, seinen wissenschaftlichen Anschauungen und Publikationen: ebd., 184–193.

310 Fürsorgerin an Asperger, 21. 10. 1953, WStLA, 1.3.2.209.1.A47, 1944 A-M, Ambulanzkarten-Nr. 7419/1944.

311 Fragebogen der Magistratsdirektion Wien, 22. 9. 1945, WStLA, PA Valerie Bruck; Valerie Bruck, WStLA, 2.10.2.K2/1, Kartei: Ärztinnen und Ärzte 1938–21. Jh.; Asperger, Bruck, 3.

Zwischen Tradition und Neuorientierung: Hans Asperger

Nach Lazar war es Hans Asperger, der, nachdem er 1935 im Alter von 29 Jahren die Leitung der Heilpädagogischen Abteilung von Valerie Bruck übernommen hatte, die österreichische Heilpädagogik für das restliche 20. Jahrhundert prägte. Die von Lazar als Grundlagen dieser Wissenschaft angegebenen Disziplinen erweiterte Asperger 1952 und nannte als die fünf „Quellströme“: Psychiatrie, Kinderheilkunde, Psychologie, Sozialwissenschaft und Pädagogik.[312] Sein Verständnis des Faches legte er deutlich dar:

> „Wir wollen die Heilpädagogik jene Wissenschaft nennen, welche, auf biologisch fundierter Kenntnis abnormer kindlicher Persönlichkeiten aufbauend, vornehmlich pädagogische Wege zur Behandlung intellektueller und Sinnesdefekte, nervöser und seelischer Störungen des Kindes- und Jugendalters sucht. Die aus bestmöglicher Menschenkenntnis sich ergebende, richtige Menschenführung vermag, so glauben wir, gestörte Persönlichkeiten auf entscheidende Weise günstig zu beeinflussen.
> Diese Arbeit – ob sie jetzt unter dem Namen ‚Heilpädagogik‘ geht, oder unter einem anderen – hat in der neuesten Zeit einen ungeheuren Aufschwung genommen, weil das, was sie bezweckt, für unsere gegenwärtige Situation als ein besonders dringendes Anliegen erkannt wurde. Das hängt zweifellos zusammen mit der sich im gesamten geistigen Leben der Zeit abzeichnenden Bedrohung der einzelnen menschlichen Person wie auch der sozialen Gesellschaft.“[313]

1906 in Wien geboren und in Niederösterreich aufgewachsen, hatte Asperger in Wien Medizin studiert und sein Studium Ende März 1931 abgeschlossen. Er war von Hamburger noch im Mai desselben Jahres an die Kinderklinik geholt worden, wo er wenige Monate vor Lazars Tod an der Heilpädagogischen Abteilung zu arbeiten begann. Auch er bildete sich psychiatrisch weiter und war 1933 als Hospitant an der Wiener Psychiatrischen Klinik unter Leitung von Otto Pötzl (1877–1962) tätig. Im Folgejahr verbrachte er die Monate April und Mai unter Weiterbezug seines Ausbildungsstipendiums, das er als Hilfsarzt erhielt, an der Psychiatrischen Klinik Leipzig bei Paul Schröder (1873–1941).[314] Wie es konkret dazu kam, ist nicht bekannt, allerdings betonte Hamburger in einem Schreiben an das Dekanat die Wichtigkeit dieser Weiterbildung:

---

312 Asperger, Heilpädagogik, 1. Vgl. ebd., 1–5, auch für Erläuterungen zu den Bedeutungen der einzelnen „Quellwissenschaften“ für die Heilpädagogik.

313 Asperger, Heilpädagogik, 1.

314 UAW, Med.Dek.Akt 961 ex 1933/34; Curriculum Vitae, o. J., UAW, PA Hans Asperger.

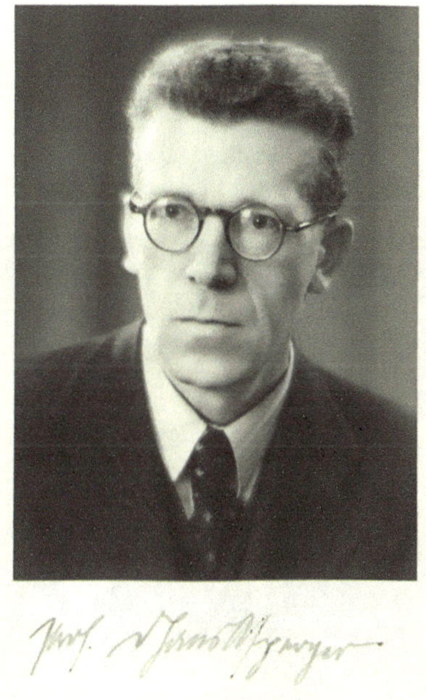

Abb. 17 Hans Asperger, späte 1950er Jahre
Archiv der Universität Wien, Sign. 106.I.1054.

„Die Arbeit in der Heilpädagogischen Abteilung der Psychiatrischen Klinik in Leipzig ist für die Arbeit der Heilpädagogischen Abteilung der Univ. Kinderklinik in Wien von grösster wissenschaftlicher und auch praktischer Bedeutung. Professor Schröder in Leipzig ist führend auf diesem Gebiete und Dr. Asperger soll die Arbeit dort aus eigener Anschauung kennen lernen. Für seine Vertretung in dieser Zeit wird in einer Weise Vorsorge getroffen werden, dass keine Kosten erwachsen. Jedenfalls sei nochmals betont, dass dieser Studienurlaub von grösstem Interesse für die klinische Forschung auf diesem Gebiete ist."[315]

Aus diesem Schriftstück kann die Vermutung gewonnen werden, dass diese Weiterbildung Aspergers bereits in Hinblick auf die baldige Ablösung Valerie Brucks forciert wurde, die insbesondere mit der letzten Verlängerung ihrer Anstellung für nur ein Jahr, anstatt der üblichen zwei, bereits beschlossen gewesen zu sein scheint. Die Orientierung am Deutschen Reich und konkret an Schröder im Frühjahr 1934 ist ebenfalls bezeichnend für die Ausrichtung der Kinderklinik unter Hamburger.

Welche Eindrücke Asperger bei seinem Aufenthalt in Leipzig gewonnen hatte, geht aus Notizen dieser Zeit hervor: „Wie da ein ganzes Volk in eine Richtung geht, fanatisch,

315 Hamburger an Dekan, 26. 3. 1934, UAW, Med.Dek.Akt 961 ex 1933/34.

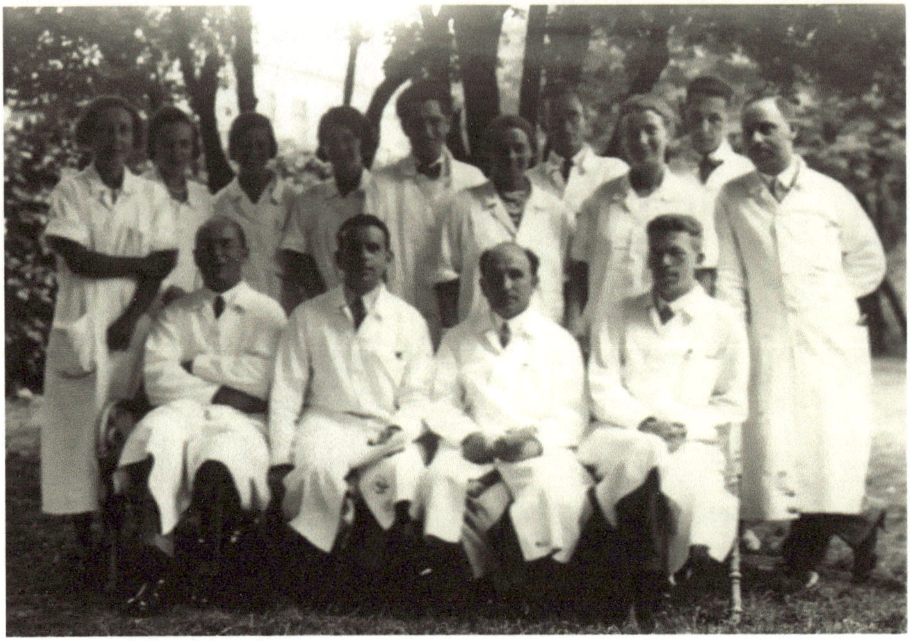

Abb. 18 Ärzt*innen der Kinderklinik, Hans Asperger sitzend rechts, 1933
Josephinum – Ethik, Sammlungen und Geschichte der Medizin, MedUni Wien, MUW-FO-IR-000670-0729.

mit eingeengtem Gesichtsfeld, gewiss, aber mit einer Begeisterung und Hingabe, in ungeheurer Zucht und Disziplin, mit einer furchtbaren Schlagkraft. Nurmehr Soldaten, soldatisches Denken – Ethos – germanisches Heidentum."[316] Die zwei Monate bei Schröder, insbesondere in der damaligen politischen Situation, waren zweifelsfrei eine eindrückliche Erfahrung für Asperger, der am Anfang seiner Karriere stand. Er schrieb 1958 rückblickend, dass die „Leipziger kinderpsychiatrische[n] Schule – Schröder und Heinze – [...] gegen Lazar polemisierte".[317] Dies dürfte sich insbesondere auf Lazars Art der Diagnosestellung bezogen haben. Schröder war Ordinarius für Psychiatrie und Neurologie, zu seinen bekannteren Schülern zählten Hans Heinze (1895–1983), „eine

316 Privatarchiv Maria Asperger Felder, Hans Asperger, Reisetagebuch, Frühjahr 1934, zit. n. Maria Asperger Felder, „Zum Sehen geboren, zum Schauen bestellt". Hans Asperger (1906–1980: Leben und Werk), in: Castell, Jahre, 99–117, 103.

317 Asperger, Lazar, 129 Anm. 1. Ob der ebd. enthaltene Hinweis, Lazar habe „Wien bis zu seinem Tode nur selten [verlassen]" als bewusster Gegensatz zu Aspergers eigener internationaler Erfahrung an dieser Stelle eingebracht wurde, ist ausschließlich eine Mutmaßung.

der Schlüsselfiguren der ‚Kindereuthanasie'-Aktion" und Ernst Illing (1904–1946), der spätere Direktor der Jugendfürsorgeanstalt „Am Spiegelgrund".[318]

Asperger, der wenige Monate vor Übernahme der Leitung der Heilpädagogischen Abteilung mit 1. Jänner 1935 zum Hilfsarzt I. Kategorie und schließlich mit der Ablöse von Bruck an ihrer Stelle zum unbesoldeten außerordentlichen Assistenten mit Forschungsstipendium bestellt worden war,[319] hatte erste heilpädagogische Publikationen ab 1934 zum Thema Bettnässen veröffentlicht, aus den Jahren 1930 bis 1932 stammen vier Artikel zu somatischen Themenfeldern.[320] Er hielt ab 1935 auch heilpädagogische Vorlesungen am Pädagogischen Institut, dies dürfte mit der Übernahme der Abteilungsleitung einhergegangen sein.

Die genauen Vorgänge bezüglich der Übertragung der Abteilungsleitung sind nicht zu rekonstruieren, es erscheint aber wahrscheinlich, dass Franz Hamburgers generelle Sympathie für Asperger, zusammen mit dem von ihm wesentlich geförderten antisemitischen Klima an der Kinderklinik, ihn in jedem Fall dem jüdischen Abteilungsarzt Georg Frankl, der bereits seit Mitte der 1920er Jahre Mitarbeiter Lazars war, vorziehen ließ. Frankl verblieb als letzter jüdischer Assistent bis Herbst 1937 an der Kinderklinik, als er schließlich über England in die USA emigrierte und dort seine ehemalige Kollegin der Abteilung, die Psychologin Anni Weiß heiratete, die Österreich bereits 1934 verlassen hatte.[321] Frankl, der sich bereits Mitte der 1930er Jahre mit kindlichen Kontaktstörungen beschäftigt hatte, zählte bald nach seiner Emigration zum engen Umfeld von Leo Kanner (1894–1981), der auch in seiner ersten Publikation zum Thema Autismus auf Frankls Beobachtungen Bezug nahm.[322] Dies ist insbesondere deshalb von Bedeutung, da Frankl und Asperger als Kollegen an der Heilpädagogischen Abteilung eng zusammenarbeiteten und in Austausch standen, wie nicht zuletzt aus den Veröffentlichungen von Maria Asperger Felder und rezent Anna Goldenberg hervorgeht. Goldenberg publizierte die Lebensgeschichte ihres Großvaters, der von dem freien Abteilungsmitarbeiter und Schularzt Josef Feldner (1887–1973) vor den Nationalsozialisten versteckt wurde und so in Wien überleben

---

318 Czech, Zuträger, 33. Weder Lazar, den er nur kurz als Abteilungsleiter erlebt hatte, noch Bruck sah er als Lehrer*in: als seinen „eigenen Lehrer in der wissenschaftlichen Heilpädagogik" nannte er den freien Abteilungsmitarbeiter und Schularzt Josef Feldner, Asperger, Lazar, 130.

319 UAW, Med.Dek.Akt 324 ex 1934/35; UAW, Med.Dek.Akt 754 ex 1934/35.

320 Hans Asperger/Josef Siegl, Zur Behandlung der Enuresis, in: Archiv für Kinderheilkunde 2/102 (1934), 88–102. Vgl. Verzeichnis der wissenschaftlichen Arbeiten, o. D. [1942], UAW, PA Hans Asperger.

321 Dokumentationsarchiv des Österreichischen Widerstands (DÖW), Liste von Gelehrten österreichischen Ursprungs in den USA, 6217; UAW, Med.Dek.Akt 1231 ex 1925/26 sowie 301 ex 1926/27, 291 ex 1927/28 und 312 ex 1927/28; Boven, Persons, 20 f.

322 Boven, Persons, 21.

konnte.[323] Die bei Asperger Felder beschriebenen wöchentlichen, abendlichen Zusammenkünfte der Mitarbeiter*innen der Heilpädagogischen Abteilung zum regelmäßigen kollegialen Austausch – unter der Bezeichnung „Tafelrunde" – geben nicht nur Aufschluss über das positive Arbeitsklima, sondern zugleich verdeutlichen sie das gemeinsame Bemühen hinsichtlich der Patient*innen.[324] Aber auch bezüglich der konkreten Entwicklung von Aspergers Autismusbeschreibung, die er schließlich 1944 in seiner publizierten Habilitationsschrift *Die „Autistischen Psychopathen" im Kindesalter* öffentlich machte,[325] der Auseinandersetzung mit einer ähnlichen Patient*innengruppe durch Frankl Mitte der 1930er Jahre und der beinahe zeitgleich mit Aspergers Publikation veröffentlichten Beschreibung einer Autismusform durch Leo Kanner 1943 sind diese Kontakt- und Informationswege zu berücksichtigen. Frederik Boven verfolgte sie in seiner Analyse der jeweiligen Autismuskonzepte weiter und konstatiert unter anderem, dass Frankls Erforschung einer Kontaktstörung, die von dem abweicht, was heute als Autismusform diagnostiziert wird, von den beiden anderen Ärzten durchaus rezipiert wurde.[326]

Bei Betrachtung der Einlieferungsgründe und Diagnosen während Aspergers Leitungsperiode bis 1944 fällt auf, dass kein einziges Kind mit Verdacht auf Autismus aufgenommen wurde, wogegen 103 Patient*innen die Station mit dieser Diagnose verließen, das sind 6,84 % aller Patient*innen in diesem Zeitraum. Von besonderem Interesse, insbesondere in Bezug auf Aspergers spätere Forschungen, ist Lazars Einordnung von Autismus in das Spektrum der Schizophrenie:

---

323 Asperger Felder, „Sehen"; Anna Goldenberg, Versteckte Jahre. Der Mann, der meinen Großvater rettete, Wien 2018.

324 Asperger Felder, „Sehen", 102.

325 Hans Asperger, Die „Autistischen Psychopathen" im Kindesalter, in: Archiv für Psychiatrie 1/117 (1944), 76–136.

326 Boven, Persons, 42 f. Aspergers Autismus-Patient*innen sowie die Geschichte des Asperger-Syndroms wurden in den vergangenen Jahren mit unterschiedlichen Schwerpunkten beforscht. An dieser Stelle ist daher lediglich auf eine Auswahl der entstandenen Literatur zu verweisen, da die Entwicklung von Aspergers Autismuskonzept nicht Gegenstand dieser Arbeit ist: Vgl. etwa John Donvan/Caren Zucker, In a Different Key: The Story of Autism, New York 2016; Adam Feinstein, A History of Autism: Conversations with the Pioneers, Chichester 2010; Kathrin Hippler/Christian Klicpera, Hans Asperger und „seine Kinder" – eine retrospektive Untersuchung des Spektrums der „autistischen Psychopathie" anhand von Wiener Krankenakten, in: Zeitschrift für Kinder- und Jugendpsychiatrie und Psychotherapie 33 (2005), 35–47; Kathrin Hippler, Hans Asperger and his patients, in: Marcel Adam Just/Kevin A. Pelphrey (Hg.), Development and Brain Systems in Autism, New York 2013, 12–31; Steve Silberman, Neurotribes. The Legacy of Autism and the Future of Neurodiversity, New York 2015.

> „Das ausgesprochene Krankheitsbild der Schizophrenie ist durch eine Erscheinung charakterisiert, die man als ‚Autismus' bezeichnet. Bei einer äußerlich vollkommen erhaltenen Orientiertheit in Raum und Zeit sind die Kranken der Außenwelt gegenüber unzugänglich und ablehnend gegen jeden Versuch, in ihr inneres Leben einzudringen. Es gibt eine Reihe von Graden, in denen sich dieser Zustand zeigt; einer der schwächeren ist es, wenn der Kontakt mit der Außenwelt wenigstens oberflächlich erhalten geblieben ist, wenn sich der Kranke bemüht, zu zeigen, daß er mit seiner Umgebung mitlebt; im Gegensatz dazu schwerere Fälle, wo jede Spur eines Zusammenhanges, selbst mit den nächste Verwandten, verlorengegangen ist. Die Kranken leben, wie der Name sagt, nur mehr für sich ein Eigenleben, das jeden Zweckes zu entbehren scheint."[327]

Lazar verwies im Folgenden auf Eugen Bleuler (1857–1939) und dessen Anwendung des Autismuskonzepts auf verschiedene Berufsgruppen. Als eng verwandt und weiteres Symptom der Schizophrenie beschrieb Lazar den Negativismus, eine Verweigerungshaltung bzw. -reaktion. Für den schizophren bedingten Persönlichkeitsverlust charakteristisch nannte er auch Halluzinationen in Bezug auf Körperempfindungen.[328] Unter Lazar gab es zwölf Patient*innen mit einer Autismus beinhaltenden Diagnose, in der nur dreijährigen Leitungsperiode von Bruck bereits neun. Das zeigt, dass schon in den letzten Jahren vor der Leitungsübernahme durch Asperger vermehrt Aufmerksamkeit auf autistische Erscheinungen gerichtet wurde. Der erste Patient, der nach Brucks Weggang aufgenommen wurde, kam am 16. Mai 1935 an die Abteilung. Er wurde am 27. Juni mit der Diagnose „autistischer Psychopath, Aktivitätsstörung u. Triebenthemmung, herabgesetzte Bewusstseinsklarheit" entlassen.[329] Da sich aber auch Frankl mit autistischen Merkmalen beschäftigte, ist danach zu fragen, wie die Häufigkeit der Autismus-Diagnosen aussah, nachdem er die Abteilung verlassen hatte. Zwischen Jänner 1938 und Dezember 1942, dem Jahr in dem Asperger seine Habilitationsschrift fertigstellte, wurden 56 derartige Diagnosen gestellt, zwischen 1. Mai 1935 und Dezember 1937 waren es 37 und zwischen Jänner 1943 und Dezember 1944 10. Obwohl gerade in den Akten der Jahre 1943 und 1944 viele Lücken in sämtlichen Bereichen, so auch bei den Diagnosen, vorhanden sind, kann die Diagnoseverteilung – unter Annahme einer verstärkten stationären Aufnahme von Minderjährigen mit ambulant bereits festgestellten oder zumindest vermuteten Autismus-Symptomen – dennoch als Hinweis auf eine intensive Forschungszeit Aspergers zu seinem Autismuskonzept verstanden werden.

---

327 Lazar, Grundlagen, 76 f.

328 Lazar, Grundlagen, 77 f.

329 WStLA, 1.3.2.209.1.A47, 1935 N-Z, o.Nr.

In den Protokollbüchern für die Jahre 1946 bis 1949 finden sich dagegen nur zwei Kinder, die mit einer Autismusform diagnostiziert wurden. Die Habilitation Aspergers 1943 jedenfalls, die mit der öffentlichen Lehrprobe am 22. Juni 1943 zum Thema „Postenzephalitische Persönlichkeitsstörungen" und der folgenden Verleihung der Lehrbefugnis schließlich abgeschlossen wurde, stellte den logischen nächsten Karriereschritt in Aspergers beruflicher Laufbahn dar.[330] Ein in den Akten des Archivs der Universität Wien dokumentiertes Ermittlungsverfahren des Reichsstatthalters gegen Asperger im Rahmen der *Verordnung zur Neuordnung des österreichischen Berufsbeamtentums*, dessen konkreter Anlass und Inhalt nicht bekannt sind, das aber in „Zweifelsfällen" einzuleiten war und vermutlich in Zusammenhang mit Aspergers Engagement in der St. Lukas Gilde stand, endete mit der Feststellung, es werden keine Maßnahmen eingeleitet, mit 7. Juni 1939,[331] und war seiner klinischen Tätigkeit in diesem Zeitraum zumindest nicht im Weg gestanden. Seine Bestellung zum Assistenten war – trotz einer im November 1938 auf Wunsch des Sachwalters des NSD-Dozentenbunds zunächst beabsichtigten verkürzten Weiterbestellung für nur ein Jahr[332] – regelmäßig verlängert worden, so zuletzt vom 1. Mai 1941 bis 30. April 1943 für die üblichen zwei Jahre, wobei er allerdings noch mit 1. November 1941 zum Oberarzt geworden war.[333]

Asperger hatte seine Tätigkeit im außerklinischen Bereich, dem Wiener Fürsorgesystem, in den vorangegangenen Jahren sukzessive ausgebaut und war vielfältig engagiert. In den Schuljahren 1934/35 und 1935/36 war er als Schularzt in der „Bundeserziehungsanstalt Wien XVII (bis zur Auflösung der Anstalt)" tätig und ab November 1936 als Jugendarzt für die neueingerichtete Mutterberatungsstelle im Familienasyl des Bezirksjugendamts für den 20. Bezirk angestellt. Ärztliche Mutter-

330 Formular Zl. 491/II aus 41, UAW, PA Hans Asperger. Da für die Habilitation auch der Facharzttitel notwendig war, liegt den Akten eine Bestätigung der Wiener Ärztekammer bei, dass Asperger „den in der Facharztordnung geforderten Bedingungen zur Erlangung der Facharztanerkennung für Kinderkrankheiten entspricht. Aufgrund einer Anordnung der Reichsärztekammer München sind derzeit alle Anträge auf Facharztanerkennung zurückzustellen." Ärztekammer, Bestätigung, 22.5.1942, UAW, PA Hans Asperger.

331 UAW, Med.Dek.Akt 2201 ex 1938/39; Verordnung zur Neuordnung des österreichischen Berufsbeamtentums vom 31.5.1938, RGBl. I 1938, 607–610.

332 Konzept Assistentenbestellung, 2.9.1938, sowie darauf die Ergänzung, dass die Weiterbestellung für ein Jahr genehmigt wurde vom 21.11.1938, UAW, Med.Dek.Akt 271 ex 1938/39. Auf dem Umschlag ebd., ohne Datum der Amtsvermerk, dass der Sachwalter des Dozentenbunds sich für die „nur" einjährige Verlängerung „ausgesprochen" hatte.

333 Verleihungsurkunde, 10.3.1943, UAW, PA Hans Asperger; UAW, Med.Dek.Akt 313 ex 1941. Zuvor als besoldeter Assistent III. Klasse von 1. Mai 1935 bis 30. April 1937, von 1. Mai 1937 bis 30. April 1939 und von 1. Mai 1939 bis 30. April 1941.

beratungsstellen existierten bereits seit 1917 in allen städtischen Fürsorgestellen bzw. den ab dem Folgejahr eingerichteten Bezirksjugendämtern.[334] In dieser Funktion war er für „die gesundheitliche Fürsorge" des genannten Jugendamts zuständig: Die Aufgaben bestanden „hauptsächlich in der ärztlichen Mutterberatung, der gesundheitlichen Überprüfung der Fürsorgeschützlinge, der Untersuchung und Begutachtung von Kindern und Jugendlichen für die Anstaltsaufnahme, für die Erholungsfürsorge und gemäss dem Kinderarbeitsgesetz."[335] Als ausschlaggebend für diese Nebentätigkeit, die mit monatlich 60 Schilling pro zweistündiger Beratungseinheit entlohnt wurde – in Aspergers Fall mit 120 Schilling, da er wöchentlich zwei Beratungseinheiten übernahm –, führte Asperger in seinem Einstellungsgesuch selbst „neben [s]einem Interesse für die Kinder auch materielle Gründe" an: Das Klinikgehalt von 230 Schilling monatlich wäre nicht ausreichend, den Lebensunterhalt für seine Frau, Tochter und sich selbst zu bestreiten.[336] In einem internen Schriftstück der Magistratsdirektion wurde zum Zeitpunkt seines Antrags 1936 von einem aufrechten „Privatpraxisverbot" berichtet,[337] das allerdings in keinem anderen Schriftstück erwähnt wird und jedenfalls nicht aus politischen Gründen individuell verhängt worden, sondern auf allgemeine Regulierungen der Praxisausübung zurückzuführen sein dürfte. Privat praktizierte Asperger schließlich erst in der Zweiten Republik.[338]

1938 folgte die Bestellung zum Sachverständigen für das Wiener Jugendgericht.[339] Dafür war maßgeblich verantwortlich, dass Valerie Bruck diese Funktion nach dem *Anschluss* verlor und somit eine Nachbesetzung unerlässlich war – immerhin war die heilpädagogische Begutachtung in Jugendgerichtsfällen zu diesem Zeitpunkt bereits Standard. Darüber hinaus wurde Asperger im Mai 1938 Mitglied der Nationalsozialistischen Volkswohlfahrt (NSV), für die er in der Folge ebenfalls gutachtend tätig war. 1940 schließlich wurde er neben der klinischen Arbeit für zwölf Wochenstunden im Referat Schulkinderfürsorge im Wiener Hauptgesundheitsamt als „Facharzt für die Wahrnehmung der heilpädagogischen und kinderpsychiatrischen Belange in den

334 Jugendamt der Stadt Wien (Hg.), 70 Jahre Wiener Jugendamt, Wien 1987, 16.

335 M. D. P. 4622/36, Anstellung als Jugendarzt, Niederschrift vom 24.10.1936, WStLA, PA Hans Asperger; Magistratsabteilung an Magistratsdirektion, 29.9.1936, ebd.

336 Asperger an Magistratsdirektion, 16.9.1936, WStLA, PA Hans Asperger; Magistratsabteilung an Magistratsdirektion, 29.9.1936, ebd.

337 Magistratsabteilung an Magistratsdirektion, 29.9.1936, WStLA, PA Hans Asperger.

338 Patient*inneninformationen aus Aspergers Privatpraxis sind im Archiv des Josephinum/Medizinische Universität Wien verwahrt.

339 Fragebogen, 7.10.1940, WStLA PA Hans Asperger; Fragebogen für den Personalkataster, 23.11.1936, ebd.; Fragebogen, 16.9.1936, ebd.

Wiener Hilfsschulen" angestellt.[340] Seine daraus resultierenden zusätzlichen Einkünfte wurden im Frühjahr 1941 mit monatlich 160 RM Brutto beziffert (sein Klinikgehalt betrug monatlich 503,62 RM Netto), im November 1940 hatte Asperger als Bruttobezüge aus seiner Klinikanstellung 494 RM sowie zusätzliche 110 RM für seine Sachverständigentätigkeit beim Jugendgericht angegeben, die Bezüge für die Nebentätigkeit im Hauptgesundheitsamt wurden bereits bei Dienstantritt im Oktober 1940 mit 160 RM „starr" festgesetzt.[341] Die zusätzlichen Tätigkeiten trugen also deutlich zum Einkommen des Heilpädagogen bei. Dass sich Asperger mit 1. Oktober 1940 von seiner nebenamtlichen Anstellung als Jugendarzt des Jugendamts karenzieren ließ, zeigt, dass die Tätigkeit für das Hauptgesundheitsamt Priorität hatte. Das artikulierte er auch selbst: „Der Grund meines Ansuchens [um Karenzierung] ist folgender: Ich wurde mit September 1940 vom Gesundheitsamt als Schularzt der Wiener Sonderschulen verpflichtet. Das bedeutet aber zu meiner bisherigen Arbeit [...] eine derart starke Mehrbelastung, dass ich die Mutterberatungsarbeit nicht mehr leisten kann."[342] Als seinen Nachfolger empfahl er im selben Schreiben den Abteilungsmitarbeiter und Assistenten Heribert Goll (1912–1985), der ihn bereits bei der Mutterberatung vertreten hatte.[343] Wie Czech darlegte, war Goll einer jener Ärzt*innen der Kinderklinik, die in der NS-Zeit Experimente an Patient*innen durchführten. Sein Forschungsinteresse lag auf dem Gebiet der Keratomalazie (Erweichung mit Einschmelzung und Trübung der Hornhaut des Auges) und deren Zusammenhang mit Vitamin-A-Mangel.[344]

Diese nach dem *Anschluss* neu aufgenommenen Tätigkeiten Aspergers, insbesondere die nicht von einer*einem Vorgänger*in übernommenen Begutachtungsfunktionen für NSV und Hauptgesundheitsamt, die in dieser Form ja auch erst durch

---

340 Fragebogen, 7.10.1940, WStLA, PA Hans Asperger.

341 UAW, Med.Dek.Akt 313 ex 1941; Fragebogen, 4.11.1940, WStLA, PA Hans Asperger; Fragebogen für den Personalkataster, Gemeindeverwaltung des Reichsgaues Wien, 27.11.1940, ebd.; Gemeindeverwaltung des Reichsgaues Wien an Asperger, 16.10.1940, ebd. Auf einer Auszahlungsanordnung 1942 wurde die Bezahlung für die Sachverständigentätigkeit Aspergers für das Jugendgericht mit 12 RM für die Untersuchung und Erstattung eines schriftlichen Gutachtens sowie 2 RM für das verbundene Aktenstudium aufgeschlüsselt: Auszahlungsanordnung, 12.12.1942, WStLA, 1.3.2.209.1.A47, 1941 N-Z, o.Nr. Die Beträge richteten sich allerdings jeweils danach, wie aufwändig die Erstellung des Gutachtens war, insofern kann von dieser Summe nicht auf das Ausmaß dieser Nebentätigkeit geschlossen werden.

342 Asperger an Verwaltung des Reichsgaues Wien, 14.9.1940, WStLA, PA Hans Asperger.

343 Asperger an Verwaltung des Reichsgaues Wien, 14.9.1940, WStLA, PA Hans Asperger.

344 Herwig Czech, Entgrenzte Wissenschaft. Forschungspraktiken an der Wiener Medizinischen Fakultät während des Nationalsozialismus, in: Daniela Angetter u.a. (Hg.), Strukturen und Netzwerke. Medizin und Wissenschaft in Wien 1848–1955 (650 Jahre Universität Wien – Aufbruch ins neue Jahrhundert 5), Göttingen 2018, 631–652, 643–645.

den NS-Staat geschaffen wurden, sind unter Berücksichtigung des generellen Aufgabengebiets der Heilpädagogik und der Monopolstellung der Abteilung schlüssig. Sie zeigen zugleich, dass keine inhaltlichen Vorbehalte, kein ideologiebezogenes Misstrauen der verantwortlichen Stellen gegenüber Asperger und seiner Tätigkeit bestand. Der NSDAP trat Asperger nämlich nie bei und versuchte es auch nicht, was angesichts der inhaltlich übereinstimmenden Ausrichtung der heilpädagogischen Arbeit – die ‚Brauchbarmachung' von Minderjährigen – mit den Maximen des NS-Regimes für seine berufliche Absicherung auch nicht notwendig war. Es ist zudem zu erwägen, ob Personen, die vor 1938 trotz politischer (Selbst-)Positionierung oder Zuordenbarkeit keiner politischen Partei angehörten, auch nach dem *Anschluss* eher von einem Parteibeitritt absahen, wenn sie dazu keine direkte ‚Notwendigkeit' erkannten.

Dass aber diese Kooperation der verschiedenen Stellen schon lange vor dem *Anschluss* existierte, zeigt die institutionelle Vernetzung der Heilpädagogischen Abteilung seit ihrer Gründung. Dass darüber hinaus auch die generelle Beurteilung von Menschen als ‚lebensunwert' nicht erst 1938 einsetzte, ist bekannt. Verdeutlicht werden kann dies für den Bereich der Heilpädagogik durch eine Aussage von Theodor Heller aus dem Jahr 1911 (der knapp 25 Jahre danach jedoch – wie oben wiedergegeben – mit Blick auf das Deutsche Reich vor den Gefahren der nationalsozialistischen Maßnahmen warnte): „Fälle, in denen mit der Epilepsie schwere Idiotie verbunden ist, sind allerdings ganz hoffnungslos und hier bedeutet der Tod eine Erlösung."[345] Wenngleich nicht artikuliert wird, für wen – den*die Betroffene*n oder dessen*deren Umfeld – der Tod eine Erlösung sein sollte, so zeigt sich dennoch, dass Aspergers Aussage im Rahmen einer Unterbringungsempfehlung am Spiegelgrund, die zu Debatten um Wissen und Mitverantwortung am Tod des Mädchens führte und die Angabe der massiven „Belastung" der Mutter beinhaltete,[346] nicht isoliert von der langjährigen Scheidung von Kindern in (heilpädagogisch) förderbar oder ‚aussichtslos' betrachtet werden kann.

Heller, der mit seiner Anstalt und der dort angebotenen ambulatorischen Beratung 1895 nicht nur eine Art Vorläuferinstitution der Heilpädagogischen Abteilung ins Leben gerufen hatte, sondern auch mit dem Abteilungspersonal eng verbunden war, verstarb im Dezember 1938 an den Folgen eines Selbstmordversuchs. Als Jude von den nationalsozialistischen Verfolgungsmaßnahmen betroffen, musste er die Leitung seiner Anstalt nach dem *Anschluss* niederlegen. Die Anstalt existierte allerdings weiter, bis

345 Heller, Entwicklung, 94.

346 Czech, Asperger, 20. Ebd., 20 fig. 7, zeigt eine Abbildung des handschriftlichen Schreibens von Asperger. Vgl. ausführlich das Kapitel *Am Spiegelgrund*.

sie mit 1. Juni 1943 enteignet wurde (der Vermögensverfall wurde mit 27. November 1941 angeführt).[347] 1940 wurde von Asperger den Eltern einer achtjährigen Patientin noch die Unterbringung in der nunmehr ehemaligen Anstalt Heller empfohlen, denn: „so weit wir die derzeit bestehenden Anstalten überblicken, ist Ihr Kind am besten in der Anstalt Wien-Grinzing aufgehoben."[348] Die Eltern nahmen diese Empfehlung ernst und reisten daraufhin von Kärnten nach Wien, um sich selbst einen Eindruck zu verschaffen, nachdem das mit der langjährigen pädagogischen Leiterin unter Heller, der nunmehrigen Anstaltsleiterin Franziska Ehrenberger besprochen war. Der Vater schrieb daraufhin an Asperger, den er bei dem Wienbesuch infolge dessen Abwesenheit nicht sprechen hatte können:

> „Die Lage der Anstalt ist ja wirklich schön, aber ich habe die Empfindung, dass Frau Ehrenberger sich nicht in die heutige Zeit hineinfinden kann und noch der Vergangenheit nachtrauert. Dies ist mein Gefühl, Beweise dafür habe ich allerdings nicht. Über die Vergangenheit der Anstalt hatte ich ja keine Ahnung. Wenn aber Herr Professor meinen, dass man [das Mädchen] in eine andere Anstalt geben soll, so würde ich bestimmt Ihren Rat sofort befolgen, aber bisher war eine andere Unterbringung eben unmöglich."[349]

Aus dem Schreiben gehen die Zweifel des Vaters hervor, ob es sich bei der empfohlenen Anstalt tatsächlich um den besten Unterbringungsort für seine Tochter, die aufgrund von Anfällen an der Abteilung gewesen war, handelte. Dass nationalsozialistisches Gedankengut hierbei eine Rolle gespielt haben dürfte, und nicht Befürchtungen bezüglich des Umgangs mit Anstaltsinsass*innen im Nationalsozialismus – referenziert wird hier unter anderem die bei Czech wiedergegebene Meldung von insgesamt 43 ‚Zöglingen' der nunmehr von Ehrenberger geführten Anstalt nach

347 WStLA, 1.3.2.119.A41, Vermögensentziehungsanmeldeverordnung, Zl. 639. Zwei Nichten und ein Neffe Hellers hatten die Vermögensentziehung angemeldet und ihnen wurde die Liegenschaft sowie eine Geldsumme rückgestellt. Hellers Ehefrau Elisabeth (Ella) und Tochter Franziska waren vier Tage vor dem Vermögensverfall, am 23. November 1941 nach Kaunas/Litauen deportiert und in der Folge ermordet worden. Ebd. Auch das jüdische Blindeninstitut Hohe Warte, ursprünglich von Hellers Vater geleitet, war von der Wiener Gemeindeverwaltung als neuer Unterbringungsort der Sozialen Frauenschule erworben worden, „nachdem die BewohnerInnen 1941/42 in die Vernichtung deportiert worden waren." Herwig Czech, Erfassung, Selektion und „Ausmerze". Das Wiener Gesundheitsamt und die Umsetzung der nationalsozialistischen „Erbgesundheitspolitik" 1938 bis 1945 (Forschungen und Beiträge zur Wiener Stadtgeschichte 41), Wien 2003, 22.

348 Asperger an Kollegen, 29.4.1940, WStLA, 1.3.2.209.1.A47, 1935 A-M, o.Nr. [Akt im Jahrgang des ersten Aufenthalts 1935 abgelegt].

349 Vater an Asperger, 13.5.1940, WStLA, 1.3.2.209.1.A47, 1935 A-M, o.Nr. [Akt im Jahrgang des ersten Aufenthalts 1935 abgelegt].

dem GzVeN[350] – ist anzunehmen. Bedenken bezüglich der Zukunft des Mädchens offenbarte der Vater, selbst praktischer Arzt auf dem Land und nach eigener Angabe Burschenschafter, bereits in einem Schreiben 1935 – zudem seinen Blick auf erkrankte Kinder wie seine Tochter:

> „Ich bitte Sie nur nochmals, dass Sie sich meines armen Kindes auch weiterhin annehmen, ich bin mit Allem einverstanden und würde kein Opfer scheuen, um mein Kind zu einem lebenstauglichen Menschen zu machen, soweit dies überhaupt in diesem Falle noch möglich ist.
> Denn wie ein Schreckgespenst steht mir immer die Versorgung dieses Kindes vor Augen. Wie soll ich in der heutigen Zeit es nur ermöglichen, dass ich das Kind – wenn es kein heiratsfähiges Weib oder überhaupt kein arbeitsfähiger Mensch wird, für ihre Zukunft versorge!“[351]

1943 schließlich zur Wehrmacht eingezogen, kehrte Asperger nach Kriegsende in seine Position zurück und von Ende Juli 1946 bis 1949 wurde ihm nach der Entlassung Franz Hamburgers als Nationalsozialist, der die Altersgrenze ohnehin bereits erreicht hatte, schließlich die provisorische Leitung der Kinderklinik übertragen – nicht zuletzt aufgrund der Erfahrung, die er als Vertretungsarzt auch an den anderen Stationen der Klinik in den vergangenen Jahren gesammelt hatte. Seine Habilitation wurde zu Jahresbeginn 1946 nach Überprüfung des damaligen Verleihungsverfahrens bestätigt,[352] was dem allgemeinen Prozedere in Bezug auf eine zwischen 1938 und 1945 erworbene Lehrbefugnis entsprach. Nach der Gründung der *Arbeitsgemeinschaft für Heilpädagogik* 1947 war Asperger deren Präsident, bereits 1946 wurde die Fachzeitschrift *Erziehung und Unterricht*, erweitert um die Beilage *Heilpädagogik* 1958, unter seiner Mitwirkung ins Leben gerufen und 1953 wurde ihm der Titel eines außerordentlichen Professors verliehen. Von 1957 bis 1962 war er als Ordinarius Vorstand der Universitäts-Kinderklinik in Innsbruck, bis er 1962 zum Leiter der Universitäts-Kinderklinik Wien berufen wurde,

---

350 Czech, Erfassung, 39 Tab. I.

351 Vater an Kollegen, 22. 5. 1935, WStLA, 1.3.2.209.1.A47, 1935 A-M, o.Nr. [Akt im Jahrgang des ersten Aufenthalts 1935 abgelegt].

352 BMU an Dekanat, 9. 2. 1946, UAW, PA Hans Asperger. Aspergers Aussage im diesbezüglichen Ansuchen, er habe die Dozentur „gegen beträchtliche Widerstände von Seiten der Partei erkämpfen“ müssen, findet keine Unterstützung in den Akten, die ein problemloses Habilitationsverfahren widerspiegeln. Asperger an Professorenkollegium, 1. 9. 1945, ebd. Auch eine Gestapo-Auskunft aus 1940 hielt fest, dass Asperger zumindest zum damaligen Zeitpunkt „nicht nachteilig vorgemerkt“ war. Geheime Staatspolizei, Staatspolizeileitstelle Wien II F, 9. 11. 1940 (auf der Rückseite der Anfrage durch die Gemeindeverwaltung des Reichsgaues Wien, also eingeholt als Leumundszeugnis vor der Anstellung im Hauptgesundheitsamt), WStLA, PA Hans Asperger.

der er bis zu seiner Emeritierung 1977 blieb.[353] Zudem war Asperger, anknüpfend an seine vorangegangene Nebenanstellung, auch nach 1945 im schulärztlichen Dienst der Stadt Wien als Facharzt für die Sonderschulen tätig, bis er diese Beschäftigung infolge seiner Berufung nach Innsbruck niederlegte. Als seinen Nachfolger empfahl er Paul Kuszen, der zugleich auch die Leitung der Heilpädagogischen Abteilung übernahm.[354] Wichtig erschien besonders eines: „daß diese Tätigkeit (übrigens auch die Lehr- und Fortbildungstätigkeit für Lehrer) an der Heilpädagogischen Abteilung der Kinderklinik zentriert bleibt".[355] Kuszen war 1955 nach zweijähriger Praxis als Kinderarzt in Niederösterreich als Assistent an die Abteilung gekommen, an der er bereits von 1951 bis 1953 nebenberuflich als Gastarzt gearbeitet hatte. Neben der Abteilungsleitung übernahm Kuszen von Asperger auch die Lehrtätigkeit, ab Wintersemester 1957/58 hielt er allerdings vorübergehend ausschließlich „Schwesternkurse" und „Fürsorgerinnenkurse" am Pädagogischen Institut. Darüber hinaus war er „Fachschularzt an den Hilfsschulen der Stadt Wien".[356] Auch als Asperger 1962 als Vorstand an die Wiener Kinderklinik zurückkehrte, behielt Kuszen die Abteilungsleitung – bis 1978. Wie weitreichend die heilpädagogische Arbeit der Abteilung auch in der zweiten Hälfte des 20. Jahrhunderts war, wird an einer Aussage Aspergers über Kuszen 1967 greifbar:

> „Er [Kuszen] ist für die Klinik absolut unentbehrlich, wobei noch betont werden muß, daß seine Arbeit weit über den Rahmen der Klinik in das Gefüge der sozialen Arbeit Wiens und Österreichs hinausgreift. In dieser seiner Arbeit verzehrt er sich vollkommen, so daß keine Zeit für die Produktion wissenschaftlicher Publikationen bleibt, allerdings ist er dafür auch nicht sehr talentiert, während alle seine übrige Arbeit auf höchstem Niveau steht."[357]

Entsprechend Aspergers Einschätzung publizierte Kuszen, wie Valerie Bruck, tatsächlich kaum – vor allem keine eigenständigen wissenschaftlichen Theorien.

---

353 Gz. 121.1/057, Meldung an Hauptpersonalamt, WStLA, PA Hans Asperger. Die Vorgänge zur provisorischen Klinikleitung, mit der 1945 zunächst Egon Rach (wegen Suspendierung Elmar Türks aufgrund dessen NSDAP-Zugehörigkeit) betraut wurde, der im Juni 1946 um Enthebung ansuchte, da er die ärztliche Leitung der Kinderabteilung des Wilhelminenspitals innehatte und die Doppelbelastung als zu groß bezeichnete, was letztlich nach Genehmigung des Unterrichtsministeriums Ende Juli des Jahres zu Aspergers Bestellung führte, sind in UAW, Med.Dek.Akt 53 ex 1945/46 dokumentiert. Vgl. zu den weiteren beruflichen Stationen UAW, PA Hans Asperger; Universitätsarchiv Innsbruck (UAI), PA Hans Asperger.

354 M.Abt. 15–4025/57/Sw., 18.11.1957, WStLA, PA Hans Asperger; Asperger an Gesundheitsamt, 26.10.1957, ebd.

355 Asperger an Gesundheitsamt, 20.4.1957, WStLA, PA Hans Asperger.

356 Lebenslauf, o. D., UAW, PA Paul Kuszen.

357 Asperger an Bundesministerium für Unterricht, 17.3.1966, UAW, PA Paul Kuszen.

Obwohl aus Aspergers Innsbrucker Zeit nach aktuellem Wissensstand keine Patient*innenakten überliefert sind, konnte dennoch durch kursorische Konsultation der Verpflegskostenbücher der Innsbrucker Klinik, in denen sämtliche an einer Universitätsklinik aufgenommenen Patient*innen mit rudimentären Angaben dokumentiert sind, rekonstruiert werden, dass unter Aspergers Leitung neben den somatischen Patient*innen der dortigen Kinderklinik auch heilpädagogische Patient*innen – mitunter auch aus anderen Bundesländern – aufgenommen wurden. Dies ist aus den Angaben in der Rubrik „Krankheit", die den Aufnahmegrund bezeichnet, ersichtlich, sowie auch an den unter dem jeweiligen Namen notierten Kurzdiagnosen.[358] Zudem etablierte er in Innsbruck entsprechend seiner klinischen Orientierung auch eine heilpädagogische Beratung, über die allerdings ebenfalls keine weiteren Informationen vorhanden sind.[359]

Als weitere (außerklinische) Tätigkeiten, die in unterschiedlich enger Verbindung zu Aspergers Arbeit standen, sind Mitgliedschaften in deutschnationalen sowie katholischen Vereinen zu nennen: im *Verein deutscher Ärzte* ab 1934, der bereits seit Ende der 1920er Jahre den ‚Arierparagraphen' in seinen Statuten hatte, in der katholischen St. Lukas Gilde, im *Deutschen Schulverein Südmark* (*VDA*)[360] seit 1932 und im *Bund Neuland*.[361] Der *Deutsche Schulverein Südmark* hatte sich erst 1925 als Zusammenschluss des *Deutschen Schulvereins* (gegründet 1880 „als erste[r] deutschsprachige[r] Verein dieser Art überhaupt, im Umkreis [...] Georg von Schönerer[s]"[362]) und des Vereins *„Südmark"* (gegründet 1889, nachdem der seit 1886 bestehende *Schulverein für Deutsche*, von Schönerer in Abspaltung vom *Deutschen Schulverein* gegründet, 1889 behördlich aufgelöst worden war) formiert und bedeutete die Vereinigung zweier durch die Gründungsgeschichte eng verbundener Organisationen.[363] Angesichts der

358 UAI, Verpflegskostenbücher der Universitätsklinik 1957–1962.

359 Für diesen Hinweis danke ich Friedrich Stepanek herzlich.

360 VDA bedeutet *Verein für das Deutschtum im Ausland*, als dessen „Vertretung" der *Deutsche Schulverein Südmark* in Österreich fungierte. Michael Fahlbusch, Südostdeutsche Forschungsgemeinschaft, in: ders./Ingo Haar/Alexander Pinwinkler (Hg.), Handbuch der völkischen Wissenschaften. Akteure, Netzwerke, Forschungsprogramme. Unter Mitarbeit von David Hamann, Berlin-Boston 2017^2, 2023–2033, 2025. Vgl. zum *Schulverein*, dessen Entwicklung, Organisationsstruktur, Publikationskultur und auch ideologische Einbettung in den Kontext der zeitgenössischen *Schutzvereine* Sigrid Kiyem, Der Deutsche Schulverein „Südmark" 1918–1938, Dipl.-Arb. Wien 1995.

361 Fragebogen für den Personalkataster, Gemeindeverwaltung des Reichsgaues Wien, 27.11.1940, WStLA, PA Hans Asperger; Fragebogen 4.11.1940, ebd.; Gz. III B 3 PA 11 945/39 Kr/Po., 14.11.1940, ebd.

362 Kiyem, Schulverein, 4.

363 Dazu wie auch zu den weiteren Entwicklungen des Vereins Kiyem, Schulverein, 4–10. Zu den Veränderungen in der Vereinsleitung 1932, also dem Jahr von Aspergers Beitritt, vgl. ebd., 115–117. Die Dokumente in WStLA, 1.3.2.119.A32, Vereinskataster, gelöschte Vereine, 3821/1925, wurden für die

aus der NS-Zeit stammenden Angabe der Zugehörigkeit von Asperger ist auch das beigefügte *VDA* als Zeichen der nach wie vor bestehenden Mitgliedschaft zu werten: 1939 wurde der Verein auf Anordnung des Stillhaltekommissars Josef Bürckel (1895–1944) unter gleichzeitiger Aufhebung der Rechtspersönlichkeit in den deutschen *Verein für das Deutschtum im Ausland* eingegliedert.[364] Aspergers diesbezügliche Sozialisation, besonders in Bezug auf den *Bund Neuland* und dessen Untergruppe der *Fahrenden Scholaren*, der Asperger angehörte, wurde jüngst ausführlich von dem Medizinhistoriker Herwig Czech beschrieben,[365] weswegen hier auf eine detaillierte Darstellung dieser Aktivitäten verzichtet wird. Hinzuweisen ist allerdings darauf, dass in Zusammenhang mit dieser Prägung auch die Aussage Hamburgers in der Referaterstattung anlässlich Aspergers Habilitation zu sehen ist: „Asperger gehört zu den ganz wenigen Menschen völliger Selbstlosigkeit, starken nationalen Empfindens bei christlich katholischer Einstellung."[366] Hamburger brachte hier auf den Punkt, was vielfach als unvereinbar angesehen wird: eine katholische Einstellung in Einklang mit nationaler Orientierung.[367]

Aufnahmen unter Aspergers Abteilungsleitung

Um die Tätigkeiten und Engagements von Asperger in einen breiteren Kontext einordnen zu können, ist die Auseinandersetzung mit den unter seiner Abteilungsleitung behandelten Patient*innen zentral. Zwischen 1. Mai 1935 und 31. Dezember 1949 handelte es sich um 2.400 Minderjährige, die stationär an der Heilpädagogischen Abteilung aufgenommen waren.

---

vorliegende Arbeit zwar eingesehen und enthalten generell wichtige Informationen, etwa über die Vereinigung beider Vereine sowie die Gründung der ersten und auch weiteren Wiener Ortsgruppen davor, die existierenden Ortsgruppen ab 1925, jedoch keine hier relevanten Bezüge. Es ist allerdings darauf hinzuweisen, dass in den Statuten von 1925 unter §2,3 als „Mittel zur Erreichung des Vereinszweckes" festgeschrieben war: „Abwehr jedes deutschfeindlichen, also auch jüdischen Einflusses auf allen Gebieten." Satzungen des Vereines Deutscher Schulverein Südmark, o. D. [1925, der Passus unverändert auch in den 1930er Jahren enthalten], ebd.

364 Kiyem, Schulverein, 139.

365 Czech, Asperger, 5–7. Hier auch der Hinweis auf die Mitgliedschaft Clemens Pirquets im *Verein deutscher Ärzte*, ebd., 6.

366 Franz Hamburger, Referaterstattung zur Habilitationsarbeit, 28.12.1942, UAW, PA Hans Asperger.

367 Vgl. für eine Diskussion der Vereinbarkeit und Überschneidungen katholischer Orientierung mit völkischen Ideen auch Czech, Asperger, 5–7.

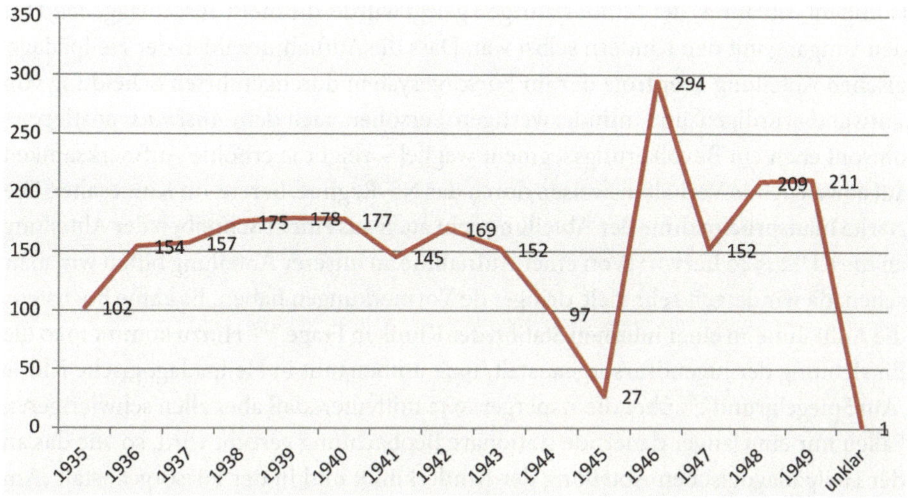

Abb. 19 Aufnahmen in der Periode Asperger, 1. Mai 1935 bis 31. Dezember 1949, n = 2.400

Von 1935 bis 1937 bewegen sich die Aufnahmezahlen in einer der vorangegangenen Periode vergleichbaren Dimension, danach stiegen sie leicht an. Die in den Jahren 1938 bis 1940 relativ konstanten Aufnahmezahlen mögen im ersten Moment überraschen, stehen aber in engem Zusammenhang mit der nationalsozialistischen Fürsorgepolitik: Jene Familien, die als ‚wertvoll' für den ‚Volkskörper' eingestuft wurden, sollten von Sozialleistungen und Unterstützungen vielfältiger Art profitieren, wogegen diejenigen, die als ‚unwert' klassifiziert wurden, davon ausgeschlossen und vielfach Korrekturmaßnahmen unterworfen wurden.[368] Das bedeutet in diesem Zusammenhang nicht, dass von der Abteilung entschieden wurde, wer aufgrund dieser Kategorisierungen als Patient*in aufgenommen werden sollte und wer nicht, diese Entscheidung wurde vielmehr bereits im Vorfeld von den zuweisenden Instanzen gefällt und spiegelt sich daher in den Aufnahmezahlen wider. Nur in wenigen Fällen ganz allgemein kamen Familien mit der Bitte um Untersuchung von Minderjährigen an die Abteilung, ohne im Vorfeld mit irgendeiner Institution in Kontakt gewesen zu sein. Wenngleich diese Institutionen nicht zwangsläufig in die Einweisung involviert waren, so ist dennoch von einem Austausch, quasi von diesbezüglicher ‚Inspiration', auszugehen. Dieses Beratungs- bzw. generell Gesprächsangebot wurde infolge der nationalsozialistischen Fürsorgepolitik einem Teil der Bevölkerung nicht mehr angeboten, wobei nunmehr bereits in diesem fürsorgerisch-selektiven Kategorisierungsprozess der Fokus auf die

368 Zur Fürsorge im Nationalsozialismus vgl. Berger, Kindheit.

Familien(-situation) der Minderjährigen gelegt wurde, die meist ausschlaggebend für den Umgang mit den Kindern selbst war. Dass die Aufnahmezahlen der Heilpädagogischen Abteilung aber trotz der im Fürsorgesystem durchgeführten Scheidung von ‚aufwandswürdigen' und ‚minderwertigen' Personen nach dem *Anschluss* anstiegen – obwohl eben ein Bevölkerungssegment wegfiel – zeigt die erhöhte Aufmerksamkeit auf abweichende Verhaltensweisen durch das NS-Regime, bereits im Kindesalter. Die starke Inanspruchnahme der Abteilung geht auch aus einem Schreiben der Abteilung an die KÜSt 1940 hervor: „Von einer Aufnahme an unserer Abteilung bitten wir abzusehen, da wir derzeit sehr viele dringende Vormerkungen haben. Es käme höchstens die Aufnahme an einer internen Station der Klinik in Frage."[369] Hinzu kommt 1940 die Einrichtung der Jugendfürsorgeanstalt, 1942 umbenannt in Heilpädagogische Klinik „Am Spiegelgrund",[370] über die Asperger 1942 mitteilte, „daß aber allen schwierigeren Fällen nur eine länger dauernde stationäre Beobachtung gerecht wird, so wie das an der Heilpädagogischen Abteilung der Kinderklinik und in der Fürsorgeanstalt ‚Am Spiegelgrund' verwirklicht ist."[371] Das bedeutet, dass realiter die Erfassung als auffällig definierter Minderjähriger während der NS-Zeit erhöht war – gab es zwar auch davor in anderen Institutionen heilpädagogische Beobachtungsräume, hatte eine zweite staatliche Institution, die die Bezeichnung *heilpädagogisch* bereits im Namen trug, bis dahin nicht existiert.

Während des Zweiten Weltkriegs waren bis Dezember 1944 791 Patient*innen an der Abteilung aufgenommen, erneut stellt der Beginn des Kriegs am 1. September 1939 den Stichtag dar. Bei 126 dieser Minderjährigen, das ist derselbe absolute Wert wie bezüglich des Ersten Weltkriegs, entspricht aber hier 15,93 %, wurde notiert, dass der Vater eingerückt war, doch scheint die Verzeichnung eines Kriegseinsatzes unzuverlässiger erfolgt zu sein als während des Ersten Weltkriegs. Kriegsbezüge in ‚Auffälligkeiten' wurden kaum explizit hergestellt, was mitausschlaggebend für die noch geringere Thematisierung als während des Ersten Weltkriegs sein mag. Eine seltene derartige Verzeichnung erfolgte 1943 im Zug des Anamnesegesprächs. Es wurde festgehalten, dass der Dreizehnjährige, seitdem der Vater eingerückt war, „besonders schwierig" wäre. Über Veranlassung des Jugendamtes, das von der Mutter aufgrund der zunehmenden Schwierigkeiten selbst kontaktiert worden war, an der Heilpädagogischen Abteilung aufgenommen, wurde der Bub schließlich wieder nach Hause entlassen, wobei als weitere Maßnahme der Besuch des heilpädagogischen Horts

369 Ruzicka an KÜSt, 29.4.1940, WStLA, 1.3.2.209.1.A47, 1940 A-M, Ambulanzkarten-Nr. 889/1935.

370 Zu dieser sowie allgemein den Institutionen „Am Spiegelgrund" und deren Umstrukturierungen vgl. das Kapitel *Am Spiegelgrund*.

371 Asperger, „Jugendpsychiatrie", 355.

der Station erwogen wurde.[372] Eine andere Art der Besprechung von Problemen, die aus der kriegsbedingten Abwesenheit des Vaters resultieren konnten, zeigt sich in der Krankengeschichte eines Vierzehnjährigen, der im Frühjahr 1944 drei Wochen an der Abteilung verbrachte, wobei es sich um eine Wiederaufnahme handelte. Einlieferungsgrund waren „erneute große Schulschwierigkeiten", der Aufenthalt war allerdings vorzeitig beendet worden, da der Vater, der Fronturlaub hatte, den Buben von der Abteilung abgeholt und dabei auch seine Missbilligung kundgetan hatte, dass seine Ehefrau den Buben erneut an die Klinik gebracht hatte. Trotz des vorzeitigen Abbruchs des Aufenthalts wurde eine Maßnahmenempfehlung ausgesprochen, und zwar die Schulbefreiung für das laufende Schuljahr.[373]

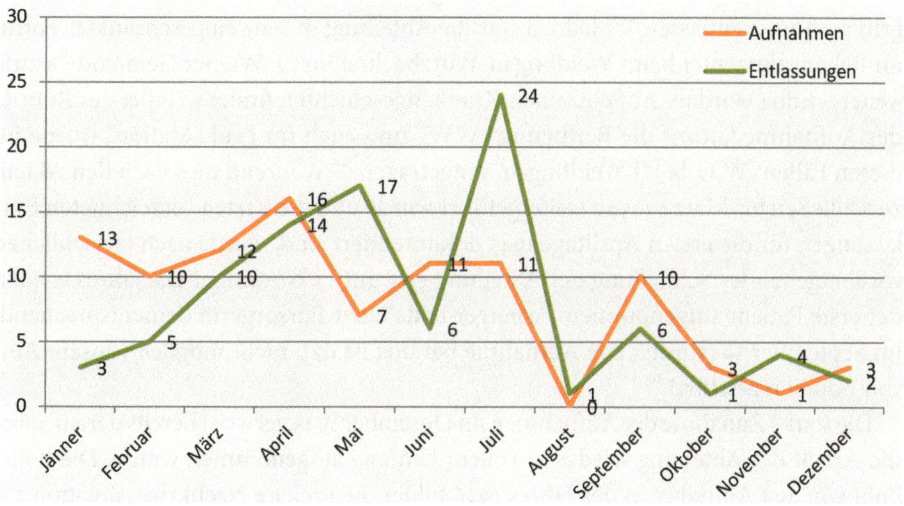

Abb. 20 Die Aufnahmen (n = 97) und Entlassungen (n = 93) der 1944 aufgenommenen Patient*innen nach Monaten

Mit fortschreitender Kriegsdauer begannen nach einem ersten Einbruch 1941 die Aufnahmezahlen 1943 weiter zu sinken und erreichten 1944 den Tiefstand – dies ist allerdings nicht auf eine behördliche Vernachlässigung von ‚auffälligen' Minderjährigen zurückzuführen, sondern auf die Beeinträchtigung der Heilpädagogischen Abteilung durch Bombentreffer in der Umgebung wie auch an der Klinik am 10. September 1944, im Zug dessen die langjährige Stationsschwester Viktorine

372 WStLA, 1.3.2.209.1.A47, 1943 N-Z, o.Nr.
373 WStLA, 1.3.2.209.1.A47, 1943 A-M, o.Nr.

Zak verstarb.[374] Deutlich wird an der Monatsübersicht 1944, dass die Abteilung im August geschlossen war und mit Schulbeginn im September wieder geöffnet wurde.

Die Differenz von 97 Aufnahmen gegenüber 93 Entlassungen liegt an vier erst 1945 durchgeführten Entlassungen, die in dieser Grafik ebenso wenig berücksichtigt wurden, wie jene 1943 aufgenommenen Patient*innen, die erst 1944 entlassen wurden.

Die Akten zeigen, wie in Abbildung 20 auch ersichtlich ist, dass der Abteilungsbetrieb nach der Zerstörung der Station durch einen Luftangriff im September nicht zur Gänze eingestellt worden war. Zwar waren die meisten Patient*innen, die gleich zu Monatsbeginn aufgenommen worden waren, in ihre Herkunftsunterbringung entlassen worden, was in den Akten in dieser oder ähnlicher Form festgehalten wurde: „Nur 1 Tag an der Station, dann wegen Zerstörung der Station durch Luftangriff vom 10.9. entlassen."[375] Jedoch war die Abteilung in sehr eingeschränkter Form im Rekonvaleszentenheim Weidlingau-Wurzbachtal im 14. Wiener Gemeindebezirk weitergeführt worden. Auf einzelnen Krankengeschichten findet sich bei der Rubrik des Aufnahmedatums die Beifügung „WW" und auch im Feld „Station" wurde in diesen Fällen „W. G. b. [?] Weidlingau" eingetragen.[376] Während dies nach den Akten zu schließen bis März 1945 so weitergeführt wurde und die letzten verzeichneten Entlassungen für die ersten Apriltage 1945 dokumentiert sind, wurde nach tatsächlicher vorübergehender Schließung der Abteilung erst mit 17. November des Jahres wieder der erste Patient aufgenommen. Asperger teilte einer Fürsorgerin dementsprechend im September 1945 mit: „Die Aufnahme bei uns ist dzt. nicht möglich (unsere Abt. von Bomben zerstört)."[377]

Die starke Zunahme der Aufnahmen im Dezember 1945 verweist bereits darauf, dass die Arbeit der Abteilung wieder in vollem Umfang aufgenommen wurde. Die hohe Zahl von 294 Aufnahmen des Jahres 1946 bildet die prekäre Nachkriegssituation ab, von der Minderjährige in vielen Aspekten und auf unterschiedlichen Ebenen betroffen waren. Während die allgemeinen Aufnahmezahlen 1947 sich im Vergleich zum Vorjahr beinahe halbiert hatten (294 : 152), waren sie ab dem Folgejahr wieder im Steigen begriffen und sind in Verbindung mit dem an Bedeutung gewinnenden Diskurs über die ‚Verwahrlosung' der Nachkriegsjugend zu sehen, in dem Asperger eine prominente Rolle einnahm. Der Wunsch nach heilpädagogischer Untersuchung existierte weiter.

---

374 Asperger, Lazar, 133. Die nach Datum verzeichneten Luftangriffe auf Wien und die jeweils betroffenen Bezirke sind online aufgelistet unter: Luftkrieg, https://www.geschichtewiki.wien.gv.at/Luftkrieg (29. 11. 2018).

375 Etwa WStLA, 1.3.2.209.1.A47, 1944 A-M, o.Nr.

376 Z. B. WStLA, 1.3.2.209.1.A47, 1944 N-Z, Ambulanzkarten-Nr. 7427/1944.

377 Asperger an Fsgn., HZ 19–45, 21. 9. 1945, WStLA, 1.3.2.209.1.A47, 1942 N-Z, o.Nr.

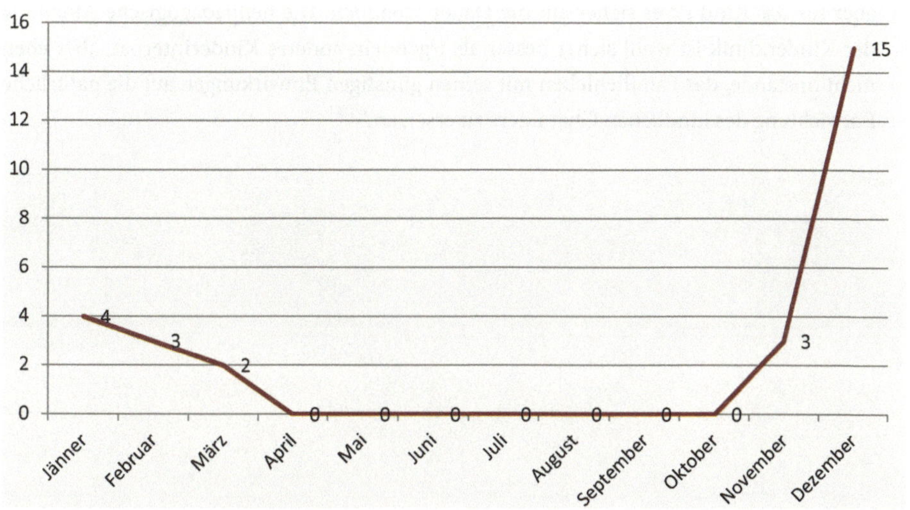

Abb. 21 Die Aufnahmen in den Monaten des Jahres 1945, n = 27

Bemerkenswerterweise war die durchschnittliche Aufenthaltsdauer in der Periode Asperger weiter gestiegen und betrug nun 41 Tage. Der Unterschied zur Periode Bruck mit 37 Tagen ist nicht so signifikant wie von dieser zu Lazars mit 25 Tagen im Durchschnitt. Zwischen 1935 und 1944 gab es drei Patient*innen, die noch am Tag ihrer Aufnahme wieder entlassen wurden, wogegen der längste Aufenthalt einer Patientin mit 495 Tage weit mehr als ein Jahr betrug. Es handelte sich dabei um ein vierjähriges Mädchen, dessen Aufenthalt von 14. März 1941 bis 22. Juli 1942 nur von einer vierzehntägigen krankheitsbedingten Transferierung auf eine andere Station unterbrochen war. Anlass zur Aufnahme war ein Sorgerechtsstreit um den Verbleib des Mädchens gewesen, und Hamburger teilte diesbezügliche Überlegungen dem Wiener Jugendgericht im Oktober 1941 mit:

> „Ich habe mich schon des öfteren darüber mündlich geäußert wie wichtig es ist, daß das Kind in Familienpflege kommt. So gut die heilpädagogische Abteilung Kinder zu führen imstande ist, sie kann das, was für ein Kind unter 10 Jahren, erst recht für ein Kind unter 6 Jahren physiologisch wichtig ist, nicht voll ersetzen. Ich halte es für sehr bedauerlich für das Kind, daß die Zuweisung zu einer Familie so lange hinausgeschoben wird. Es muß mir als erfahrenem Kinderarzt das Recht zustehen, mein persönliches Urteil abzugeben, in dem Sinn, daß das Kind weder zu der Mutter, noch zu dem Vater, sondern eben in eine geeignete, pädagogisch zuverläßliche Familie kommt, bis die Entscheidung des Gerichtes eine endgiltige ist. Ich selbst habe an sich gar nichts dagegen wenn das Kind hier bleibt,

aber für das Kind ist es sicher auf die Dauer schädlich. Die heilpädagogische Abteilung der Kinderklinik ist wohl sicher besser als irgendein anderes Kinderinternat, aber eben nicht imstande, das Familienleben mit seinen günstigen Einwirkungen auf die natürliche Entwicklung des kindlichen Charakters zu ersetzen."[378]

378 Hamburger an Jugendgericht, 13.10.1941, WStLA, 1.3.2.209.1.A47, 1941 N-Z, o.Nr.

Die „Revolution der kindlichen Seele“: Geschlecht und Alter der Patient*innen

Die Geschlechterverteilung der Patient*innen der Heilpädagogischen Abteilung unterstreicht das zeitgenössisch auch von Lazar thematisierte,[379] stärker nach außen gerichtete ‚auffällige‘ Verhalten männlicher Minderjähriger, das durch die stärkere Sichtbarkeit auch zu größerer Aufmerksamkeit führte. Buben und Burschen überwogen unter den Patient*innen der Abteilung insgesamt mit 61,93 %. Weibliche und männliche Minderjährige waren zeitgleich aufgenommen, das bedeutet, dass keine Geschlechtertrennung angestrebt oder gewünscht wurde. Dies geht aus den Akten hervor, insbesondere aus Aufzeichnungen, die das Verhalten der Kinder zu Patient*innen des anderen Geschlechts notierten und bewerteten. Aus diesen Interaktionen wurden Schlüsse für die abschließende Beurteilung der Minderjährigen gezogen, gerade bei Mädchen und jungen Frauen war teils auch eine sexualisierte Komponente enthalten.

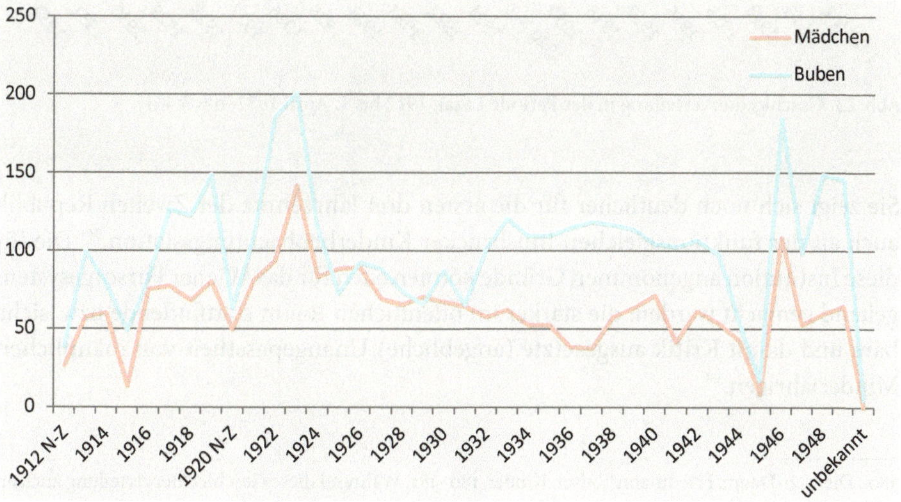

Abb. 22 Geschlechterverteilung zwischen 1912 und 1949, n = 6.383

In der Periode von Lazars Abteilungsleitung standen 1.456 Patientinnen 2.005 Patienten gegenüber, das sind 42,07 % Aufnahmen von Mädchen und jungen Frauen sowie

379 Lazar, Abnormitäten, 1229.

57,93 % von Buben und Burschen. Diese Geschlechterverteilung, die sich – mit unterschiedlichen Abweichungen – auch in den Leitungsperioden von Bruck und Asperger fortsetzen wird, spiegelt die verstärkte Aufmerksamkeit auf problematisierte Verhaltensweisen von Buben und jungen Männern wider.

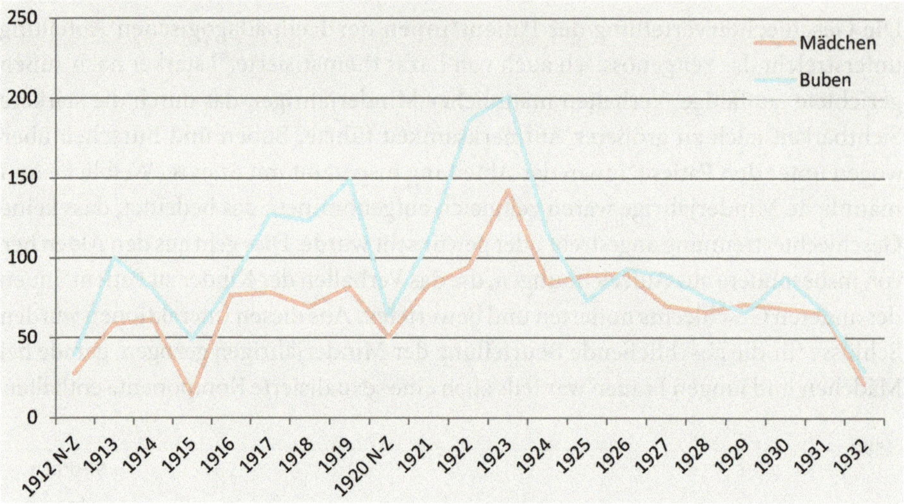

Abb. 23 Geschlechterverteilung in der Periode Lazar, 1912 bis 4. April 1932, n = 3.461

Sie zeigt sich noch deutlicher für die ersten drei Jahrzehnte der Zweiten Republik auch an der funktionsgleichen Innsbrucker Kinderbeobachtungsstation.[380] Die für diese Institution angenommen Gründe können auch für das Wiener Fürsorgesystem geltend gemacht werden: die stärker im öffentlichen Raum stattfindende bzw. sichtbare und damit Kritik ausgesetzte (angebliche) Unangepasstheit von männlichen Minderjährigen.[381]

380 Dietrich-Daum/Friedmann/Ralser, Kinder, 180–182. Während diese Geschlechterverteilung auch an anderen Kinderbeobachtungseinrichtungen in der Nachkriegszeit zu beobachten ist, stellte David Niget für Belgien fest, dass zwar öfter bei männlichen Minderjährigen von staatlicher Seite eingeschritten wurde, Gutachten aber häufiger über Mädchen erstellt wurden. David Niget, Bodies at risk. Youth confronting medical and psychological expertise on juvenile delinquency in post-WW2 Belgium and France, Vortrag, 19. 8. 2016, ISCHE 38, Chicago/USA. Auch Elisabeth Dietrich-Daum kam für die Klient*innen der *Psycho-Pädagogischen Beratungsstelle* in Bozen/Südtirol zu einem gleichlautenden Befund. Vgl. Elisabeth Dietrich-Daum, Über die Grenze in die Psychiatrie. Südtiroler Kinder auf der Kinderbeobachtungsstation von Maria Nowak-Vogl in Innsbruck (1954–1987), Innsbruck 2018.

381 Dietrich-Daum/Friedmann/Ralser, Kinder, 181 f.

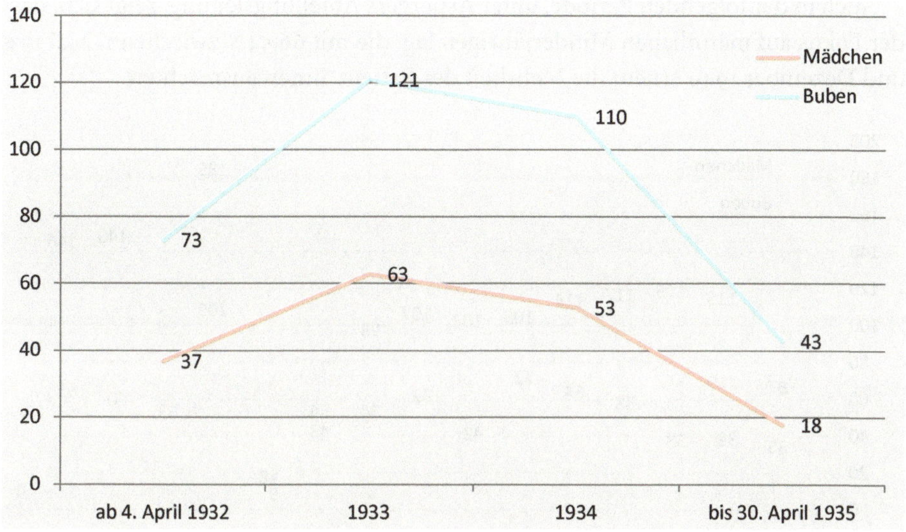

Abb. 24 Geschlechterverteilung in der Periode Bruck, 5. April 1932 bis 30. April 1935, n = 518

Die Geschlechterdifferenz war in der Leitungsperiode von Valerie Bruck im Vergleich zu Lazars noch weiter divergiert. Mädchen machten zwischen 1932 und 1934 zwischen 32 % und 34 % der Patient*innen aus, lediglich in den letzten vier Monaten ihrer Leitungsperiode ist eine weitere Verringerung zu beobachten, da der Anteil der aufgenommenen Mädchen auf 29,51 % gesunken war. Der Blick auf den weiteren Jahresverlauf offenbart, dass nach Leitungsübernahme durch Asperger während der übrigen Monate 1935 34,31 % der Aufnahmen Mädchen betrafen, was einen Gesamtwert von 32,52 % für dieses Jahr ergab – der somit keine Abweichung zu den vorangegangenen Jahren zeigt. Im Gegensatz dazu war der Wert mit etwa 42 % Patientinnen in der Periode Lazar aber etwa 10 % höher als jener unter Bruck. Dies ist nicht ausschließlich mit einer Aufmerksamkeitsverschiebung der Abteilung in Verbindung zu bringen: Zwar wählte diese letztlich aus, welche Minderjährigen stationär aufgenommen wurden, allerdings wurde die ‚Vorauswahl‘ von den zuweisenden Stellen getroffen, in deren Fokus das ‚auffällige‘ Verhalten männlicher Minderjähriger präsenter war. Die gesunkenen Aufnahmezahlen weiblicher Minderjähriger können daher als Hinweis auf eine generelle Priorisierung von Männern und damit zusammenhängend von ihrem potenziell abweichenden Verhalten von konservativ-maskulinen Rollenbildern und an sie gestellten Erwartungen gelesen werden, wobei allerdings die Funktion der Frau in ihrem traditionellen Rollenbild prinzipiell ebenfalls ‚Anpassungsfähigkeit‘ erforderte.

Auch in der folgenden Periode, unter Aspergers Abteilungsleitung, zeigt sich, dass der Fokus auf männlichen Minderjährigen lag, die mit 66,54 % zwischen 1. Mai 1935 und Dezember 1949 erneut die Mehrheit der Patient*innen ausmachten.

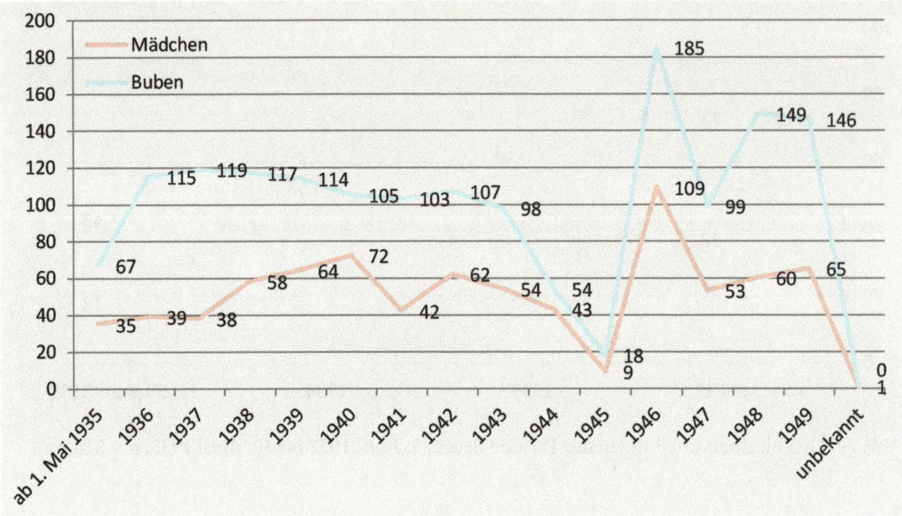

Abb. 25 Geschlechterverteilung in der Periode Asperger, 1. Mai 1935 bis 31. Dezember 1949, n = 2.400

In der NS-Zeit war der Anteil der Mädchen auf 36,14 % gestiegen, während er von Aspergers Leitungsübernahme bis Dezember 1937 mit 27,12 % den allgemeinen Tiefstwert erreicht hatte. Im Gegensatz zu der verstärkten Fokussierung männlicher Minderjähriger im Austrofaschismus erfolgte im Nationalsozialismus eine Rückkehr zu einem zwar noch immer deutlich divergierenden Geschlechterunterschied, der allerdings mit der Steigerung der Aufnahmen weiblicher Minderjähriger um 9 % dennoch eine Aufmerksamkeitsveränderung abbildet. Mit 33,15 % entsprach die Aufnahme von Mädchen in der Nachkriegszeit dem Durchschnitt der Periode von Valerie Bruck.

Zur Geschlechterverteilung ist ein weiterer Aspekt in Beziehung zu setzen, nämlich das Alter der Patient*innen. Zwar wurde in den publizierten heilpädagogischen Theorien von Lazar und Asperger kaum explizit auf die Bedeutung des Alters in der heilpädagogischen Untersuchung und bei verschiedenen Behandlungskonzepten eingegangen, es war aber natürlich dennoch ein präsenter Faktor. Lazar etwa ging hauptsächlich in Zusammenhang mit der Bedeutung des Einsetzens der Pubertät für die Entwicklung sowie Familiendynamiken auf das Alter ein. Die Entwicklungsphase vom Kind zum*zur Erwachsenen beschrieb er als „im ganzen Organismus gewaltige Veränderungen" sowie „Revolution der kindlichen Seele", gekennzeichnet durch den

Verlust des psychischen Gleichgewichts.[382] Nach der Schilderung eines Falles von in der Pubertät „zu früh erwachten Geschlechtslebens“ legte Lazar seine Ansicht dar, dass individuell zu beurteilen sei, ob Minderjährige in dieser oder ähnlichen Situationen „einfach als verloren“ zu betrachten seien, oder als in einem „krankhaften Zustand, der vorübergehen kann“. In seinem Fallbeispiel tritt Lazar für folgende Sichtweise ein: „An diesem Kinde wurde schwer gesündigt; seine Sexualität wurde brutal entfacht; das bedeutet soviel als eine schwere Verletzung, welche sein gesamtes Seelenleben und abhängig davon sein Nervensystem betroffen hat.“[383]

Bei der Analyse des Alters der Patient*innen wurden Einteilungen in Fünfjahresschritten vorgenommen, die den Fokus auf Altersgruppen erkennen lassen: Die bis fünfjährigen Kinder als Kleinst- und Kleinkinder, die sechs- bis zehnjährigen Kinder als Vor- und Volksschulkinder, Elf- bis Fünfzehnjährige als höher Schulpflichtige und die Sechzehnjährigen und Älteren als junge Erwachsene. Die allgemeine Altersstruktur zwischen 1912 und 1949 zeigt, dass mit 50,09 % die Hälfte der Patient*innen im Alter von sechs bis zehn Jahren war, gefolgt von den Elf- bis Fünfzehnjährigen mit 33,53 %.

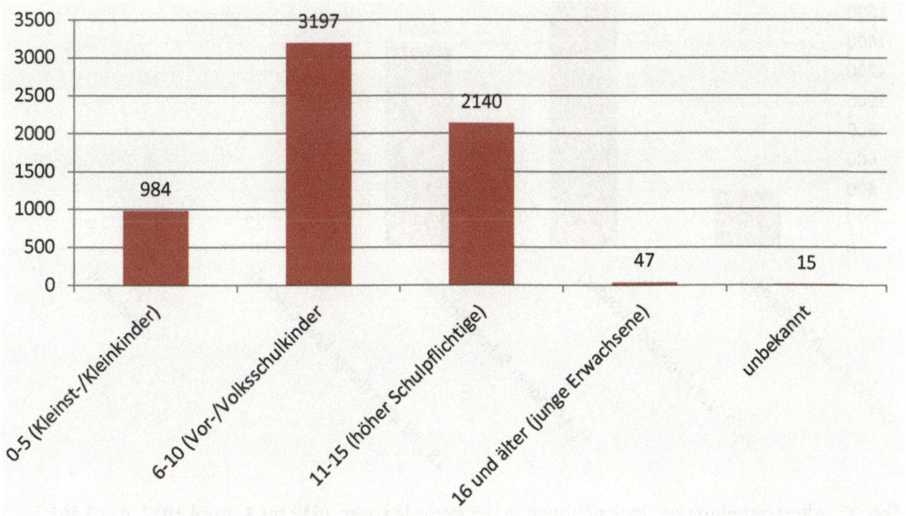

Abb. 26 Altersverteilung der Patient*innen zwischen 1912 und 1949, n = 6.383

382 Erwin Lazar, Die Gefahren des Pubertätsalters für die sittliche und geistige Entwicklung der Kinder, in: Heilpädagogische Schul- und Elternzeitung 4 (1911) 2, 69–72, 69.

383 Lazar, Gefahren, 71. Die hier bereits zutage tretende Sichtweise auf Opfer sexueller Gewalt wird ausführlich im Kapitel *‚Verführte‘ Mädchen* erläutert.

Die Heilpädagogische Abteilung war somit eindeutig eine Einrichtung für schulpflichtige Kinder, wobei besonders Volksschulkinder zur Aufnahme kamen. Um zu verfolgen, wie sich die Altersverteilung in den einzelnen Perioden veränderte, ist das Alter der Patient*innen im Folgenden innerhalb dieser Zeitabschnitte zu betrachten.

Da die Heilpädagogische Abteilung als Einrichtung für Minderjährige bis fünfzehn Jahre (und auch das hauptsächlich formal) gegründet worden war, die zunächst primär die Aufgabe verfolgte, vor der Aufnahme in Wohlfahrtsvereine stehende Minderjährige auf ihren Geisteszustand zu untersuchen, also eine Selektionsaufgabe innehatte, existierte kein Fokus auf eine bestimmte Altersgruppe innerhalb der Minderjährigkeit. Für die verstärkte Aufnahme von Vor- und Volksschulkindern müssen demnach andere Gründe ausschlaggebend gewesen sein. Diese sind allerdings nicht in der Abteilung selbst zu suchen, die mit den Aufnahmen auf die an sie herangetragenen Ansuchen reagierte. Zwar fehlen Informationen über die Altersstruktur der ambulanten Patient*innen, doch ist auch hier nicht von einer grundlegenden Verschiebung auszugehen.

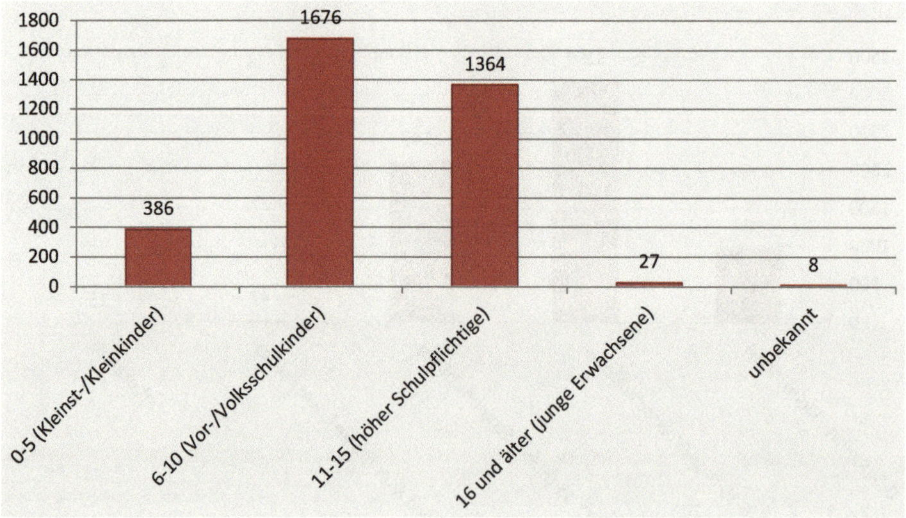

Abb. 27 Altersverteilung der Patient*innen in der Periode Lazar, 1912 bis 4. April 1932, n = 3.461

Ein Grund für vermehrte Zuweisungen von sechs- bis zehnjährigen Kindern ist in der in dieser Altersgruppe erstmals umfassenden institutionellen Aufmerksamkeit auf ihr Verhalten zu suchen: Der mit sechs oder sieben Jahren einsetzende Schulbesuch brachte Aufmerksamkeiten durch neu involvierte Personen, die Lehrer*innen, mit sich. Dass damit nicht automatisch eine sofortige Erfassung und Problematisierung von ‚auffälligem‘ Verhalten einherging, liegt in der durch die veränderte Situation neu auf die Kinder zukommenden Anforderungen und der nunmehrigen Vergleichbarkeit ihres Verhaltens in einer größeren Kindergemeinschaft begründet. Lese-, Rechtschreib- oder Rechenschwächen manifestierten sich erst im Lauf des Schulbesuchs, ‚auffälliges‘ Verhalten konnte nach der Eingewöhnungsphase erscheinen oder verschwinden, (psycho-)somatische Erkrankungen oder der Verdacht auf Misshandlung über einen längeren Zeitraum beobachtet werden. Hinzu kommt, dass diese Altersgruppe auch außerhalb geschlossener Räume verstärkt der Beobachtung ausgesetzt war: Als unangemessen eingestufte Straßenaufenthalte, also solche, die über ‚normale‘ Spielzeiten hinausgingen, wurden durch Hausparteien, Polizist*innen oder auch Eltern selbst beanstandet. Das bedeutet, dass die Sichtbarkeit im öffentlichen Raum bei den Vor- und Volksschulkindern vielfach zu Kritik sowohl an ihrem eigenen Verhalten, wie an der (behaupteten) mangelnden Beaufsichtigung führte, dass also sowohl das kindliche Verhalten wie das familiäre Umfeld in diesem Kontext auf Missbilligung stoßen konnte. Unabhängig davon existierten parallel auch andere Einlieferungsgründe, die nicht mit altersspezifischen Aufmerksamkeiten in Zusammenhang standen.

Betrachtet man die in den *Statistischen Jahrbüchern* der Stadt Wien veröffentlichten Altersstatistiken der Bevölkerung Wiens für das Jahr 1923 ergibt sich folgendes Bild[384]:

384 Die statistischen Daten der Stadt Wien stammen aus etwa der Mitte des jeweiligen Jahres, insofern handelt es sich nicht um eine absolut genaue Gegenüberstellung der Altersverteilung der Bevölkerung, da kleinere Verschiebungen aufgrund der nach dem Stichtag liegenden Geburtstage nicht berücksichtigt werden konnten. Darüber hinaus wurde hier die Gesamtpatient*innenzahl berücksichtigt, die auch die wenigen Minderjährigen mit Wohnsitz außerhalb Wiens umfasst. Da es sich dabei aber nur um geringfügige Abweichungen handelt, welche die Gesamtaussage nicht wesentlich verändern würden, fiel die Entscheidung über die Einbeziehung dieser Daten zugunsten einer Auswertung aus, sodass die Altersstruktur der Patient*innen nicht ohne Bezugswerte dargestellt bleibt. – Für vor 1923 und zwischen bzw. nach den übrigen ausgewerteten Jahrgängen liegende Jahre sind keine Aufstellungen über die Altersstruktur der Wiener Bevölkerung vorhanden, zumal das Statistische Jahrbuch der Stadt Wien auch nach einer Unterbrechung von zwölf Jahren (das Jahrbuch für 1914 erschien 1918) erst 1930 für das Jahr 1929 wieder veröffentlicht wurde. Auch in den Jahrbüchern 1937 und 1938 sind lediglich die Angaben über die Jahre 1923 und 1934 enthalten, im Jahrbuch 1943 bis 1945 Angaben über 1939, 1948 Angaben über 1946. Vorwort, in: Statistisches Jahrbuch der Stadt Wien 1929, hg. von der Magistratsabteilung für Statistik, o.S; Statistisches Jahrbuch der Stadt Wien 1937, 1938, 1943–1945, hg. von der Magistratsabteilung für Statistik. Zwar finden sich im Jahrbuch 1929 Aufstellungen über die Altersstruktur 1920, aufgrund einer unklaren Anmerkung (hinsichtlich der Statistik für 1910, 1920 und 1923: „1910 und 1923 auf Grund der Volkszählungen, 1925 [sic] Schätzung“) ist jedoch nicht nachvollziehbar, ob es sich dabei um gesicherte Zahlen handelt, weswegen auf die Einbeziehung in die Auswertung verzichtet wurde. Statistisches Jahrbuch 1929, 3.

1923 lebten in Wien 468.651 Personen bis achtzehn Jahre.[385] Von ihnen waren 343 an der Heilpädagogischen Abteilung aufgenommen, das ist ein Prozentsatz von 0,07. Rechnet man davon die zwischen sechzehn und achtzehn Jahre alten Jugendlichen ab, von denen in diesem Jahr keine an der Abteilung aufgenommen waren, so sind es 0,09 %.

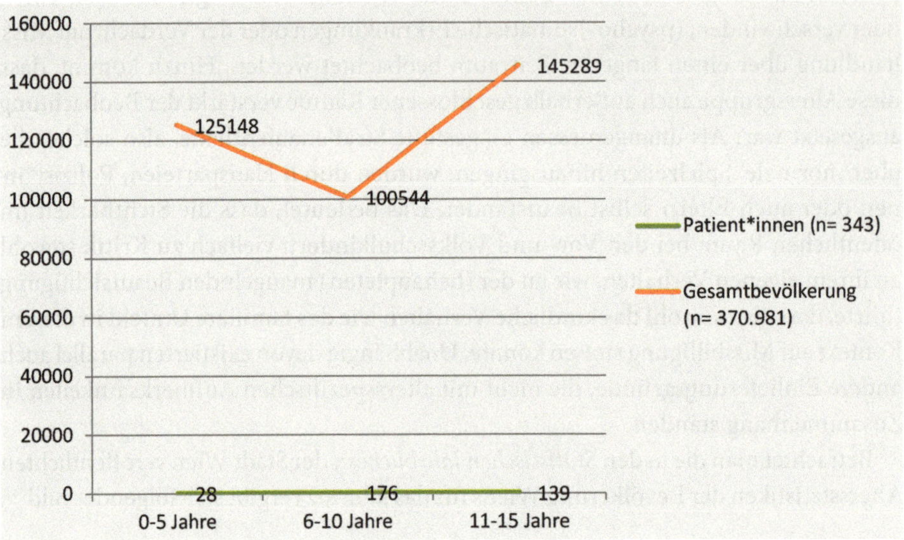

Abb. 28 Gegenüberstellung Altersverteilung der Wiener Gesamtbevölkerung unter sechzehn Jahren und Patient*innen 1923

Mag diese Grafik auf den ersten Blick wenig aussagekräftig erscheinen, so zeigt sich bei genauerer Betrachtung doch ein interessanter Befund: Während von den unter Sechzehnjährigen der Gesamtbevölkerung Wiens 1923 die Sechs- bis Zehnjährigen die kleinste Gruppe darstellen, handelte es sich bei dieser Alterskohorte im Kontrast dazu um die am stärksten als Patient*innen der Heilpädagogischen Abteilung vertretenen Minderjährigen. Nach Geschlechtern getrennt zeigt sich, dass die Differenz zwischen Mädchen und Buben in der Gesamtbevölkerung in diesem Jahr in allen drei Alterskohorten sehr gering war, dagegen an der Heilpädagogischen Abteilung in jeder der drei Altersgruppen ein eindeutiges Übergewicht der männlichen Patienten festzustellen ist.

385 Die Daten für 1923 bezeichnen die „ortsanwesenden" Personen, wogegen es sich ab 1934 um die „Wohnbevölkerung" Wiens handelt.

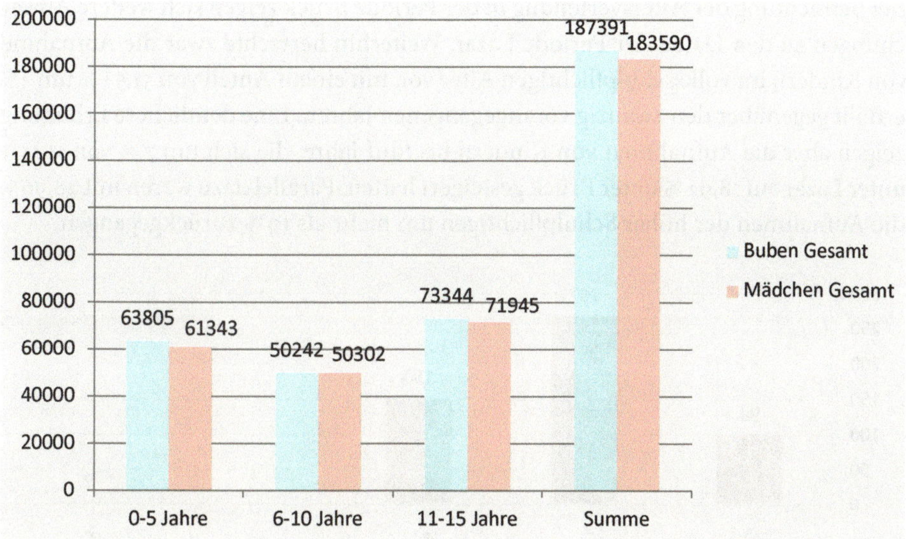

Abb. 29 Geschlechterverteilung der minderjährigen Bevölkerung Wiens von 0–15 Jahre 1923, n = 370.981

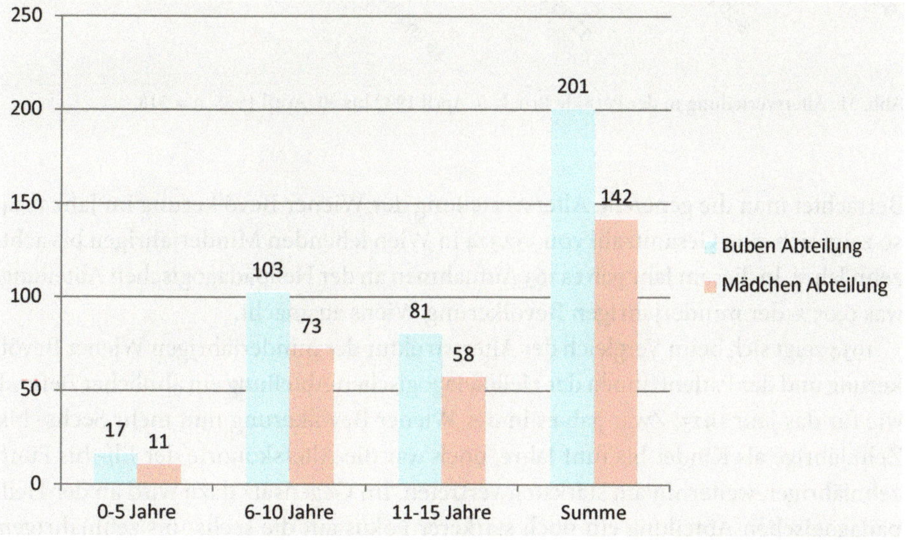

Abb. 30 Geschlechterverteilung der Patient*innen der Heilpädagogischen Abteilung nach Alter 1923, n = 343

Bei Betrachtung der Altersverteilung in der Periode Bruck zeigen sich weitere Abweichungen zu den Daten der Periode Lazar. Weiterhin herrschte zwar die Aufnahme von Kindern im volksschulpflichtigen Alter vor, mit einem Anteil von 51,54 % um 3 % erhöht gegenüber den zwanzig vorangegangenen Jahren. Eine deutlichere Erhöhung zeigen aber die Aufnahmen von Kindern bis fünf Jahre, die sich um 7 % von 11,15 % unter Lazar auf 18,92 % unter Bruck gesteigert hatten. Parallel dazu waren mit 28,96 % die Aufnahmen der höher Schulpflichtigen um mehr als 10 % zurückgegangen.

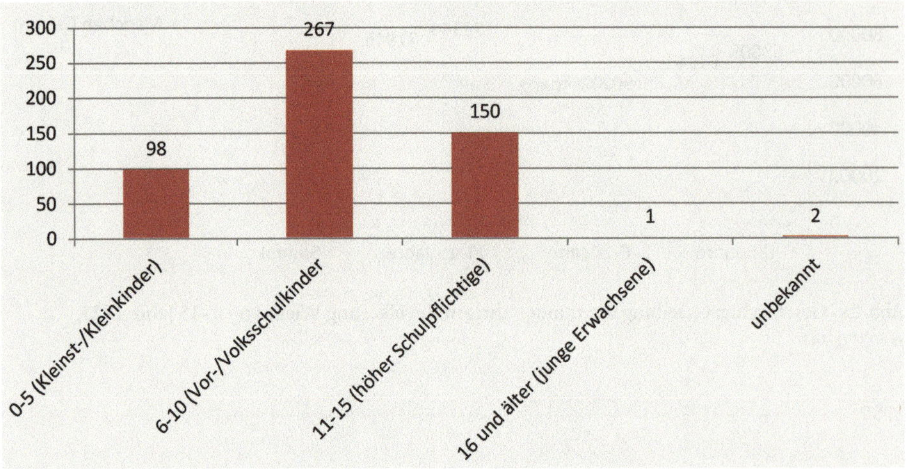

Abb. 31 Altersverteilung in der Periode Bruck, 5. April 1932 bis 30. April 1935, n = 518

Betrachtet man die generelle Altersverteilung der Wiener Bevölkerung im Jahr 1934, so zeigt sich eine Gesamtzahl von 337.374 in Wien lebenden Minderjährigen bis achtzehn Jahre. In diesem Jahr gab es 163 Aufnahmen an der Heilpädagogischen Abteilung, was 0,05 % der minderjährigen Bevölkerung Wiens ausmacht.

1934 zeigt sich beim Vergleich der Altersstruktur der minderjährigen Wiener Bevölkerung und der Patient*innen der Heilpädagogischen Abteilung ein ähnlicher Befund wie für das Jahr 1923: Zwar gab es in der Wiener Bevölkerung nun mehr Sechs- bis Zehnjährige als Kinder bis fünf Jahre, doch war die Alterskohorte der Elf- bis Fünfzehnjährigen weiterhin am stärksten vertreten. Im Gegensatz dazu wird an der Heilpädagogischen Abteilung ein noch stärkerer Fokus auf die sechs- bis zehnjährigen Buben offenbar als im Vergleichsjahr 1923. Im Kontrast zur Ausgewogenheit des Geschlechterverhältnisses der minderjährigen Wiener*innen insgesamt überwogen an der Abteilung die Aufnahmen von Buben deutlich mit 67,5 %.

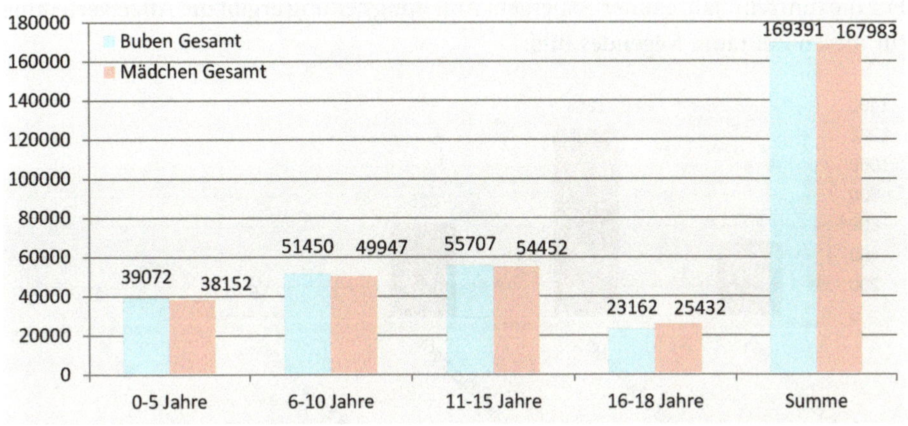

Abb. 32 Geschlechterverteilung der minderjährigen Bevölkerung Wiens nach Alter 1934, n = 337.374

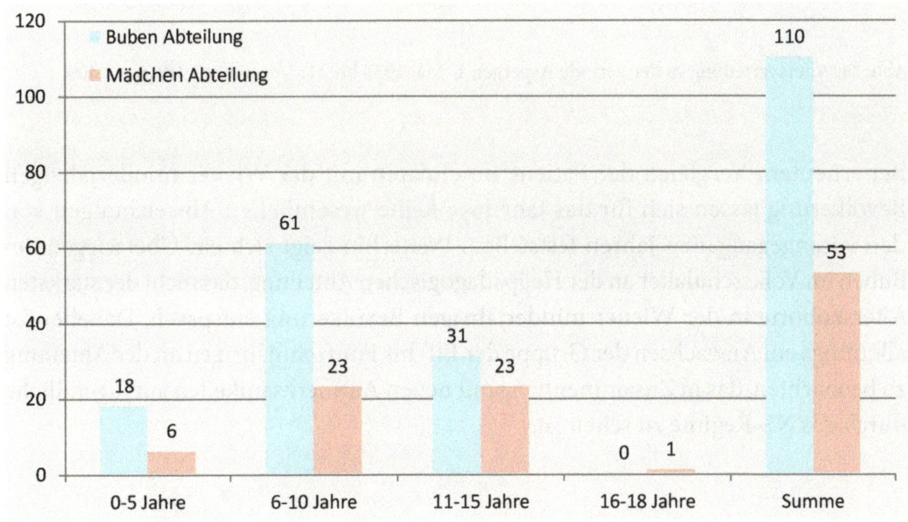

Abb. 33 Geschlechterverteilung der Patient*innen der Heilpädagogischen Abteilung nach Alter 1934, n = 163

Für die fünfzehn Jahre unter Aspergers Abteilungsleitung ergibt die Altersverteilung für diesen Zeitraum folgendes Bild:

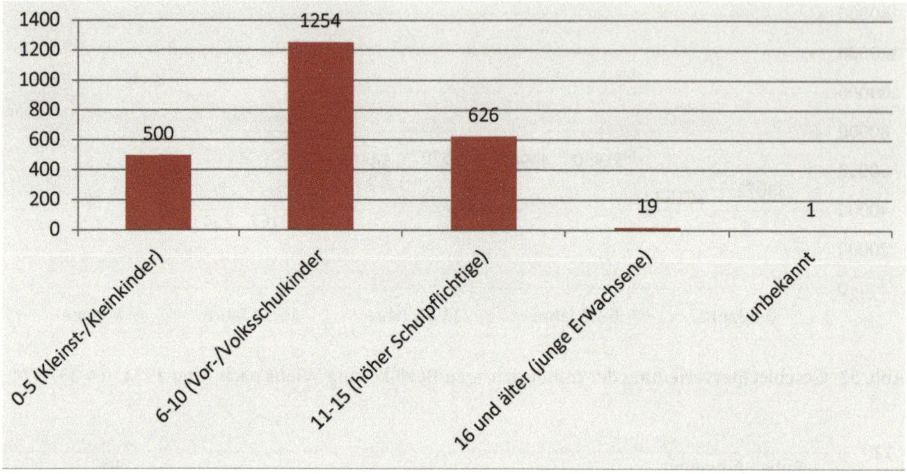

Abb. 34 Altersverteilung in der Periode Asperger, 1. Mai 1935 bis 31. Dezember 1949, n = 2.400

Bei erneutem Vergleich der Patient*innendaten mit der Wiener minderjährigen Bevölkerung lassen sich für das Jahr 1939 keine wesentlichen Abweichungen von den vorangegangenen Jahren feststellen: Weiterhin zeigt sich ein Überwiegen der Buben im Volksschulalter an der Heilpädagogischen Abteilung, das nicht der stärksten Alterskohorte in der Wiener minderjährigen Bevölkerung entsprach. Daneben ist allerdings ein Anwachsen der Gruppe der Elf- bis Fünfzehnjährigen an der Abteilung zu beobachten, das in Zusammenhang mit neuen Aufmerksamkeiten auf Jugendliche durch das NS-Regime zu sehen ist.

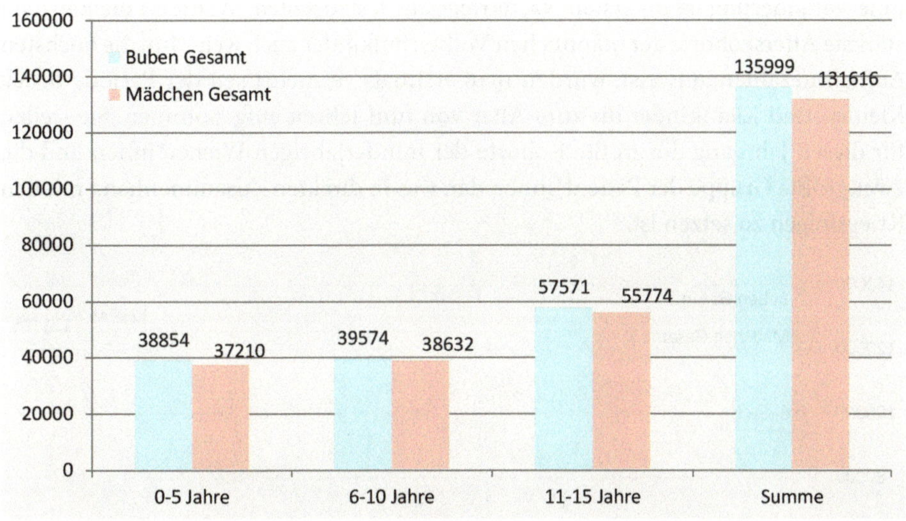

Abb. 35 Geschlechterverteilung der minderjährigen Bevölkerung Wiens nach Alter 1939, n = 267.615

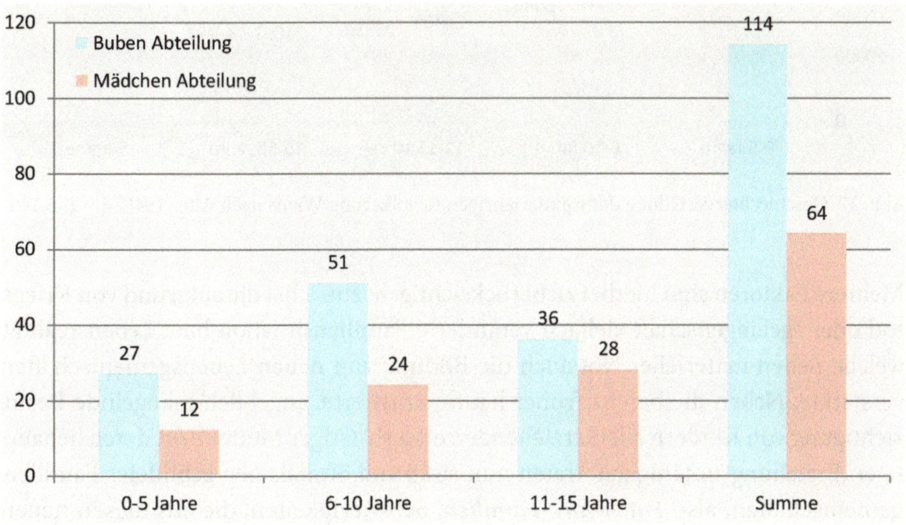

Abb. 36 Geschlechterverteilung der Patient*innen der Heilpädagogischen Abteilung nach Alter 1939, n = 178

Eine Veränderung ist im ersten Nachkriegsjahr festzustellen. Während die konstant stärkste Alterskohorte der männlichen Volksschulkinder auch weiterhin die höchsten Aufnahmezahlen aufweist, wurden 1946 erstmals vermehrt seit der Periode Bruck Kleinst- und Kleinkinder bis zum Alter von fünf Jahren aufgenommen. Sie stellen für diesen Jahrgang die größte Kohorte der minderjährigen Wiener*innen und die zweitgrößte Gruppe der Patient*innen dar, was in direkten Zusammenhang mit den Kriegsfolgen zu setzen ist.

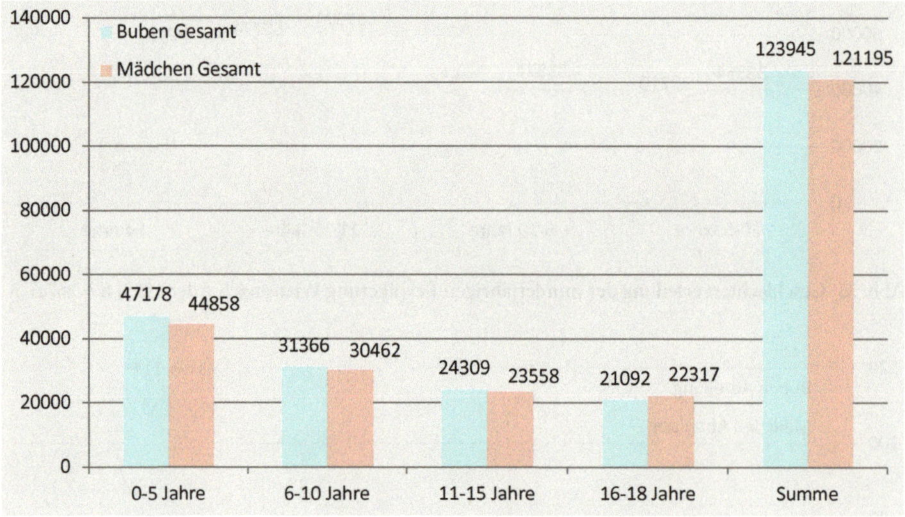

Abb. 37 Geschlechterverteilung der minderjährigen Bevölkerung Wiens nach Alter 1946, n = 245.140

Mehrere Faktoren sind hierbei zu berücksichtigen: zunächst die aufgrund von Kriegstod oder -gefangenschaft vielfach veränderte Familiensituation bzw. Lebensrealität, welche neben materieller Not auch die Bildung von neuen Lebensgemeinschaften verstärkte. Neben die bereits früher häufig kritisierte, angeblich mangelnde Beaufsichtigung von Kindern alleinerziehender, erwerbstätiger Mütter bzw. deren behaupteter ‚Erziehungsunfähigkeit' traten nun aufgrund oftmals neu gebildeter Familiengemeinschaften, also *Patchwork-Familien*, Schwierigkeiten, die aus diesen neuen Konstellationen resultieren konnten oder in den Fokus der neu hinzugekommenen Betreuungspersonen rückten.

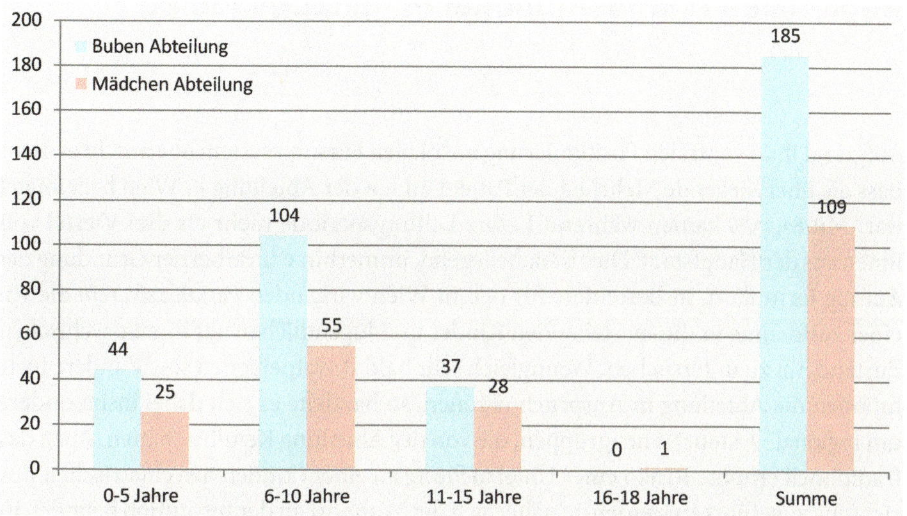

Abb. 38 Geschlechterverteilung der Patient*innen der Heilpädagogischen Abteilung nach Alter 1946, n = 294

Die Altersstruktur der Patient*innen zeigt in Verbindung mit der Geschlechterverteilung, dass der institutionelle Fokus während des gesamten Untersuchungszeitraums auf Buben im Alter von sechs bis zehn Jahren lag. Institutioneller Fokus meint hier nicht allein die Heilpädagogische Abteilung, sondern ist weit gefasst zu verstehen und beinhaltet das Zusammenspiel von Schulen, Horten bzw. Betreuungseinrichtungen, Jugendämtern und anderen Behörden. Diese Altersgruppe umfasst die Volksschulkinder, die bei Schuleintritt erstmals mit neuen Strukturen konfrontiert waren, die geregelte Abläufe und normierte Verhaltensvorgaben beinhalteten. Sofern die Patient*innen zuvor nicht einen Kindergarten besucht hatten, war es zudem das erste Mal, dass auch ihr Verhalten in einer regelmäßig zusammenkommenden Kindergruppe in Form der Klassengemeinschaft den Erwartungen der Betreuungspersonen bzw. Lehrer*innen zu entsprechen hatte. Verhalten, das im häuslichen Kontext entweder nicht beobachtet oder nicht problematisiert worden war, wurde nun einer Bewertung durch außenstehende Personen unterzogen. Durch die veränderte Alltagssituation konnten aber auch neue Problemfelder geöffnet werden, die in der Folge zu schulischen und/oder häuslichen Schwierigkeiten führen konnten. Durch die Schulsituation wurden außerdem einerseits Lernschwierigkeiten oder -schwächen diagnostiziert, die vielfach erst hier auffielen, andererseits – durchaus auch in Zusammenhang damit – geistige Beeinträchtigungen, die nach Abklärung an der Heilpädagogischen Abteilung zu Um- oder Ausschulungen in Hilfs-, Sonderschulen oder der Unterbringung in Heil- und Pflegeanstalten führen konnten.

Regionales und institutionelles Einzugsgebiet

Aufgrund ihrer zentralen Positionierung im lokalen Fürsorgesystem überrascht es nicht, dass die überwiegende Mehrheit der Patient*innen der Abteilung in Wien beheimatet war: Mit 83,73 % kamen während Lazars Leitungsperiode mehr als drei Viertel von ihnen aus der Hauptstadt. Dies ist naheliegend, immerhin wurde bei der Gründung der Auftrag formuliert, insbesondere für den in Wien wirkenden *Pestalozziverein* die vor einer Aufnahme in diesen stehenden Kinder und Jugendlichen auf ihren psychischen Zustand hin zu untersuchen. Wenngleich sehr bald Privatpersonen sowie andere Institutionen die Abteilung in Anspruch nahmen, so handelte es sich dabei insbesondere um regionale Akteur*innengruppen, die von der Abteilung Kenntnis hatten. Auch das traditionell erhöhte Risiko einer Untersuchung an einer (kinder-)psychiatrischen Einrichtung zugeführt zu werden, je näher sich der Wohnort an der Institution befindet, ist hier als wesentlicher Faktor zu berücksichtigen. Wurde etwa ein Schulkind in Vorarlberg als westlichstem Bundesland Österreichs in der Schule als lernauffällig oder sozial schwierig beurteilt, so wurden eher Maßnahmen von Personen oder Institutionen vor Ort verfügt, als die Schüler*innen zuvor an die Heilpädagogische Abteilung nach Wien zu überweisen. Dies geht ganz klar aus den sehr häufigen Einweisungen von Wiener Minderjährigen aufgrund von schulischen Problematiken hervor, wo zudem noch die Möglichkeit eines Ambulanzbesuches gegeben war, der in vielen Fällen als ausreichend zur Behebung der beanstandeten Verhaltensweisen angesehen wurde.

Der vergleichsweise hohe Anteil von Kindern und Jugendlichen, die aus dem Ausland an die Heilpädagogische Abteilung gebracht wurden, erklärt sich nur zu einem geringen Teil aus dem internationalen Renommee der Institution. Vielmehr sind bei dieser Patient*innengruppe die Jahre der Aufnahme zu berücksichtigen: Der Großteil der aus dem Ausland stammenden Minderjährigen lebte in den Kronländern der Habsburgermonarchie und wurde auch bis 1918 an der Abteilung aufgenommen. Das bedeutet nicht, dass der Institution keine über die österreichischen Grenzen hinausgehende Bedeutung zugekommen wäre, aber es sind besonders in diesem Zusammenhang die (Verwaltungs-)Strukturen der Monarchie zu berücksichtigen, die die Aufnahme von Kindern aus nichtösterreichischen Gebieten des Habsburgerreichs begünstigten. So wurden von den 29 Aufnahmen ausländischer Minderjähriger bis 1918 27 Kinder aus einem zu Österreich gehörenden Gebiet aufgenommen, ein Patient kam 1912 aus Russland an die Abteilung, eine Patientin 1913 aus Serbien. In der Zwischenkriegszeit kam der Großteil der Patient*innen aus dem Ausland aus der Tschechoslowakei, nämlich 19 Kinder. Daneben gab es vereinzelte Aufnahmen aus

Ungarn, Polen, Südtirol, Rumänien, Palästina, Jugoslawien, der Türkei und Indien. Insbesondere bei der Aufnahme des Geschwisterpaars aus Indien handelte es sich um eine Familie, die Zugang zu internationalen Kontakten hatte. Der Beruf des Vaters wurde mit „Ingenieur" angegeben, das Anamnesegespräch erfolgte mit einem „Captain". Beide Kinder waren bereits in ihrer Heimat mit „Kretinismus" diagnostiziert worden, an der Abteilung wurde bei dem fünfjährigen Buben nach dem Aufenthalt von 21 Tagen die Diagnose „Idiotie (Consanguinität)" gestellt. *Consanguinität* bedeutet, dass die geistige Beeinträchtigung auf die notierte Blutsverwandtschaft der Eltern – die Mutter war die Nichte des Vaters – zurückgeführt wurde. Der eineinhalbjährige Bruder wurde mit der Diagnose „Verwahrloster Intellekt bei degenerativer Anlage (Consanguinität)" entlassen – bei beiden Kindern stand von vornherein fest, dass sie wieder in ihre Ursprungsfamilie zurückkehren würden: „Kindesmutter fuhr mit ihrem Hausarzt nach Wien zu Prof. Pirquet, der die Kinder an die Klinik zur Aufnahme schickte. Nach Beobachtung nimmt die Mutter die Kinder wieder in die Heimat."[386] Aus dieser Notiz geht zugleich hervor, dass die Heilpädagogische Abteilung nicht das ursprüngliche Ziel der ärztlichen Konsultation war, sondern der international renommierte Pirquet die Kinder untersuchen sollte. Eine ähnliche, mehrere Personen und Institutionen involvierende Einlieferungssituation zeigt sich bei der Aufnahme der siebenjährigen Patientin aus Jerusalem/Palästina 1927. Das Mädchen litt ab dem Alter von zweieinhalb Jahren an monatlichen Krampfanfällen, die auch den Einlieferungsgrund darstellten. Der behandelnde Nervenarzt in Jerusalem riet den Eltern aufgrund einer eineinhalbjährigen ergebnislosen Therapie „eine Anstalt aufzusuchen [...]. Das Kind wurde darauf nach Wien gebracht und ist hier in die Anstalt Brunner gekommen, und dort vom Oktober bis Dezember geblieben. Da auch dort keine Besserung erzielt wurde, wurde das Kind zum Doz. Stern gebracht und von dort in die h. p. Abteilung gewiesen." Die Diagnose, die nach zwölftägigem Aufenthalt gestellt wurde, lautete „Idiotie mit cerebralen Reizerscheinungen" und die Entlassungsempfehlung „Anstalt". Die Art der empfohlenen Anstalt wurde nicht näher spezifiziert, doch wurde etwas mehr als ein Monat nach der Entlassung im Akt notiert, dass der „Befund für Anstalt an jüd. Fürsorge abgegeben" wurde.[387] Es ist daher davon auszugehen, dass dieses Mädchen nicht bzw. zumindest nicht unmittelbar wieder in seine Heimat zurückgekehrt ist. Damit soll nicht impliziert werden, dass die Eltern ihr Kind ‚abschieben' wollten oder auch von Lazar die Unterbringung mit großer Distanz zu den Eltern favorisiert wurde, vielmehr konnten derartige Entscheidungen in Zusammenhang mit den (nicht) verfügbaren Institutionen im Herkunftsland stehen.

386 WStLA, 1.3.2.209.1.A47, 1926 A-M, Prot.-Nr. 1165 u. 1166.
387 WStLA, 1.3.2.209.1.A47, 1927 A-M, o.Nr.

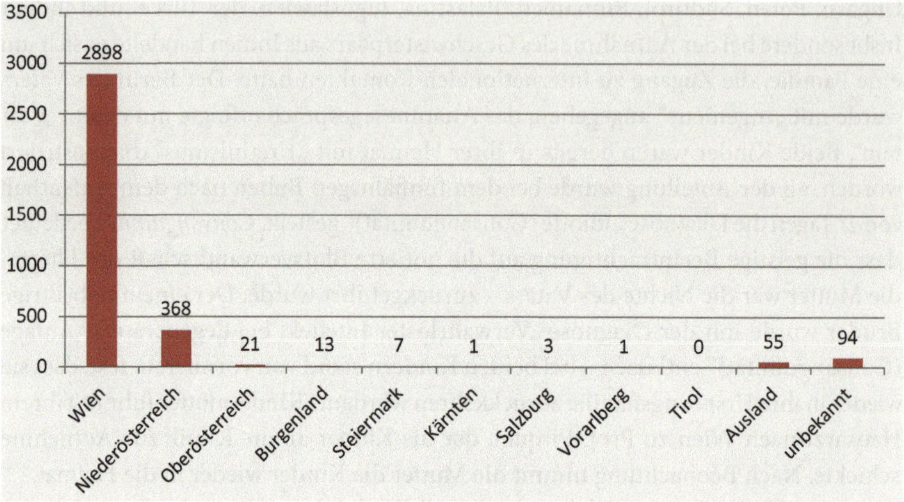

Abb. 39 Regionale Herkunft der Patient*innen in der Periode Lazar, 1912 bis 4. April 1932, n = 3.461

Im Gegensatz dazu geht der Hintergrund der Aufnahme des Patienten aus der Türkei 1929 aus dem Akt nicht hervor, es wurde aber festgehalten, dass der Zehnjährige, der zu Hause neben den Eltern auch von einem „Erzieher" betreut wurde, türkisch, deutsch und französisch sprach, also eine international orientierte Erziehung erhielt. Die Aufnahmedauer war, wie es bei Kindern aus dem Ausland häufig der Fall war, mit nur vier Tagen vergleichsweise kurz. Dass in diesem Fall jedoch ursprünglich eine längerdauernde Beobachtung vorgesehen war, geht aus dem Vermerk hervor, die „Mutter wollte ihn nicht mehr hier lassen, – sehr nervöse Frau." Eine Diagnose wurde auf dem Deckblatt des Akts nicht verzeichnet, Anlass zur Aufnahme stellte die Abklärung eines „Zurückbleiben[s] in d. geistigen Entwicklung" dar, zudem wurde eine seit vier Jahren beobachtete „zunehmende Nervosität u. störrisches Benehmen" ausschließlich im häuslichen Umfeld berichtet, welches sich unter anderem in Zornanfällen äußern würde.[388]

Nur ein Patient aus dieser Untersuchungsgruppe kam aus Fremdunterbringung an die Abteilung: ein polnischer Bub 1913 aus einem „Taubstummeninstitut". Die übrigen Minderjährigen aus dem Ausland lebten bei ihren Eltern. Wie aus diesen Beispielen ersichtlich wird, handelte es sich bei den Einlieferungsgründen der Patient*innen aus ferneren Herkunftsländern hauptsächlich um neurologische Symptomkomplexe, denen in den meisten Fällen bereits extensive ärztliche Behandlungen in der

388 WStLA, 1.3.2.209.1.A47, 1929 A-M, Prot.-Nr. 1616.

Heimat vorangegangen waren. Bei den Patient*innen, die aus den österreichischen Nachbarländern stammten, die zum Aufnahmezeitpunkt großteils dem jeweiligen Reichsgebiet zugehörig waren – sowohl in der Monarchie als auch später im Nationalsozialismus –, hielten sich soziale und somatische Problematiken die Waage. Ihre Aufenthaltsdauer war im Vergleich zu jener der österreichischen Patient*innen in der Regel deutlich kürzer, wobei sowohl für Minderjährige aus dem Ausland wie auch für die aus den Bundesländern stammenden Kinder und Jugendlichen gilt, dass die Beobachtungsdauer meist mit zunehmender Distanz des Herkunftsorts abnahm. Durchschnittlich verbrachten Patient*innen unter Lazar 25 Tage an der Abteilung, wobei die kürzesten Aufenthalte noch am Tag der Aufnahme bereits wieder beendet wurden und die längsten mehr als 300 Tage dauerten – diese stellten aber die Ausnahme dar.

Nach Wien erfolgten mit einem Anteil von 10,63 % die zweitmeisten Einweisungen aus dem umliegenden Bundesland Niederösterreich. Dies ist aus mehreren Gründen naheliegend: Bis zum Inkrafttreten der Bundesverfassung 1920, mit der Wien zu einem eigenständigen Bundesland wurde, hatten Wien und Niederösterreich eine gemeinsame Verwaltung. Dass in einem einheitlichen Verwaltungsgebiet eine Institution auch von abgelegeneren Orten frequentiert wurde, ist organisatorisch bedingt. Auch nach der Teilung in zwei Bundesländer blieb im Fürsorgebereich eine enge Verbindung bestehen, da Heime, die von der Gemeinde Wien geführt wurden, teilweise in Niederösterreich situiert waren und daneben auch privat geführte Heime in Niederösterreich als Vertragsheime der Stadt Wien existierten.[389] Unabhängig davon ist auch die Nähe vieler niederösterreichischer Gemeinden zu Wien in die Zuweisungen einzubeziehen – vielfach besuchten Kinder aus Niederösterreich Wiener Schulen, in anderen Fällen sind professionelle Beziehungen der einweisenden Instanzen zum Wiener Fürsorge- bzw. Ausbildungswesen ausschlaggebend gewesen.

Die Minderjährigen, die während Brucks Abteilungsleitung aufgenommen wurden, stammten zu 88,22 % aus Wien, das sind 5 % mehr, als es unter Lazar waren. Nicht nur wurden prozentual weniger Kinder aus dem Ausland aufgenommen – was wesentlich in Verbindung mit der europäischen politischen Situation in den 1930er Jahren zu bringen ist –, auch die Aufnahmen aus Niederösterreich hatten sich mit nunmehr 5,21 % halbiert.

---

389 Vgl. zu den in Niederösterreich gelegenen Heimen der Gemeinde Wien auch Sieder/Smioski, Gewalt. Ähnliches zeigt sich in der zweiten Hälfte des 20. Jahrhunderts auch für die westösterreichische Fürsorgelandschaft, wo Tirol und Vorarlberg hinsichtlich der Heimunterbringung von als schwererziehbar kategorisierten Minderjährigen Unterbringungsabkommen geschlossen hatten.

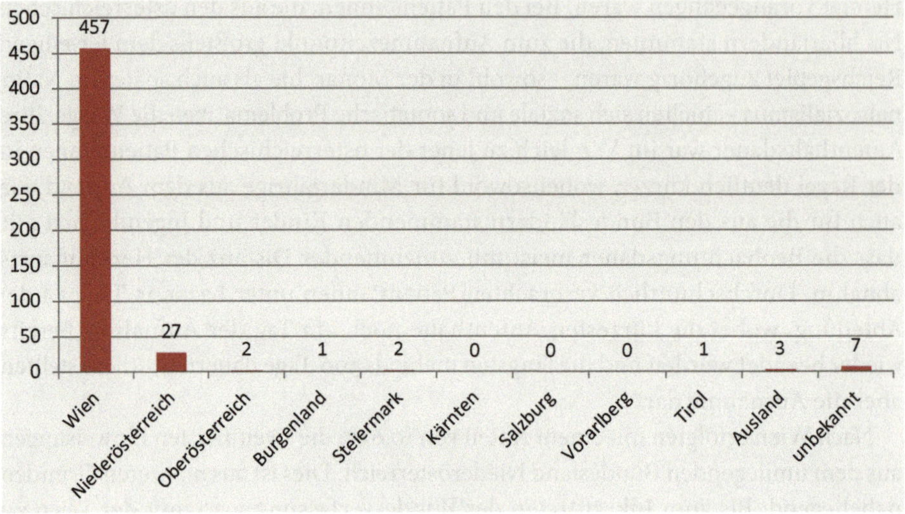

Abb. 40 Regionale Herkunft der Patient*innen in der Periode Bruck, 5. April 1932 bis 30. April 1935, n = 518

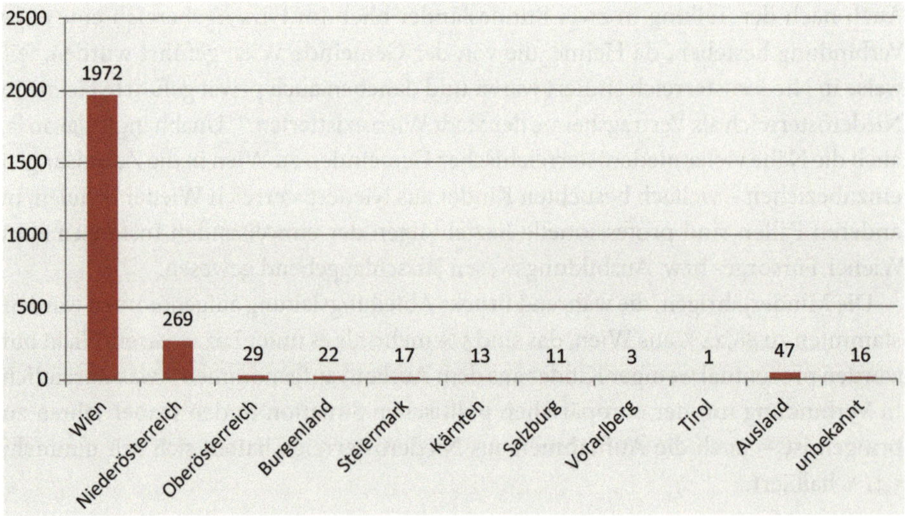

Abb. 41 Regionale Herkunft der Patient*innen in der Periode Asperger, 1. Mai 1935 bis 31. Dezember 1949, n = 2.400

Auch unter Aspergers Abteilungsleitung machten die Patient*innen aus Wien mit 82,17 % die eindeutige Mehrheit aus. Der Wert ist jenem aus Lazars Leitungsperiode vergleichbar, auch die aus Niederösterreich stammenden Patient*innen hatten sich mit einem Anteil von 11,21 % wieder den rund 10 % unter Lazar angenähert, dabei aber im Vergleich zur Periode Bruck verdoppelt.[390]

Aus den übrigen Bundesländern erfolgten jeweils um 1 % oder noch weniger der Zuweisungen. Dabei zeigt sich der Trend, dass die Zuweisungen mit zunehmender räumlicher Distanz weniger wurden. Gleichzeitig nahm die Zuweisung von in Heimen untergebrachten Minderjährigen mit steigender Entfernung zu. Während von den oberösterreichischen, burgenländischen und Kärntner Patient*innen die überwiegende Mehrheit aus familiärer Unterbringung an die Abteilung gebracht wurde, näherte sich aufgrund der geringeren Aufnahmezahlen aus den anderen Bundesländern das prozentuelle Verhältnis von Heim- und häuslicher Unterbringung immer stärker an. Während bei den Kindern aus der Steiermark die Heimunterbringung als vorangegangener Unterbringungsort bereits verstärkt zu beobachten ist, war Vorarlberg das einzige Bundesland, aus dem nur Einweisungen aus Heimkontexten erfolgten – es handelte sich dabei aber nur um drei Kinder. Dass in der Nachkriegszeit keine Überstellungen mehr aus Vorarlberg und Tirol an die Abteilung erfolgten, ist wesentlich in Zusammenhang mit der ersten vergleichbaren Nachkriegsgründung im Jahr 1947 zu bringen – dem Innsbrucker *Kinderzimmer* an der Frauenabteilung der Psychiatrisch-Neurologischen Universitätsklinik Innsbruck, das 1954 schließlich zur *Kinderbeobachtungsstation* umorganisiert wurde.[391] Auch in den übrigen Bundesländern, abgesehen von Vorarlberg und dem Burgenland, erfolgten ab den 1950er Jahren vergleichbare Gründungen, die fortan nicht nur funktionsgleich der Wiener Heilpädagogischen Abteilung waren, sondern außer Tirol sämtlich mit Schüler*innen von Hans Asperger besetzt wurden. Gleich Wien war auch in den Bundesländern mit der Abteilungsleitung die Übernahme von Gutachter*innentätigkeiten für Jugendgerichte und Einrichtungen der Jugendfürsorge verbunden, sodass bundeslandübergreifende Zuweisungen von Patient*innen in der Regel nur erfolgten, wenn aufgrund von Unklarheiten in der Diagnostik eine zusätzliche Meinung eingeholt werden sollte oder insbesondere eine Untersuchung durch Asperger als Fachmann dezidiert empfohlen oder beschlossen wurde.

Obwohl zwischen 1940 und 1944 36 Minderjährige aus in dieser Zeit zum Deutschen Reich gehörenden Gebieten an der Abteilung aufgenommen wurden, fällt dabei doch

390 Für die Auswertung der regionalen Herkunft in dieser Periode wurden die Gemeinde- bzw. Bundeslandzugehörigkeiten des jeweiligen Jahres berücksichtigt. Das bedeutet, dass die Erweiterung des Wiener Stadtgebietes während der NS-Zeit auf „Groß-Wien" mit 26 anstatt der bisher 21 Bezirke Niederschlag in der Auswertung findet. Da diese Stadteinteilung bis 1954 bestehen blieb, gilt sie auch für die letzten Jahre der Auswertung, also von 1945 bis 1949.

391 Vgl. Dietrich-Daum/Ralser/Rupnow, Kindheiten.

auf, dass von diesen Patient*innen nur zwei Buben aus Deutschland an die Abteilung eingewiesen wurden. Die übrigen Patient*innen stammten aus den besetzten Gebieten der Tschechoslowakei und Polen. Abgesehen von einem Patienten aus Deutschland und einem aus der Tschechoslowakei lebten die übrigen dieser Kinder und Jugendlichen ausschließlich bei ihren leiblichen Eltern(-teilen), der eine deutsche Bub kam 1943 aus einem Kinderlandverschickungslager in Ungarn an die Abteilung. Einige dieser Einweisungen von Kindern aus dem Ausland wurden von Franz Hamburger veranlasst: Oftmals ohne nähere Notizen in den Krankenakten, ist jedoch in diesen Fällen davon auszugehen, dass die Erziehungsberechtigten vermutlich ihn als Klinikvorstand kontaktiert hatten bzw. an ihn verwiesen wurden und Hamburger daraufhin die Zuteilung zu der in Frage kommenden Station vornahm. Dieser Weg ist etwa bei einem neunjährigen Mädchen dokumentiert, dessen Hausarzt sich 1941 mit der Bitte um eine Aufnahme an Hamburger gewandt hatte.[392] Elfmal wurden ausländische Patient*innen von einer anderen Station des Wiener Allgemeinen Krankenhauses in die Heilpädagogische Abteilung eingewiesen, einmal aus dem Wiener Karolinen-Kinderspital. Das heißt, dass in diesen Fällen die Heilpädagogische Abteilung nicht die erste Anlaufstelle war. Unter den überweisenden Kliniken des AKH generell scheinen besonders häufig die Psychiatrische Klinik, die bis in die Nachkriegszeit keine eigene Kinderstation hatte, sowie andere Stationen der Kinderklinik auf – eine Zuweisungspraxis, die bereits für die Periode Lazar dokumentiert ist. Eine spezielle Patient*innengruppe aus dem Ausland, die allerdings mit Herkunft Wien verzeichnet wurde, sind Pflegekinder aus Hamburg, die besonders 1940 und 1941 an die Abteilung gebracht wurden. Sie waren bei „Gastfamilien" untergebracht gewesen, um sie aus dem luftangriffgefährdeten Hamburger Raum zu evakuieren.[393] Da sie nicht aus dem Ausland, sondern von ihrem aktuellen Unterbringungsverhältnis, eben der Wiener Pflegefamilie, der NSV gemeldet und in der Folge zur Beobachtung an die Abteilung gewiesen wurden, zählten sie in der Auswertung zu den Wiener Kindern.[394] Wie sich generell die konkrete Lebensrealität der Patient*innen bei Antritt des Abteilungsaufenthalts in Bezug auf ihre Unterbringung gestaltete, ist daher im Folgenden zu untersuchen.

---

392 WStLA, 1.3.2.209.1.A47, 1941 N-Z, Ambulanzkarten-Nr. 5089/1941.

393 WStLA, 1.3.2.209.1.A47, 1941 A-M, o.Nr.

394 WStLA, 1.3.2.209.1.A47, 1940 A-M, Archiv-Nr. 23 sowie Ambulanzkarten-Nr. 4350/1940; WStLA, 1.3.2.209.1.A47, 1940 N-Z, Archiv-Nr. 114; fünf Krankengeschichten in WStLA, 1.3.2.209.1.A47, 1941 A-M, jeweils o.Nr.; WStLA, 1.3.2.209.1.A47, 1941 A-M, Ambulanzkarten-Nr. 4525/1941; 4433/1941 sowie 4463/1941; drei Krankengeschichten in WStLA, 1.3.2.209.1.A47, 1941 N-Z, jeweils o.Nr.; WStLA, 1.3.2.209.1.A47, 1941 N-Z, Ambulanzkarten-Nr. 4664/1941, 4445/1941 sowie 4694/1941; WStLA, 1.3.2.209.1.A47, 1942 A-M, o.Nr.

Die Unterbringungsverhältnisse vor der Aufnahme

Die meisten Patient*innen, die in der Periode Lazar an der Abteilung aufgenommen wurden, stammten aus familiärer Unterbringung, insgesamt waren es 2.952 Minderjährige (85,3 %). Mit 81,83 % (1.679 Buben und 1.153 Mädchen) machten jene Kinder und Jugendlichen, die bei ihren Eltern(-teilen) lebten, mehr als zwei Drittel aus. 3,47 % (58 Buben und 62 Mädchen) lebten bei Verwandten. 4,85 % (77 Buben und 91 Mädchen) kamen aus einer anderen Form der Unterbringung in häuslichen Strukturen, nämlich von Pflegeplätzen außerhalb ihrer Familien. Buben lebten also häufiger vor der Aufnahme bei ihren Eltern(-teilen), Mädchen überwogen allerdings sowohl bei den Minderjährigen von Pflegeplätzen wie auch bei den bei Verwandten Lebenden. Dass männliche Minderjährige dagegen vermehrt in Kinder- oder Erziehungsheimen untergebracht waren, zeigen die 5,66 % Einweisungen aus dieser Unterbringungsform, die 126 Buben gegenüber 70 Mädchen betraf.

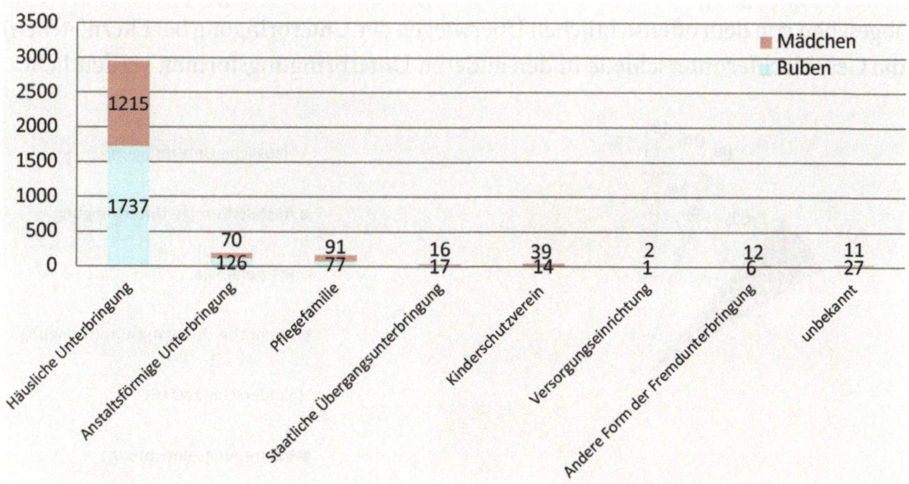

Abb. 42 Unterbringungsverhältnisse vor der Aufnahme in der Periode Lazar, 1912 bis 4. April 1932, n = 3.461

Diese Unterschiede geben Aufschluss darüber, welches Geschlecht in welchem Lebensbereich vermehrt mit (Zuschreibungen von) problematisiertem Verhalten als behandlungsbedürftig gesehen wurde. Bei einem Gesamtverhältnis von 57,93 % Buben zu 42,07 % Mädchen an der Abteilung während der Periode Lazar ergibt sich unter Zugrundelegung der 2.952 Zuweisungen aus häuslicher Unterbringung ein Prozentsatz von 58,84 % männlichen gegenüber 41,16 % weiblichen Minderjährigen. Letztere überwogen allerdings bei den 168 Zuweisungen aus Pflegefamilien (mit 54,17 %), sowie deutlich bei den Überstellungen aus Kinderschutzvereinen. Bei diesen 53 Einweisungen machten sie mit 73,58 % knapp mehr als zwei Drittel aus. Gerade diese hohe Zahl bietet einen Hinweis darauf, dass bereits im Auswahlprozess, der bei Aufnahme in den jeweiligen Vereinen durchgeführt wurde, eine vorsorgliche Scheidung von ‚schwierigen' und ‚weniger schwierigen' Buben erfolgte, dagegen Schwierigkeiten von Mädchen vermehrt durch die neue Unterbringungssituation entstanden zu sein scheinen.[395]

Bei den 196 aus Heimen zugewiesen Patient*innen handelte es sich bei 64,29 % um Buben, bei den 33 Zugewiesenen aus den staatlichen Übergangseinrichtungen, womit Polizei-, Gerichts- und Jugendamtsinstitutionen gemeint sind, hält sich das Geschlechterverhältnis in Betrachtung der absoluten Zahlen die Waage, relational zur Gesamtzahl der beiden Geschlechtergruppen zeigt sich mit 1,1 % bei den Mädchen gegenüber 0,85 % bei den Buben doch ein Überwiegen der weiblichen Minderjährigen. Daran anknüpfend ist zur besseren Einordnung nach dem jeweiligen Anteil der einzelnen Unterbringungsformen innerhalb der eigenen Geschlechtsgruppe zu fragen, die abgesehen von dem offensichtlichen Überwiegen der Unterbringung bei Eltern(-teilen) die Geschlechterunterschiede in den anderen Unterbringungsformen verdeutlicht.

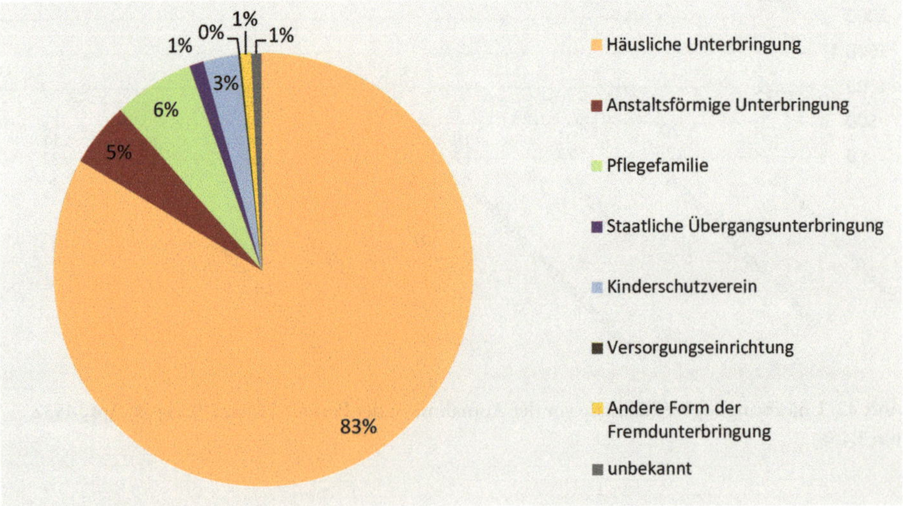

Abb. 43 Häufigkeit der Unterbringungsformen unter den weiblichen Minderjährigen, n = 1.456

395 Hier handelt es sich ausschließlich um Minderjährige, die bereits in Heimen lebten, die von Kinderschutzvereinen betrieben wurden, nicht um jene, die von den Vereinen zwecks Entscheidung über eine Aufnahme an die Abteilung gewiesen wurden. Zu diesen Zuweisungen vgl. das Kapitel *Die Stellung der Heilpädagogischen Abteilung im Wiener Fürsorgesystem.*

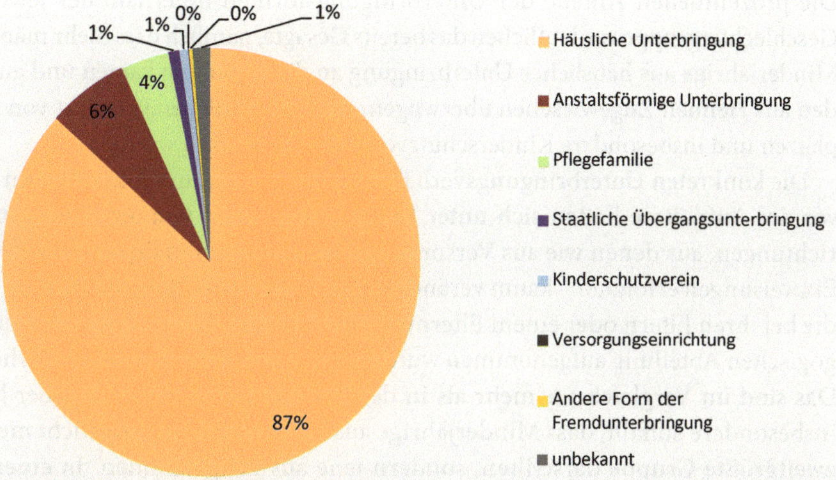

Abb. 44 Häufigkeit der Unterbringungsformen unter den männlichen Minderjährigen, n = 2.005

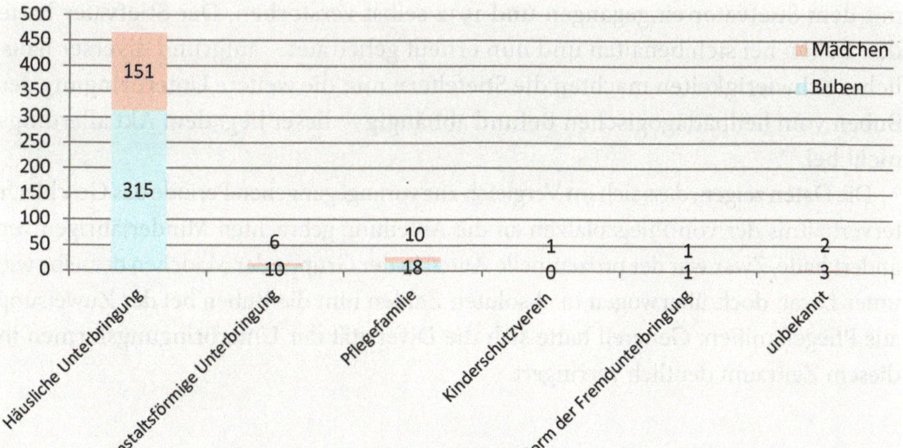

Abb. 45 Unterbringungsverhältnisse vor der Aufnahme in der Periode Bruck, 5. April 1932 bis 30. April 1935, n = 518

Die prozentuellen Anteile der Unterbringungsformen innerhalb der jeweiligen Geschlechtergruppe verdeutlichen das bereits Gesagte, nämlich dass mehr männliche Minderjährige aus häuslicher Unterbringung an die Abteilung kamen und auch bei den aus Heimen Zugewiesenen überwogen, dagegen Mädchen verstärkt von Pflegeplätzen und insbesondere Kinderschutzvereinen zugewiesen wurden.

Die konkreten Unterbringungsverhältnisse der Kinder und Jugendlichen direkt vor der Aufnahme hatten sich unter Bruck – abgesehen von den Übergangseinrichtungen, aus denen wie aus Versorgungseinrichtungen in dieser Periode keine Einweisungen erfolgten – kaum verändert: Nach wie vor stellten die Patient*innen, die bei ihren Eltern oder einem Elternteil gelebt hatten, bevor sie an der Heilpädagogischen Abteilung aufgenommen wurden, mit 87,06 % die absolute Mehrheit dar. Das sind im Vergleich 5 % mehr als in der Periode Lazar, wobei darüber hinaus insbesondere auffällt, dass Minderjährige aus Heimunterbringung nicht mehr die zweitgrößte Gruppe darstellten, sondern jene aus Pflegefamilien. In einem Fall 1933 zeigte sich zudem eine besondere Familienkonstellation, die die Vielfalt der Lebensrealitäten illustriert und einen elfjährigen Buben betraf, der bei seinen Stiefeltern lebte. Der leibliche Vater war 1925 verstorben, 1926 war die Mutter die Ehe mit dem Stiefvater eingegangen und 1932 selbst verstorben. Der Stiefvater hatte den Buben bei sich behalten und nun erneut geheiratet – aufgrund diverser häuslicher Schwierigkeiten machten die Stiefeltern nun die weitere Unterbringung des Buben vom heilpädagogischen Befund abhängig – dieser liegt dem Akt allerdings nicht bei.[396]

Die Daten zeigen, dass sich im Vergleich zur vorangegangenen Periode das Geschlechterverhältnis der von Pflegeplätzen an die Abteilung gebrachten Minderjährigen verändert hatte. Zwar war der prozentuelle Anteil in der Gruppe der Mädchen derselbe wie unter Lazar, doch überwogen in absoluten Zahlen nun die Buben bei der Zuweisung aus Pflegefamilien. Generell hatte sich die Diversität der Unterbringungsformen in diesem Zeitraum deutlich verringert.

396 WStLA, 1.3.2.209.1.A47, 1933 N-Z, Ambulanzkarten-Nr. 18295/1933. Ein vergleichbarer Fall ist für 1932 dokumentiert, in dem der Stiefvater, der das Kind sehr gerne habe, es seiner Lebensgefährtin gegenüber, die das Mädchen ebenfalls gut behandeln würde, als seine leibliche Tochter ausgab. Wenngleich nicht klar ist, weswegen das Mädchen konkret aufgenommen wurde, scheint es sich um Probleme aus dem schulischen Bereich gehandelt zu haben. Die Unterbringungssituation wurde jedenfalls als das „Optimum" und aufrechtzuerhalten bezeichnet. WStLA, 1.3.2.209.1.A47, 1932 A-M, Prot.-Nr. 2071.

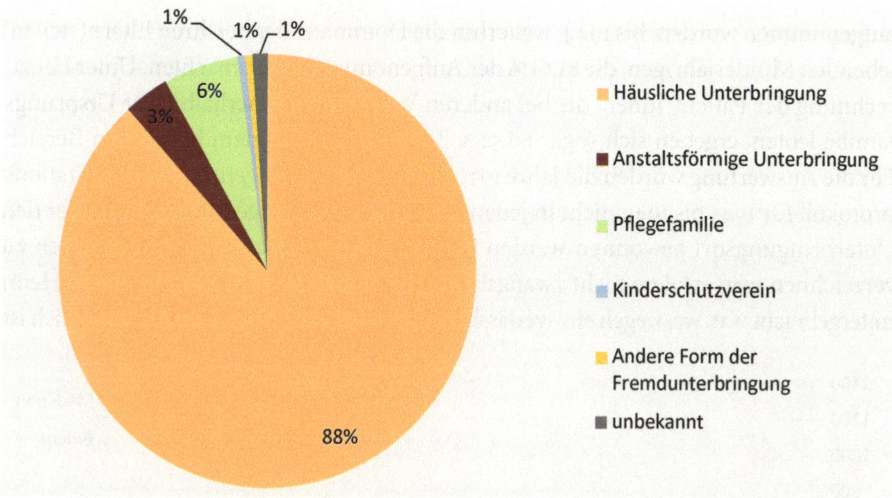

Abb. 46 Häufigkeit der Unterbringungsformen unter den weiblichen Minderjährigen, n = 171

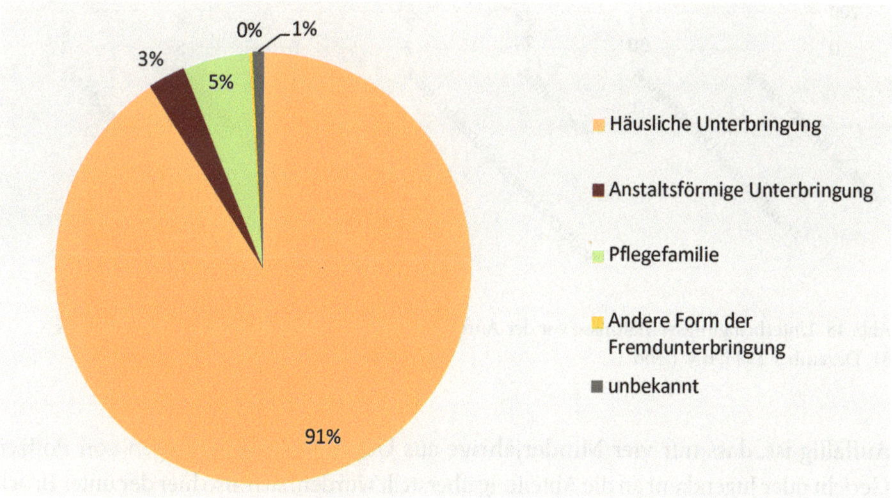

Abb. 47 Häufigkeit der Unterbringungsformen unter den männlichen Minderjährigen, n = 347

Unter Aspergers Abteilungsleitung kamen inklusive der Pflegekinder aus Hamburg zwischen 1935 und 1944 108 Minderjährige (7,17 %) von Pflegeplätzen an die Abteilung, womit Pflegeplätze auch in diesem Zeitraum die zweithäufigste Unterbringungsform vor einer stationären Aufnahme darstellten. Ganz allgemein bestand in Bezug auf die Lebensrealitäten von Aspergers Patient*innen, unmittelbar bevor sie an der Abteilung aufgenommen wurden, bis 1944, weiterhin die Dominanz der bei ihren Eltern(-teilen) lebenden Minderjährigen, die 81,61 % der Aufgenommenen ausmachten. Unter Hinzurechnung der Patient*innen, die bei anderen Verwandten innerhalb ihrer Ursprungsfamilie lebten, ergeben sich sogar 86,52 % Zuweisungen aus dem häuslichen Bereich. Für die Auswertung wurden die Jahre 1935 bis 1944 herangezogen, da aus dem Stationsprotokoll für 1945 bis 1949 nicht in jedem Fall eine zuverlässige Information über den Unterbringungsort gewonnen werden konnte. Da die Adresse der Angehörigen zu verzeichnen war, erfolgte nicht zwangsläufig die Notiz, dass ein Kind in einem Heim untergebracht war, weswegen eine verlässliche Rekonstruktion der Zahl nicht möglich ist.

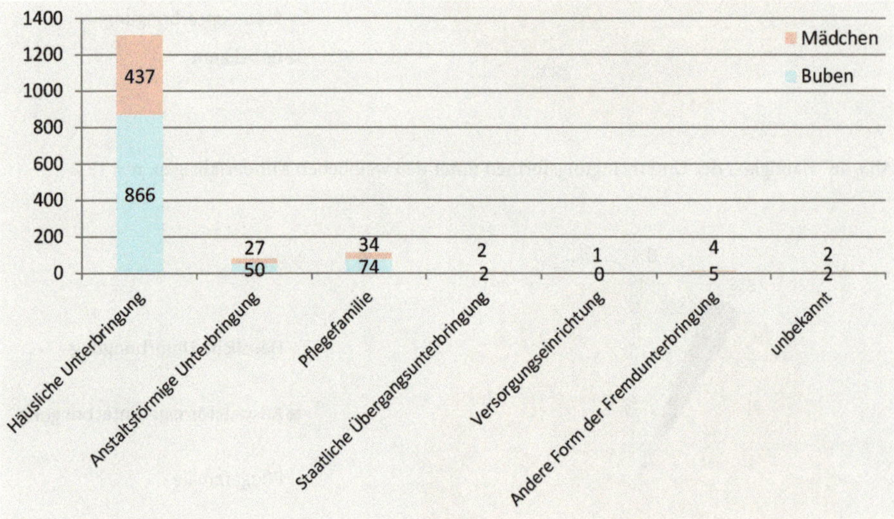

Abb. 48 Unterbringungsverhältnisse vor der Aufnahme in der Periode Asperger, 1. Mai 1935 bis 31. Dezember 1944, n = 1.506

Auffällig ist, dass nur vier Minderjährige aus Übergangseinrichtungen von Polizei, Gericht oder Jugendamt an die Abteilung überstellt wurden, sich also hier der unter Bruck begonnene Trend fortsetzte. Diese Zahlen sind dahingehend zu interpretieren, dass die Begutachtungsmöglichkeiten in den Einrichtungen der KÜSt, des Jugendgerichts und des polizeilichen Jugendheims mittlerweile so gut funktionierten, dass offenbar keine stationären Aufnahmen an der Heilpädagogischen Abteilung mehr nötig erschienen. Zudem existierte mit der bereits erwähnten und weiter unten näher behandelten Jugendfürsorgeanstalt „Am Spiegelgrund“ bzw. spätestens auch offiziell mit der Umwandlung eines Teils des Komplexes zur Heilpädagogischen Klinik der Stadt Wien 1942 nun eine weitere staatliche, unter der Bezeichnung „heilpädagogisch“ firmierende Einrichtung.

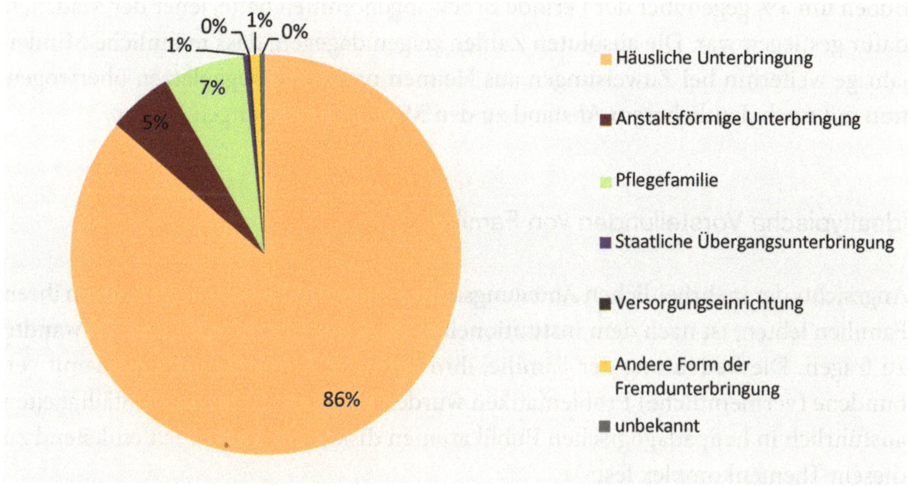

Abb. 49 Häufigkeit der Unterbringungsformen der weiblichen Minderjährigen, n = 507

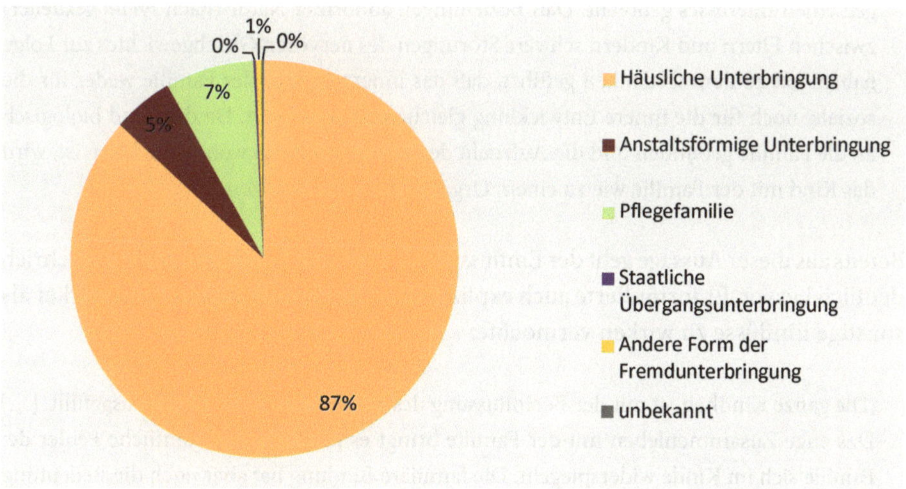

Abb. 50 Häufigkeit der Unterbringungsformen männlicher Minderjähriger, n = 999

Der prozentuelle Vergleich zwischen der Häufigkeit der Unterbringungsformen bei beiden Geschlechtern zeigt, dass die primären Lebenssituationen in häuslichen Kontexten, an Pflegeplätzen und in Heimen dieselben Anteile innerhalb der Geschlechtergruppen aufweisen – was in den vorangegangenen Perioden bisher nicht vorkam. Zudem zeigen die prozentuellen Anteile, dass der Wert der in häuslicher Unterbringung lebenden

Buben um 4 % gegenüber der Periode Bruck abgenommen hatte, jener der Mädchen dafür gestiegen war. Die absoluten Zahlen zeigen dagegen, dass männliche Minderjährige weiterhin bei Zuweisungen aus Heimen und von Pflegeplätzen überwogen, nun mit noch deutlicherem Abstand zu den Mädchen und jungen Frauen.

Idealtypische Vorstellungen von Familie

Angesichts der mehrheitlichen Abteilungsaufnahme von Minderjährigen, die in ihren Familien lebten, ist nach dem institutionellen Blick auf Eltern(teile) und Verwandte zu fragen. Die Bedeutung der Familie, ihre optimale Konstellation und damit verbundene (vermeintliche) Problematiken wurden quasi als ‚Keim der Auffälligkeiten' ausführlich in heilpädagogischen Publikationen diskutiert. Lazar hielt einleitend zu diesem Themenkomplex fest:

> „Die Erforschung der Neurosen hat das Problem der Familie in den Vordergrund des allgemeinen Interesses gebracht. Daß Beziehungen abnormer Natur (nach *Freud* sexueller) zwischen Eltern und Kindern schwere Störungen des nervösen Gleichgewichtes zur Folge haben, hat zu dem Gedanken geführt, daß das innere Gefüge der Familie weder für die soziale, noch für die innere Entwicklung gleichgültig sein kann. Da das Kind biologisch an die Familie gebunden und die Aufzucht des Menschen die gewöhnliche Form ist, wird das Kind mit der Familie wie zu einem Organismus verschmolzen."[397]

Bereits aus dieser Aussage geht der Einfluss, den Lazar dem familiären Milieu zuschrieb, deutlich hervor. Er formulierte auch explizit, dass die Familie auf ein Kind stärker als sonstige Einflüsse zu wirken vermochte:

> „Die ganze Kindheit ist mit der Beeinflussung des Kindes durch die Eltern ausgefüllt. […] Das enge Zusammenleben mit der Familie bringt es mit sich, daß sämtliche Fehler der Familie sich im Kinde widerspiegeln. Die familiäre Bindung hat aber noch die Bedeutung, daß alle exogenen Schädigungen, die von der Familie ausgehen, viel mächtiger und stärker wirken, als sie es sonst imstande sind. Ja, man kann ausdrücklich behaupten, daß schon kleine Fehler der Familie bei den Kindern einen Ausschlag geben, Schäden, die Fremden gegenüber ganz wirkungslos geblieben wären."[398]

397 Lazar, Grundlagen, 8 f. Kursivierung im Original.
398 Lazar, Grundlagen, 9.

Die Familie war demnach nicht allein für die Erbanlagen verantwortlich, sondern auch für erworbene (negative) Eigenschaften. Der Hinweis auf den Einfluss bereits „kleiner Fehler" erklärt die Affinität zu Fremdunterbringung, um deren Wirkung zu neutralisieren. Eine idealtypische Familie dagegen hatte mehrere Ansprüche zu erfüllen:

> „Die physiologische Erziehung erfordert eine physiologisch einwandfreie Familie. Diese ist möglich, wenn physisch und psychisch vollwertige, im richtigen Lebensalter stehende Eltern eine entsprechende Anzahl von normalen Kindern besitzen und wenn die Familie unter Verhältnissen lebt, die für ihren weiteren Bestand Gewähr bieten."[399]

In dieser Beschreibung zeigen sich Denkmuster, die für die praktische Arbeit an der Heilpädagogischen Abteilung von Bedeutung waren und als mitausschlaggebend für Eingriffe in Familien gelten müssen, die diesem Idealbild nicht entsprachen. Grundlegend hielt Lazar nämlich fest: „Eine richtige soziale Erziehung kann daher bloß in einer vielköpfigen Familie stattfinden; sie bleibt aus, wenn die Anzahl der Familienangehörigen zu gering ist und fehlt am meisten, wenn nur ein Kind da ist."[400] Damit verbundene Entwicklungen, wie „Schrullenhaftigkeit", könnten aber auch bei mehreren Kindern mit sehr großem Altersunterschied auftreten, deren Erziehung mitunter ähnlich wie die eines Einzelkindes verlaufen würde. Aber auch unausgeglichene Geschlechterverhältnisse unter den Geschwistern – etwa ein Bub unter lauter Schwestern oder umgekehrt – könnten sich negativ auswirken. Mit diesen und weiteren Ausführungen schilderte Lazar aber Entwicklungen, die er real äußerst selten als schädlich artikulierte.[401] Sie scheinen eher der Darstellung von Familienkonstellationen und häufigen -dynamiken gedient zu haben und wurden dann als problematisch miteinbezogen, wenn es galt, konkret beanstandete ‚Auffälligkeiten' zu diagnostizieren und durch Maßnahmensetzungen zu beseitigen. Diese Problematiken konnten sowohl das Verhalten eines Kindes außer Haus betreffen als auch in der Familie. Dazu zählte der sogenannte „Elternkonflikt", also der Konflikt des Kindes mit den Eltern. Er wurde von Lazar primär in der Pubertät verortet und von ihm auf Hass zurückgeführt – nicht das Benehmen des Kindes wäre Ursache des Konflikts, sondern sein zugrundeliegender Hass, der aus frühen Kindheits- aber auch Pubertätserlebnissen stamme. Allerdings stelle der Elternkonflikt auch vielfach ein erstes Symptom einer Neurose dar, das jedoch häufig zunächst als solches unerkannt bliebe.[402]

399 Lazar, Grundlagen, 9.
400 Lazar, Grundlagen, 22.
401 Lazar, Grundlagen, 23.
402 Lazar, Grundlagen, 30.

'Unvollständige' Familien, also solche, in denen ein Elternteil fehlte, sah Lazar aufgrund des jeweils mangelnden – geschlechternormativ verorteten – Einflusses unterschiedlich problematisch. Negativ für Kinder beurteilte er die Trennung von Müttern, sowohl von als 'gut' wie auch als 'schlecht' klassifizierten. Gerade bei Letzteren meinte er aber die Ursprünge eines „Elternkonflikts" erkannt zu haben: „Denn dort, wo man aus angeborener Zuneigung zu lieben gezwungen ist, werden die negativen Gefühle des Hasses und der Verachtung schlecht vertragen und führen zu dem Komplex neurotischer Symptome, den man Elternkonflikt nennt." Verstarb eine Mutter, so betrachtete er dies als weniger beeinflussend für die Entwicklung des Kindes: „Das Andenken an die tote Mutter wird gepflegt, Friedhofsbesuche, Photographien, Erzählungen der Verwandten halten die Erinnerungen an sie aufrecht; sie schwebt den Kindern als ideale Figur vor und sie können sich mit dem Rest einer mütterlichen Liebesquelle befriedigen."[403] Ähnlich beurteilte Lazar auch beim Vater den Tod als am geringsten schädigende Variante der Abwesenheit. Zwar würden Kinder in dieser Situation „in einer besonders verweichlichten Atmosphäre aufwachsen", aber hauptsächlich die nunmehr fehlende „Absicherung" der Existenz würde sich bemerkbar machen. Bei Eintritt in das Berufsleben würde sich häufig 'Dissozialität' manifestieren, die auf Unsicherheit und dem Fehlen der männlichen Autorität beruhen würde. Problematischer stufte Lazar den Verlust des Vaters durch Trennung der Eltern sowie die „Beziehungen zum unehelichen Vater" ein.[404] An der Beschreibung der Rolle des Vaters als „Oberhaupt der Familie" und den damit zusammenhängenden Einflussfaktoren auf seine Kinder treten weitere stereotype, klassisch-konservative und traditionelle Geschlechterrollen perpetuierende Familienvorstellungen zutage. Besonders deutlich wird dies an der Betonung des Ranges in der Gesellschaft, für den der Vater verantwortlich sei, sowie daran, dass „[e]ine seiner wichtigsten Funktionen in der Erziehung [...] in einer Ergänzung der mütterlichen Leistung [besteht], die vor allem dahin strebt, die zukünftige soziale Stellung des Kindes vorzubereiten. [...] Diese Funktion macht die schärfere Tonart in der Erziehung notwendig." Als „natürlichste Funktion" des Vaters sah Lazar an, „seinen Kindern die Stellung nach außen zu sichern". Darüber hinaus thematisierte er auch den „intellektuellen Wert" des Vaters: „Die intellektuelle Minderwertigkeit macht den Mann zum wertlosen Mitglied der Gesellschaft, zu einer kläglichen Figur in der Familie. Damit ist er als erzieherischer Faktor nicht nur ausgeschaltet, sondern auch schädlich." In diesen Fällen, aber auch generell bei Intelligenzunterschieden „zu ungunsten des Mannes" würde sich verheerend auswirken, dass die Frau

403 Lazar, Grundlagen, 17.
404 Lazar, Grundlagen, 22.

gezwungen wäre oder es aktiv übernehmen wolle, „das ganze Erziehungsgeschäft in die Hand" zu nehmen. Würde sich ein „pedantischer Vater" allerdings zu sehr in die Erziehung, in „das Häusliche" einmischen, wäre das ebenso schädlich für das Kind.[405] Auch materiell ungleiche Verhältnisse könnten dafür ausschlaggebend sein, dass ein Vater die ihm zugewiesene Stellung innerhalb der Familie nicht ausfüllen könne: „Der wirtschaftlich abhängige Mann, den seine Frau von sich stößt, bleibt für die Kinder eine lächerliche Person. Er ist auch nie in seiner natürlichen Stellung als Erhalter der Familie aufgetreten, er wird von seinen Kindern deshalb nicht ernst genommen." Auch ängstliche oder zu Wutausbrüchen neigende Väter, als Neurastheniker subsumiert, würden einen negativen Einfluss auf die Erziehung haben und mitunter Nervositäten der Mutter befördern oder verursachen.[406] Das bedeutet, dass die Aufgaben und Rollen im elterlichen Haushalt nach Lazar strikt getrennt sein sollten und dabei geschlechternormativen Stereotypen unterworfen waren. Abweichungen davon boten eine Erklärung für die Entwicklung ‚dissozialer' Verhaltensweisen. Diese Darlegungen fanden ihre Entsprechung in den in den Anamnesegesprächen abgefragten Angaben über die Familie und die beigefügten Einschätzungen der verzeichnenden Person. Als denkbar schlechteste Form der (Ersatz-)Erziehung beurteilte Lazar dabei die „Großmuttererziehung",

> „weil sie ja ganz unter dem Einfluß der Verwöhnung und der Verweichlichung steht. Dazu trägt nicht nur das Alter bei (Generationssprung), sondern das Mitleid und die Trauer, besonders, wenn es sich um die Kinder der [verstorbenen] eigenen Tochter handelt. Durch die Erziehung bei der Tante sind vielleicht die unangenehmen Umstände am meisten abgeschwächt."[407]

Eine zeitgenössisch-moralisierende Perspektive geht aus einem Nebensatz der Beschreibung einer solchen Fallgeschichte 1913 hervor, die das im häuslichen Bereich, nämlich gegenüber der Großmutter, bei welcher der vierzehnjährige Patient lebte, verschlechterte Benehmen des Burschen und dessen Ursachen beschrieb: „Er war offenbar plötzlich der Großmutter über den Kopf gewachsen, andere Leute hatten sich wenig um ihn gekümmert, der Vormund [der Bruder der Mutter] hatte ihm [sic] sicher mehr wie genug die Sünde seiner Mutter fühlen lassen."[408] Auch Jugendrichter Kesseldorfer äußerte sich 1913 über die angeblichen Gefahren, die mit außerehelichen

405 Lazar, Grundlagen, 17–19 u. 21.
406 Lazar, Grundlagen, 19 f. u. 25.
407 Lazar, Grundlagen, 18.
408 Lazar, Wurzeln, 491.

Geburten verbunden waren. Neben der Stigmatisierung der betroffenen Kinder spiegelt sich auch die behördliche Aufmerksamkeit auf sie wider:

> „In einer schon vom ersten Tage ihres Lebens in vieler Hinsicht benachteiligten Situation befinden sich die unehelichen Kinder, die einen sehr bedeutenden Prozentsatz der in Besserungsanstalten internierten Verwahrlosten ausmachen, bei denen also allgemein die Gefahr, zu verwahrlosen, als sehr groß bezeichnet werden muß. Die einer dauernden Lebensgemeinschaft entsprungenen Illegitimen sind zwar in vielen Fällen vom Schicksal nicht schlechter bedacht als Kinder aus einer gesetzlich anerkannten Verbindung, jedoch viel leichter der Gefahr ausgesetzt, daß das Familienband durch den unbehinderten Entschluß der Eltern gelöst wird. Bei flüchtigen Liebesverhältnissen aber sucht der eine Elternteil meist von Anfang an seine natürlichen Beziehungen zum Kinde zu negieren, zum mindesten entzieht er sich der Unterhaltspflicht; dem anderen Teil wird dadurch sein eigen Fleisch und Blut eine beschwerliche, das weitere Fortkommen hinderliche Last und so entbehren die meisten dieser armen Wesen überhaupt jedes elterlichen Einflusses, werden je nach Anlage der Ziehmutter bald maßlos verwöhnt, bald mißhandelt – das Schlußresultat dieser potenzierten ungehinderten Einwirkung störender Einflüsse bei fast vollständigem Fehlen aktiver erziehlicher Tätigkeit ist in aller Regel ein Ausbund.“[409]

Die Mütter

Zwei Beispiele, die Eltern betreffen, sind daher in diesem Kontext noch weiter zu behandeln: alleinerziehende Elternteile, allen voran Mütter, sowie Familien, in denen Elternteile als im falschen Alter stehend beurteilt wurden. Dies betraf ebenfalls besonders Mütter, wobei Lazar sowohl zu fortgeschrittenes als auch zu junges Alter problematisierte. Insbesondere Frauen, die spät Kinder bekommen hatten, würden häufig dem Typ der „hysterischen Mutter“ angehören, was Lazar mit der späten Mutterschaft bei Einzelkindern, verbunden mit der Sorge um das Kind in Zusammenhang brachte. Neben dem Alter der Elternteile selbst war aber auch der Altersunterschied von Mutter und Vater für ihn von Bedeutung. War dieser zu groß – in die eine oder andere Richtung – so würde dies ebenfalls in mütterlicher Nervosität resultieren, die sich negativ auf das Kind auswirken würde.[410] Die in Aspergers Leitungsperiode erstmals notierte Bezeichnung des negativen Zusammenspiels von Mutter und Kind als „hysterisches Duett“, die in den 1960er und 1970er Jahren besonders häufig gebraucht wurde, findet

409 Kesseldorfer, Schule, 157.

410 Lazar, Grundlagen, 14 f.

sich unter Lazars Abteilungsleitung in den Akten nicht.[411] Während älteren Müttern vermehrt eine Neigung zu „Hysterie" bzw. Ängstlichkeit zugeschrieben wurde, war es bei jüngeren Müttern eine Fülle an Eigenschaften, die sich auf deren angebliche Unreife in unterschiedlichen Belangen bezogen:

> „Abgesehen von dem Leichtsinn einer jugendlichen, unehelichen Mutter hat die zu junge Frau auch sonst nicht die Eigenschaften, die sie für den Ernst ihrer Aufgabe tauglich machen. Die Reife des Urteiles ist noch nicht erreicht, die Gewissenhaftigkeit noch nicht auf dem Punkte, wie sie zur Pflege und Erziehung notwendig ist."[412]

Auffällig ist hier, dass (zu) junges Alter zunächst automatisch mit Ledigkeit und diese wiederum mit Leichtsinn in Verbindung gebracht wurde. Im Folgenden problematisierte Lazar weiter, dass junge, intelligente Mütter zu oft „bestrebt [wären], die modernsten Richtungen der Pädagogik bei ihren Kindern anzuwenden." Daraus würden übertriebene Anforderungen resultieren und auch, dass den Kindern häufig viel von ihrer (unbeschwerten) Kindheit bzw. Kindlichkeit genommen würde: „Der Erfolg dieser Erziehung ist ein altkluges, unbescheidenes, anmaßendes Wesen, das die Liebe zum kindlichen Spiel verloren hat, keinen Anschluß an die Kameraden findet, ein unsympathischer, nervöser Typus, der seine lästigen Angewohnheiten ins spätere Leben mitführt."[413]

Wenig überraschend angesichts der traditionell-konservativen Werte- und Familienvorstellungen wurde der Mutter besondere Bedeutung als „Hauptträgerin der Erziehung" zugewiesen. Dabei hielt Lazar fest, dass die Intelligenz der Mutter prinzipiell keine Rolle spiele – erst im Fall von Erziehungsschwierigkeiten, die ein Kind verursachen würde, träte insofern ein Unterschied zutage, als eine intelligentere Mutter sich ihrer „diesbezüglichen Unfähigkeit" eher bewusst wäre. Problematisch wären dagegen „leichtere Formen der Nervosität, Neurasthenie und Hysterie".[414] Gerade bei (über-)ängstlichen Müttern hätten deren Verbote und Vorsichtsmaßnahmen

---

411 Etwa in Befund an BJA, 13. 2. 1943, WStLA, 1.3.2.209.1.A47, 1931 A-M, Prot.-Nr. 1940; WStLA, 1.3.2.209.1.A47, 1942 N-Z, Ambulanzkarten-Nr. 5747/19[4]2; im Jahr 1969 besonders häufig: WStLA, 1.3.2.209.1.A47, 1969 A-J, Prot.-Nr. 966; ebd., Prot.-Nr. 1147; ebd., Prot.-Nr. 101; WStLA, 1.3.2.209.1.A47, 1969 R-Z, Prot.-Nr. 645; ebd., Prot.-Nr. 195.

412 Lazar, Grundlagen, 14.

413 Lazar, Grundlagen, 14.

414 Lazar, Grundlagen, 9–11. Zu von ihm als „schwachsinnig" bezeichneten Frauen oder solchen mit psychischer Erkrankung, die er jedoch aufgrund der vielfach damit einhergehenden Lebenssituation (Anstaltsunterbringung oder untergeordnete Rolle im Haushalt und damit in der Erziehung) als für seine Ausführungen zu vernachlässigen betrachtete, vgl. ebd., 10 f.

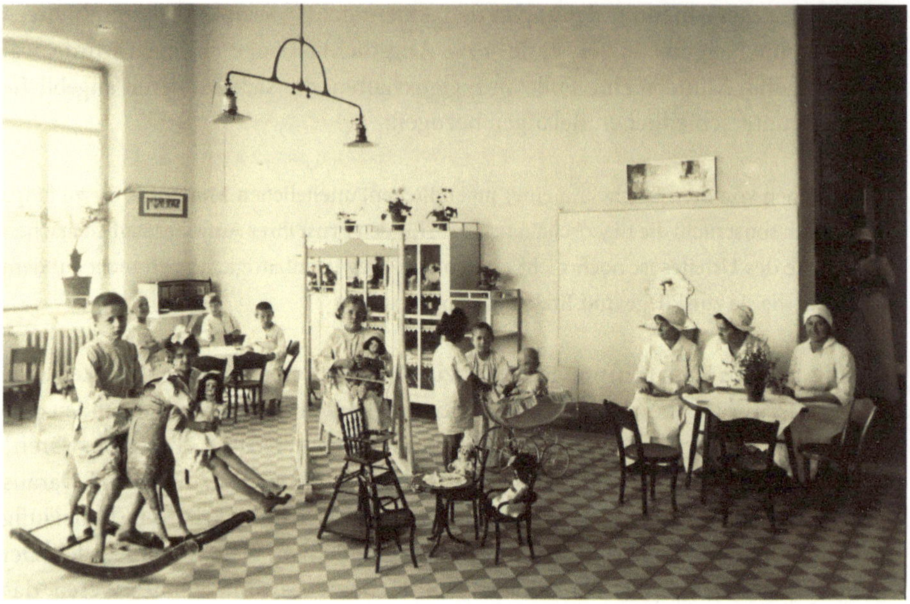

Abb. 51 Eine Spielecke in der Kinderklinik
Pirquet-Album, 1921, Josephinum – Ethik, Sammlungen und Geschichte der Medizin, MedUni Wien, MUW-FO-S04464-0001-07-17.

unter Umständen auch wesentliche Auswirkungen auf das Erwachsenenleben. Entweder würden sich davon betroffene Kinder dem Verhalten der Mutter anpassen, oder sich entgegengesetzt verhalten, jedenfalls würde aber „mit der Zeit Abscheu und Ekel [erweckt werden], der sich gegen den ursprünglichen Träger der Angst [also die Mutter] richtet." Weiters konnte sich die Nervosität einer Mutter auch in der Misshandlung ihres Kindes oder dessen ‚Verwahrlosung' manifestieren, was aus der Nervosität selbst resultieren würde: im Sinn der beispielsweise nicht vorhandenen Geduld dem Kind gegenüber.[415] Misshandlung führte vielfach zur Involvierung einer weiteren Akteur*innengruppe: Polizei und Jugendgerichte. Waren diese gerade in Fällen von (Verdacht auf) Kindesmisshandlung bereits in den Zuweisungsprozess an die Abteilung eingebunden, war es eine der Aufgaben der Abteilung, Sicherheit über Misshandlungsvorwürfe zu erlangen, oder sie eben zu widerlegen. In der Regel wurden daher Gespräche mit den Patient*innen geführt, aber auch Beobachtungen aus

415 Lazar, Grundlagen, 11 f. Darüber hinaus würde auch „Verwöhnung" Kinder „nervös, […] reizbar und erregt" machen, wodurch der eigentliche Zweck, nämlich das Kind mit guter Laune als „Lustquelle" für die Mutter, in sein Gegenteil verkehrt würde. Lazar, Grundlagen, 12.

der Spielsituation konnten zur Klärung beitragen. Besonders ausführlich wurde eine derartige Situation 1922 festgehalten, in der die elfjährige Patientin, vom Jugendamt wegen Misshandlung durch die Mutter eingewiesen, „sehr vertieft ins Spiel [war], dass [sic] sie sehr der Realität anpasst." Nach der wörtlichen Wiedergabe von Dialogen folgte der Hinweis: „Das Spiel bringt bei ihr zum Ausdruck, was sie selbst erlebt hat. Wortassoziationen und Äusserungen werden ohne Anregung von mir produziert, nur angeregt durch die [Puppen-]Küche."[416]

Besonders schwierig sah Lazar die Stellung der Stiefmutter, die mit unterschiedlichen Problemen konfrontiert wäre (die auch immer wieder in den Akten begegnen): von der Tatsache, dass es sich nicht um leibliche Kinder handelte (und der häufigen Zurücksetzung von Stiefkindern gegenüber den leiblichen), bis hin zur Verwöhnung der Kinder, um ihre Position zu erleichtern. Ein Beispiel aus 1913 offenbart allerdings nicht nur ein gegenteiliges Verhalten der Stiefmutter, sondern zugleich einen differenzierten Blick der Abteilung: Ein elfjähriger Bub war durch das Jugendamt wegen des Verdachts, „dass das Kind zu Haus seelisch zu kurz kommt", eingewiesen worden. Der Bub lebte bei seiner Stiefmutter, nachdem Mutter und schließlich auch Vater verstorben waren. Über sie wurde zunächst festgehalten: „Die Stiefmutter benimmt sich, da sie das erste Mal in die Ambulanz kommt, sehr auffällig, es scheint anmassend, feindselig. [...] Auf die Fürsorge ist sie nicht gut zu sprechen." Ihr Verhalten bei den nächsten Besuchen wurde als „zugänglicher" geschildert, denn

> „sie merkt, dass man ihr nicht schaden will. Es zeigt sich, dass sie nur durch ihre Benehmensart für die Umgebung so unangenehm wirkt, sie hat einen trocken-grimmigen Humor, alles weiche, sentimentale liegt ihr ferne, ihre Grobheit und Barschheit ist mehr äussere Verkehrsform, als daß sie ernst gemeint wäre. Wenn man das in Kauf nimmt, ist sie ganz auskömmlich und lässt gut mit sich reden.
> Mit de[m] Buben verkehrt sie ohne Spur von Sentimentalität, trotzdem sie ihn wahrscheinlich gerne hat. Da sie sich das erste Mal nach langer Zeit sehen, schauen sie sich kaum an, sie enthalten sich jeder Gefühlsäusserung. Sie spricht ihn barsch an, steckt ihm dann ohne Freundlichkeit ein Stück Schokolade in die Tasche, dann kommandiert sie: ‚Abtreten!'
> Er scheint sich bei diese[m] Verkehrston ganz wohl zu fühlen, schmunzelt ein bisschen. Diese Art des Verkehres ist auch seinem Naturell gut angepasst."[417]

Der Bub wurde zurück zu seiner Stiefmutter entlassen und auch gegenüber dem Jugendamt wurde darauf hingewiesen, dass keinerlei Anhaltspunkte bezüglich

416 WStLA, 1.3.2.209.1.A47, 1922 N-Z, Archiv-Nr. 136.
417 WStLA, 1.3.2.209.1.A47, 1931 A-M, Prot.-Nr. 2013.

schlechter Behandlung gefunden wurden und dieses Unterbringungsverhältnis positiv zu beurteilen sei. Lediglich ein Erholungsaufenthalt wurde empfohlen.[418]

Die Wahrnehmung von Eltern, insbesondere Müttern in heilpädagogischen Kontexten ist am ehesten als misstrauisch zu beschreiben. Den Aussagen der Erziehungsberechtigten wurde unterschiedlich viel Glauben geschenkt, meist hing dies wesentlich mit der persönlichen Beurteilung durch das heilpädagogische Personal zusammen, die sich dabei auf den Verlauf und die gewonnenen Eindrücke während des Anamnesegesprächs stützte. Ganz allgemein wurde mit den Eltern seitens der Abteilung Kontakt gehalten und diese auch zu Besprechungen bestellt. Ein solcher Hinweis findet sich beispielsweise in einem Akt 1917, in dem eine im Auftrag Lazars von einer Schwester verfasste Notiz einliegt: „Der Vater des Knaben [...] wird ersucht sich Sonntag vormittags zwecks Besprechung über seinen Sohn, Wien IX. Lazarettgasse 14, K. K. Kinderklinik Escherich Pavillon einzufinden."[419] Während mit in Wien lebenden Erziehungsberechtigten also das persönliche Gespräch gesucht wurde, fand die Kommunikation mit außerhalb Lebenden schriftlich statt. Dabei konnte – mitunter auf Nachfrage der Eltern – eine kurze Zusammenfassung des Befindens des Kindes mitgeteilt werden, gegebenenfalls auch Informationen zu einer bevorstehenden Entlassung.[420] Dabei scheint aber der Informationsfluss nicht immer gewährleistet gewesen zu sein, wie der Brief eines Vaters aus der Steiermark zeigt, dessen Sohn von Februar bis März 1932 an der Abteilung aufgenommen war und der sich im September des Jahres erkundigte: „Ob Sie wirklich eine Krankheit bei dem Kinde finden konnten, und welche? [W]enn ja, wie wir das Kind behandeln sollen, denn ich weiß mir nicht recht zu helfen, da das Kind wieder in den gleichen Zustand gekommen ist als vor der Spittalbehandlung [sic]."[421] Eine acht Tage später datierende Notiz zeigt, dass der Vater daraufhin beraten und eine ambulante Vorstellung mit Möglichkeit einer Wiederaufnahme für Jänner 1933 vereinbart wurde.[422]

418 WStLA, 1.3.2.209.1.A47, 1931 A-M, Prot.-Nr. 2013.

419 Notiz, 16. 8. 1917, WStLA, 1.3.2.209.1.A47, 1917 N-Z, Prot.-Nr. 678.

420 Exemplarisch WStLA, 1.3.2.209.1.A47, 1936 A-M, o.Nr.; WStLA, 1.3.2.209.1.A47, 1940 N-Z, Archiv-Nr. 125; WStLA, 1.3.2.209.1.A47, 1941 N-Z, o.Nr.

421 [Vater] an Dozent, 20. 9. 1932, WStLA, 1.3.2.209.1.A47, 1932 N-Z, Prot.-Nr. 1051.

422 WStLA, 1.3.2.209.1.A47, 1932 N-Z, Prot.-Nr. 1051.

Kinder aus Heimunterbringung

Um einen Überblick über die Inanspruchnahme der Heilpädagogischen Abteilung durch Institutionen der Fremdunterbringung gewinnen zu können, werden die zuweisenden Kinder- und Erziehungsheime einer näheren Betrachtung unterzogen. In Abbildung 52 werden ausschließlich jene Heime aufgelistet, die fünf oder mehr Kinder unter Lazars Leitung an die Heilpädagogische Abteilung überstellten. Dies erklärt, warum weder das Heim Stephaniestiftung in Biedermannsdorf noch das Heim Oberhollabrunn, das Kinderheim Fischer, das Kinderheim Rodaun, das Kinderheim Hammerschlag, das Heim Hirtenberg, das Heim Societas in der Siebenbrunnengasse, die heilpädagogische Anstalt von Theodor Heller, die Anstalten Weinzierl und Klosterneuburg oder etwa das Zentralkinderheim in dieser Darstellung aufscheinen. Sie sind gemeinsam mit einer Reihe weiterer Heime unter „andere“ zusammengefasst.

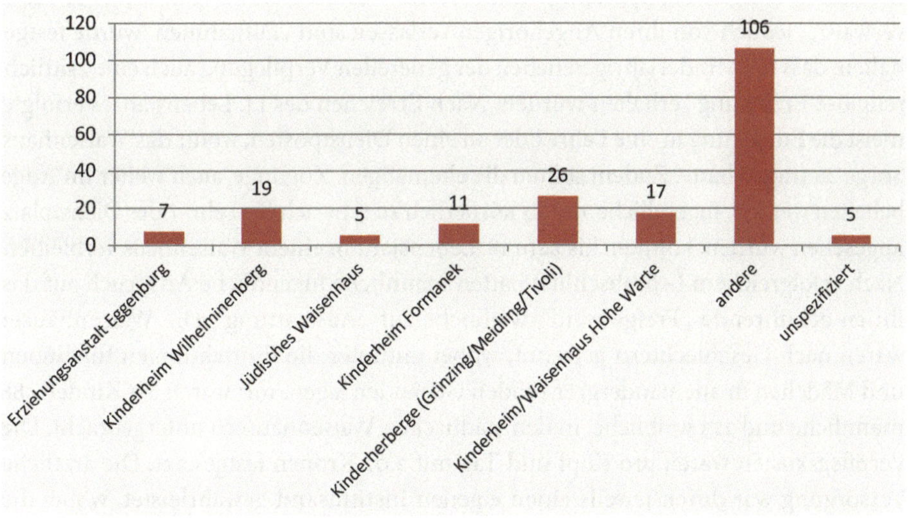

Abb. 52 Heime und Anstalten mit mindestens fünf Zuweisungen in der Periode Lazar, 1912 bis 4. April 1932, n = 196

Die grundlegende Unterteilung der Fremdunterbringungseinrichtungen im Allgemeinen erfolgte in private und staatliche Anstalten. Zu den privaten Anstalten, die prinzipiell jegliche Einrichtungen umfassten, deren Träger*in nicht Gemeinde, Stadt, Land oder Staat war, zählten Institutionen wie konfessionelle Waisenhäuser oder Klosteranstalten, die gleich den magistratischen Pflegefamilien Kostgeld für die ihnen anvertrauten Minderjährigen bezogen, da sie die Rolle einer Pflegepartei einnahmen.[423] Wenngleich einige der nichtstädtischen Einrichtungen konfessionelle Institutionen waren, bedeutet dies nicht die konfessionelle Ungebundenheit der städtischen Anstalten. Von den acht Waisenhäusern der Stadt Wien waren zwei dezidiert christlich. Aus einer solchen Einrichtung berichtete eine ehemalige Patientin in einem Schreiben an Bruck, dass die dort untergebrachten Mädchen die Schwestern mit „Mutter" anzusprechen hatten – was der ehemaligen Patientin sehr schwerfiel. Mit dem Nachsatz, sie werde sich aber daran gewöhnen, wie sie sich überhaupt an alle Vorgaben gewöhnen müsse – wie auch daran, dass sie jetzt nicht mehr ihren Vornamen trage, sondern einen anderen zugewiesen bekommen habe. Wenig überraschend, war das Mädchen schließlich aus dem Heim geflüchtet. Bei der darauffolgenden erneuten Abteilungsaufnahme wurde notiert: „hat phantastische Räubergeschichten über Misshandlung erzählt".[424]

Aber auch in der generellen Beschreibung dieser Anstalten, die arme, nach Wien heimatberechtigte, schulpflichtige Halbwaisen, Waisen oder Kinder, die zwar nicht verwaist, „jedoch von ihren Angehörigen verlassen sind", aufnahmen, wurde festgehalten, dass die Minderjährigen neben der generellen Verpflegung auch eine „sittlich-religiöse Erziehung" erhalten würden. Nach Erreichen des 14. Lebensjahres erfolgte meist die Entlassung in eine Lehre oder an einen Dienstposten, wofür das Waisenhaus Sorge zu tragen hatte. Zudem sollten die ehemaligen ‚Zöglinge' auch weiter im Auge behalten werden. Jugendliche, die als körperlich zu schwach für Lehr- oder Dienstplatz angesehen wurden, konnten bis zum 18. Lebensjahr in einem Waisenhaus verbleiben. Nach erfolgreichem Lehrabschluss hatten männliche Jugendliche Anspruch auf das ihnen gebührende „Freigewand", weibliche auf „Ausstattung". Die Waisenhäuser waren nach Geschlechtern getrennt, wobei mitunter die Einrichtungen für Buben und Mädchen in aneinandergrenzenden Gebäuden lagen. 1911 waren 811 Kinder, 588 männliche und 223 weibliche, in den städtischen Waisenhäusern untergebracht. Die Verpflegskosten waren pro Kopf und Tag mit 2,07 Kronen festgesetzt. Die ärztliche Versorgung war durch jeweils einen eigenen Institutsarzt gewährleistet, wobei die zahnärztliche Behandlung teils unentgeltlich, teils zum Selbstkostenersatz erfolgte. Zur Behandlung leichterer, nicht ansteckender Krankheiten waren Krankenzimmer vorhanden.[425]

---

423 Die Gemeinde-Verwaltung der Stadt Wien im Jahre 1911. Bericht des Bürgermeisters Dr. Josef Neumayer, Wien 1912, 337.

424 WStLA, 1.3.2.209.1.A47, 1934 A-M, Prot.-Nr. 1746.

425 Gemeinde-Verwaltung 1911, 338 f.

In der Leitungsperiode von Valerie Bruck wiesen deutlich weniger Heime Kinder an die Heilpädagogische Abteilung, weswegen sämtliche vorangegangenen Fremdunterbringungseinrichtungen in Abbildung 53 enthalten sind. Das Kinderheim Wilhelminenberg, das unter Lazar die zweitmeisten Zuweisungen durchführte, zeigt sich als staatliches Kinderheim im Austrofaschismus als häufigster vorangegangener Fremdunterbringungsort von Patient*innen, das ebenfalls staatliche Zentralkinderheim als zweithäufigster. Auch die Betrachtung der übrigen zuweisenden Einrichtungen offenbart einen Rückgang der privaten Institutionen sowie eine allgemeine Reduktion der Diversität. Daran wird die allgemeine Einschränkung der öffentlichen Fürsorge in dieser Zeit erkennbar.

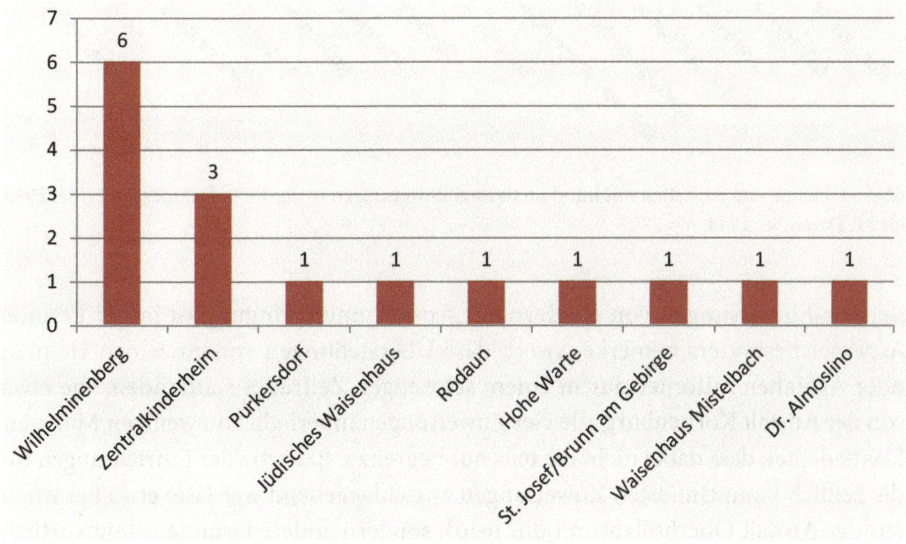

Abb. 53 Zuweisende Heime und Anstalten in der Periode Bruck, 5. April 1932 bis 30. April 1935, n = 16

Unter Aspergers Leitung nahm die Vielfalt der einweisenden Heime wieder zu, wobei allerdings auch er, wie Lazar, besonders während des Nationalsozialismus mitunter die nicht zufriedenstellende Heimlandschaft in Österreich beklagte. Die meisten Minderjährigen wiesen NSV-Heime zu, hierbei wurden allerdings unterschiedliche Heime zusammengefasst, weshalb die eigentlich meisten Einweisungen das Kinderheim und Waisenhaus Hohe Warte durchführte, gefolgt vom Zentralkinderheim, beides staatliche/städtische Einrichtungen.

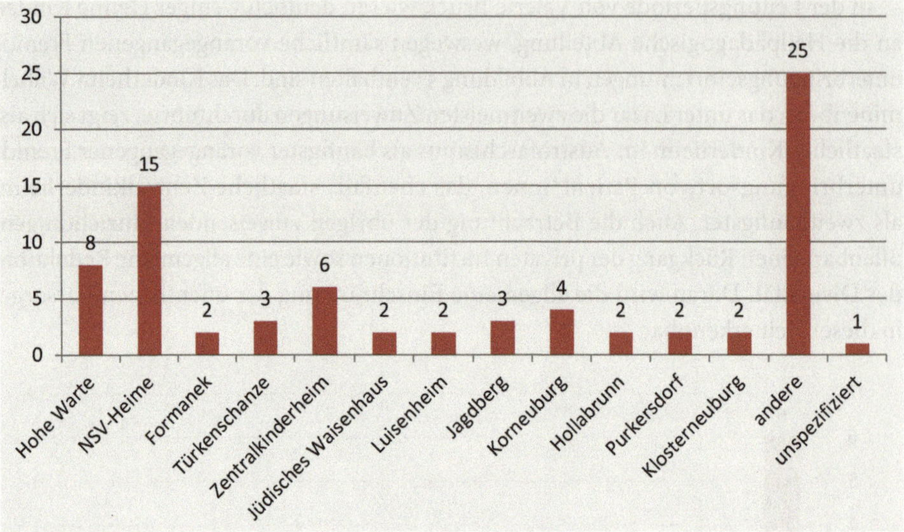

Abb. 54 Heime und Anstalten mit mindestens zwei Zuweisungen in der Periode Asperger, 1. Mai 1935 bis 31. Dezember 1944, n = 77

Bei den Einweisungen von Kindern aus Anstaltsunterbringung ist in der Periode Asperger besonders bemerkenswert, dass Überstellungen von einzelnen Heimen oder Anstalten mitunter nur in einem sehr engen Zeitraum stattfanden, wie etwa von der Anstalt Korneuburg alle vier Zuweisungen innerhalb von wenigen Monaten. Das bedeutet, dass dabei nicht die teils nur begrenzte Existenz der Einrichtungen für die zeitlich komprimierten Zuweisungen ausschlaggebend war (wie etwa bei jenen aus der Anstalt Oberhollabrunn um 1920), sondern andere Gründe verantwortlich waren. Welche dies gewesen sein mögen, konnte nicht rekonstruiert werden. Ein Bub aus der Erziehungsanstalt Korneuburg wurde im November 1943 an die Heilpädagogische Abteilung überstellt[426], einer im April 1944[427] und die zwei letzten gemeinsam am selben Tag im Juni 1944. Sie wurden auch am selben Tag wieder gemeinsam nach Korneuburg rücküberstellt.[428] Ähnlich verhielt es sich bei den drei Patienten, die ebenfalls innerhalb weniger Monate aus dem Vorarlberger Gauerziehungsheim Jagdberg in Schlins an die Abteilung überstellt wurden. Ihre Einweisungen wurden sämtlich durch das Amt des Reichsstatthalters in Salzburg koordiniert. Der erste Patient wurde

426 WStLA, 1.3.2.209.1.A47, 1943 N-Z, o.Nr.

427 WStLA, 1.3.2.209.1.A47, 1939 N-Z, Prot.-Nr. 921 [liegt im Jahr der ersten Aufnahme, 1939].

428 WStLA, 1.3.2.209.1.A47, 1944 A-M, o.Nr.; WStLA, 1.3.2.209.1.A47, 1944 N-Z, o.Nr.

Ende Oktober 1942 an die Abteilung gebracht, nur knapp zwei Wochen später folgte der zweite Bub. Der dritte Patient wurde schließlich im Februar 1943 überstellt.[429] Dass einer dieser Patienten nach der Aufnahme an der Abteilung zunächst das Gespräch mit einem ihm vom Jagdberg bekannten Buben suchte, betrachtete Hamburger übrigens als notierenswert: „Als er an die Station kam, begrüßte er als erstes einen Kollegen aus dem Erziehungsheim Jagdberg."[430] Auf Aufforderung bei der Entlassung hatten dieser und ein weiterer Patient, die in der Folge gemeinsam in der Anstalt Korneuburg untergebracht wurden, Hamburger einen kurzen Brief geschrieben. Hamburgers Antwort beinhaltet die Erwartungen hinsichtlich des weiteren Verhaltens der Buben:

> „Meine lieben jungen Freunde!
> Ich danke Euch recht sehr für Euren freundlichen Brief, den Ihr mir geschrieben habt. Ich habe mich sehr darüber gefreut, weil ich daraus ersehe, daß Ihr dankbar seid, für das, was die Ärzte und Schwestern der Anstalt für Euch getan haben. Alle lassen Euch beide recht herzlich grüßen. Die Schwester Zack [sic], Schw. Wechtel, Schw. Künk und Schw. Simitschek. Über die Freunde und Freundinnen, die Ihr auf der Klinik kennengelernt habt, wird Euch ja wohl die Schwester Zack [sic] noch schreiben.
> Hoffentlich benehmt Ihr Euch immer ordentlich, seid dankbar und respektvoll gegen Eurem [sic] Erzieher und spielt auf dem Sportplatz lustig und ordentlich mit. Vielleicht kann ich Euch einmal in Korneuburg besuchen."[431]

Ob Viktorine Zak den Buben die gewünschte Auskunft gegeben hatte, geht aus den Akten nicht hervor. Besonders auffallend ist jedenfalls, dass in zwei dieser drei Einweisungen vom Jagdberg auch eine Involvierung des Erb- und Rassenbiologen Friedrich Stumpfl (1902–1997) durch beiliegende, von ihm verfasste Gutachten dokumentiert ist – so wie auch im Fall des einzigen Tiroler Patienten, der aus dem Erziehungsheim Fügen an die Abteilung gewiesen wurde.[432] Der in Wien ausgebildete Psychiater Stumpfl mit Arbeitsschwerpunkt Kriminalbiologie war seit 1939 Leiter des neugegründeten Erb- und Rassenbiologischen Instituts der Universität Innsbruck und arbeitete auch mit den regionalen NS-Gesundheitsbehörden in unterschiedlichen Kontexten zusammen. So begutachtete er unter anderem ‚Zöglinge' der Tiroler und Vorarlberger Korrekturerziehungseinrichtungen für das Gaujugendamt – im Zug dessen dürfte es schließlich auch zu den Einweisungen der Buben vom Jagdberg und

429 Zweimal in WStLA, 1.3.2.209.1.A47, 1942 A-M, beide o.Nr.; WStLA, 1.3.2.209.1.A47, 1943 N-Z, o.Nr.
430 WStLA, 1.3.2.209.1.A47, 1943 N-Z, o.Nr.
431 Hamburger an Freunde, 22.6.1943, WStLA, 1.3.2.209.1.A47, 1943 N-Z, o.Nr.
432 WStLA, 1.3.2.209.1.A47, 1942 A-M, o.Nr.

aus Fügen in die Heilpädagogische Abteilung gekommen sein.[433] Bemerkenswert ist dabei, dass Stumpfl, der zum Zeitpunkt von Aspergers Eintritt in die Kinderklinik bereits in Deutschland beruflich tätig war, das heißt aus diesem Kontext keine persönlichen Berührungspunkte aufwies, offenbar auch im Rahmen der Zuweisungen nicht mit Asperger in Kontakt gestanden zu sein scheint. Nicht allein fehlen persönliche Bezüge, die eine Bekanntschaft nahelegen würden, sondern auch die Ausdrucksweise bezüglich der gewünschten Begutachtung in Wien weist auf keine konkrete Nähe zur Heilpädagogischen Abteilung hin: „Der Mj. gehört in eine Beobachtungsstation (Prof. Hamburger in Wien) oder in eine Anstalt mit anstaltseigener besonderer psychiatrischer Betreuung (Inder[s]dorf).“[434]

---

433 Zu Stumpfl vgl. Ina Friedmann/Dirk Rupnow, Die Universität im 20. Jahrhundert (Geschichte der Universität Innsbruck 1669–2019. Bd. I,2, hg. v. Margret Friedrich/Dirk Rupnow), Innsbruck 2019; Ina Friedmann, „Vom Standpunkt der Erbpflege und der Bevölkerungspolitik ist in diesem Fall eine Sterilisierung dringend geboten“. Kooperationsformen der Universität Innsbruck mit den Erbgesundheitsgerichten in Tirol und Vorarlberg zwischen 1940 und 1945, in: Margret Friedrich/Dirk Rupnow (Hg.), Geschichte der Universität Innsbruck 1669–2019. Band II: Aspekte der Universitätsgeschichte, Innsbruck 2019, 723–774; Christian Lechner, Das Innsbrucker Institut für Erb- und Rassenbiologie, in: ÖH, Hochschulen, 190–203; Thomas Mayer, Eugenische Forschung als „eine politische nationalsozialistische Tätigkeit“. Die akademische Verbindung von Eugenik, Anthropologie, Kriminalbiologie und Psychiatrie am Beispiel des Karriereverlaufs von Friedrich Stumpfl (1902–1997), in: Schriftenreihe der Deutschen Gesellschaft für Geschichte der Nervenheilkunde 15 (2009), 239–265; ders., Das Wiener Modell der Rassenbiologie. Die Neuordnung der Erb- und Rassenforschung an der Universität Wien von 1938 bis 1945, in: Jahrbuch des Dokumentationsarchivs des Österreichischen Widerstandes (2017), 109–131; Michaela Ralser u. a., Humanwissenschaften als Säulen der „Vernichtung unwerten Lebens“. Biopolitik und Faschismus am Beispiel des Rassehygieneinstituts in Innsbruck, in: erziehung heute 1 (1999), 32–40; Horst Schreiber, „Angesichts des erheblichen Schwachsinns und der (…) psychopathischen Minderwertigkeit ist Sterilisation zu fordern“, in: Überwältigungen (Gaismair-Jahrbuch 2009), 99–106.

434 Abschrift kinderpsychiatr. Untersuchungen Prof. Stumpfl, 1. 8. 1942, WStLA, 1.3.2.209.1.A47, 1942 A-M, o.Nr.

2. POSITIONIERUNG UND VERNETZUNG IM FÜRSORGESYSTEM

Die Stellung der Heilpädagogischen Abteilung im Wiener Fürsorgegefüge

Nachdem bereits deutlich wurde, wie vielfältig die Vernetzung der klinischen Heilpädagog*innen mit den Wiener Fürsorgeeinrichtungen unterschiedlicher Art war, ist nun konkret zu verfolgen, wie sich diese institutionellen Kontakte im heilpädagogischen Alltag manifestierten. Der als ursprünglicher Zweck der Heilpädagogischen Abteilung angegebene Aufgabenbereich der ‚Sichtung' potenzieller Schützlinge für den *Pestalozziverein* und in der Folge auch andere Fürsorgevereine bedeutet, dass bereits der Gründung eine angestrebte Scheidung der ‚wertvollen' von den ‚minderwertigen', der ‚aufwandswürdigen' von den aus weiteren Bemühungen auszuschließenden Kindern und Jugendlichen zugrunde lag. Daneben wandten sich aber sehr schnell auch weitere Institutionen an die Abteilung, wodurch sich die Neugründung bereits innerhalb der ersten Jahre ihres Bestehens zu einer zentralen Drehscheibe für allgemein als ‚auffällig' angesehene Minderjährige entwickelte.

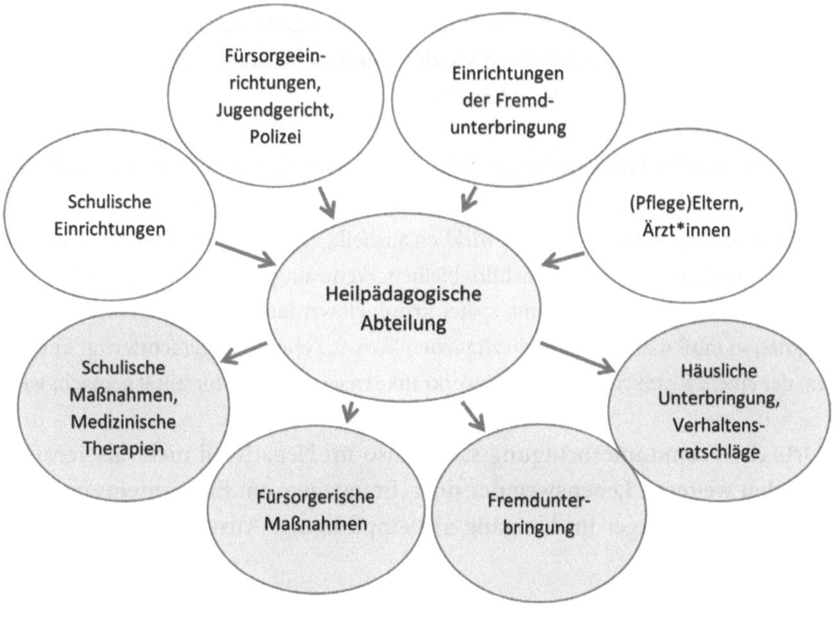

Abb. 55 Die Heilpädagogische Abteilung und die zuweisenden Stellen sowie resultierende Maßnahmen

Bei jenen Minderjährigen, bei denen Fürsorgeerziehung eine Option darstellte und die damit in sein hauptsächliches Forschungsgebiet fielen, traf Lazar 1912 folgende Unterscheidung: „Normal veranlagte Intakte, normal veranlagte psychisch Alterierte und Individuen mit psychischen Abnormitäten, die einer heilpädagogischen Erziehung noch zugänglich sind. Mit Geisteskrankheiten behaftete Jugendliche scheiden, als der Irrenpflege bedürftig, von den Fürsorgemaßnahmen aus.“[435] Dies ist im Kontext der von Ralser beobachteten vermehrten Zuschreibung von „psychopathischer Minderwertigkeit“ oder „moral insanity“ an Kinder im Vergleich zu Erwachsenen zu sehen,[436] bei denen aufgrund des jungen Alters und der Entwicklungsmöglichkeiten von diesen Diagnosen abhängig eine Vielzahl an weiteren Maßnahmen zur Verfügung standen. Über jene Kinder, die Lazar als „normal veranlagte Intakte“ bezeichnete, hielt er 1912 fest, dass sie in geschlossenen Erziehungsanstalten „das denkbar beste Pfleglingsmaterial bilden.“ Darüber hinaus würden sie in dieser Art von Anstalt als „das beste pädagogische Hilfsmittel, das ihr zur Verfügung stehen kann“ fungieren, denn wenn diese gut geführt wären, würden „sie einen höchst heilsamen Einfluß auf die anderen Kinder aus[üben]. Daß sie die bösen Eigenschaften ihrer Kameraden annehmen müssen, ist eine total unrichtige Annahme. Kommt es vor, so trifft die Schuld nur die Anstaltsleitung.“ „Gänzlich intakte“ Kinder dagegen sollten lieber in Familienpflege untergebracht werden.[437] Hinsichtlich der Aufgabe der Heilpädagogik bei der Auswahl des Unterbringungsorts sowie der Verantwortung einer Anstalt gegenüber ihren ‚Zöglingen‘ war Lazar der Meinung:

> „Die richtig gestellte Prognose hat ihre besondere Wichtigkeit noch darin, daß sie die Anstalt bezüglich ihrer Erfolge und Mißerfolge deckt. Man kann doch niemals von einer Anstalt verlangen, daß sie schwere Defekte wirklich ausheilt; es ist selbstverständlich, daß in manchen Fällen alle Bemühungen fruchtlos bleiben. Wenn aus einer solchen Anstalt Entlassene, wie es doch manchmal vorkommt, später kriminell werden, ja wenn sich dieser Fall öfters ereignet, so muß man einen diesbezüglichen Vorwurf ebenso ungerechtfertigt finden, wie den, der einem Krankenhause für Schwerkranke wegen großer Mortalität gemacht wird.“[438]

Die Orte der Fremdunterbringung sah er also im Negativfall nicht als verantwortlich für den weiteren Lebensweg der dort ‚Erzogenen‘ an. Ein gemeinsamer Punkt von Lazar und Asperger im Umgang mit empfohlener Anstaltsunterbringung war

---

435 Lazar, Probleme II (1912), 125.
436 Ralser, Subjekt, 287.
437 Lazar, Probleme II (1912), 125.
438 Lazar, Probleme II (1912), 126.

jedenfalls das notwendige fundierte Wissen um die vorhandenen Anstalten, um in jedem Fall eine individuelle Empfehlung geben zu können. Lazar vertrat die Ansicht, dass ein Gutachter einer Abgabe an eine Anstalt nur dann zustimmen dürfe, wenn er über diese genaue Kenntnis habe.[439] Er thematisierte in den Krankengeschichten häufig den von ihm wahrgenommenen Mangel an ‚geeigneten' Heimen für bestimmte Minderjährige, so etwa 1919: „Derzeit genügt die einfache Kostpflege; wenn ein Heim für imbezille Kinder errichtet wird, wäre dieses vorzuziehen."[440]

Die enge Kooperation der Abteilung mit anderen Institutionen der Jugendfürsorge bereits unmittelbar nach der Gründung geht exemplarisch besonders deutlich aus folgendem Fall hervor: Ein elfjähriges Mädchen wurde 1913 an die Abteilung gebracht, da sie bereits mehrfach von zu Hause „durchgegangen" war. Als Grund gab sie das schlechte Verhältnis zum Vater an. Sie wurde schließlich, nachdem der Vater noch am Abend des Verschwindens eine Abgängigkeitsanzeige gestellt und vier Tage später schriftlich die Suche nach seiner Tochter, die „ja nur einem krankhaften Trieb folgt", urgiert hatte, von der Polizei aufgegriffen und an die Abteilung überstellt.[441] Die Ausdrucksweise des Vaters weist bereits auf vorangegangenen behördlichen Kontakt hin. Zunächst wurde von der polizeilichen Jugendfürsorge beim zuständigen Bezirksgericht der Akt des Mädchens angefordert, am selben Tag zudem ein Schreiben an den zuständigen Ortsschulrat mit einer Schilderung der Vorgänge und der Bitte gerichtet, die Schulleitung der Patientin über deren Aufenthalt an der Klinik zu informieren. Vermutlich in Reaktion darauf wurde von der Jugendfürsorge als Mittlerin der „Schulleumund", das von der Schule ausgefüllte Fürsorge-Katasterblatt, der Abteilung zur Verfügung gestellt.[442] Bereits Ende 1912 hatte der Vater in einem Schreiben an den Verein *Kinderschutzstationen* um Rat gebeten, da er sich mit seiner Tochter, die „gar kein Gemüt, keinen Charakter" habe und nun zum zehnten Mal „vom Hause ohne Grund weglief", nicht zu helfen wusste und um Anstaltsunterbringung ersuchte.[443] Der Verein holte daraufhin, wie vom Vater vorgeschlagen, Erkundigungen über das Mädchen ein, lehnte aber in der Folge ihre Aufnahme Anfang Februar 1913 ab.[444] Die Elfjährige wurde an der Abteilung schließlich mit „Poriomanie" diagnostiziert, in der Epikrise ihrer Krankengeschichte wurde

439 Erwin Lazar, Probleme der forensischen Jugendpsychiatrie (Abhandlungen aus dem juristisch-medizinischen Grenzgebiete 5), Wien 1927, 42.

440 WStLA, 1.3.2.209.1.A47, 1919 N-Z, o.Nr., darüber aber die Zahl 1.

441 [Vater] an Direktion, 17. 3. 1913, WStLA, 1.3.2.209.1.A47, 1913 A-M, Prot.-Nr. 418.

442 Jugendfürsorge an Bezirksgericht, 20. 3. 1913, sowie Jugendfürsorge an Ortsschulrat, 20. 3. 1913, sowie Jugendfürsorge an Lazar, 7. 4. 1913, WStLA, 1.3.2.209.1.A47, 1913 A-M, Prot.-Nr. 418.

443 [Vater] an Leitung (Kopie), 17. 12. 1912, WStLA, 1.3.2.209.1.A47, 1913 A-M, Prot.-Nr. 418.

444 Verein Kinderschutz-Stationen an Polizei-Kommissariat, 4. 2. 1913, WStLA, 1.3.2.209.1.A47, 1913 A-M, Prot.-Nr. 418.

ausgeführt: „Es handelt sich um ein schwer belastetes Kind, das unter dem Einflusse einer sehr ungünstigen Erziehung einen Wandertrieb stark entwickelt hat. Sonst ist sie ganz ein angenehmes, gefälliges Kind. Sie geht in Klostererziehung."[445] Was an diesem Beispiel besonders deutlich wird, sind die behördlichen Abläufe sowohl im Vorfeld der Aufnahme an der Heilpädagogischen Abteilung als auch währenddessen. Da sowohl Schule als auch Vater das Mädchen negativ geschildert hatten, zeigt sich hier zudem die von den Angaben anderer Fürsorgeeinrichtungen zwar nicht unabhängige, aber großteils unbeeinflusste heilpädagogische Beurteilung der Situation. Das Resultat aber, das sowohl auf den Angaben des Vaters wie auf aus der Beobachtung gezogenen Schlüssen beruhte und dem Mädchen durch die Diagnose einen grundlosen und krankhaften Wandertrieb unterstellte, ist dennoch im Kontext der gesamten behördlichen Vorgänge zu sehen. Es hatte wissenschaftliche Autorität und war allgemein maßgeblich für das weitere Verfahren mit den Patient*innen.

Die Analyse jener Personen und Institutionen, die auf und in den Krankenakten als Einweiser*innen in Erscheinung treten, ermöglicht eine Aussage darüber, wem die Heilpädagogische Abteilung vorrangig als Begutachtungs- und Behandlungseinrichtung diente. Durch die Rücksichtnahme auf die ‚abstraktere' Kategorie der Einweisungsgründe in der Auswertung der rein statistischen Daten zu Initiator*innen von Aufenthalten an der Heilpädagogischen Abteilung ist es möglich, das Bild der Institution zu schärfen und Deutungsmuster von Verhaltensweisen durch die Abteilung in ähnlich gelagerten Fällen ebenso herauszuarbeiten, wie auch Abweichungen davon zu beleuchten. Während die stationäre Beobachtung nämlich üblicherweise (mit-)entscheidend über Fremdunterbringungsmaßnahmen war, so erfolgten mitunter auch Aufnahmen, die die Heilpädagogische Abteilung als ‚Zwischenstation' auf dem Weg in eine andere medizinische Einrichtung auswiesen. Dies betrifft primär die Unterbringung Minderjähriger in Heil- und Pflegeanstalten, wie beispielsweise ein dreizehnjähriges Mädchen, das 1915 für nur einen Tag „zwecks Transferierung auf Steinhof" aufgenommen wurde.[446]

Hinsichtlich der Angaben zu den einweisenden Instanzen ist vorab festzuhalten, dass in insgesamt 2.438 Akten von 1912 bis 1944 keine diesbezügliche Angabe am Deckblatt der Krankenakte vorhanden ist. Das bedeutet, dass in beinahe der Hälfte aller Aufnahmen, nämlich bei 44,41 % keine Aussage über die Initiative der Zuweisung an die Heilpädagogische Abteilung gemacht werden kann. Wenngleich aus der vorangegangenen Unterbringungssituation in Heimen, aufgrund somatisch bedingter Einlieferungsgründe, der erhobenen Involvierung des Jugendamts oder der Aufnahmegründe „Schulschwierigkeiten", „Schulausschlussdrohung" etc. Vermutungen über die

445 Epikrise, o. D., WStLA, 1.3.2.209.1.A47, 1913 A-M, Prot.-Nr. 418.

446 WStLA, 1.3.2.209.1.A47, 1915 A-Z, Prot.-Nr. 194.

in die Zuweisungsprozesse involvierten Personen oder Institutionen angestellt werden könnten, würde es sich dabei nicht nur um Annahmen handeln, sondern zugleich den realiter komplexen Vorgängen bei den Zu- und Einweisungen nicht Rechnung getragen. Das bedeutet, dass in den meisten Fällen im Hintergrund mehrere Akteur*innen an Überlegungen zu einer heilpädagogischen Beobachtung bzw. Untersuchung beteiligt waren. Eltern konnten von Lehrer*innen oder Kindergärtner*innen auf (angebliche) Verhaltensschwierigkeiten von Kindern aufmerksam gemacht werden oder auch aktiv um Unterstützung ansuchen, was wiederum zum Vorschlag der ärztlichen Konsultation führen konnte, wie aber auch beispielsweise zu einem Gespräch mit der zuständigen Fürsorgerin, welche ihrerseits die Beobachtung des Kindes anregen oder verfügen konnte.[447] In anderen Fällen konnten Kinder- oder Erziehungsheime eine heilpädagogische Abklärung von Verhaltensweisen ihrer ‚Zöglinge' fordern, die schließlich vom Jugendamt als zuständiger Behörde angeordnet wurde. Dies sind nur einige Beispiele dafür, wie Personen und Institutionen in Anregung oder Verordnung heilpädagogischer Begutachtungen zusammenarbeiten konnten. Sie vermögen aber zugleich zu verdeutlichen, dass auch in Fällen, in denen Eltern die Heilpädagogische Abteilung freiwillig aufsuchten, vielfach eine Beratung mit Schulen oder Ärzt*innen vorangegangen war, in der von einer der beteiligten Seiten nach einer Behandlungs- oder Therapiemöglichkeit gesucht wurde.

Bei 2.880 Aufnahmen von Patient*innen zwischen 1912 und 1944 wurde die Einweisung mit der Angabe einer einweisenden Stelle auf eine Einzelinitiative reduziert. Obwohl im Hintergrund häufig mehrere Beteiligte daran mitwirken konnten, wurde mit dieser einen zuweisenden Instanz jene Person oder Einrichtung benannt, welche letztlich den Auftrag zur heilpädagogischen Untersuchung gegeben hatte – unabhängig davon, ob es sich um eine verpflichtende Maßnahme handelte, wie sie etwa durch Gerichte, Polizei oder Jugendämter verfügt werden konnte, oder ob Eltern eine ihnen nahegelegte Untersuchung befürworteten oder sie angestrebt hatten und diese durch eine andere Behörde letztlich in Auftrag gegeben worden war. Auf 171 Krankenakten wurden mehrere zuweisende Instanzen genannt, davon einmal vier, elfmal drei Personen oder Einrichtungen, in den übrigen 159 Fällen handelte es sich um je zwei Nennungen. Für die Auswertung wurde jede einzelne Nennung gezählt, weshalb es sich bei den 3.051 Krankenakten, bei denen eine explizite Nennung der einweisenden Stellen erfolgte, um insgesamt 3.235 Nennungen handelt.

---

447 Etwa bei einem Patienten 1925, bei dem als Einlieferungsgrund festgehalten wurde, dass der Kindergarten um Beobachtung ersuche, „weil das Kind sehr unruhig u. schwer zu halten ist" und darüber hinaus zündeln würde, das offizielle Ansuchen aber vom zuständigen Jugendamt gestellt worden war. WStLA, 1.3.2.209.1.A47, 1925 A-M, Prot.-Nr. 833.

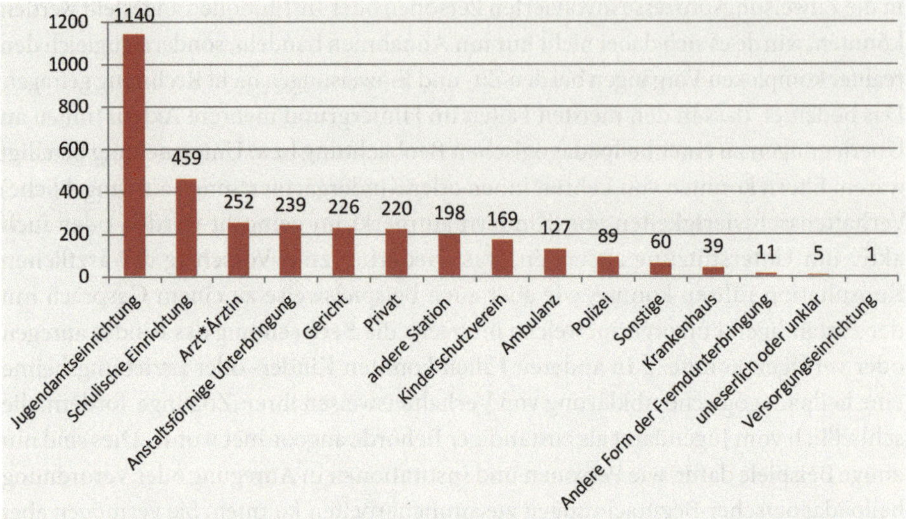

Abb. 56 Verteilung der verzeichneten zuweisenden Instanzen zwischen 1912 und 1944, n = 3.235 (3.051 Aufnahmen)

Die mit deutlichem Abstand höchste Zahl an Zuweisungen zur Heilpädagogischen Abteilung weist das Jugendamt bzw. die KÜSt (als Institution des Jugendamts, zugehörig zur MA 11, hier den Bezirks- bzw. Landesjugendämtern beigeordnet) auf. Eine Jugendamtseinrichtung trat mit 1.140 Einweisungen in 37,36 % der Aufnahmen – das sind 35,23 % sämtlicher genannter Einweiser*innen – als Initiator offiziell in Erscheinung, was die Abteilung primär als Einrichtung zur Begutachtung und Behandlung von aus staatlicher Perspektive korrekturbedürftigen Verhaltensweisen darstellt. Berücksichtigt man unter Zugrundelegung aller genannten einweisenden Stellen in diesem Kontext auch die Zuweisungen von Gerichten (6,99 %), Polizei (inkludiert ist hier das polizeiliche Jugendheim, 2,75 %) sowie Kinder- und Erziehungsheimen (7,39 %) ergibt sich die Gesamtzahl von 1.694 Zuweisungen, das sind mit 52,36 % mehr als die Hälfte, durch das staatliche „Fürsorgeregime".[448]

In der Periode von Lazars Abteilungsleitung gestaltete sich die Verteilung der zuweisenden Instanzen so: Bei den zwischen 1912 und April 1932 aufgenommenen 3.461 Patient*innen wurde in 2.028 Akten (58,59 %) notiert, wer die Einweisung offiziell veranlasst hatte. Durch Mehrfachnennungen wurden in diesem Zeitraum 2.163 einweisende Stellen verzeichnet. Es zeigt sich eine mit den Gesamtzahlen korrespondierende Zuweisungspraxis, die ebenfalls eine Dominanz des Jugendamts bzw.

448 Vgl. zu diesem Begriff Ralser/Bechter/Guerrini, Regime.

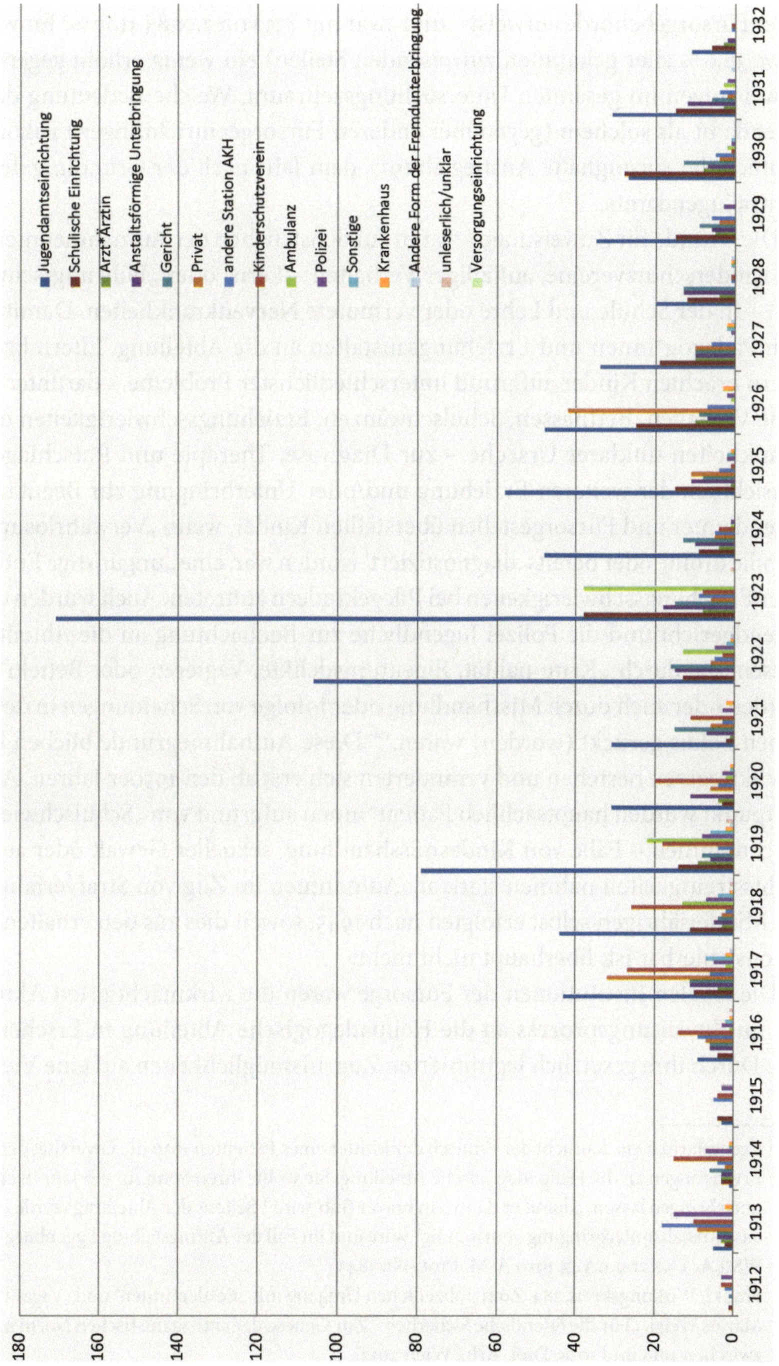

Abb. 57 Die zuweisenden Instanzen in der Periode Lazar zwischen 1912 und 4. April 1932 nach Jahren ausgewiesen, n = 2.163 Nennungen

einer Fürsorgebehörde aufweist – und zwar mit 835 von 2.028 (41,17 %) Einweisungen (bzw. 38,6 % aller genannten zuweisenden Stellen) ein wenig erhöht gegenüber den Zuweisungen im gesamten Untersuchungszeitraum. Welche Bedeutung dabei dem Jugendamt als solchem (gegenüber anderen Fürsorgeeinrichtungen) zukommt, verdeutlich der sprunghafte Anstieg ab 1917, dem Jahr nach der Gründung des Wiener Zentraljugendamts.

Die Gründe für Zuweisungen waren zunächst, neben der Aufnahmeuntersuchung für Kinderschutzvereine, auffälliges Verhalten – Lern- oder „Führungsschwierigkeiten" – in der Schule und Lehre oder vermutete Nervenkrankheiten. Damit wandten sich Pädagog*innen und Erziehungsanstalten an die Abteilung. Eltern bzw. Pflegeeltern brachten Kinder aufgrund unterschiedlichster Probleme – darunter das häusliche Verhalten, Bettnässen, Schulschwänzen, Erziehungsschwierigkeiten oder auch Krankheiten unklarer Ursache – zur Diagnose, Therapie und Ratschlagerteilung hinsichtlich der weiteren Erziehung und/oder Unterbringung zur Begutachtung.[449] Jugendämter und Fürsorgestellen überstellten Kinder, wenn „Verwahrlosung" in der Familie drohte oder bereits ‚diagnostiziert' worden war, eine „ungünstige Entwicklung" oder Erziehungsschwierigkeiten bei Pflegekindern auftraten. Auch wurden durch das Jugendgericht und die Polizei Jugendliche zur Beobachtung an die Abteilung überwiesen, die durch „Kriminalität, Eigentumsdelikte, Vagieren oder Betteln" auffällig wurden oder auch durch Misshandlung oder infolge von Scheidungen in den behördlichen Fokus gerückt (worden) waren.[450] Diese Aufnahmegründe blieben bis in die Nachkriegszeit bestehen und veränderten sich erst ab den 1950er Jahren. Ab diesem Zeitpunkt wurden hauptsächlich Patient*innen aufgrund von „Schulschwierigkeiten" aufgenommen – Fälle von Kindesmisshandlung, sexueller Gewalt oder auch Sorgerechtsstreitigkeiten nahmen stark ab. Aufnahmen im Zug von Strafverfahren gegen die Minderjährigen selbst erfolgten nach 1945, soweit dies aus den erhaltenen Akten rekonstruierbar ist, überhaupt nicht mehr.

Die lokalen Institutionen der Fürsorge waren die wirkmächtigsten Akteurinnen, die im Zuweisungsprozess an die Heilpädagogische Abteilung in Erscheinung traten. Durch ihre gesetzlich legitimierten Zugriffsmöglichkeiten auf eine Vielzahl von

---

449 Exemplarisch verdeutlicht der Wunsch der Mutter eines Patienten 1930 die Diversität der elterlichen Erwartungen an die Heilpädagogische Abteilung: Sie wollte ihren Sohn für ein Jahr in einer Anstalt unterbringen lassen, „damit er dann ‚ein braver Bub' wird". Seitens der Abteilung wurde zugestimmt, dass Anstaltsunterbringung „notwendig" wäre und im Fall der Antragstellung Eggenburg empfohlen. WStLA, 1.3.2.209.1.A47, 1930 A-M, Prot.-Nr. 1843.

450 Frankl, Wirkungskreis, 184. Zum polizeilichen Umgang mit „Bettler*innen" und „Vagant*innen" vgl. Marius Weigl, „Für die öffentliche Sicherheit." Zur Genese der antiziganistischen Norm in Österreich zwischen 1918 und 1938, Dipl. Arb., Wien 2012.

Familien war zunächst die Erfassung von potenziellen Patient*innen verbunden. Die Zahl der Zuweisungen bildet die Integration der Heilpädagogischen Abteilung in das Fürsorgesystem besonders deutlich ab, geht daraus doch auch hervor, dass die Art der Begutachtung von Minderjährigen – nicht nur die Prozesse der Beobachtung und (Erst-)Behandlung sowie Maßnahmenempfehlungen, sondern insbesondere die Interpretation der zu beurteilenden Verhaltensweisen und auch sozialer Parameter wie Herkunftsmilieu und gesellschaftlich-konventionelle Erwartungshaltungen – den Ansprüchen des Jugendamts gerecht wurden.

Die Wiener Fürsorgelandschaft

Die Heilpädagogische Abteilung ist in einem Kontext mit den übrigen Agenturen der Minderjährige betreffenden Überwachungs- und Korrekturinstitutionen zu sehen. Mit Sieder ist sie daher als eines mehrerer Subsysteme zu verstehen, die das System der Wiener Kinder- und Jugendfürsorge konstituierten und auch untereinander nicht isoliert waren. Ab 1925, nachdem die neue KÜSt ihre Arbeit in der Lustkandlgasse im 9. Bezirk in vollem Umfang aufgenommen hatte, existierte demnach folgende Einteilung: Tandler bzw. das ihm unterstehende Wohlfahrtsamt gab die politische Rahmung vor; das Jugendamt hatte die juristische und fürsorgerische Gewalt inne; die KÜSt fungierte als Durchmusterungs- und Verteilungsinstanz der ihr eingewiesenen Minderjährigen; die Heilpädagogische Abteilung untersuchte die „schweren Fälle", vielfach im Auftrag der anderen Einrichtungen, aber auch aus wissenschaftlichem Interesse in Eigeninitiative; das Zentralkinderheim, von dem Kinder auch in Pflegefamilien überstellt wurden, war „Anlaufstelle für arme und sozial benachteiligte ledige Mütter und deren Säuglinge und Kleinkinder"; die Kinder- und Erziehungsheime, unter privater sowie kirchlicher und staatlicher Trägerschaft, wurden von den vorgenannten Einrichtungen mit ‚Zöglingen' versorgt.[451]

Die besondere Position, die der Abteilung dabei zukommt, manifestiert sich – neben ihrem ungleich größeren ‚Einzugsgebiet', also der Begutachtung auch von Minderjährigen, die nicht im Fokus der Fürsorgebehörden standen – auf einer anderen Ebene, nämlich durch ihre Funktion in der wissenschaftlichen Rechtfertigung derartiger Einrichtungen. Während sie also von der Organisation her ein ähnlich hierarchisches Gepräge aufwies wie etwa Kinder- und Erziehungsheime (die strikte Regelung aller Lebensbereiche), gibt es ein wesentliches Unterscheidungsmerkmal: Der Aufenthalt an der Heilpädagogischen Abteilung war im Vergleich zu diesen Einrichtungen deutlich

451 Sieder, Diskurse, 42 f.

kürzer und von Beginn an auf diesen kürzeren Zeitraum beschränkt. Die Entlassung konnte sich zwar aufgrund verschiedener Faktoren verzögern, sie stand aber niemals in Frage. Auch der Zweck des Aufenthalts unterschied sich maßgeblich, da es nur begrenzt um Korrektur und auch nicht um Bestrafung ging, sondern diese Maßnahmen potenziell aus der heilpädagogischen Untersuchung resultierten und von ihr legitimiert und angeordnet wurden. Ausgehend von Sieders These zu den Wirkungszusammenhängen in Bezug auf die Entwicklung der Wiener Kinder- und Jugendfürsorge ist auch für die Bedeutung, die der vor allem im Hintergrund ihre Wirkmacht entfaltenden Heilpädagogischen Abteilung zukam, das von Foucault ausformulierte „mutuelle Aufeinander-Einwirken von Ideen und Redeweisen, Gesetzen, Theorien und Begriffen, Architekturen und Einrichtungen, Werkstätten und Maschinen, Kliniken und Labors, Menschen und Praktiken als ein in sich höchst heterogenes Dispositiv" zu bedenken.[452] Die Inanspruchnahme dieser Begutachtungsinstitution durch die Kooperationspartner*innen zeigt die Heilpädagogik zunächst als im Vordergrund agierend. Das bedeutet, dass es sich um eine aufgrund ihrer offerierten Diagnostik und Lösungsangebote von den danach Verlangenden in vollem Bewusstsein und in Kenntnis aufgesuchte Einrichtung handelte. Dabei ist es für diese Ebene unerheblich, auf welchem Weg diese Kenntnis erlangt wurde, doch schlägt die Frage danach die Brücke zur Präsenz der Heilpädagogischen Abteilung als ‚Schattenmacht'. Dieser Ausdruck kann das wahre Ausmaß des Einflusses der Abteilung auf den behördlichen und gesellschaftlichen Umgang mit Kindern und Jugendlichen verdeutlichen, das sich aus mehreren Faktoren speist. Zunächst ist, eng verknüpft mit der sichtbaren Sphäre, die Gutachter*innentätigkeit für die Kooperationsparter*innen zu nennen. Dabei ist die Inanspruchnahme der heilpädagogischen Expert*innen in dieser Hinsicht zweitrangig, vielmehr geht es um Einführung und Verfestigung wissenschaftlich ‚untermauerter' Denkansätze, Beurteilungsmuster und Unterbringungsbegründungen. Dass die Herangehensweise der Heilpädagogischen Abteilung dabei richtungsweisend war, zeigt sich indirekt auch an ihrer Popularität gegenüber der Psychiatrie – von der auch in der ersten Hälfte des 20. Jahrhunderts durchaus Kinder wegen unterschiedlicher ‚Auffälligkeiten' aus dem heilpädagogischen Bereich an die Abteilung transferiert wurden. Diese „enge Zusammenarbeit" wurde bereits 1913 in der *Heilpädagogischen Schul- und Elternzeitung* betont.[453] Während Lazars Abteilungsleitung handelte es sich um 68 Zuweisungen, das sind 61,81 % der 110 Überstellungen von anderen Stationen des AKH. Darunter befand sich etwa 1912 ein dreizehnjähriger Bursche, der von der Psychiatrie mit „Moral insanity" diagnostiziert zur weiteren

452 Sieder, Diskurse, 30.

453 Psychisch abnorme Kinder, 185.

Behandlung an die Heilpädagogische Abteilung überwiesen wurde.[454] 1917 teilte der Leiter der Psychiatrischen Klinik Otto Pötzl bei der Überweisung einer Patientin mit, dass er die Mutter informiert habe, Lazar könne als „letzte Instanz" – natürlich nicht zu verwechseln mit ‚oberster Instanz' – befragt werden. Allerdings handelte es sich bei diesem Fall um „agitierte Idiotie", wie Pötzl in seinem Transferierungsbefund angab und dessen Überprüfung er durch Lazar erbat: „Sollte das Kind wider Erwarten doch erziehungsfähig sein, empfehle ich es Dir zur w. Aufnahme. Der Mutter, die sich nicht zufrieden geben will, habe ich gesagt, dass es sich in Dir um die letzte Instanz handelt, die befragt werden kann."[455]

Hilfs- und Sonderschulen

Da Lazar selbst eine wichtige Figur in der regionalen Fürsorgelandschaft war, überrascht seine persönliche Verbundenheit mit Vertreter*innen der zuweisenden und empfangenden Institutionen und dadurch auch die Kooperation der Einrichtungen nicht. So war Lazar seit 1906 nicht nur im *Pestalozziverein*, sondern auch im Hilfsschulwesen tätig, das sich um die Gründungszeit der Heilpädagogischen Abteilung in einer Phase des zunehmenden Ausbaus befand. Im Jahr 1911 besuchten 153 Kinder die einzige Wiener *Hilfsschule für schwachbefähigte, schulpflichtige Kinder* in der Anastasius-Grün-Gasse 10 im 18. Bezirk, wobei eine weitere Hilfsschulklasse im Schulgebäude Michaelerstraße 30 im selben Bezirk untergebracht war. Neben neun allgemeinen Lehrkräften gab es auch je einen katholischen und einen jüdischen Religionslehrer, eine Handarbeitslehrerin sowie eine „Kinderpflegerin".[456] An der Schule wurden auch Weihnachtsfeiern veranstaltet, die durch Spenden finanziert wurden – bei der Feier 1910 wurden so etwa 2.000 Kronen lukriert, die in Geschenke für die Schüler*innen in Form von Spielsachen, Obst und „Bäckerei" sowie zusätzlich Wäsche, Kleidung, Schuhe und Schulsachen für Kinder aus armen Familien investiert wurden.[457] Im Jahr 1931 wurde in der heilpädagogischen Zeitschrift *Eos* von einem einjährigen „Hilfsschullehrkurs" berichtet, der aufgrund der wirtschaftlichen Situation neu eingerichtet worden war. Die wirtschaftliche Lage war zu diesem Zeitpunkt so schlecht, besonders betont wurde der „katastrophale Arbeitsmangel", dass besonders Hilfsschulabsolvent*innen keine Arbeitsplätze fanden. Daher wurde

454 WStLA, 1.3.2.209.1.A47, 1912 N-Z, Prot.-Nr. 561.

455 Pötzl an [Lazar], 22.8.1917, WStLA, 1.3.2.209.1.A47, 1917 N-Z, Prot.-Nr. 786.

456 Gemeinde-Verwaltung 1911, 387.

457 Elternabend, in: Heilpädagogische Schul- und Elternzeitung 1 (1911) 2, 28.

ein einjähriger Fortbildungskurs für die Nach-Pflichtschulzeit angeboten, der für Mädchen eine Ausbildung für „einfache hauswirtschaftliche Arbeit", für Buben Fortbildung für „einfache handwerkliche Arbeit" umfasste.[458] Die vergleichsweise geringe Anzahl von Einweisungen durch Hilfsschullehrer*innen oder -ärzt*innen, nämlich siebzehn von 209 Einweisungen durch Schulen bis April 1932 (die Differenz zu den insgesamt 249 als „schulische Einrichtungen" gezählten Einweisungen ergibt sich aus den darunter ebenfalls umfassten Zuweisungen durch Kindergärten, Horte und Tagesheimstätten) – wobei achtzehn weitere Patient*innen, bei denen ein Hinweis darauf im Rahmen des Einlieferungsgrundes notiert wurde, in diesem Zeitraum eine Hilfsschule besuchten –, erklärt sich daraus, dass die Heilpädagogische Abteilung eigentlich Anlaufstelle für ‚Normalschulen' war, wenn es um die Entscheidung einer Umschulung in eine Hilfsschule ging. In den Fällen, in denen Hilfsschulen Kinder an die Abteilung wiesen, handelte es sich aber wie bei Kindern aus ‚Normalschulen' in der Regel um die Abklärung von auffallenden Verhaltensweisen oder möglicher Anstaltsunterbringung. Bemerkenswert an einer solchen Überstellung 1923 ist besonders die Adressierung im Zuweisungsschreiben: Dieses richtete sich, zuhanden Lazars und Feldners, an die „psychiatrische Kinderklinik". Die Abteilung und ihre Funktion selbst waren also bekannt, der konkrete Name allerdings nicht geläufig.[459]

Dass zu Beginn des 20. Jahrhunderts jedenfalls für das Bewusstsein um – damals fortschrittliche, jedoch segregierende – Spezialerziehung gekämpft wurde, geht deutlich an der Beschreibung der Bemühungen um eine finanzielle Gleichstellung von ausgebildeten und geprüften Spezialschullehrer*innen mit Normalschullehrpersonal hervor. Während in Graz, wo im Dezember 1911 eine zweite Hilfsschule in einem eigenen Schulgebäude neben der seit 1909 in einem solchen bereits bestehenden Manfred-Graf-Clary-Schule eröffnet worden war,[460] und in Linz, wo ebenfalls seit 1909 eine Hilfsschule existierte,[461] die Bezahlung der geprüften Spezialschullehrkräfte bereits an jene der Normalschullehrer*innen angeglichen war, wurde ein derartiger Antrag für Wien 1911 im Gemeinderat gestellt.[462] In den folgenden Jahren etablierte sich das Hilfsschulwesen fest im Schulsystem, so gab es in Wien im Schuljahr 1934/35 bereits

---

458 Margarete Fraß, Einjähriger Hilfsschullehrerkurs [Anm.: Fehler, eigentlich Hilfsschüler*innenkurs bzw. Hilfsschullehrkurs] für einfache hauswirtschaftliche Arbeit, in: Eos. Zeitschrift für Heilpädagogik 1/2 (1931), 33–37, 33.

459 Direktor an psychiatrische Kinderklinik, o. D. [1923], WStLA, 1.3.2.209.1.A47, 1923 N-Z, Prot.-Nr. 475.

460 Eröffnung des Schulhauses der „Edmund Graf Attems-Schule" in Graz, in: Heilpädagogische Schul- und Elternzeitung 2 (1911) 2, 36–38, 36.

461 Linz, in: Heilpädagogische Schul- und Elternzeitung 11 (1911) 2, 211.

462 Antrag auf Erhöhung der Remuneration für die Lehrkräfte der Spezial-Schulabteilungen in Wien, in: Heilpädagogische Schul- und Elternzeitung 1 (1911) 2, 21 f. – In Klagenfurt wurde die dortige, der

125 Hilfsschulklassen, zwei einjährige Lehrkurse mit hauswirtschaftlicher und zwei mit handwerklicher Ausrichtung, sowie eine Anlernschule für Teppichknüpfen. Untergebracht waren diese in insgesamt elf „Stammschulen" (im Gegensatz zu Hilfsschul*klassen* die tatsächlichen Hilfsschulen) und vierzehn Exposituren.[463] Die austrofaschistische Sparpolitik schlug sich aber auch im Fürsorge-/Wohlfahrtsbereich nieder, und in der Steiermark wurden mit Ende Schuljahr 1933/34 zwanzig Hilfsschulklassen aus Einsparungsgründen aufgelassen. Hilfsschulen selbst waren davon jedoch nicht betroffen.[464]

Neben den Hilfsschulen existierten auch sogenannte Sonderschulen, die – ebenfalls nicht inklusiv – versuchten, Minderjährige mit unterschiedlichen – kognitiven wie auch körperlichen – Beeinträchtigungen zu fördern. Ihre Zuweisungsrate in der Periode Lazar bewegt sich unter einem Prozent. Wie eng sämtliche Einrichtungen, die mit in jeglicher Form als ‚anders' wahrgenommenen Minderjährigen zu tun hatten, verbunden waren, geht auch aus der Funktion des freien Abteilungsmitarbeiters und Schularztes Josef Feldner hervor, der in der Funktionsperiode 1934 bis 1937 Mitglied der Prüfungskommission für die „Sonderprüfungen" in Wien war, und zwar gemeinsam mit Kollegen jeweils „für den Unterricht schwachsinniger Kinder" und „für den Unterricht schwererziehbarer Kinder".[465] Als in Wien 1921 die Schulreform durchgeführt worden war, erfolgte gleichzeitig eine Umwandlung des Sonderschulwesens, das auch die Fürsorge für Kinder mit sprachlichem Handicap betraf. Im Zuge des zehnjährigen Jubiläums wurde von 29. Mai bis 11. Juni 1931 eine Ausstellung über die „Sprachgestörten-Fürsorge" im Hof des Stadtschulrats eingerichtet, die nicht nur Sonderschullehrer*innen, sondern auch Normalschullehrer*innen und Eltern ansprechen sollte.[466] Im selben Jahr fanden von 7. bis 26. September in Wien die „Wiener Hilfsschulwochen" statt, um den „Fachkreisen und Interessenten des In- und Auslandes Gelegenheit zu geben, die Theorie und Praxis der Wiener Hilfsschule kennenzulernen". Das Programm dieser Wochen beinhaltete Vorträge und praktische Veranstaltungen, wie den Besuch von Sonderschulen und heilpädagogischen Anstalten. Unter den Referenten war auch Lazar, der über sein regelmäßiges Lehrveranstaltungsthema „Heilpädagogische Klinik" sprach.[467]

Volksschule angegliederte Hilfsschulklasse 1912 zu einer eigenständigen Hilfsschule umstrukturiert. Klagenfurt, in: Heilpädagogische Schul- und Elternzeitung 1 (1912) 3, 13.

463 Mitteilungen: Wien, in: Eos. Zeitschrift für Heilpädagogik 1 (1935), 23.

464 Mitteilungen: Steiermark, in: Eos. Zeitschrift für Heilpädagogik 1 (1935), 22 f.

465 Mitteilungen: Prüfungskommission für die Sonderprüfungen in Wien, in: Eos. Zeitschrift für Heilpädagogik 1 (1935), 24.

466 Mitteilungen: Zehn Jahre Sprachgestörten-Fürsorge, in: Eos. Zeitschrift für Heilpädagogik 1/2 (1931), 61.

467 Mitteilungen: Wiener Hilfsschulwochen, in: Eos. Zeitschrift für Heilpädagogik 1/2 (1931), 62.

Daneben gab es aber auch städtische (Vertrags-)Fachärzt*innen, an die Kinder von Schulärzt*innen überwiesen wurden, wenn sich im Zuge von deren Untersuchungen die Notwendigkeit ärztlicher Konsultationen zeigte. Als städtischer Spracharzt fungierte zu dieser Zeit Emil Fröschels (1885–1972), an den häufig Patient*innen zur weiteren Sprachtherapie nach Abteilungsaufenthalt überwiesen wurden.[468] In einem Fall, bereits aus der Leitungsperiode Aspergers, hatte der Vater schriftlich mitgeteilt, dass seine Ehefrau bereits im Vorjahr einen entsprechenden Kurs bei Fröschels besucht hatte und als geprüfte Lehrerin daher die Weiterbehandlung des Sohnes nach Entlassung von der Abteilung zunächst (aufgrund der Schwierigkeiten einen Therapieplatz im Heimatbundesland Steiermark zu finden) selbst durchführen werde.[469]

Darüber hinaus gab es auf Vereinsbasis existierende Organisationen, die Heime, Tagesheimstätten und Tageserholungsstätten betrieben. Die zwei größten und auch bekanntesten waren der *Pestalozziverein* und der Verein *Kinderschutzstationen*, der von der Gemeinde Wien finanziell unterstützt wurde.[470] 1913 war zudem für Herbst des folgenden Jahres die Eröffnung eines pädagogisch-psychologischen Laboratoriums an der Wiener Lehrerakademie beschlossen worden, an dem „Vorlesungen über die Bestrebungen moderner Pädagogen unter Zuhilfenahme des Experimentes zu halten" waren und das nach „Leipziger Muster" gestaltet sein sollte.[471] Allgemeine städtische Kindergärten gab es im Jahr 1911 in Wien dreizehn, Kinder mit kognitiven Einschränkungen, die nicht in Spezialunterbringung lebten, besuchten in Wien den allgemeinen Schulen angegliederte Spezialklassen. Neben der erwähnten Hilfsschule in der Anastasius-Grün-Gasse existierten 1911 zwei „Taubstummenabteilungen", eine an der Volksschule Canisiusgasse im 9. Bezirk und eine an der Volksschule Zinckgasse im 15. Bezirk, sowie eine „Blindenabteilung" an der Volksschule Kirchstetterngasse im 16. Bezirk. Allgemein gab es auch Sprachunterricht für stotternde Kinder, denen ein „fünfwöchiger Instruktionskurs" für die Lehrpersonen zugrunde lag.[472] Dabei wurde „die Heilung des Sprachgebrechens mittels alleiniger Anwendung pädagogischer

468 Ein von Schulärzt*innen auszufüllendes Überweisungsschreiben mit den darauf im Vordruck genannten Ärzten Ohrenarzt Prof. Hammerschlag (Alserstraße), Orthopäde Dr. Bauer (Mautner-Markhoff'sches Kinderspital), Spracharzt Prof. Fröschels (Ambulatorium für Sprach- und Stimmstörungen der Klinik Neumann, AKH) sowie Augenärztliche Zentrale (Theresiengasse) und als letzter Alternative ein freies Feld, auf dem ein*e andere*r Arzt*Ärztin genannt werden konnte, wie in diesem Fall Lazar, findet sich beispielsweise in: WStLA, 1.3.2.209.1.A47, 1930 A-M, Prot.-Nr. 1382.

469 [Vater] an Assistenten, 27.10.1938, WStLA, 1.3.2.209.1.A47, 1938 N-Z, o.Nr.

470 Gemeinde-Verwaltung 1911, 341.

471 Pädagogisch-psychologisches Laboratorium an der Wiener Lehrerakademie, in: Heilpädagogische Schul- und Elternzeitung 9 (1913) 4, 165.

472 Gemeinde-Verwaltung 1911, 387.

Maßnahmen und Sprechübungen durchgeführt."[473] Seit 1909 fanden darüber hinaus in Wien je vierwöchige staatliche Lehrkurse für Volksschullehrer*innen statt, die den Unterricht für „schwachsinnige" Kinder vermitteln sollten und in die auch der Sprachheilkurs verpflichtend integriert war. Das Ziel war: „Nach Vollendung des Lehrkurses sollen [die Teilnehmer*innen] in ihre Heimat als Anwälte der Fürsorge für schwachsinnige Kinder zurückgehen, sollen den Gedanken festhalten, jedes Wesen mit Menschenantlitz sei wert, daß sich der Lehrer seiner erbarmt. Kein Kind soll als gänzlich unbrauchbar zur Seite geschoben werden."[474] Von sich zu dieser Zeit etablierenden Bewertungskategorien von gesellschaftlicher ‚Brauchbarkeit' wurde also explizit Abstand genommen. Der Bezug auf die „Heimat" der Teilnehmenden hatte einen Grund, denn es besuchten nicht nur Wiener Lehrer*innen die Kurse, sondern auch solche aus den Kronländern. Beim dritten Kurs gab es Teilnehmende aus Wien, Niederösterreich, Oberösterreich, Böhmen, Mähren, Schlesien, Salzburg, Tirol, Vorarlberg, Kärnten und der Krain.[475] 1911 nahm Lazar als einziger Vertreter der Universitätsmediziner, die im Rahmen des Kurses Vorträge hielten, an der Eröffnung teil, was von Kursleiter und Bezirksschulinspektor Alois Fellner in seiner Begrüßungsansprache besonders gewürdigt wurde: „Nur Herr Dr. Lazar der langjährige Freund der Hilfsschule beehrt uns als Vertreter der ärztl. Wissenschaft mit seiner Gegenwart."[476]

Die ‚extramurale' Präsenz der Heilpädagog*innen

Ein weiterer Aspekt, der das engmaschige Netz der Wiener Fürsorgelandschaft verdeutlicht, geht aus einzelnen Krankenakten hervor: die Anwesenheit von Abteilungsmitarbeiter*innen in anderen (Fürsorge-)Institutionen. So finden sich in den Akten mitunter kurze Notizen wie diese: „Februar 1931. Im Steinhof Pavillon 7 gesehen, ist seit 3 Wch. da. Wenig verändert gegen früher. Stumpf, unbeweglich, kommt nicht von selbst zur Begrüssung, ist aber erfreut über die Begegnung. Nach Bericht langsam, muss zu allem geschoben werden."[477] Die junge Frau war knapp drei Jahre zuvor im Alter von fünfzehn Jahren an der Abteilung aufgenommen gewesen. Unklar bleibt, in

473 Behandlung stotternder Kinder im Klassenunterrichte, in: Heilpädagogische Schul- und Elternzeitung 2 (1911) 2, 34f., 34.

474 Eröffnung des III. staatlichen Lehrkurses zur Unterweisung von Volksschullehrkräften im Unterrichte schwachsinniger Kinder, in: Heilpädagogische Schul- und Elternzeitung 6 (1911) 2, 119–122, 119.

475 Eröffnung des III. staatlichen Lehrkurses, 122.

476 Eröffnung des III. staatlichen Lehrkurses, 119.

477 WStLA, 1.3.2.209.1.A47, 1928 A-M, Prot.-Nr. 1494.

welchem Rahmen oder welcher Funktion der Besuch am Steinhof erfolgte – ob es sich um regelmäßige berufliche Konsultationen handelte, es ein anlassbezogener Grund oder ein privater Besuch war. Letzteres ist eher auszuschließen, da auch über Begegnungen mit ehemaligen Patient*innen in anderen Einrichtungen Aufzeichnungen zu finden sind, wie in der Anstalt Biedermannsdorf[478] oder im Kinderheim Türkenschanze im 19. Bezirk, von dem 1935 in einem Schreiben an die Abteilung festgehalten wurde: „Vor nicht langer Zeit waren Sie [Asperger] uns mit Herrn Dr. Frankel [sic] besuchen [...].“[479] Auch hieraus geht nicht hervor, zu welchem Zweck und auf wessen Initiative dieser Besuch erfolgt war, es ist eine Konsiliararzt-Tätigkeit anzunehmen. Besonders aufschlussreich allerdings ist eine derartige Notiz im Akt eines 1927 aufgenommenen, damals zwölfjährigen Patienten, der vier Jahre später „[i]n Kaiser-Ebersdorf gesehen“ wurde.[480] Die Verbindung der Heilpädagogischen Abteilung zur Bundesanstalt für Erziehungsbedürftige Kaiserebersdorf für männliche Minderjährige ist aus den Akten kaum rekonstruierbar, dass sie aber bestanden hat, steht außer Zweifel.

Schwer zu greifen ist zudem Lazars privatärztliche Tätigkeit, aus der heraus er kaum Kinder zur stationären Aufnahme an die Abteilung überwies. Eine solche seltene Einweisung findet sich jedoch im Akt eines siebenjährigen Mädchens 1929: „[Das Kind] leidet an neurasthenischen Erregungszuständen und wird deshalb zur Aufnahme auf die heilpäd. Abteilung der Kinderklinik empfohlen.“[481] Wie Sieder betonte, war Lazar aber insbesondere für das Jugendamt als Gutachter aktiv,[482] das während der 1920er Jahre unzählige Kinder zur Begutachtung an die Abteilung gewiesen hatte. Dabei sind auch die Begutachtungen in anderem Rahmen – Ambulanz, andere Institutionen – mitzudenken, die ebenfalls für das Jugendamt durchgeführt wurden, aber zu keiner Aufnahme führten. Hingewiesen sei hier auf Lazars Besuche der KÜSt, der Beobachtungsstelle im Zentralkinderheim und in der Kinderherberge am Tivoli (nach 1927 im Kinderheim Schloss Wilhelminenberg).[483] Schwierig ist dabei die Rekonstruktion der Rolle Lazars in Einzelfällen, wie bei einem dreijährigen Mädchen, das 1929 von der KÜSt „[i]m Einvernehmen mit Herrn Prof. Lazar“ zur Feststellung, „ob es

---

478 WStLA, 1.3.2.209.1.A47, 1929 A-M, Krankengeschichte aus 1931, Prot.-Nr. 1950.

479 Kinderheim Türkenschanze an Ambulanz der heilpädagogischen Abteilung, 3.11.1935, WStLA, 1.3.2.209.1.A47, 1936 N-Z, Ambulanzkarten-Nr. 339/1935.

480 WStLA, 1.3.2.209.1.A47, 1927 A-M, Prot.-Nr. 1380.

481 Schreiben von Lazar ohne Adressat, 13.4.1929, WStLA, 1.3.2.209.1.A47, 1929 N-Z, Prot.-Nr. 1608.

482 Sieder, Dispositiv, 162.

483 Sieder, Dispositiv, 162. Ein Beispiel für eine Patientin, die zunächst vom Jugendamt zur Beobachtung in die KÜSt im Kinderheim Wilhelminenberg eingewiesen wurde, zur definitiven Abklärung aber an die Heilpädagogische Abteilung kam, findet sich etwa in WStLA, 1.3.2.209.1.A47, 1930 A-M, Prot.-Nr. 1840.

sich um Idiotie oder bildungsfähige Zurückgebliebenheit handelt", an die Abteilung gebracht wurde.[484] Während zunächst das betonte „Einvernehmen" auf eine Auswahl des Kindes durch Lazar hinzuweisen scheint, kann es jedoch auch schlicht bedeuten, dass Lazar auf Wunsch der KÜSt sein Einverständnis gegeben hatte. In einem Fall aus dem Jahr 1941, der zugleich die fortdauernde Praxis illustriert, erschließt sich die Situation deutlicher: Von der Abteilung wurde ein Schreiben an das zuständige Jugendamt gerichtet, um ein zwölfjähriges Mädchen einzuberufen, das 1938 bereits Patientin der Abteilung gewesen war. Darin wurde ausgeführt: „Da wir uns für sie sehr interessieren, wären wir dankbar, wenn uns das Mädchen [...] wieder vorgestellt würde."[485] Wenngleich die Absicht einer erneuten stationären Aufnahme aus diesem Schreiben nicht hervorgeht, wurde eine solche dennoch fünf Tage später durchgeführt. Aber auch umgekehrt erfolgten Beobachtungsanregungen oder -wünsche, wie ein Befund aus dem Jahr 1931 über einen 1927 aufgenommenen Patienten verdeutlicht: Lazar hatte darin „[z]ur Feststellung, ob eine Übernahme durch die geschlossene Erz. Anst. oder durch eine Pflegeanstalt in Betracht kommt, [...] d. Beobachtung auf d. städt. K. Ü.Stellen [sic] vorgeschlagen."[486] Bei einem sechsjährigen Buben wurde zunächst die externe Beobachtung vor einer Aufnahmezusage abgewartet und 1927 in der Anamnese festgehalten:

> „das Kind wurde auf Betreiben des Stiefvaters, nach vorheriger Anfrage bei der Magistratsabteilung [...] zu Dr. Feldner gebracht, der die Eltern in die h.p. Ambulanz schickte; hier wurde beschlossen, die Beobachtung Lustkandlgasse – Tivoli abzuwarten; Oktober – März war das Kind am Tivoli, von wo es auf Wunsch des H. Winkelmayer zur Beobachtung an die Klinik gebracht wurde."[487]

Durch Lazars Tätigkeit als Sachverständiger für das Jugendgericht schloss sich schließlich der Kreis – in diesem Fall der Wirkungskreis der Heilpädagogischen Abteilung –, was die Instanzen bis zur Fremdunterbringung betrifft. Konsulententätigkeiten für Erziehungsanstalten setzten diese heilpädagogische Einflussnahme auf Lebenswege fort. Durch diese zentrale Position im Wiener Fürsorgesystem erlangten neben der praktischen Tätigkeit auch die theoretischen Ideen der an der Abteilung wirkenden

---

484 KÜSt an Klinik, o. D. [1929], WStLA, 1.3.2.209.1.A47, 1929 A-M, Prot.-Nr. 1703. Ähnlich auch bei einem Buben im Folgejahr, wo von einer Aufnahme über „Vereinbarung" mit Lazar gesprochen wurde: Kinderheim Wilhelminenberg an Universitäts-Kinderklinik, heilpädagogische Station, 5.3.1930, WStLA, 1.3.2.209.1.A47, 1930 A-M, Prot.-Nr. 1752.

485 Abteilung an BJA, 23.10.1941, WStLA, 1.3.2.209.1.A47, 1938 A-M, Ambulanzkarten-Nr. 2912/1938.

486 Befund, 16.1.1931, WStLA, 1.3.2.209.1.A47, 1927 N-Z, Prot.-Nr. 1358.

487 WStLA, 1.3.2.209.1.A47, 1927 N-Z, Prot.-Nr. 1304.

Personen Bedeutung und Gewicht. Foucault folgend kann festgehalten werden: „Im Namen einer dringenden biologischen und historischen Notwendigkeit rechtfertigte sie [die Wissenschaft] die drohend bevorstehenden Staatsrassismen. Sie begründete sie in ‚Wahrheit'."[488] Deutlich wird an dieser Aussage die gegenseitige Bedingung von begründendem wissenschaftlichem Wahrheitsanspruch, der – vielfach für den Staat – die Rechtfertigung für Eingriffe in private Lebenswelten entwickelte. Die unterschiedlichen Ausprägungen und Bereiche sind dabei das, was sie sind: unterschiedliche Ausprägungen und Bereiche, bei gleichbleibenden Mechanismen. Das bedeutet, dass die im Nationalsozialismus erfolgten, auf behauptet wissenschaftlich untermauerten Klassifizierungssystemen beruhenden, Eingriffe in Körper und Leben der Betroffenen die Extremform dieser wissenschaftlichen Legitimation darstellen, dass aber die Regulierungsmacht des Staates, die Deutungshoheit über Lebensentwürfe nicht erst damit einsetzte. Auch zuvor galt es zunächst die Untertan*innen eines Souveräns, später die Staatsbürger*innen zu beobachten und zu korrigieren. Neben sich mit der Veränderung der Konzeption von Familie etablierenden Moralvorstellungen, betraf dies – durchaus mit der Anerkennung bestimmt ausgeformter Familienstrukturen einhergehend bzw. zumindest verbunden – auch das Konzept der „schuldhaften Verwahrlosung", also die Außerachtlassung sozialer Einflussfaktoren in der Beurteilung der unteren Gesellschaftsschichten.[489]

„[D]as Eingangstor für die geschlossene Fürsorge"[490] – KÜSt, Jugendamt und Heimunterbringung

Neben schulischen Einrichtungen waren es besonders Fürsorgeinstitutionen, die die Heilpädagogische Abteilung in Anspruch nahmen. Die generelle staatliche Fürsorge sah im Zeitraum um 1911 nur „die Gewährung des zum Lebensunterhalte unbedingt Notwendigen" vor, „was darüber hinausgeht, bleibt der privaten Wohltätigkeit überlassen." Dennoch erfolgte auch eine Subventionierung dieser Privatfürsorge durch die Gemeinde Wien.[491] Zur Zeit der Eröffnung der Heilpädagogischen Abteilung existierten in Wien unterschiedliche Institutionen für als schwierig, ‚verwahrlost' oder ‚schwachsinnig' angesehene Kinder. „Fürsorge" konnte in diesem Kontext auf unterschiedliche Art erfolgen „je nachdem, ob die Kinder der Familienfürsorge nur teilweise oder

488 Foucault, Wille, 58.
489 Sieder, Diskurse, 38.
490 Julius Tandler/Stephan Rieder, Das Jugendamt der Stadt Wien, Wien 1933, 35.
491 Gemeinde-Verwaltung 1911, 343.

gänzlich entbehren – durch Gewährung von Erziehungsbeiträgen, Waisengeldern, durch Unterbringung in Kostpflege oder in einer Anstalt." Grundlage für die Gewährung von Erziehungsbeiträgen von monatlich vier Kronen waren die Erhebungen der lokalen „Armenbehörden (in Wien der Armeninstitute)", die zu belegen hatten, dass in Eltern- oder Verwandtenpflege ohne „eine solche Unterstützung für die Kinder nicht ausreichend gesorgt werden kann."[492] 1911 wurde in Wien für 11.022 Kinder diese Subvention ausbezahlt. Waisen in Familienpflege wurden mit monatlich sechs bis zehn Kronen „Waisengeld" unterstützt, dies betraf 1911 in Wien 6.270 Kinder.[493]

Bereits 1913 hatte Lazar, der seit dem Jahr davor mit der Reorganisation der niederösterreichischen Besserungsanstalten betraut war, festgehalten:

> „Man sieht [an den Ausführungen über Veranlagung und Milieu] also, daß alle Gruppen in den Anstalten stark vertreten sind und daß es sich doch lohnt, hier eine entsprechende Scheidung des Materiales vorzunehmen. Es soll damit nicht gesagt sein, daß für alle diese Gruppen besondere Anstalten gegründet werden sollen, aber das, wonach heute in den Anstalten selbst das Bedürfnis besteht, ist eine Rubrizierung der Fälle, die wegen der Möglichkeit einer Prognose in erster Linie wichtig erscheint. Aber auch in rein therapeutischer, in diesem Falle pädagogischer Hinsicht, ist es notwendig, die Differentialdiagnose zwischen den verschiedenen Formen der Verwahrlosung und angebornen [sic] oder krankhaft erworbenen Defekten zu stellen. Wie viel davon auch in der Behandlung der ärztlichen Einsicht überlassen sein sollte, beweisen meine Fälle zur Genüge."[494]

In diesem Zusammenhang ist auf die Intention der Anstaltsunterbringung hinzuweisen, womit nicht nur der Grund dieser Empfehlung (etwa Fremdunterbringung wegen Misshandlung im Elternhaus oder konträr etwa kriminelles oder kriminalisiertes Verhalten der Betroffenen) gemeint ist, sondern auch der Zweck: ‚Bewahrung', ‚Erziehung' oder ‚Besserung'. Daher verlieh Lazar der Meinung Ausdruck:

> „Die Wichtigkeit der psychiatrischen Beratung dieser Anstalten liegt darin, daß einmal festgestellt wird, wo Erfolge überhaupt zu gewärtigen sind, daß man danach die Gruppierung vornehmen kann und schließlich wird die psychiatrische Beratung auch oft genug für die Fälle in Anspruch genommen werden, in denen das unleidliche Benehmen das Symptom einer krankhaften nervösen Veranlagung ist."[495]

---

492 Gemeinde-Verwaltung 1911, 336.

493 Gemeinde-Verwaltung 1911, 336.

494 Lazar, Wurzeln, 525.

495 Lazar, Abnormitäten, 1230.

Während die städtischen Waisenhäuser für schulpflichtige Minderjährige zuständig waren, fand ein Teil der „wegen augenblicklicher Hilfsbedürftigkeit in die Armenfürsorge überstellten Kinder im Alter bis zu 6 Jahren" Aufnahme als „Asylkinder" im (zunächst niederösterreichischen) Landes-Zentralkinderheim. Daneben wurden nach Wien zuständige, „in verlängerter Obsorge stehende Heimkinder", die das „Normalalter" von zehn Jahren erreicht hatten, mit Bewilligung des Magistrats bis zum vollendeten 14. Lebensjahr im Zentralkinderheim belassen. Auch nach Wien zuständige Kinder mit körperlichen Fehlbildungen wurden im Zentralkinderheim aufgenommen, um sie von dort an andere Anstalten zu überweisen.[496] Die zentrale Wiener Institution in der Aufnahme und Verteilung von Minderjährigen war aber ab 1. Juni 1910 die *Städtische Kinderübernahmsstelle und Pflegeanstalt*, die KÜSt in der Siebenbrunnengasse im 5. Wiener Gemeindebezirk. Vorgänger der KÜSt war das *Städtische Asyl für verlassene Kinder*, ebenfalls im 5. Bezirk gelegen. Die neue KÜSt war in dem für den Zweck der „Armenkinderpflege" adaptierten ehemaligen Kloster der Frauen vom guten Hirten untergebracht, in dem sich auch die 300 Betten umfassende städtische Kinderpflegeanstalt befand. Die machtvolle Position der KÜSt wird an dieser Beschreibung erkennbar:

> „Die städtische Kinderübernahmsstelle fungiert als Zentralstelle für die Übernahme aller der Armenfürsorge der Gemeinde Wien anheimfallenden Kinder und hat insbesondere sämtliche mit der Evidenzhaltung, Unterbringung und Außerstandbringung der magistratischen Kostkinder verbundenen Amtsgeschäfte durchzuführen. Die Überstellung von Kindern in die Versorgung der Gemeinde erfolgt, wenn diese nach Wien zuständig sind, durch die Armeninstitute, wenn sie nicht dahin zuständig sind, durch die k. k. Bezirks-Polizeikommissariate."[497]

War ein Kind an die KÜSt überstellt worden, erfolgte im Bedarfsfall die körperliche Reinigung und Bekleidung, in jedem Fall aber eine ärztliche Untersuchung. Dieses Prozedere blieb auch in den folgenden Jahren dasselbe und konnte zu einer Überweisung an die Heilpädagogische Abteilung führen, wie etwa bei einer Patientin 1930, fünf Jahre nach Eröffnung der ‚neuen' KÜSt in der Lustkandlgasse im 9. Bezirk: „Seit drei Wochen wegen Obdachlosigkeit der Eltern auf der K. Ü.St, hertransferiert wegen der Bewegungsanomalie."[498] Idealerweise sollten die Minderjährigen nach Untersuchung an der KÜSt unverzüglich in „Außenpflege" abgegeben werden. Da

496 Gemeinde-Verwaltung 1911, 339 f.

497 Gemeinde-Verwaltung 1911, 338.

498 WStLA, 1.3.2.209.1.A47, 1931 A-M, Prot.-Nr. 1993.

dies nicht in jedem Fall durchgeführt werden konnte, verblieben jene Kinder in der angegliederten Kinderpflegeanstalt, über deren weiteres Schicksal erst entschieden wurde. Wie viele Minderjährige 1911 einen Kurzaufenthalt an der KÜSt durchliefen, ist nicht dokumentiert, in der verbundenen Pflegeanstalt handelte es sich in diesem Jahr um 3.890 aufgenommene Kinder, zu denen auch unheilbar kranke, in Armenpflege stehende Minderjährige, sowie ab 1. Juni 1911 Säuglinge zählten.[499]

Zur Aufnahme an die Abteilung gewiesen wurden von der KÜSt in der Periode Lazar zwanzig Kinder, von denen jedoch nur neun, also etwa die Hälfte, auch in der KÜSt untergebracht waren und direkt von dort überstellt wurden. Die Einweisungen aus dem Wiener Kinderheim Wilhelminenberg fanden zwischen 1927 und 1934 statt, den Jahren der erstmaligen Existenz als Kinderunterbringungseinrichtung. 1927 war das Schloss, nachdem es ein Jahr zuvor durch eine Zwangsversteigerung in den Besitz der Stadt Wien gelangt war, als „städtische Kinderherberge" eingerichtet worden und existierte als solche bis 1934.[500] Auch die hohen Zahlen von Überstellungen aus den Kinderherbergen Grinzing, Untermeidling und Am Tivoli (wo 1925 eine eigene heilpädagogische Beobachtungsstation eingerichtet wurde) zeigen, dass besonders mit den städtischen Übergangseinrichtungen eine enge Zusammenarbeit gepflegt wurde. Diese waren als „Durchzugsheime" konzipiert, die als solche bereits eine heilpädagogische Abklärung des Zustands der dort aufgenommenen Minderjährigen durchführen sollten, bevor eine Zuteilung in Pflege oder Heimunterbringung erfolgte. Die 1925 neu eröffnete KÜSt sollte schließlich die Funktion der Kinderherbergen mehr oder weniger übernehmen bzw. die Platznot in diesen abfedern.[501]

Nicht alle in Heimen untergebrachten Kinder standen in staatlicher Fürsorgeerziehung, aber besonders diese, die ‚Fürsorgezöglinge', beschäftigten Lazar in seiner theoretischen und praktischen Arbeit. Das hängt eng damit zusammen, dass er für Jugendamt und Jugendgericht als Sachverständiger tätig war, aber auch mit der ihm 1912 staatlich übertragenen Aufgabe der Reorganisation der niederösterreichischen Erziehungsanstalten nach heilpädagogischen Kriterien: „[E]r war es, der den ganzen Charakter der Besserungsanstalten umzuwandeln und sie zu Erziehungsanstalten auszubilden verstand."[502] Zur Unterbringung in diesen geschlossenen Anstalten war ein Gerichtsbeschluss notwendig, was Lazar als wichtig ansah:

---

499 Gemeinde-Verwaltung 1911, 338.

500 Jugendamt, Jahre, 21.

501 Die Kinderherberge Grinzing hatte 1926 eine Aufnahmekapazität von 164 Kindern, jene Am Tivoli von 298. Die Kinderherberge Untermeidling war zu diesem Zeitpunkt nicht mehr in Betrieb. Jugendamt, Jahre, 20 f. u. 80.

502 N. N. [Nikolaus Jagić], ohne Titel [Nachruf], 41 f.

> „Maßgebend für die Wichtigkeit der gerichtlichen Entscheidung ist, daß ein Mensch, wenn auch ein minderjähriger, seine persönliche Freiheit verliert. Es soll demnach jede Anstalt, die vorsätzlich gegen die volle Bewegungsfreiheit ihrer Zöglinge Maßnahmen getroffen hat, ohne gerichtliche Zustimmung im Einzelfall nicht das Recht besitzen, einen Minderjährigen zurückzuhalten."[503]

Diese Sichtweise spiegelt sich auch in einem Gerichtsbeschluss 1924, der die Einweisung einer Siebenjährigen in die Abteilung verfügte: „Da laut heilpädagogischem Gutachten des Dr. Fellner die Unterbringung in Eggenburg für die Minderj. geeignet erscheint, ist das Gericht doch der Ansicht, dass der Abgabe in diese Anstalt eine längere Beobachtung auf der heilpädagogischen Abteilung der Kinderklinik vorauszugehen hat."[504] Empfohlen wurde schließlich „mit Rücksicht auf das kindliche Alter und dem [sic] besonderen Wunsch der Eltern" der Versuch eines Klassenwechsels.[505]

Lazars Blick auf Minderjährige in Fürsorgeerziehung

Bereits 1913 erschien in der *Wiener Klinischen Wochenschrift* ein Vortrag Lazars, den er in der Sitzung des *Vereins für Psychiatrie und Neurologie in Wien* am 20. Mai des Jahres unter dem Titel „Psychische Abnormitäten bei Fürsorgezöglingen" gehalten hatte.[506] Eingangs definierte Lazar den Begriff „Fürsorgezögling" und gab einen ersten Überblick über die Minderjährigen in den betreffenden Anstalten:

> „Nach dem heute üblichen Sprachgebrauche versteht man darunter Kinder und Jugendliche bis zum 18. Lebensjahre, die zwangsweise über behördliche Verfügung einer Erziehungsanstalt oder einer verwandten Institution übergeben werden. Die Fürsorgeerziehung erstreckt sich daher auf Kinder und Jugendliche, die wegen Verwahrlosung, wegen Gefahr der Verwahrlosung oder wegen Mißhandlung von ihren Angehörigen entfernt werden; z. B. auf solche, die wegen eigener, erlernter und erworbener oder wegen angeborener dissozialer Eigenschaften unter den gewöhnlichen Verhältnissen nicht zu halten sind. Nach dem heute üblichen Modus kommen die Erstgenannten je nach dem Grade ihrer Verwahrlosung in fremde Familienpflege oder in Institute, die den Waisenhäusern nahestehen, eventuell

---

503 Lazar, Probleme (1927), 42.

504 Beschluss, Jugendgericht Wien, 22.3.1924, WStLA, 1.3.2.209.1.A47, 1924 N-Z, Prot.-Nr. 654. Ob der genannte Dr. Fellner vielleicht Josef Feldner bezeichnen soll, kann nur vermutet werden.

505 WStLA, 1.3.2.209.1.A47, 1924 N-Z, Prot.-Nr. 654.

506 Lazar, Abnormitäten.

dann, wenn sich schwere Schäden bereits gezeigt haben, in die ‚geschlossene Erziehungsanstalt' (früher Besserungsanstalt). Letzteres geschieht in der Regel auch mit den Kindern, die dissoziale Eigenschaften aufweisen. Ob diese Eigenschaften krankhafter Natur sind oder nicht, wird in den seltensten Fällen berücksichtigt. Darauf beruht es, daß sich in allen Erziehungsanstalten sehr viele psychisch abnorme Kinder befinden und darauf sind sicher die vielen erzieherischen Mißerfolge zurückzuführen."[507]

In dieser Einführung legte Lazar die Basis seiner Forschungen zur ‚Dissozialität' von Minderjährigen in Anstaltsunterbringung dar – die von ihm gesehene Notwendigkeit der Gruppenbildung zur ‚bestmöglichen' Behandlung der Anstaltsinsass*innen. Als Zweck seiner Untersuchungen in Anstalten bezeichnete er die Feststellung des Prozentsatzes der Minderjährigen, die als ‚psychisch auffällig' und ‚psychisch abnorm' einzustufen waren und darauffolgend, wie viele dieser Minderjährigen insgesamt „tatsächlich durch die Anstaltserziehung gefördert werden können, wo keine erzieherischen Erfolge zu erzielen sind und weiter noch klarzulegen, daß man bei Kindern, wenigstens unter 14 Jahren, in vielen Fällen die Anstaltserziehung umgehen kann."[508] Betrachtet man allerdings die weiter unten genauer diskutierte Empfehlungsrate von Heimunterbringung bei 56,22 % von Lazars stationären Patient*innen, die mehrheitlich im Volksschulalter, gefolgt vom höheren Pflichtschulalter standen, zeigt sich real ein der Aussage entgegengesetztes Bild.

Als Datengrundlage präsentierte Lazar die von ihm selbst verfassten Berichte „über Fürsorgezöglinge der Anstalten Eggenburg für Knaben und Mädchen, der Erziehungsanstalt in Weinzierl und des Pestalozzi-Vereines" sowie vergleichend Aufzeichnungen über Abteilungspatient*innen. Er wählte diese Vorgehensweise, „weil die genannten Institutionen ihre Zöglinge unter ganz verschiedenen Bedingungen aufnehmen, daher Kinder, die von vornherein verschiedene dissoziale Eigenschaften und verschiedene Grade der Verwahrlosung aufweisen, hier nebeneinander gestellt werden." Für eine Einweisung nach Eggenburg, die gerichtlich anzuordnen war, musste dementsprechend „ein relativ höherer Grad von Dissozialität" vorhanden sein, in Weinzierl dagegen ginge es primär darum, „Kinder vor Verwahrlosung zu schützen" und der *Pestalozziverein* würde jene Minderjährigen aufnehmen, die misshandelt wurden, frühzeitig ‚verwahrlost' wären oder „in der Gefahr stehen, zu verkommen."[509] Kesseldorfer führte 1913 dazu aus:

507 Lazar, Abnormitäten, 1227.
508 Lazar, Abnormitäten, 1227.
509 Lazar, Abnormitäten, 1227.

> „Verwahrlosung deckt sich keineswegs immer mit Straffälligkeit. Wenn z. B. ein Kind von 10–11 Jahren ohne Wissen der Eltern tagelang die Schule versäumt, sich umhertreibt, auch des Nachts nicht einmal nach Hause kommt, dann wird jeder erfahrene Erzieher das als Zeichen beginnender Verwahrlosung betrachten, auch wenn keine direkten Gesetzesübertretungen vorliegen; anderseits wird mancher es als schwerwiegend ansehen, wenn ein Kind in Gemeinschaft mit anderen bei zufällig sich darbietender Gelegenheit einen Diebstahl ausgeführt hat, während eine solche einmalige Handlung, die auf augenblickliche Eingebung zurückzuführen ist, vom Erzieher zwar auch energisch geahndet, aber nicht immer als Zeichen allgemeiner Sittenverderbnis betrachtet wird.“[510]

In seinen Auswertungen orientierte sich Lazar hinsichtlich der Einteilung der ‚Zöglinge‘ an jener des deutschen Psychiaters Hans Walther Gruhle (1880–1958), der eine vergleichbare Untersuchung in der Anstalt Flehingen/Baden durchgeführt hatte:

I. Physisch und psychisch Normale
II. Mit kleinen Abweichungen
III. Psychisch gesund, körperlich krank
IV. Psychisch auffällig
V. Psychisch abnorm

Für die 209 männlichen ‚Zöglinge‘ der Anstalt Eggenburg unter und über vierzehn Jahren kam Lazar zu dem Ergebnis, dass unter I. 11,9 % fielen, unter II. 35,4 %, unter III. 1,9 %, unter IV. 36,4 % und unter V. 14,3 %. Den im Vergleich zu Gruhle um 6 % geringeren Wert der Gruppen IV. und V. zusammen führte Lazar darauf zurück, dass sich Gruhles Untersuchung ausschließlich auf Burschen über dreizehn Jahre bezog.[511] Ebenfalls an Gruhle orientiert erfolgte eine zweite Einteilung, und zwar nach dem Einfluss von Milieu und Veranlagung, die Lazar so wiedergab:

A. Milieu: 19,6 %
B. Milieu (und geringerer Anteil Anlage): 12,4 %
C. Milieu und Anlage zu gleichen Teilen: 13,3 %
D. Anlage (und geringerer Anteil Milieu): 30,1 %
E. Anlage: 24,4 %

Als Milieueinflüsse nannte Lazar folgende Faktoren: „Fremde Pflege, Waisen, Großmuttererziehung, einzige Kinder, sehr viele Kinder, Elend, Obdachlosigkeit, Miß-

510 Kesseldorfer, Schule, 154.
511 Lazar, Abnormitäten, 1227.

handlung."[512] Gerade die sich auf innerhalb der Familie bestehende Faktoren (Großmuttererziehung und Kinderanzahl) beziehende Einschätzung findet sich bei Lazar auch noch zwölf Jahre später in seinen *Medizinischen Grundlagen*. Beide von ihm vorgenommenen Einteilungen der untersuchten Anstaltsinsass*innen kombinierend kam Lazar zu dem Schluss, dass bei Hinzutreten „leicht fehlerhafter Veranlagung" Minderjährige der Gruppe B vor allem in Gruppe II. auftreten würden, aber auch in Gruppe IV. zu finden sein könnten, „da die Kriminalität des Debilen, des Neuropathen, durchaus nicht an seine psychische Abnormität gebunden zu sein braucht." Kinder der Gruppe E würden sich wie auch die meisten der Gruppe D in den Kategorien IV. und V. finden: „[B]ei letzteren [Gruppe D] hätte ein gutes Milieu die Kriminalität, die Verkommenheit teilweise verhindern können."[513] Dieselben Gruppierungen für die Abteilungen der Anstalt Eggenburg für Mädchen unter und über vierzehn Jahren sowie die Anstalt Weinzierl und den *Pestalozziverein* ergaben vergleichbare Ergebnisse, dokumentierte Abweichungen führte Lazar auf das unterschiedliche institutionelle Augenmerk bei den Aufnahmegründen zurück.[514] Hervorzuheben ist jedoch Lazars Diskussion einer Gruppe von 53 Kindern (von insgesamt 106) beider Geschlechter unter vierzehn Jahren, die im *Pestalozziverein* aufgenommen war, bei der nach seinem Urteil allerdings „nach ihrem Vorleben oder nach ihrem Benehmen während der ersten Zeit ihres Aufenthaltes im Vereinsheime ohne jede Schwierigkeit die Abgabe in eine der früher genannten Anstalten [Eggenburg und Weinzierl] hätte erfolgen können."[515] Lazar meinte eine Übereinstimmung mit Gruhles Flehinger Ergebnissen zu erkennen, die er deshalb als auffällig bezeichnete, weil es sich bei der deutschen Untersuchungsgruppe ausschließlich um männliche Jugendliche über dreizehn Jahre handelte, die aufgrund ihrer eigenen „dissozialen Lebensweise" interniert worden waren und nicht, wie im Pestalozziverein, auf behördliche Veranlassung zum Kinderschutz.[516] Daraus schloss er:

> „Der große Prozentsatz (62 %) von Kindern, die von der psychischen Norm abweichen, spricht wohl in erster Linie dafür, daß die Kinder selbst einen großen Teil der Schuld in ihrer Anlage mit sich führten. Vergleicht man aber damit die starke Beteiligung an A[nlage]+M[ilieu]-Fällen, ein Resultat, das an einem fast durchwegs mehrjährig beobachteten Material gewonnen wurde, wo also die Veränderung des Milieus tatsächlich Besserung erzielte, so müssen sehr

512 Lazar, Abnormitäten, 1227 f.
513 Lazar, Abnormitäten, 1228.
514 Lazar, Abnormitäten, 1228 f.
515 Lazar, Abnormitäten, 1228.
516 Lazar, Abnormitäten, 1228 f.

> viele dieser Fälle mit den vorgenannten zusammenfallen. Es ist gar nicht zu bezweifeln, daß vieles, das wir heute als Anlage auffassen müssen, durchaus nicht primäre, krankhafte Veranlagung war, daß sie vielmehr erst durch die elenden äußeren Verhältnisse gezeitigt wurde, ein Umstand, in dem speziell bei sehr jugendlichen Individuen die Möglichkeit eines erzieherischen Erfolges gegeben ist. Ferner zeigt noch die Untersuchung der 53 letzten Kinder, daß ein Unterschied zwischen Knaben und Mädchen nicht besteht. Die größere Notwendigkeit der Internierung bei Knaben muß also letzten Endes lediglich auf rein äußere Momente (größere Gewalttätigkeit, Gemeingefährlichkeit) zurückzuführen sein."[517]

In seinem letzten Satz artikulierte Lazar, was sich auch in den Aufnahmezahlen der Heilpädagogischen Abteilung deutlich spiegelte: der Fokus auf männliche Minderjährige im Fürsorgesystem.

Hier interessiert nun die Frage nach gesellschaftlichen Rahmenbedingungen, die ein ungefragtes behördliches Eingreifen in familiäre Strukturen ermöglichten. Dieses bildet sich nämlich auch in den Akten der Abteilung ab, etwa wenn ein Vater 1918 um Information bat, wann er seine Tochter wieder abholen könne, da sie von einer Fürsorgerin ohne seine Einwilligung an die Klinik gebracht wurde; oder wenn in einer Anamnese 1919 festgehalten wurde, die Mutter sei „sehr empört, dass man das Kind auf die Abteilung gegeben hat."[518] Sieder folgend muss auf das erwähnte Konzept der „schuldhaften Verwahrlosung", das (nicht nur) im Wiener Fürsorgekontext leitend war, hingewiesen werden.[519] Er beschreibt, dass Tandler überzeugt war,

> „dass sozial untüchtige und arme Eltern für die laufende Pflege und Erziehung von Kindern untauglich seien, ‚minderwertige' Anlagen auf ihre Kinder vererbten und so zur Verbreitung ungünstiger (‚negativer') Anlagen innerhalb der ‚Rasse' beitrügen. Aus diesem Grund schien ihm der durch die Fürsorgerin erbrachte Befund der relativen Untüchtigkeit von Eltern in Elternschaft und Haushalt schon Grund genug, ihnen ein Kind, mehrere oder alle Kinder ‚abzunehmen' und in Kinderheimen einer Ersatzerziehung zuzuführen."[520]

In diesem Kontext ist die Angabe einer Kindergärtnerin zu sehen, die 1933 einen fünfjährigen Buben in die Abteilung einwies und am „Fragebogen für die heilpädagogische Untersuchung" auf die Frage nach dem Eindruck der „Familiensituation"

---

517 Lazar, Abnormitäten, 1229.

518 WStLA, 1.3.2.209.1.A47, 1918 A-M, Prot.-Nr. 1290; WStLA, 1.3.2.209.1.A47, 1919 N-Z, o.Nr.

519 Sieder, Diskurse, 38. Vgl. ebd. für eine Auseinandersetzung damit im Wiener Fürsorgesystem allgemein.

520 Sieder, Diskurse, 40 f.

(„Wirtschaftliche Lage, Verhalten der Eltern und Geschwister zum Kind") antwortete: „Die Eltern sind furchtbar arm, daher können sie dem Kind keine besondere Sorgfalt angedeihen lassen. Am besten wäre für das Kind die Aufnahme in ein Heim."[521]

Auf der anderen Seite gab es aber auch Eltern(-teile), die selbst die Unterbringung ihrer Kinder in einer Anstalt betrieben, wie beispielsweise ein Vater, der sich 1915 während des von der Polizei initiierten Abteilungsaufenthalts seines Sohnes mit dieser Bitte an Lazar wandte, da er berufstätig sei und daher nicht in der Lage, seinen Sohn angemessen zu beaufsichtigen, und seine Ehefrau alkoholkrank und daher auch nicht dazu imstande wäre.[522] Andere Mütter und/oder Väter waren mehr oder weniger bereit, sich den derartigen behördlichen Empfehlungen zu fügen. Dies, sowie die entsprechenden Bedenken, artikulierte eine Mutter 1931: „K. M. ist nur dann gewillt K. in eine Anstalt zu geben, wenn sie weiß dass es ihr dort gut geht u. sie im Lernen gefördert wird."[523]

‚Körperbautypen' als Grundlage der Anstaltsgruppierung

Lazar vertrat die Ansicht, dass psychiatrische Kenntnisse unerlässlich für Heilpädagog*innen seien, da es, um relevante Merkmale bei ‚Psychopath*innen' identifizieren zu können, Kenntnis der psychiatrischen Krankheitsbilder bedürfe. In diesem Sinn war er unter Berufung auf den deutschen Psychiater und Neurologen Karl Birnbaum (1878–1950) auch der Meinung, dass die „Versuche zur Reform der Besserungsanstalten" von Psychiatern auszugehen hatten, da diese „die wirklich psychotischen Zustände kenne[n]" würden, was die Voraussetzung dafür wäre, „diese Züge beim Psychopathen wiederzufinden". Dabei verwies er weiters auf die Psychiater Otto Mönkemöller (1867–1930), Hans Walther Gruhle, den deutschen Psychiater Dr. Rizor, Ernst Siefert (1874–1940) und Adalbert Gregor (1878–1971), die sämtlich Untersuchungen in Anstalten durchgeführt hatten.[524] Als im Sinn dieser Ärzte bezeichnete er auch die Arbeiten,

521 Fragebogen für die heilpädagogische Untersuchung, 18. 6. 1935, WStLA, 1.3.2.209.1.A47, 1932 A-M, Prot.-Nr. 2060.

522 Vater an [Lazar], 20. 1. 1916, WStLA, 1.3.2.209.1.A47, 1915 A-Z, Archiv-Nr. 39.

523 WStLA, 1.3.2.209.1.A47, 1931 N-Z, Prot.-Nr. 1444.

524 Lazar, Abteilung (1923), 163. Vgl. für grundlegende biografische Informationen zu den Genannten (außer Rizor) Alma Kreuter, Deutschsprachige Neurologen und Psychiater. Ein biographisch-bibliographisches Lexikon von den Vorläufern bis zur Mitte des 20. Jahrhunderts, 3 Bde., München u. a. 1996. Die Meinung Lazars und der genannten Psychiater wurde zwar weithin anerkannt, allerdings nicht gänzlich vorbehaltlos geteilt, wie etwa folgende Veröffentlichung zeigt: Wilhelm Backhausen, Sollen wir uns die Mitarbeit der Psychiater in der Fürsorgeerziehung gefallen lassen?, in: Siebold (Hg.),

die in den ersten Jahren an der Heilpädagogischen Abteilung entstanden waren. Forschung generell war ein wichtiger Punkt in der Arbeit der Abteilung, sollte es doch durch die Beobachtung und verschiedene Therapieansätze gelingen, die unterschiedlichen ‚Verhaltensauffälligkeiten' dauerhaft zu beheben und dadurch erfolgreiche Behandlungsschemata zu entwickeln.[525] Als besonders beeinflussend beschrieb Lazar Ernst Kretschmers (1888–1964) *Körperbau und Charakter*[526], da an der Abteilung ähnliche Erfahrungen bei der charakterologischen Gruppierung von „Typen" hinsichtlich ihrer körperlichen Merkmale gemacht worden seien wie von dem deutschen Psychiater. Dies sah er als hilfreicher zur Klärung der „Verwahrlosungsformen" an als Individualdiagnostik.[527]

Ähnliches betonte er auch in seinem Aufsatz über die Gruppierung von ‚Zöglingen' in Besserungsanstalten[528] und nannte aus diesem Grund die Konstitutionsforschung als wichtigen Arbeitsbereich der Heilpädagogischen Abteilung.[529] Die Gruppierung von ‚Zöglingen' in Anstalten wurde erstmals ab 1919 in der Anstalt Oberhollabrunn durchgeführt, danach in St. Andrä/Traisen und ab 1922 in der Anstalt Eggenburg, alle in Niederösterreich gelegen. Der Lindenhof im niederösterreichischen Eggenburg war ein Großheim (mit einer Belegungszahl von 490 im Jahr 1926), das 1888 als Besserungsanstalt für Minderjährige beider Geschlechter eröffnet worden war und ab 1922 unter Verwaltung der Gemeinde Wien stand.[530] Dass Lazar, der zu diesem Zeitpunkt bereits über eine zehnjährige Erfahrung mit der Inspektion und Reorganisation von Erziehungseinrichtungen verfügte, in dieser Anstalt seine Gruppeneinteilungsversuche durchführen konnte, zeigt das staatliche Vertrauen in seine Arbeit sowie den Wunsch nach Optimierung der Fremdunterbringungsverhältnisse. Dabei stand allerdings weniger das individuelle Kindswohl im Fokus als die Wahrung der sozialen Ordnung, die durch ‚funktionierende' Korrekturerziehungsmethoden gewährleistet werden sollte. Lazar bezeichnete die dort erprobte Gruppierung von männlichen Minderjährigen unter vierzehn Jahren als so effektiv, „daß von einer Rückkehr zum

---

Psychiatrie und Fürsorgeerziehung. Eine freundschaftliche Streitschrift zwischen zwei Pädagogen, Bethel 1908.

525 Die Entwicklung dieser Doppelfunktion – universitäre Forschung und Behandlung – von städtischen Krankenhäusern bzw. deren Abteilungen verortet Ledebur in der Mitte des 19. Jahrhunderts. Ledebur, Schreiben, 104.

526 Ernst Kretschmer, Körperbau und Charakter. Untersuchungen zum Konstitutionsproblem und zur Lehre von den Temperamenten, Berlin 1921.

527 Lazar, Abteilung (1923), 163 f.

528 Erwin Lazar, Heilpädagogische Gruppierung in einer Anstalt für verwahrloste Kinder, in: Zeitschrift für Kinderheilkunde 1–2/27 (1920), 92–116.

529 Lazar, Abteilung (1923), 164.

530 Jugendamt, Jahre, 80.

alten System überhaupt keine Rede mehr sein kann."[531] Die Einordnung in dieses Schema findet sich auch an der Abteilung – und zwar nicht nur bei Minderjährigen, die vor einer Überstellung in eine Erziehungsanstalt standen. Auch bei solchen, die nach Hause entlassen wurden, existieren Diagnosen mit Gruppenzuordnungen wie „Hypomanischer Zustand bei subnormer Intelligenz. VII."[532]

Die Anstaltsgruppierung wurde konstant weiterentwickelt, da sich gezeigt habe, dass allein mit der Gruppierung nach charakterologischen Gesichtspunkten kein erzieherischer Erfolg verbunden war. Daher wurde, wie der Eggenburger Direktor Johann Heeger rückblickend 1931 ausführte, das System der Progression parallel zur Gruppierung eingeführt, das ein „Aufsteigen" der ‚Zöglinge' zu immer größerer Selbstverwaltung bedeutete. Die Gruppen in der Anstalt Eggenburg gliederten sich in eine undifferenzierte Aufnahmsgruppe, worauf differenzierte charakterologische Gruppen und Selbstverwaltungsgruppen folgten (die an deren Stelle ursprünglich geplanten undifferenzierten Auslaufgruppen kamen „aus verschiedenen technischen Gründen nicht zur Verwirklichung"). Aus der Erfahrung meinte man auch erkannt zu haben, dass sogenannte „intellektuell Rückständige" in gemeinsamen Gruppen zu organisieren seien, da dadurch „erzieherisch befriedigende Verhältnisse" geschaffen werden könnten.[533] Trotz dieser Versuche sei es in allen Gruppen zur Bildung von „Rotten" und dem Ausnutzen und der Unterdrückung Schwächerer durch stärkere ‚Zöglinge' gekommen, weshalb eine „besonders streng geführte Strafgruppe" eingerichtet wurde – die sich ebenfalls als „unzureichend" erwies, über deren konkrete Organisation allerdings nichts berichtet wurde. Dennoch wäre in Eggenburg Wert darauf gelegt worden, den Charakter von Gefängnissen zu vermeiden und daher auch pädagogisch geschultes Personal anstatt „Aufseher" zu beschäftigen. Allerdings wurde beobachtet, dass die Erzieher der Anstalt durchschnittlich nach zwei bis drei Jahren ihren „Schwung" verlören. Dass dies in der Natur ihrer Arbeit läge, meinte Heeger festgestellt zu haben, nämlich da sie nie den Erfolg ihrer Arbeit sehen würden. Im Frühjahr 1925 wurde die erste Selbstverwaltungsgruppe mit 24 ‚Zöglingen' gegründet, in der es einen aus ihrer Reihe gewählten „Führer" und dessen Stellvertreter gab. Die Erfahrungen mit dieser Gruppe waren positiv, sodass im folgenden Jahr bereits fünf Selbstverwaltungsgruppen existierten. Im Winter 1927 schließlich wurde der „Heimbund" gegründet, der eine Weiterentwicklung der Selbstverwaltungsgruppen darstellte. Wie in diesen gab es aus der Gruppe der ‚Zöglinge' gewählte „Heimleiter",

531 Lazar, Grundlagen, 100.

532 WStLA, 1.3.2.209.1.A47, 1919 N-Z, o.Nr.

533 Johann Heeger, Die Progression im System der Eggenburger Erziehungsgruppen, in: Eos. Zeitschrift für Heilpädagogik 1/2 (1931), 23–33, 24.

„Heimleiter-Stellvertreter", Protokollführer und Beiräte, denen ein Erzieher, „Heimschützer" genannt, als Berater zur Seite stand. Nach sechs Jahren Beobachtung der Selbstverwaltungsgruppen schrieb Heeger 1931, seien diese Gruppen als „wertvoll und gesichert" anzusehen.[534]

In den Einlaufgruppen erfolgte die Feststellung und Behebung von Schwierigkeiten und „schlechten Einflüssen", auch kam es hier oftmals zu Entweichungen. In den darauffolgenden differenzierten Gruppen kam die Gruppierung nach Lazar zur Anwendung, die das von ihm „geforderte biologische Moment" berücksichtigte.[535] Dieses, nämlich „Die Bedeutung der Körperbautypen", hatte Lazar 1925 im letzten Kapitel seiner *Medizinischen Grundlagen der Heilpädagogik* auf sieben Seiten dargelegt. Als grundlegend bezeichnete er Kretschmers Herangehensweise, da dieser erstmals eine Verbindung von seelischen und körperlichen Eigenschaften hergestellt habe. Dabei standen „die zwei großen psychiatrischen Krankheitskreise" im Fokus: „manisch-depressives Irresein" und Schizophrenie. Die übrigen psychiatrischen Erkrankungen könnten Züge dieser beiden aufweisen. Lazar ging allerdings über Kretschmers Typenlehre hinaus und formulierte das Ziel der Darlegung des generellen Zusammenhangs von Charakter und Körperbau, „und wie weit dieser für die fürsorgerische Tätigkeit eine Rolle spielt."[536] Wenngleich Kretschmers asthenische, athletische und pyknische Typen den Ausgangspunkt darstellten, war eine eigene Erweiterung durch Lazar für dessen Zwecke unerlässlich, bezogen sich die genannten Typen ursprünglich doch ausschließlich auf Männer. Die Astheniker*innen, deren Gesichts- und Schädelmerkmale bereits im Kindesalter erkennbar wären, würde neben dünner Haut, dünnen Muskeln und Weichteilen ein allgemein „zartes Skelett" auszeichnen, wogegen die Athlet*innen durch starkes Skelett, Muskeln und Haut definiert würden. Im Gegensatz zum asthenischen Typus wären Athlet*innen im Kindes- und Jugendalter nicht klar vom pyknischen Typus abzugrenzen, doch sei bei Frauen „der athletische Typus verhältnismäßig leichter nachzuweisen." Den pyknischen Typus würde insbesondere die Neigung zum Fettansatz (der allerdings nicht immer sichtbar in Erscheinung treten würde) ausmachen, was ihn als „gedrungene Figur" erscheinen lasse. Besonders bei jenen diesem Typ zugeordneten Personen, bei denen die Neigung zum Fettansatz nicht zum Vorschein kam, wäre das „typische" pyknische Gesicht ein Anzeichen, das den pyknischen Körperbau spiegeln würde: breit, weich abgerundet.[537] Lazar verwies darauf, dass es sich dabei jeweils um ererbte

534 Heeger, Progression, 25 f.
535 Heeger, Progression, 29.
536 Lazar, Grundlagen, 96.
537 Lazar, Grundlagen, 97 f.

körperliche Eigenschaften handeln würde, die durch spätere Lebensführung – Ernährung oder Krankheiten – Veränderungen unterlägen, „die als solche das Bild bis zur Unkenntlichkeit entstellen können." Damit wären unweigerlich auch charakterliche Veränderungen verbunden.[538]

Die Bedeutung des Wissens um Zusammenhänge von Körper und Seelenleben für die Fürsorgeerziehung verortete Lazar in der dadurch seiner Ansicht nach gegebenen Möglichkeit der optimalen Behandlung der Minderjährigen durch die ‚richtige' Gruppierung in den – nach heilpädagogischer Beobachtung für sie ausgesuchten – ‚richtigen' Anstalten. Nachdem dieses Einteilungssystem zunächst im Bestreben einer Reform der bestehenden Erziehungsanstalten – Lazar kritisierte die frühere undifferenzierte Gruppierung von Minderjährigen im besten Fall nach Alter, im schlechtesten nach Platzverfügbarkeit – nach psychiatrischen Aspekten sowie der „Stimmung" erprobt worden war, da bei ‚Hyperthymiker*innen' gute Erfahrungen gemacht worden wären, zeigte sich, dass dies keine wirkungsvolle Lösung war. So erachtete Lazar eine Trennung der „intellektuell Normalen von den intellektuell Defekten" als notwendig, wie auch der „Psychopathen" von den „Nicht-Psychopathen". Letzteres habe sich schnell als nicht zielführend erwiesen, sodass in der Folge nach aus „intensiver Beobachtung" beurteilten und zugeschriebenen „Charaktereigenschaften" gruppiert wurde, ohne Unterscheidung von angeblicher (Nicht-)Psychopathie.[539] Daraus ergab sich schließlich Lazars Ansatzpunkt der Einbeziehung des Körperbaus in die Gruppierungen:

> „Bei der Zusammenstellung dieser Fälle wurde plötzlich mit einigem Schrecken und Unbehagen die Entdeckung gemacht, daß die Gruppen ästhetisch günstig wirkten, weil die einzelnen Kinder auch körperlich gut zusammenpaßten. Es stieg daher der Verdacht auf, daß nicht so sehr das Psychogramm als physiognomische Momente die Leitung übernommen hatten. Aus diesem Grund wurde eine neuerliche Prüfung des gesamten Materials angeordnet, wobei festgestellt wurde, daß man sich doch nicht hatte täuschen lassen. Die Gruppierung wurde daher auch beibehalten, wie dies in der ‚Zeitschrift für Kinderheilkunde', 1920, veröffentlicht wurde.
> Wie sich später ergab, hatte man in Wirklichkeit eine Zusammenstellung im Sinne Kretschmers vorgenommen. Das Charakteristische, insbesondere zweier wichtigsten [sic] Gruppen ist in ihrer pyknischen, respektive asthenischen Konstitution gelegen. Diese Gruppierung ist auch heute für die Erziehungsanstalt der Stadt Wien in Eggenburg beibehalten worden."[540]

538 Lazar, Grundlagen, 99.
539 Lazar, Grundlagen, 99 f.
540 Lazar, Grundlagen, 100.

In einem nächsten Schritt sah er als geboten, ein ähnliches Schema für Jugendliche ab vierzehn Jahren sowie jüngere Mädchen zu entwickeln, da sich in diesen Fällen die Anwendung der beschriebenen Gruppierung (erprobt zunächst in der Übergangsanstalt St. Andrä/Traisen in Niederösterreich) als ineffizient herausgestellt hätte. Als zweckmäßig erachtete Lazar die von Josef Feldner entwickelte Charakterisierung von weiblichen Jugendlichen als „Virago"-Typus. Der Einfluss Richard Krafft-Ebings und seiner Prägung der Bezeichnung „Viraginität" für „invertiert" empfundene Sexualität von Frauen (entsprechend der „Effeminatio" bei Männern), erstmals 1886 in der *Psychopathia Sexualis* publiziert,[541] ist hier deutlich spürbar und ein Hinweis auf die allgemeine Integration dieser Beurteilung in das medizinische Diagnoseinventar. Diese Einordnung weiblicher Minderjähriger an der Abteilung findet sich beispielsweise bei einer Patientin 1922, über die als letzter Satz in der Prognose und ohne Erklärung, was mit dieser Einschätzung konkret verbunden war, festgehalten wurde: „Somatisch sind Züge der Virago."[542] In seinen *Grundlagen* schilderte Lazar aber, was diese Klassifizierung bedeutete: Mädchen, die so kategorisiert wurden, würden „mit einem gewissen Zielbewußtsein", und zwar unter „Hintanstellung der ideal gedachten weiblichen Eigenschaften" auf ihr „Sexualobjekt" losgehen.[543] Ausgehend davon wurde „in einer Anstalt für geschlechtskranke jugendliche Mädchen" eine Einteilung vorgenommen, die neben als viraginös eingestuften Mädchen auch „puerile" und „virginelle" Typen umfasste. Als „virginell" wurden Mädchen kategorisiert, die als „der richtige Mädchentypus mit Heranziehung aller Künste der Eitelkeit und Koketterie den Bewerber ab[warten]" würden. Als „pueril" wurde der „Kameradschaftstypus" bezeichnet, wobei sich diesen drei Typen „offenbar eine unter endokrinen Einflüssen entstandene, richtige Weibertype anschließt." Gemeinsam wäre jedenfalls allen Formen die (aus-)gelebte Sexualität.[544]

Diesen Einfluss der Sexualität bzw. der „sexuellen Entfaltungsmöglichkeiten" suchte man im Weiteren auch bei der Gruppierung männlicher Jugendlicher zu überprüfen. Damit befasste sich Franz Winkelmayer, Heilpädagoge, Erziehungsberater und 1943 kommissarischer Leiter der Jugendfürsorgeanstalt „Am Spiegelgrund", zunächst in St. Andrä, danach in der Anstalt Eggenburg. Durch die Einrichtung einer heilpädagogischen Station in Eggenburg im Jahr 1922 – nicht zufällig das Jahr der Übernahme

541 Richard Krafft-Ebing, Psychopathia Sexualis. Mit besonderer Berücksichtigung der konträren Sexualempfindung. Eine medizinisch-gerichtliche Studie für Ärzte und Juristen, hg. v. Alfred Fuchs, Stuttgart [13]1907, 44.

542 WStLA, 1.3.2.209.1.A47, 1922 A-M, Prot.-Nr. 50.

543 Lazar, Grundlagen, 101.

544 Lazar, Grundlagen, 101.

durch die Gemeinde Wien, in der die Heilpädagogik zu diesem Zeitpunkt bereits gut etabliert war – konnten derartige Forschungen vereinfacht durchgeführt werden.[545] Als Ergebnis wurde in maskuline (frühreife), infantile, puerile und juvenile („typische" Burschen) männliche Jugendliche unterschieden.[546] Die Charakterisierung des puerilen Typs ist besonders detailliert:

> „Schließlich wären noch diejenigen Elemente zu erwähnen, die so ziemlich dem heutigen Kino-, Friseur-Schönheitsideal entsprechen: Hochaufgeschossene, schlanke Figuren mit Ephebengesichtern, die sich ihrer hetero- und homosexuellen Anziehungskraft vollkommen bewußt sind, reine Sexualwesen, von der Natur nur zu diesem Zwecke bestimmt."[547]

Abschließend wies Lazar darauf hin, dass durch diese Einteilungen „selbstverständlich das einzelne Individuum nur bis zu einem gewissen Grad deutlich und einwandfrei charakterisiert" werde. Doch auch bei „Mischformen" würde mit Übung – und Überprüfung in der Situation – die Zuordnung zu jener Gruppe möglich, deren Eigenschaften überwiegen würden: „[U]nd dadurch gelingt es, Gruppen zu schaffen, die als Erziehungseinheiten aufgefaßt, am besten ihrer Eigenart entsprechend gefördert werden können."[548] Neben seiner konkreten Aussage beschrieb Lazar hier im Prinzip das, was Heilpädagog*innen auszeichnen sollte: den untrüglichen ‚diagnostischen Blick' auf die zu beurteilenden Minderjährigen. Er scheute sich allerdings nicht einzugestehen, wenn eine Behandlungsmethode sich als ineffizient herausstellte oder Untersuchungen nicht die erwarteten Ergebnisse brachten. So berichtete er 1923 über die Problematik der Subjektivität der begutachtenden Person: „Viel schwieriger erscheint es aber, aus diesem subjektiven Empfinden zur einwandfreien Feststellung von Tatsachen auf diesem Gebiet zu gelangen. Einschlägige Versuche, die allerdings bisher noch nicht zu ganz befriedigenden Ergebnissen geführt haben, werden auf der heilpädagogischen Abteilung, sowie im Schutzheim für die männliche Jugend durchgeführt."[549]

Wie in der Praxis die Patient*innen den Körperbautypen zugeordnet wurden, zeigt beispielsweise die Krankengeschichte eines Mädchens 1931, bei der in der Verzeichnung des *Status praesens*, also der detaillierten körperlichen Beschreibung, folgendes inkludiert war:

---

545 Karl Sablik, Julius Tandler. Mediziner und Sozialreformer, Frankfurt/Main ²2010, 230.

546 Lazar, Grundlagen, 102.

547 Lazar, Grundlagen, 102.

548 Lazar, Grundlagen, 102.

549 Lazar, Abteilung (1923), 167 f.

„Körpertypus:	nach Sigaud:	cer.	Resp.	musc.	Dig.		
		A	a	a			
	nach Tandler:	hyper-,	normal-,	hypoton			
		a	a				
	nach Kretschmer:	asth.	Pykn.	Athl.			
		A	-	a			
	nach Lazar	inf.	Puer.	Virg.	Virag.	[unleserlich]	sen.
		A	a	e	o	u	o-u“[550]

Bei männlichen Minderjährigen waren die Einteilungen nach dem französischen Arzt Claude Sigaud (1862–1921), dem Wiener Anatomen und sozialdemokratischen Politiker Julius Tandler und nach Kretschmer dieselben wie bei weiblichen; nach Lazars System wurde bei ihnen aber nach infantil, pueril, juvenil, maskulin und senil unterschieden, es existierte also eine Kategorie weniger als bei den Mädchen.[551] 1935, nachdem Asperger bereits die Abteilungsleitung übernommen hatte, findet sich in der Krankenakte eines Buben ebenfalls eine Berufung auf den „Körpertypus nach Lazar“, allerdings nunmehr ausschließlich auf diesen und deutlich kürzer notiert: „infantil-juvenil“.[552] War Asperger der Meinung, dass sich Lazars Gruppierung in Anstalten zwar bewährt hätte, stand er der Gruppentypenbildung aber doch skeptisch gegenüber, was erklärt, weshalb von diesen Einteilungen mehr und mehr Abstand genommen wurde:

> „Gewiß kann die Eingliederung in solche körperlich-seelische Typen in manchen Fällen aufschlußreich sein – aber nicht in allen Fällen. Nach unserer Erfahrung gelingt es auf diese Weise keineswegs, zu einem wirklich befriedigendem [sic] System zu kommen. Wir sind auch da, wie in so vielen anderen Beziehungen zu einer mehr unsystematischen Betrachtungsweise gelangt, versuchen, auch im körperlichen Bild das jeweils Besondere, Einmalige zu sehen.“[553]

Zwar betonte auch er, wie Lazar, die Bedeutung von Kretschmers Erkenntnissen im Allgemeinen, sah jedoch dabei wesentliche Probleme:

> „Bei den Durchschnittsmenschen jedoch ergeben sich die größten Schwierigkeiten: Eine derart ‚eindimensionale‘ Betrachtungsweise kann der Fülle der menschlichen Persönlichkeiten nicht gerecht werden; was ist damit getan, wenn man, wie Kretschmer, in den Fällen,

---

550 WStLA, 1.3.2.209.1.A47, 1931 A-M, Prot.-Nr. 1915.

551 Beispielsweise in WStLA, 1.3.2.209.1.A47, 1931 N-Z, Prot.-Nr. 1938.

552 WStLA, 1.3.2.209.1.A47, 1935 N-Z, o.Nr.

553 Asperger, Heilpädagogik, 21.

wo weder eine Zyklo- noch eine Schizothymie deutlich wird, von einer ‚Legierung' der beiden Komponenten spricht? Ein weiterer Nachteil ist, daß bei Frauen die Kretschmerschen Typen sowohl körperlich wie auch seelisch nur selten deutlich ausgeprägt sind und daß sie vor allem im Kindesalter fast nie eindeutig zu finden sind (erst nach der Pubertät prägen sich die von Kretschmer beschriebenen Körperbautypen aus und von den Charaktertypen haben wir bei Kindern nur bei unseren ‚Autistischen Psychopathen', welche an die ‚Schizothymen' erinnern, Anklänge an Kretschmers Charaktertypen gefunden). Trotzdem sind wir überzeugt, daß Kretschmer wesentliche Dinge klar und richtig gesehen hat. Für die bedeutendste Leistung halten wir dabei den Umstand, daß er, zum ersten Mal in so exakter Weise, Körperliches und Seelisches, eben ‚Körperbau und Charakter' in Beziehungen bringen konnte."[554]

Sowohl Kretschmers „Typen" als auch jene des deutschen Psychologen Erich Rudolf Jaensch (1883–1940) und des Schweizer Psychiaters und analytischen Psychologen Carl Gustav Jung (1875–1961) erachtete Asperger aber als zu wenige: „[S]ie können der Vielfalt der menschlichen Erscheinungen nicht gerecht werden, am wenigsten bei den im Rahmen der normalen Variationsbreite liegenden Persönlichkeiten, vor allem auch bei Kindern und Jugendlichen."[555] Deutlich differenzierter sah er dagegen die Typeneinteilungen des deutschen Psychiaters Paul Schröder, bei dem er 1934 einen Studienaufenthalt verbracht hatte und der die Einbeziehung und individuelle Gewichtung der unterschiedlichen Seiten des „Seelenlebens" verlangte: Verstand, „Gemüt", „Halt", Fantasie, „Geltungsstreben", „Antrieb", „Grundstimmungslage", „motorisches Verhalten": „Wie viel oder wie wenig jeder Mensch von jeder dieser Seiten habe, [...] danach entscheide sich sein Schicksal."[556] Doch wenngleich Asperger diese Herangehensweise als zuverlässiger als die anderen diskutierten betrachtete, verortete er auch bei Schröder zu wenig Individualität und sprach sich damit gegen dieses wie sämtliche andere „Systeme" aus, die den Blick durch ihr Schema zu sehr verengen, der Komplexität von Persönlichkeiten nicht gerecht würden: „Die seelischen ‚Seiten', welche Schröder beschreibt, sind in Wirklichkeit keine Konstanten, sondern *qualitativ* ungemein verschieden, bei verschiedenen Menschen nur schwer miteinander vergleichbar."[557] Insofern betonte er auch die Wichtigkeit der verschiedenen „Ausdruckserscheinungen"

554 Asperger, Heilpädagogik, 7. Vgl. ebd., 8, für eine kurze Diskussion der Einteilungssysteme von Jaensch und Jung.

555 Asperger, Heilpädagogik, 8.

556 Asperger, Heilpädagogik, 8 f.

557 Asperger, Heilpädagogik, 10.

eines Menschen, die sich unter anderem in Sprache, Körperhaltung und Gestik manifestieren würden, aber auch darin, wie ein Kind etwa mit ihm gehörenden Gegenständen umgehen würde.[558]

Wichtig ist an dieser Stelle jedenfalls festzuhalten, dass sowohl Lazar als auch Asperger das individuelle, gesamtheitliche Erfassen eines Kindes für zentral hielten. Asperger formulierte das 1952 so:

> „Wir glauben jedoch, daß man dem Ziel jedes Strebens nach Menschenkenntnis, nämlich der Erfassung der Ganzheit und der Individualität einer Persönlichkeit, dadurch am nächsten kommt, daß man von vornherein bestrebt ist, durch einen schöpferischen Akt der Zusammenschau einen Menschen als eine Ganzheit aufeinander bezogener Glieder, eben als einen Organismus zu sehen."[559]

Die Alternative ‚Kostpflege': Pflegefamilien

Ein scheinbarer Fokus auf dem Verbleib der Kinder in der Ursprungsfamilie wird an Ausführungen über die „Kostpflege", also die Unterbringung von Kindern an Pflegeplätzen durch die Gemeinde Wien, im Jahr 1911 deutlich:

> „Für gänzlich verwaiste oder verlassene Kinder oder solche, deren Eltern oder Verwandte sie auch mit einem Erziehungsbeitrage (Waisengeld) nicht erhalten können, also im Falle der Erwerbs- und Unterstandslosigkeit, Delogierung, Spitalspflege oder Inhaftnahme eines oder beider Elternteile u. a. m., wird – falls nicht Anstaltspflege eintritt – durch Unterbringung in magistratischer Kostpflege vorgesorgt. Hiebei werden als Pflegeparteien nur Personen angenommen, von denen eine ordentliche Verpflegung und Erziehung erwartet werden kann und die sich den Anordnungen der Gemeinde bezüglich der Überwachung der Pflegeverhältnisse unterwerfen."[560]

Der Angabe über die Aufgaben von Pflegeparteien, „Verpflegung und Erziehung", muss allerdings die deutlich nüchternere Aussage von Jugendrichter Kesseldorfer 1913 gegenübergestellt werden, die sich auf die Notwendigkeit von Berufsvormündern bezog:

---

558 Asperger, Heilpädagogik, 13–16.

559 Asperger, Heilpädagogik, 11. Ebd., 12: „Darum sind im allgemeinen auch Frauen bessere Menschenkenner, weil sie dem Reich des Gefühles näher stehen als der mehr intellektuell organisierte Mann."

560 Gemeinde-Verwaltung 1911, 336 f.

„Da nach der bisherigen Methode das Hauptgewicht auf die Versorgung der magistratischen Kostkinder gelegt wurde, entlehnte Pflegemütter aber in der Regel nur Nährmütter sind, während sie für irgendeine erzieherische Einwirkung auf ihre Schützlinge weder guten Willen noch Verständnis besitzen, beanspruchen diese öffentlichen Mündel die intensive Aufmerksamkeit aller zur vorbeugenden Fürsorgeerziehung berufenen Faktoren."[561]

Deutlich wird, dass zu diesem Zeitpunkt offiziell nicht von Kindsabnahmen aus sogenannter ‚Erziehungsuntüchtigkeit' der Erziehungsberechtigten gesprochen wurde und lediglich Gründe angeführt wurden, die das leibliche Kindswohl betrafen. Dass aber real die von etwa Erwerbs- sowie Unterstandslosigkeit oder Delogierung betroffenen Personen durchaus nicht als unverschuldet in diese Situationen gekommen angesehen wurden, brachte eine zugrundeliegende Verschmelzung dieser Bereiche mit sich. Als Verpflegskosten wurden den Kosteltern mindestens 16 Kronen gezahlt, die Summe konnte allerdings „in besonders berücksichtigungswürdigen Fällen bis auf 24 K, mit besonderer Genehmigung des Stadtrates bis zu 36 K erhöht werden." 1911 handelte es sich um 4.050 Wiener Kinder, die bei Pflegeparteien untergebracht waren, 1.296 lebten bei Familien außerhalb Wiens. Seitens der Gemeindeverwaltung wurde die Unterbringung der Minderjährigen in Wien bevorzugt, „einerseits wegen der leichteren Aufsicht und der besseren Schulverhältnisse, andererseits, um die hiermit verbundenen wirtschaftlichen Vorteile Wiener Familien zuzuwenden." Überwacht wurden die Pflegefamilien durch Armenräte und städtische Ärzte, bei der Bestätigung von vorgebrachten Klagen wurde „im kurzen Wege ein Pflegewechsel vorgenommen."[562]

In diesem Zusammenhang ist Lazars Aussage über das Pflegewesen zu sehen, mit der er verlangte, dass die Pflegemutter „ihre Pflicht nicht allzu geschäftsmäßig betreibt".[563] Das zeigt sehr deutlich, dass die Problematik des Pflegekinderwesens durchaus bekannt war und nicht in idealisierter Form dargestellt wurde. Auch in den Akten finden sich sämtliche Ausprägungen – positiv wie negativ – der ‚Kostpflege' und die Vielfalt von Gründen für die Beobachtung von Pflegekindern. 1913 wurde etwa in einer nur wenige Informationen enthaltenden Krankengeschichte ein Szenario geschildert, in dem ein fünfjähriges Mädchen den Pflegeeltern wegen Misshandlung und Hunger weggelaufen sei.[564] Im selben Jahr wurde ein sechsjähriger Bub aufgenommen, der zu

561 Kesseldorfer, Schule, 157.

562 Gemeinde-Verwaltung 1911, 337. Dazu auch Jugendamt, Jahre, 17 f., mit dem Hinweis, dass das ohnehin knappe Kostgeld mit zunehmendem Alter der Kinder immer weiter herabgesetzt wurde, gemäß der „Anschauung, daß die Pflegefamilien mit ihren Schützlingen ja schließlich wertvolle Arbeitskräfte bekamen."

563 Lazar, Grundlagen, 15.

564 WStLA, 1.3.2.209.1.A47, 1913 A-M, Prot.-Nr. 652.

diesem Zeitpunkt bei Pflegeeltern lebte, nachdem seine Mutter ihn wenige Monate zuvor bei einem Bezirksgericht ausgesetzt hatte. Ein Mitarbeiter hatte ihn mit nach Hause und als Pflegekind angenommen, allerdings hatten sich Probleme ergeben, weshalb der Bub an die Heilpädagogische Abteilung kam. Er wurde schließlich in den *Pestalozziverein* entlassen.[565] Daneben zeigte sich als häufiger Untersuchungsgrund, dass Kinder, nachdem sie von Pflegeplätzen zu leiblichen Eltern(-teilen) gekommen waren, dort als ‚schwierig' wahrgenommen wurden.[566]

Noch kritischer als Pflegemütter sah Lazar aber Adoptivmütter, über die er ausführte:

> „In die unangenehmste Lage kommen Frauen, die sich fremder Kinder annehmen, um sie an Kindes Statt [sic] aufzuziehen. Die wahre Triebfeder liegt bei ihnen in dem unbewußten Bestreben, ihre mütterlichen Instinkte zu befriedigen. Unter der Einwirkung dieser ursprünglich egoistischen Einstellung werden sie ausgezeichnete Pflegerinnen. [...] Und je mehr geschehen ist, um so bitterer die Enttäuschung. Und doch liegt hier etwas ganz Subjektives vor; sie hat Ersatz für ein eigenes Kind gesucht und nicht gefunden. Der Ersatz durch ein fremdes Wesen bleibt eine Unnatürlichkeit, über die man nicht hinwegkommt."[567]

Der Punkt aber, der bezüglich der „Kostkinder" in dem eingangs wiedergegebenen Zitat nur nebenher Erwähnung fand, ist die Anstaltspflege, von der als etwas gesprochen wurde, das *eintritt*. Real wurde Anstaltsunterbringung *verfügt*, die Gründe dafür waren ebenso vielfältig wie die einzelnen Anstaltsarten.

Die Kontinuität der fürsorgerischen Aufmerksamkeiten: Zuweisungsprozesse in den 1930er und 1940er Jahren

Die Übernahme der Heilpädagogischen Abteilung durch Valerie Bruck war etwa zeitgleich mit den politischen Veränderungen in Österreich erfolgt. Diese betrafen auch die Fürsorgepolitik, die in Folge der Etablierung des Austrofaschismus einer Abkehr von der Sozialpolitik des Roten Wien und zugleich einem Rekurs auf vermehrt private Formen der ‚Wohltätigkeit' unterworfen war. Dies wurde ab 1934 umgesetzt, stellte jedoch bereits 1926 einen Punkt des christlichsozialen Parteiprogramms dar:

565 WStLA, 1.3.2.209.1.A47, 1914 A-M, Prot.-Nr. 1423.

566 Exemplarisch WStLA, 1.3.2.209.1.A47, 1915 A-Z, Prot.-Nr. 718.

567 Lazar, Grundlagen, 16.

„1. Die städtische Wohlfahrtspflege ist im Geiste der christlichen Nächstenliebe, möglichst frei von bureaukratischem Formalismus, hauptsächlich im Ehrenamte von Männern und Frauen zu führen. Die private Wohlfahrtspflege soll gefördert werden und mit der öffentlichen in zweckmäßige Verbindung gebracht werden. Eine Zentralstelle soll alle Zweige der städtischen Fürsorgetätigkeit zusammenfassen. [...]“[568]

Diese Aussagen betrafen die allgemeine Fürsorge, doch auch hinsichtlich der Jugendfürsorge wurde ein Zurücktreten des Staates verlangt, indem diese Aufgabe wieder vermehrt der Familie, insbesondere den Eltern zugewiesen wurde: „Die öffentliche Fürsorge darf den Eltern nicht die Abschüttelung ihrer Pflichten erleichtern, noch in ihre Rechte eingreifen. Sie hat nur dort einzutreten, wo die Fürsorge der Eltern unzulänglich ist oder fehlt oder wo die elterlichen Rechte mißbraucht werden.“[569] Was einerseits nach größerer Autonomie für Familien klingt, war in der Realität sowohl eine Selektion der Familien, die von staatlicher Fürsorge profitieren sollten, als auch eine weitere, verengende Fokussierung auf jene Familien, die nicht den christlichsozialen Standards entsprachen. In diese Zeit fiel auch die Errichtung von Charlotte Bühlers (1893–1974) privatem Kinderpsychologischen Institut, das zwar entsprechend der Verringerung der staatlichen Unterstützungsleistungen auf dem Wohlfahrtssektor eben eine private Einrichtung war, aber dennoch mit der Aufgabe der prüfenden Beurteilung Minderjähriger den politisch-gesellschaftlichen Wünschen der Zeit Rechnung trug.[570]

Die Betrachtung jener Personen und Behörden, die zwischen 1932 und 1935 Kinder und Jugendliche an die Heilpädagogische Abteilung wiesen, verdeutlicht dies ebenfalls. In diesem Zeitraum handelte es sich um 295 notierte Zuweisungen bei insgesamt 518 Patient*innen, das bedeutet, dass bei 56,94 % der Aufnahmen die einweisende Person oder Behörde dokumentiert ist. Achtmal wurden dabei zwei Zuweiser*innen notiert, zweimal je drei, sodass insgesamt 307 einweisende Stellen erhoben wurden. Auffällig an der Zuweisungsverteilung ist insbesondere die starke Zunahme von Schulen und Kindergärten als Initiator*innen einer Aufnahme an der Heilpädagogischen

568 Zit. n. Melinz, Fürsorgepolitik(en), 240.

569 Prof. Robert Bartsch über die Jugendfürsorge (1935), zit. n. Melinz, Fürsorgepolitik(en), 241.

570 Mitteilungen und Nachrichten: Heilpädagogische Beratungsstellen in Wien, in: Eos. Zeitschrift für Heilpädagogik 1 (1936), 31; Gerhard Benetka, Psychologie in Wien. Sozial- und Theoriegeschichte des Wiener Psychologischen Instituts 1922–1938, Wien 1995, 270. Darin nicht erwähnt die seit 1934 am Zentralkinderheim bestehende „heilpädagogische Abteilung“, Nachfolgerin der 1925 eröffneten städtischen Schulkinderbeobachtungsstation. Peter Malina, Im Fangnetz der NS-Erziehung. Kinder- und Jugend-„Fürsorge“ auf dem „Spiegelgrund“ 1940–1945, in: Eberhard Gabriel/Wolfgang Neugebauer (Hg.), Von der Zwangssterilisierung zur Ermordung. Zur Geschichte der NS-Euthanasie in Wien II, Wien-Köln-Weimar 2002, 77–98, 91.

Abteilung. Waren sie während Lazars Leitungsperiode bei 11,51 % der Kinder für eine Einweisung (mit-)verantwortlich, wurden sie unter Bruck mit 91 Verzeichnungen, das sind 29,64 %, zur häufigsten einweisenden Instanz, die das Jugendamt bzw. die KÜSt mit deren 75 Zuweisungen (24,42 %) somit hinter sich ließ. Entsprechend den sozialen Veränderungen zeigt sich der Rückgang der Jugendamtseinweisungen ab 1933, nachdem für das Jahr davor noch eine deutliche Mehrheit dokumentiert ist. Auch bezüglich der vorangegangenen Unterbringungsorte der Patient*innen ist in dieser Hinsicht eine Veränderung zu beobachten: In den drei Jahren zwischen April 1932 und 1935 wurden keine Minderjährigen an die Heilpädagogische Abteilung gebracht, die direkt davor in einer Übergangseinrichtung des Jugendamts, des Jugendgerichts oder der Polizei untergebracht waren.

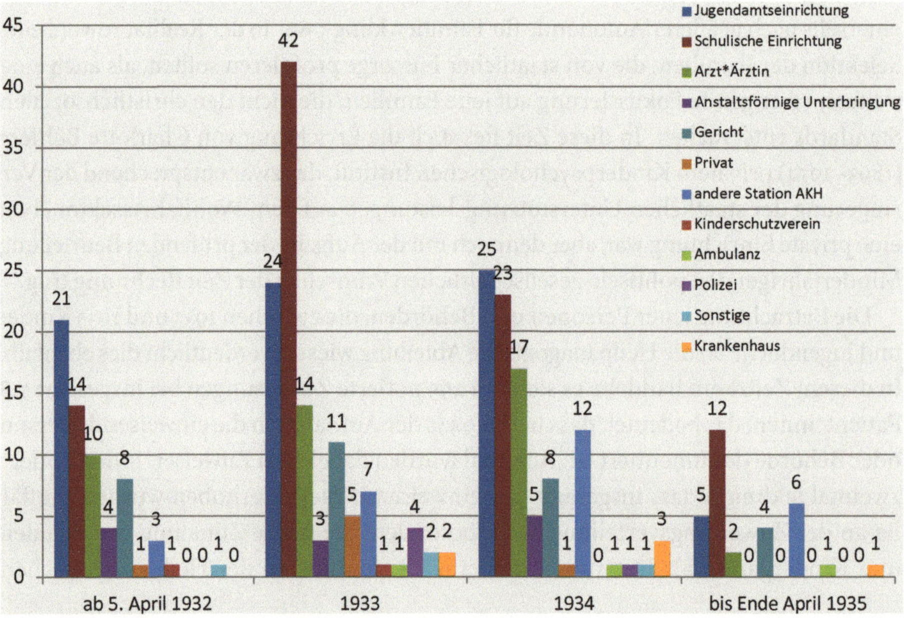

Abb. 58 Die zuweisenden Instanzen in der Periode Bruck, 5. April 1932 bis 30. April 1935, n = 307 (295 Zuweisungen)

Während die Abteilung in der Regel in ihrer zentralen Funktion als Begutachtungseinrichtung in Anspruch genommen werden sollte, gab es mitunter auch kurzfristigere Wege zur Aufnahme: etwa als Notfallintervention, wie bei einem Buben 1940, der im Kinderheim Formanek untergebracht war und die Weihnachtsfeiertage bei seinem Vater verbracht hatte. „Er weigerte sich aber [in das Heim zurückzukehren], wehrte sich gegen den Versuch ihn mit Gewalt dorthin zu bringen, schlug alle, die sich darum bemühten, zerschlug in der Strassenbahn 2 Scheiben und wurde von 3 Männern an die Klinik gebracht."[571] Geben diese Notizen auch deutliche Hinweise darauf, dass die Heimunterbringung für diesen Buben eine nicht nur erzwungene, sondern auch dezidiert abgelehnte Maßnahme darstellte, ist darüber hinaus bemerkenswert, dass nicht die Polizei, sondern die Klinik in dieser Situation konsultiert wurde. Worauf dies zurückzuführen ist und welche Station als erste aufgesucht wurde, ist nicht bekannt. Derartige ‚Spontanaufnahmen' waren allerdings selten. Im Kontrast zu der Ablehnung der Heimunterbringung durch den Buben existierte diese ablehnende Haltung aber auch umgekehrt. Das bedeutet, dass Heime mitunter die Minderjährigen, die sie an die Abteilung wiesen, nicht mehr aufnehmen wollten. Derartiges geht etwa aus einem Brief 1937 hervor, in dem eine Erzieherin des Kinderheims Türkenschanze schrieb: „Ich danke Ihnen sehr, daß Sie mich von unserem Pflegekind [...] so rasch befreien."[572] Dieselbe Erzieherin schrieb über einen anderen Patienten im selben Jahr: „[Er] ist seit seiner Geburt bei uns und recht verwöhnt."[573] Das Paradoxon, dass die Ursache dieser angeblichen Verwöhnung also im Kinderheim liegen müsste, stellte kein Hindernis für diese Behauptung dar.

Der Blick auf die zwischen 1935 und 1944 Minderjährige an die Heilpädagogische Abteilung weisenden Stellen – im Stationsprotokoll für 1945 bis 1949 ist diese Angabe nicht verzeichnet – zeigt im Jahresvergleich, dass insbesondere ab 1939 eine Agentur der Kinder- und Jugendfürsorge erneut die treibende Kraft für Abteilungsaufnahmen war. Sie waren mit 229 Zuweisungen an 30,05 % der Aufnahmen beteiligt. In diesem Zeitraum wurden bei 728 von 1.506 Patient*innen zuweisende Personen oder Behörden notiert. Durch 29 Doppelnennungen und je einer Dreifach- und Vierfachnennung handelt es sich um 762 dokumentierte zuweisende Instanzen zwischen Mai 1935 und Dezember 1944. Neben der erneut eingenommenen Führungsposition durch Kinder- und Jugendfürsorgeeinrichtungen – wobei zu berücksichtigen ist, dass zu den traditionellen Organen, Jugendamt und KÜSt, nun die NSV hinzugetreten war – pendelten sich die Zuweisungen durch Einrichtungen aus dem pädagogischen Kontext nach den erhöhten Zahlen im Austrofaschismus bei knapp mehr als zehn pro Jahr ein. Jugendämter als solche wurden bei 206 Patient*innen notiert, die NSV als Amt – das bedeutet nicht hinzugerechnet wurden hier NSV-Heime – dagegen vierzehnmal, die KÜSt neunmal. Schulische Einrichtungen wiesen insgesamt 119-mal Kinder und Jugendliche an die Abteilung, sie waren damit die dritthäufigsten Zuweiser*innen – nun erstmals hinter Ärzt*innen, die an 126 Aufnahmen, das sind

571 WStLA, 1.3.2.209.1.A47, 1940 A-M, Archiv-Nr. 82.
572 WStLA, 1.3.2.209.1.A47, 1937 A-M, o.Nr.
573 WStLA, 1.3.2.209.1.A47, 1937 N-Z, Prot.-Nr. 1572.

16,54 %, mitwirkten. Diese Entwicklung ist auf die besonders zwischen 1940 und 1942 sehr hohe Zuweisungsrate von dieser Berufsgruppe zurückzuführen und in Beziehung mit hauptsächlich zwei Faktoren zu bringen: Einerseits ist der Zweite Weltkrieg hier zu berücksichtigen, der in unterschiedlichen Bereichen naturgemäß auch Minderjährige tangierte. Andererseits ist auch die Einführung des GzVeN mit 1. Jänner 1940 einzubeziehen, das zwar nicht prioritär Kinder erfassen sollte, trotzdem insbesondere in der ersten Zeit nach der Einführung allgemein eine auf alle potenziell Betroffenen gerichtete Aufmerksamkeit nach sich zog. Thematisierungen von „Erblichkeit" in diesem Sinn sind in den explizit notierten Einlieferungsgründen und Diagnosen kaum vorhanden, etwa einmal als Einlieferungsgrund 1939 als „Erziehungsschwierigkeiten (Aggressionen, erbl. Belastg.)", wobei Letztere seitens der Abteilung bestätigt wurde.[574] Dies beruhte neben der Beurteilung der Mutter als nervös sowie auf einem Suizidversuch ihrerseits nicht zuletzt auf der Verurteilung des Vaters als „Raubmörder" im Jahr 1910. Dahin weist auch eine Anfrage der Abteilung an die Strafanstalt Stein/Donau, in der die Verifizierung der mütterlichen Angaben aufgrund der „für die Beurteilung des Kindes" sehr wichtigen „väterliche[n] Belastung" erbeten wurde.[575] Im selben Jahr wurde auch über einen anderen Buben am Deckblatt der Krankenakte festgehalten: „Erblich belastetes schwieriges Kleinkind bei netten Pflegeeltern."[576]

In diesem Kontext sind auch die fünf Einweisungen durch Gesundheitsämter zu diskutieren, die unter „Sonstige" zugeordnet wurden, die allerdings in keinem Fall eine Untersuchung im Rahmen des GzVeN forderten. Wie Sieder darstellte, „gewannen das zentrale Wiener Jugendamt und das Gesundheitsamt deutlich mehr Mittel und Macht, ihre Maßnahmen konsequent durchzusetzen. Die Autorität beider Ämter wurde durch die universitäre Psychologie, Psychiatrie, Neonatologie, Pädiatrie und Heilpädagogik erheblich gestärkt […]."[577] Aus dieser Aussage wird die Kontrollfunktion der medizinischen Wissenschaften deutlich, die sich auf alle zentralen Bereiche erstreckte. Nicht nur, dass das Wiener Hauptgesundheitsamt wie auch die Bezirksgesundheitsämter auf jahrzehntelange Aufzeichnungen und Protokollierungen von ‚Normabweichungen' jeglicher sozialer und medizinischer Art durch unterschiedliche Institutionen zurückgreifen konnten, die Erfassung wurde in der Folge auch noch lückenloser, als sie es ohnehin bereits war. Durch die Verwendung gesammelter Daten für ‚erbbiologische Karteien' konnte allein eine Untersuchung an der Heilpädagogischen Abteilung weitreichende Folgen für ganze Familien haben – immerhin sollten

574 WStLA, 1.3.2.209.1.A47, 1939 N-Z, Ambulanzkarten-Nr. 3733.
575 Hiti an Leitung Strafanstalt, 23. 5. 1939, WStLA, 1.3.2.209.1.A47, 1939 N-Z, Ambulanzkarten-Nr. 3733.
576 WStLA, 1.3.2.209.1.A47, 1939 A-M, Ambulanzkarten-Nr. 3691/1939.
577 Sieder, Dispositiv, 167.

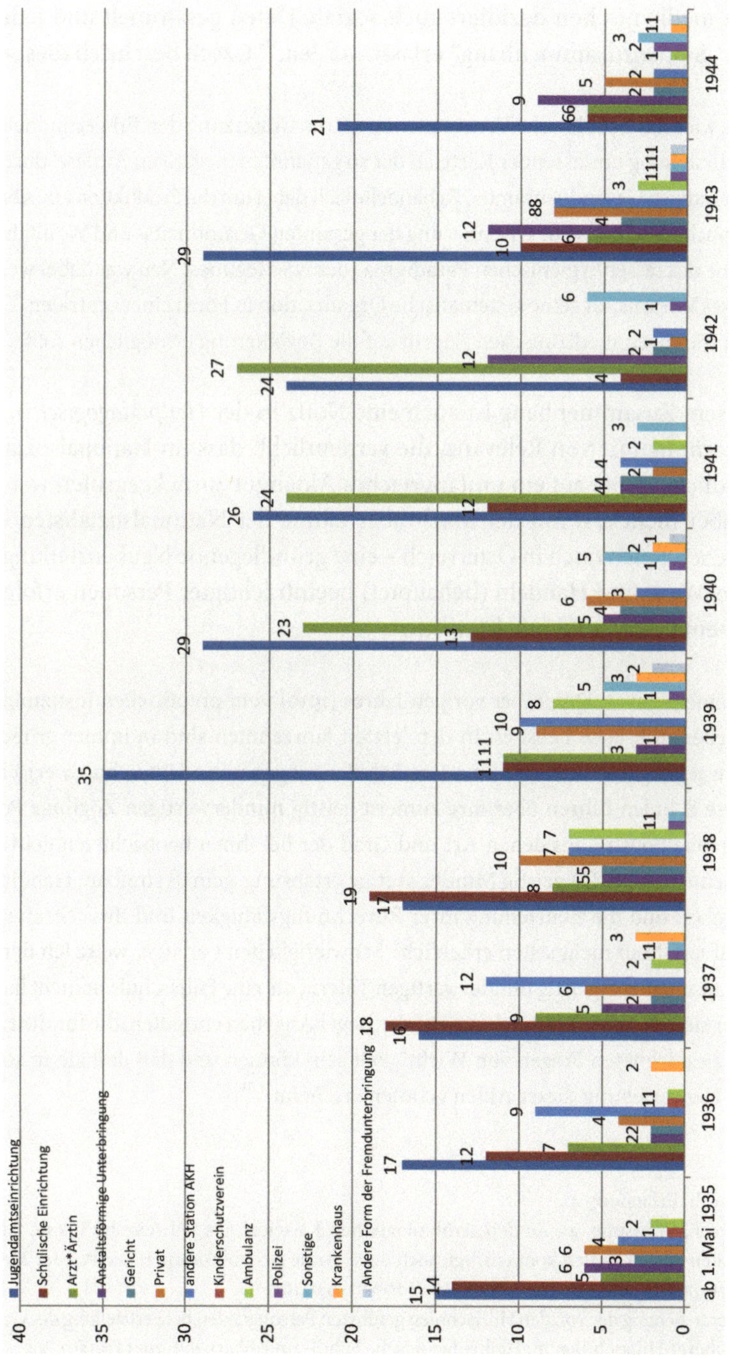

Abb. 59 Die zuweisenden Instanzen in der Periode Asperger zwischen 1. Mai 1935 und 31. Dezember 1944 nach Jahren ausgewiesen, n = 762 (728 Zuweisungen)

neben medizinischen dezidiert auch soziale Daten gesammelt und jede Person in ihrem „Sippenzusammenhang" erfasst werden.[578] Czech beschrieb dies so:

> „Die wichtigste praktische Voraussetzung für die Umsetzung der ‚Erbgesundheitspolitik' war die Erstellung umfassender Karteien der so genannten ‚negativen Auslese' durch die jeweils zuständigen Gesundheitsämter. Es handelte sich dabei um die Produktion eines biopolitischen Herrschaftswissens zur Orientierung der gesamten Gesundheits- und Wohlfahrtspolitik im Sinne des rassenhygienischen Paradigmas des NS-Regimes. Neu war dabei weniger die Art dieses Wissens, als seine systematische Organisation in Form einer zentralen ‚Erbkartei', die den ständigen medizinischen Zugriff auf die Bevölkerung ermöglichen sollte."[579]

In diesem Zusammenhang ist auch eine Notiz in der *Heilpädagogischen Schul- und Elternzeitung* 1911 von Relevanz, die verdeutlicht, dass im Nationalsozialismus von behördlicher Seite auf ein umfangreiches Aktengut zurückgegriffen werden konnte, dass aber nicht erst mit der Machtübernahme der Nationalsozialisten – weder im Deutschen Reich noch in Österreich – eine grundlegende Neubeurteilung von angeblichem ‚Wert' und Handeln (behauptet) beeinträchtigter Personen erfolgte. 1911 war kommentarlos veröffentlicht worden:

> „In einem am 11. Dezember vorigen Jahres [1910] vom preußischen Justizminister herausgegebenen Erlasse heißt es: In den letzten Jahrzehnten sind in immer größerer Zahl für schwachbegabte Kinder besondere Schulen, sogenannte Hilfsschulen errichtet worden. Diese Schulen führen über ihre zumeist geistig minderwertigen Zöglinge Personalakten (Personalbogen), aus denen Art und Grad der bei ihnen beobachteten geistigen Defekte ersichtlich sind. Da geistig Minderwertige erfahrungsgemäß strafbare Handlungen häufig begehen und die Beurteilung ihrer Zurechnungsfähigkeit und ihrer Strafwürdigkeit im Strafverfahren nicht selten erhebliche Schwierigkeiten bereiten, weise ich darauf hin, daß bei anscheinend geistig minderwertigen Tätern, die eine Hilfsschule besucht haben, die dort über sie geführten Personalakten in der Regel Angaben enthalten, die für die Entscheidung der bezeichneten Fragen von Wichtigkeit sein können und daß deshalb in solchen Fällen die Heranziehung dieser Akten geboten erscheint."[580]

---

578 Czech, Erfassung, 42.

579 Czech, Erfassung, 41. Zu den „erbbiologischen Karteien", die teilweise bis ins 19. Jahrhundert auf Daten zurückgreifen konnten, vgl. auch ders., Ärzte am Volkskörper. Die Wiener Medizin und der Nationalsozialismus, phil. Diss., Wien 2007, 159 u. 161.

580 Heranziehung der von den Hilfsschulen geführten Personalakten bei Feststellung des Geisteszustandes früherer Hilfsschüler, in: Heilpädagogische Schul- und Elternzeitung 1 (1911) 2, 24.

Nicht zuletzt an diesem Zitat wird das langjährig etablierte personelle Geflecht jener Ämter sichtbar, die Kontroll-, Erfassungs- und damit auch Selektionsmaßnahmen setzten. Asperger, der als Leiter der Heilpädagogischen Abteilung 1938 bereits über großen Einfluss im Fürsorgesystem verfügte, wurde in den folgenden Jahren noch einflussreicher. Einerseits durch die noch im Mai 1938 übernommene Tätigkeit als Sachverständiger für das Jugendgericht, andererseits durch seine Gutachtertätigkeit für die NSV, die – abgesehen davon, dass die NSV eine nationalsozialistische Organisation war und andere Ziele als das Jugendamt verfolgte[581] – mit Gutachtertätigkeiten für das Jugendamt verglichen werden kann. Als letzter und vermutlich einschneidendster Punkt ist Aspergers Gutachtertätigkeit für das Wiener Hauptgesundheitsamt zu erwähnen, womit der Radius der Heilpädagogik, wie sie an der Kinderklinik verstanden und praktiziert wurde, um eine zusätzliche Komponente erweitert wurde. Damit umfasste Aspergers heilpädagogische Tätigkeit alle wesentlichen gesellschaftlich-institutionellen Bereiche, die mit Kindern und Jugendlichen zu tun hatten, die als ‚auffällig' kategorisiert wurden.

Neben diesem engen Austausch mit der nach 1938 umstrukturierten lokalen Gesundheitsverwaltung und dem traditionellen Kooperationspartner Jugendamt sind auch die weiterhin bestehenden – und nach der Phase des Austrofaschismus wieder intensivierten – Beziehungen zu den Organen der Justizverwaltung in der Periode Asperger zu betrachten. Weiterhin wurden von der Abteilung neben der angeordneten stationären Aufnahme auch ambulant Begutachtungen für das Wiener Jugendgericht durchgeführt, das nach Auflösung des Jugendgerichtshofs mit 1. Mai 1939 gemeinsam mit den Landesgerichten und dem Handelsgericht zum Landgericht Wien vereinigt wurde, dem zur Spezifizierung der hier interessierenden Fälle „(Jugend)" im Namen beigefügt wurde.

Die Rolle der Justiz

Insbesondere an den Überstellungen aus staatlichen Übergangseinrichtungen wie dem polizeilichen Jugendheim und dem Jugendgericht (33 in der Periode Lazar, hier aber auch Überstellungen aus der KÜSt enthalten) sowie den im Auftrag von Institutionen der Justizverwaltung erfolgten Einweisungen (167 durch Gerichte, das sind 7,72 % der in der Periode Lazar notierten zuweisenden Institutionen, 74 durch die Polizei, also 3,42 %, zusammengenommen 11,14 %) wird deutlich, welche Position der

581 Hiermit soll keine Gleichsetzung der NSV mit dem Jugendamt erfolgen, die Aussage bezieht sich auf die praktischen Aufgaben der Institutionen.

Heilpädagogischen Abteilung als Begutachtungs- und auch Normierungsinstanz zwar zukam, wie limitiert aber die Aussagekraft darüber auf der andere Seite ist.[582] Einrichtungen wie das „Gefangenenhaus" des Jugendgerichts wurden selten erwähnt, was die Frage aufwerfen muss, ob dies der Art der Verzeichnung in den Akten geschuldet ist, die häufig nur den Eintrag „Jugendgericht" aufweisen, oder der Tatsache, dass tatsächlich kaum Überstellungen aus dieser Einrichtung erfolgten, da die dort untergebrachten Minderjährigen auch so gut wie ausschließlich dort begutachtet wurden. Darauf weist etwa Lazars Beschreibung von Fällen zum Themenkomplex „Sexualdepravation" in *Die endogenen und exogenen Wurzeln der Dissozialität Jugendlicher* hin, worin er allgemein Krankengeschichten der Heilpädagogischen Abteilung zur Darlegung seiner Theorien heranzog – und lediglich bei jenen Fällen, in denen Minderjährige sexueller Übergriffe beschuldigt oder auch überführt waren, Fälle „aus der gerichtsärztlichen Praxis" wiedergab.[583] Ein seltener Hinweis auf derartige ‚externe' Untersuchungen stammt aus dem Jahr 1930: Das Fürsorgeamt der Polizeidirektion Wien wurde gerichtlich beauftragt, die betreffende Fünfzehnjährige „am 15. Feber 1930 nachm. 1 Uhr zum Zwecke der heilp. Untersuchung dem gefertigten Gerichte Zimmer Nr. 50 vorführen zu lassen."[584] Zu diesem Zeitpunkt war das Mädchen aus der vorangegangenen (vermutlich Untersuchungs-)Haft entlassen und im polizeilichen Jugendheim untergebracht gewesen.[585] In diesem Fall schien eine Aufnahme an der Heilpädagogischen Abteilung zur weiteren Abklärung als notwendig angesehen worden zu sein, als deren Resultat das (im Gerichtsbeschluss als „arbeitsscheu", ‚Burschenbekanntschaften' suchend und mit „Hang zum Vagieren" sowie „kriminell veranlagt" beschriebene)[586] Mädchen in einer geschlossenen Erziehungsanstalt unterzubringen war – empfohlen wurde die Anstalt Hirtenberg in Niederösterreich, in der Valerie Bruck zu diesem Zeitpunkt bereits seit zwei Jahren als ärztliche Leiterin tätig war. Hervorzuheben ist, dass das Mädchen wegen Veruntreuung minderer Art bereits verurteilt war und die Unterbringungsfrage, daraus resultierend, als Pflegschaftssache verhandelt wurde.[587]

---

582 Die im Herbst 2019 aufgetauchten, bis dahin als nicht überliefert gegoltenen Strafakten des Wiener Jugendgerichts konnten im Rahmen dieser Arbeit nicht konsultiert werden. Für den Hinweis darauf danke ich Johann Kirchknopf herzlich.

583 Lazar, Wurzeln, 501 f.

584 Note an Fürsorgeamt der Pol. Dion. Wien, 12. 2. 1930, WStLA, 1.3.2.209.1.A47, 1930 A-M, Prot.-Nr. 1755.

585 Polizeidirektion an Stadtgemeindevorstehung, 4. 2. 1930, WStLA, 1.3.2.209.1.A47, 1930 A-M, Prot.-Nr. 1755.

586 Gerichtsbeschluss Jugendgerichtshof, 27. 3. 1930, WStLA, 1.3.2.209.1.A47, 1930 A-M, Prot.-Nr. 1755.

587 WStLA, 1.3.2.209.1.A47, 1930 A-M, Prot.-Nr. 1755.

Einweisungen durch Polizei oder Jugendgericht erfolgten aufgrund unterschiedlicher Thematiken, die sowohl das Verhalten der Minderjährigen selbst als auch das ihrer Erziehungsberechtigten zum Inhalt haben konnten. Dabei ist zu berücksichtigen, dass die Polizei Minderjährige meist aufgrund momentaner Problemsituationen überstellte, etwa wenn abgängige Kinder und Jugendliche polizeilich ‚aufgegriffen' worden waren und nicht in ihre vorangegangene Unterbringung zurückgebracht werden sollten. Die Zusammenarbeit mit Gerichten war dabei aber sehr eng und beispielsweise auch in der Kooperation von Polizeifürsorge und Gerichten bei Misshandlungsfällen gegeben. Zwar gaben auch Einlieferungsgründe, die bei anderen zuweisenden Stellen ebenso vorhanden waren bzw. vorherrschten, Gerichten zur Einweisung in die Abteilung Anlass, in der Mehrzahl der Fälle handelte es sich aber um solche, die spezifisch mit der Institution Gericht verbunden waren: Meist waren es Unterbringungsfragen, wobei geplante bzw. bevorstehende Fremdunterbringungen – teils infolge einer vorangegangenen strafrechtlichen Verurteilung – ebenso abgeklärt werden sollten, wie die pflegschaftsgerichtliche Frage, bei wem ein Kind etwa nach der Trennung der Eltern leben sollte. Diese grob umrissenen Themenkomplexe erschienen in der Praxis keineswegs strikt voneinander abgegrenzt. Vielmehr bedingte häufig ein Vorwurf aus einem Bereich die Einbeziehung des anderen, wie dies insbesondere in der Verschränkung von kriminellen oder kriminalisierten Handlungen mit Anträgen auf Fremdunterbringung offenbar wird. Seltener handelte es sich dabei um gewalttätige Handlungen, der mit Abstand häufigste Vorwurf bezog sich auf Eigentumsdelikte.[588]

Gerade Sorgerechtsstreitigkeiten waren es aber, aufgrund derer Kinder und Jugendliche häufig vom Jugendgericht an die Abteilung gewiesen wurden. Dass der „Elternzwist", der Kinder in eine gespaltene Gefühlslage bringen würde, als wichtiges Moment für das Gefühlsleben gesehen wurde, betonte Lazar unter Hinweis auf den tiefgehenden Einfluss von unharmonischen Trennungssituationen. Würde daraus ‚Dissozialität' resultieren, wäre der Ausgang, also ob es zu einer Scheidung käme, gleichgültig. In solch einem Falle, so Lazar, sei jedenfalls Wert darauf zu legen, dass das Kind nicht, wie es „früher" praktiziert worden sei, automatisch jenem Elternteil zugesprochen würde, der an der Scheidung „weniger" Schuld trage, sondern dem, der am besten zur Erziehung des Kindes geeignet wäre. Dabei wies Lazar zudem auf die Bedeutung der heilpädagogischen Expertise hin: „[...] man kann nur staunen, wie lange es gedauert hat, bis es die Gerichte eingesehen haben, daß sie ohne sachverständige Unterstützung hier nichts

588 Eigentumsdelikte innerhalb der Familie wurden zwar in den Akten ausführlich thematisiert, stellten zu Beginn des 20. Jahrhunderts aber keinen eigenen Straftatbestand dar, da, wie Jugendrichter Heinrich Kesseldorfer angab, „Familiendiebstahl [...] ohnedies vom Staatsanwalt nicht angeklagt werden [kann]". Kesseldorfer, Schule, 160.

ausrichten können."[589] Diese von Lazar betonte Anerkennung der heilpädagogischen Expertise offenbart sich beispielsweise in einem Gerichtsbeschluss 1926, der anordnete:

> „Dem Kindesvater Herrn […] wird aufgetragen, sein mj. Kind […] binnen acht Tagen an einem Montag, Mittwoch oder Freitag vormittags in der Zeit von 9–10 Uhr an die Wiener Kinderklinik, Abt. Doz. Dr. Lazar zur Vorstellung zu bringen und über Verlangen des Herrn Dozenten auch einige Tage zur Untersuchung dort zu lassen.
> […] Lazar wird ersucht, den Befund dem Bezirksgericht […] und dem n. ö. Landesjugendamt […] schriftlich mitzuteilen.
> Gleichzeitig wird die Unterbringung der Minderjährigen in der von Herrn Doz. Dr. Lazar zu bezeichnenden Erziehungsanstalt genehmigt und dem Kindesvater aufgetragen, das Kind binnen acht Tagen nach erhaltener Aufforderung dorthin zu überstellen, bezw. Überstellen zu lassen und es ohne gerichtliche Einwilligung nicht aus der Erziehungsanstalt zu nehmen."[590]

Das Vertrauen auf Lazars Urteil geht besonders daraus hervor, dass zwar der Befund erwartet wurde, die Unterbringung der Betroffenen jedoch bereits vorab und ohne weitere Notwendigkeit einer Rücksprache genehmigt worden war. Diese Funktion des heilpädagogischen Sachverständigen allgemein im gerichtlichen Kontext definierte Lazar 1927 folgendermaßen: „Die wichtigste Aufgabe des Psychiaters beim Jugendgericht besteht darin, in seinen gutächtlichen Äußerungen dem Richter einen Weg für die notwendigen erzieherischen Maßnahmen zu weisen."[591] Diese Aussage beschreibt die als grundlegend angesehene Verbindung von Heilpädagogik und Jugendgericht mit dem Ziel der bestmöglichen, individuell zu beurteilenden Entscheidungsfindung bezüglich des weiteren Umgangs mit den gerichtlich behandelten Kindern und Jugendlichen. Gleich den anderen Kooperationspartner*innen der Heilpädagogischen Abteilung ging es also auch den (Jugend-)Gerichten um das Gutachten als Basis einer informierten Entscheidung.[592] Die Expertisen beeinflussten das Urteil sowie die damit verbundene Unterbringung.

Zwischen 1935 und 1944 nahmen Gerichte 29-mal die Abteilung für eine Untersuchung in Anspruch, das sind 3,81 % der dokumentierten Zuweisungen. Lediglich achtmal (1,05 %) brachte die Polizei Kinder zur Aufnahme. Die auch in diesen Fällen

---

589 Lazar, Grundlagen, 24f.

590 Beschluss, 25.10.1926, WStLA, 1.3.2.209.1.A47, 1926 A-M, Prot.-Nr. 1214.

591 Lazar, Probleme (1927), 1.

592 Zu medizinischen Gutachten als Grundlage der „informierten Entscheidung" der Auftraggeber*innen vgl. Alexa Geisthövel/Volker Hess, Handelndes Wissen: Die Praxis des Gutachtens, in: dies. (Hg.), Medizinisches Gutachten. Geschichte einer neuzeitlichen Praxis, Göttingen 2017, 9–39, 13.

unterschiedlichen Zuweisungsprozesse illustriert das Beispiel eines vierzehnjährigen Patienten, der sich 1940 wegen Einbruchdiebstahls und weiteren Eigentumsdelikten gerichtlich verantworten musste. Die Aufnahme an der Abteilung wurde aber nicht vom Jugendgericht, sondern von seiner Mutter beantragt. Nachdem er bereits 1938 zur Beobachtung an der Abteilung gewesen war, wurde er auf ihren Wunsch zwei Jahre später von der Kriminalpolizei überstellt: „Da die Mutter [...] angibt, dass ihr Sohn schon seit längerer Zeit Schwierigkeiten macht, auch zu Hause gestohlen hat, einen Wandertrieb zeigt, erscheint das Ansuchen der Mutter um Aufnahme ihres Sohnes bei der dortigen Klinik berücksichtigungswürdig."[593] Eigentumsdelikte wurden generell naturgemäß nach ihrer Art unterschieden, so hielt Asperger 1952 fest:

> „Kaum [ein Kind] wird nicht das eine oder andere Mal beim Naschen ertappt, wenige sind es, die nicht einmal mit Schulkameraden nicht ganz saubere Tauschgeschäfte tätigen oder nicht einmal den Eltern etwas Geld aus der Börse nehmen, um es dann zu vernaschen. Derlei Dinge verdienen im allgemeinen lange nicht so tragisch genommen zu werden, wie dies ängstliche Eltern oft tun, freilich müssen sie ein Anlaß zu pädagogischen Maßnahmen sein."[594]

Der letzte Satz, nämlich die Notwendigkeit pädagogischer Maßnahmen, erklärt, weshalb in Anamnesen großer Wert auf die Frage nach Eigentumsdelikten gelegt wurde. Zudem trug eine bejahende Antwort auch zur charakterlichen Beurteilung der Minderjährigen insgesamt bei. Dass die Ursachen in die Maßnahmenempfehlung einbezogen wurden, zeigt das Beispiel einer fünfzehnjährigen Jugendlichen, gegen die 1938 ein Verfahren wegen Diebstahls gerichtlich anhängig war und deren Unterbringung in diesem Zusammenhang entschieden werden sollte. Die stationäre Beobachtung zur Klärung der Hintergründe ihres Verhaltens wurde als unerlässlich erachtet, daher verbrachte sie eineinhalb Monate an der Abteilung. Im Gutachten wurde festgehalten:

> „Die Mutter hatte zuerst angegeben, dass die Erziehungsschwierigkeiten und Delikte des Mädchens (Durchgehen, Eigentumsdelikte) immer zur Zeit der Menstruation auftreten. Da die Möglichkeit bestand, dass es sich tatsächlich um Ausnahmzustände [sic] handelte, die mit der Menstruation in Zusammenhang stünden, wurde das Mädchen zur genauen Beobachtung an die Heilpädagogische Abteilung der Kinderklinik aufgenommen."[595]

---

593 Kriminalpolizeileitstelle Wien an Heilpädagogische Abteilung, 13.3.1940, WStLA, 1.3.2.209.1.A47, 1938 N-Z, Ambulanzkarten-Nr. 19608/1934 [Dokumente liegen im Akt der Erstaufnahme].

594 Asperger, Heilpädagogik, 257.

595 Gutachten, 19.9.1938, WStLA, 1.3.2.209.1.A47, 1938 N-Z, o.Nr. Gemäß den Aufzeichnungen war die Menstruation allerdings nicht ausschlaggebend für das Verhalten der Jugendlichen.

Als wesentlich miteinzubeziehen für die Entwicklung eines Kindes wurde auch hier das Milieu angesehen, in Zusammenwirken mit der individuellen Persönlichkeit. Dementsprechend, also aufgrund des Anteils des „Wesens des Kindes", vertrat Asperger diese Sichtweise: „Soziale Entgleisungen, am häufigsten eben in Form des Stehlens, sind darum in einer großen Zahl von Fällen Ausdruck einer Persönlichkeitsstörung."[596]

Strafverfahren

Minderjährige, die im Rahmen eines Strafverfahrens zur Beobachtung an der Abteilung aufgenommen wurden, wurden dagegen stets vom Jugendgericht bzw. einer seiner Institutionen selbst eingewiesen. Während die Aufenthaltsdauer in Pflegschaftsangelegenheiten meist derselben Zeitspanne entsprach, wie sie auch bei Patient*innen, die nicht jugendgerichtlich behandelt wurden, für notwendig erachtet wurde, war sie bei Angeklagten in Strafsachen insbesondere unter Aspergers Abteilungsleitung mit durchschnittlich nur einer Woche wesentlich kürzer. Vergleichbar mit der einzigen eindeutig dokumentierten Überstellung eines Elfjährigen aus dem gerichtlichen Gefangenenhaus unter Lazar 1922, erfolgte auch in Aspergers Leitungsperiode lediglich eine solche Einweisung. Eine zu diesem Zeitpunkt vierzehnjährige Jugendliche wurde für sechs Tage aus der „Jugendstrafanstalt Wien" aufgenommen und an das „Jugendgericht (Gefangenenhaus)" übergeben. Die junge Frau, die im Jahr zuvor wegen „rebellischen Benehmens" vom BDM ausgeschlossen worden war, war aus Deutschland für das ‚Pflichtjahr' nach Wien in den Dienst eines Staatsanwalts gekommen.[597] Zunächst gab es keine Auffälligkeiten, aber in der Krankengeschichte wurde festgehalten:

> „Es kam dann zu einem Einbruch in der Villa der Schwiegermutter des Herrn Dr. Dies brachte das Mädchen auf den Gedanken einen Einbruch zu simulieren u. zu schauen, wie rasch die Wiener Polizei drauf käme. Sie habe aber nichts stehlen wollen und auch nichts für sich behalten wollen. Es tue ihr auch sehr leid, dass der Portier in diese Angelegenheit verwickelt worden ist."[598]

Neben den üblichen Testungen, die an der Abteilung durchgeführt wurden, sind in diesem Fall keine weiteren Informationen in der Krankengeschichte enthalten.

---

596 Asperger, Heilpädagogik, 258.

597 Das von Frauen vor Beginn einer Berufsausbildung zu absolvierende ‚Pflichtjahr' im Bereich der Land- oder Hauswirtschaft war 1938 eingeführt worden.

598 WStLA, 1.3.2.209.1.A47, 1943 A-M, o.Nr.

In seiner *Heilpädagogik* beschrieb Asperger den Fall allerdings ausführlicher: Er schilderte die Einbruchssituation, bei der aufgrund einer Aussage der Jugendlichen zunächst der Portier verdächtigt wurde. Auch im weiteren Verlauf belastete sie den Mann schwer, unter anderem durch Falschaussagen und versteckte Objekte. Als die Geschichten jedoch immer absurder wurden und die Polizei das Mädchen nun offen verdächtigte, legte sie ein Geständnis ab.[599] Hinsichtlich der körperlichen Verfassung, die bei heilpädagogischen Beobachtungen stets Berücksichtigung fand, wurden die an der Abteilung gewonnenen Eindrücke – fast zehn Jahre später – wörtlich wiedergegeben: Thematisiert wurde das „Maskuline, Burschenhafte" in der Motorik und dem Aussehen der Jugendlichen, sowie ihre aufgesetzte Höflichkeit und Pflichterfüllung bei „innerer Leere". Da die Simulation des Einbruchs nicht zur Bereicherung diente, wurde ihr nicht unterstellt, dies aus „kalter Überlegung zur Erreichung eines selbstsüchtigen kriminellen Zweckes ins Werk gesetzt" zu haben und daher wurden ihr auch gute Chancen bei „guter pädagogischer Führung" attestiert, die sie „von außen her mit Aktivität [...] erfüllen" sollte – dadurch würden die hysterischen Symptome abfallen.[600]

Weitaus häufiger als Aufnahmen an der Abteilung im Zuge von Strafverfahren kam es vor, dass bei späteren Strafprozessen eine Abschrift der bei einer früheren Aufnahme erstellten heilpädagogischen Befunde übermittelt wurde. Dabei wurden weder Sichtweisen revidiert noch die Ausdrucksweise verändert. Dies lässt sich besonders bei Fällen der 1930er und 1940er Jahre beobachten, von denen Befundabschriften bis zu zwanzig Jahre später unverändert weitergeleitet wurden. So war z. B. ein Mädchen als zehnjährige 1941 an der Abteilung für ca. sechs Wochen untersucht worden. Der Grund waren „schwere, sehr abnorm wirkende, fast besinnungslose Erregungszustände aus ganz kleinen Ursachen mit Aggressionen gegen die Umgebung und [...] die eigene Person." Ergänzt wurde das wiedergegebene Gutachten 1948 mit folgenden Ausführungen: „Über den Zustand gibt unser damaliger Befund an das Jugendamt Aufschluß, wobei bemerkenswert erscheint, daß uns der Zustand schon damals sehr unheimlich erschien, weshalb wir so dringend zur Anstaltsunterbringung rieten. Leider haben wir mit unserer schlechten Prognose nur allzu Recht behalten." Der Befund war darunter wiedergegeben:

599 Asperger, Heilpädagogik, 247–249.

600 Asperger, Heilpädagogik, 248. Dass in den Krankengeschichten niedergeschriebene Beobachtungen wörtlich nicht nur in den Gutachten wiedergegeben wurden, sondern in der Folge auch in der gerichtlichen Urteilsbegründung, war keine Seltenheit und auch darin begründet, dass meist eine reine Befund*abschrift* angefordert wurde.

> „Schizoide Psychopathie bei einem ausgesprochen debilen Mädchen. [...] Die Großmutter, bei der sie jetzt war, ist sichtlich ganz insuffizient, auch die Mutter macht uns keinen sehr guten Eindruck – daß, wie wir hören, gegen sie ein Ausfolgeverbot besteht, muß ja auch seinen Grund haben!
> Es kommt also nur Unterbringung [...] in Betracht; bei konsequenter und überlegener Führung ist sie nicht allzu schwierig.“[601]

Wenngleich Befundabschriften aus den 1930er und 1940er Jahren vielfach aufgrund der teils radikalisierten Sichtweisen besonders schwerwiegend waren, ist zu betonen, dass derartige Wiedergaben auch früher schon angefertigt wurden. 1921 stand beispielsweise eine Zwanzigjährige wegen Brandstiftung vor Gericht und im Zuge der Anklage wurde auch die Heilpädagogische Abteilung um den Befund der ehemaligen Patientin gebeten. Sie war 1914 im Alter von dreizehn Jahren für dreizehn Tage stationär aufgenommen gewesen und mit der Diagnose „Verwahrlosung (leicht depressive Veranlagung)“ entlassen worden. In der Anamnese wurde eine Reihe von häuslichen und schulischen Problemen angeführt, darunter Schulschwänzen und Durchgehen, zudem wurde Respektlosigkeit gegenüber Lehrer*innen und den Eltern thematisiert. Ausschlaggebend für die Aufnahme an der Heilpädagogischen Abteilung war jedoch schließlich die geplante Übernahme des Mädchens in den *Pestalozziverein*, die in Absprache mit der Polizei aufgrund der Misshandlung durch die Mutter geplant worden war. Das Mädchen war von zu Hause weggelaufen und schließlich bei einer Bekannten der Mutter erschienen, der sie mitgeteilt hatte, sie traue sich nicht nach Hause zu gehen, da sie aufgrund des schlechten Zeugnisses Angst habe, die Mutter würde sie erschlagen. Darüber hinaus berichtete sie von konstanter verbaler und körperlicher Misshandlung durch die Mutter, was durch deren Bekannte mit der Angabe bestätigt wurde, dass die Jugendliche bereits als kleines Kind permanenten Schlägen durch die Mutter ausgesetzt war, die überdies den Tod des Kindes gewünscht hätte. Auch Lazar attestierte dem Mädchen, dass es „durch schlechte häusliche Behandlung zu ihren unsympathischen Manieren gebracht worden ist. Sie wird dem P. V. [Pestalozziverein] überstellt.“[602] Über die folgenden Jahre im Leben des Mädchens sind keine Informationen vorhanden. 1921 schließlich wurde vom Wiener Landesgericht für Strafsachen „neuerlich“ die Anfrage an die Abteilung gerichtet – die erste datiert vierzehn Tage früher, war aber an die „psychiatrische Station des allgemeinen Krankenhauses“ gerichtet[603] –, ob es zuträfe,

601 Befundabschrift, o. D., WStLA, 1.3.2.209.1.A47, 1941 N-Z, o.Nr.

602 WStLA, 1.3.2.209.1.A47, 1914 A-M, Prot.-Nr. 157.

603 Landesgericht für Strafsachen an psychiatrische Station, 2. 8. 1921, WStLA, 1.3.2.209.1.A47, 1914 A-M, Prot.-Nr. 157.

dass die junge Frau zwischen 1913 und 1915 für etwa sechs Wochen „im Eterichpavil. [= Escherichpavillon] bei Dr. Lazar [...] in Beobachtung gestanden ist. Gegebenenfalls wolle die Krankengeschichte anher übermittelt werden."[604]

Ein besonders außergewöhnlicher und in dieser Form singulärer Fall ist allerdings die Anzeige einer Mutter beim Jugendgericht, dass die neunjährige Tochter masturbiere. Deutlich wird hieran nicht nur die häufige Skandalisierung minderjähriger Sexualitäten, sondern auch die Wege, die Eltern einschlugen, um unerwünschten Handlungen ihrer Kinder zu begegnen. Das Mädchen wurde vom Jugendgericht an die Abteilung geschickt und in der Folge auch wegen „Masturbation" aufgenommen und mit der Diagnose „Neuropathisches Bild: gesteigerte Affekte, mitgerissen. Unharmonisches Wesen" sowie der Administration der ambulatorischen Behandlung zurück nach Hause entlassen.[605] Wie dieses Beispiel zeigt, war mit einer Involvierung des Jugendgerichts nicht automatisch Fremdunterbringung verbunden, aber naturgemäß erhöhte dieser institutionelle Kontakt die Wahrscheinlichkeit dieser Maßnahme. Die Erwartungshaltung, mit der sich Eltern selbst teils direkt an die Abteilung wandten, geht dagegen aus einem Schreiben einer Mutter an Franz Hamburger 1943 hervor: „Wie ich von der Wiener Erzieherin meines Kindes hörte, ist durch Sie der kleine Sohn von Herrn Dr. Med. [...] mit seinen Nerven wieder vollständig hergestellt." Sie ersuchte daher um Aufnahme ihrer siebenjährigen Tochter, deren Entwicklung verzögert war, und zwar „zur völligen Heilung".[606] Entsprechend der üblichen kürzeren Beobachtungszeit von Patient*innen mit entfernterem Wohnort wurde auch dieses Mädchen aus Danzig nur für eine Woche aufgenommen – allerdings ist aufgrund der Angabe „Vorzeitig entlassen" unklar, ob die Mutter diesen Abbruch des Aufenthalts wünschte oder es andere Gründe dafür gab. Während dies ein Beispiel für Mundpropaganda ist, die zugleich Licht auf internationale Einweisungswege wirft, waren Beispiele wie das der Jugendgerichtsanzeige der Mutter und der resultierenden heilpädagogischen Untersuchung primär innerhalb Wiens mit seinen langjährig etablierten Fürsorgestrukturen möglich.[607]

604 Landesgericht für Strafsachen an Allgemeines Krankenhaus, 18. 8. 1921, WStLA, 1.3.2.209.1.A47, 1914 A-M, Prot.-Nr. 157.

605 WStLA, 1.3.2.209.1.A47, 1938 N-Z, Ambulanzkarten-Nr. 3287/1938.

606 [Mutter] an Hamburger, 17. 6. 1943, WStLA, 1.3.2.209.1.A47, 1943 N-Z, o.Nr.

607 Vgl. dazu weiter das Kapitel *Regionales und institutionelles Einzugsgebiet.*

Misshandlung

Bis weit über die Hälfte des 20. Jahrhunderts stand Eltern ein ‚Züchtigungsrecht' ihrer Kinder zu, das auch in den Krankengeschichten immer wieder in Zusammenhang damit erwähnt wurde, dass die Erziehungsberechtigten Kinder über das Züchtigungsrecht hinaus geschlagen hätten – in diesem Fall handelte es sich um Misshandlung. Angezeigt wurde dies meist durch die Schule oder Nachbar*innen. An einem Fall aus dem Jahr 1910 zeigt sich, dass auch zu Beginn des 20. Jahrhunderts ähnliche Situationen vorkamen, wie noch hundert Jahre später: Misshandlungen, die zwar sichtbare Spuren am Kinderkörper hinterließen, bemerkt, jedoch nicht angezeigt wurden und letztlich den Tod des Kindes nach sich zogen. Ein solcher Fall wurde in der *Heilpädagogischen Schul- und Elternzeitung* 1911 geschildert – wenngleich der betroffene neunjährige Bub nicht in heilpädagogischer Behandlung gestanden war, verdeutlicht er doch den allgemeinen Umgang mit Misshandlung. Bis April 1910 in Pflege gewesen, kehrte er in sein Elternhaus zurück und verstarb Ende Juli desselben Jahres an den Misshandlungsfolgen, die deutlich am ganzen Körper, auch im Gesicht, sichtbar gewesen wären. Die Misshandlung hätte bereits vierzehn Tage nach Heimkehr des Buben begonnen, zusätzlich sei er an Gehirnhautentzündung erkrankt, deren Folgen – als Krankheitserscheinungen unerkannt – weitere Misshandlungen nach sich gezogen, die schließlich den Tod des Buben verursacht hätten. Die Mutter wurde zu acht, der Vater zu sechs Wochen strengen Arrests verurteilt – mit der richterlichen Begründung, dass eine härtere Strafe hauptsächlich deshalb unterblieben war, „weil die Angeklagten noch für zwei Kinder zu sorgen haben."[608]

Ganz allgemein, aber hier relevant auch in Bezug auf Misshandlung, diskutierte Lazar etwa zur selben Zeit die von ihm behauptete Prädisposition Minderjähriger:

> „Wie wir gewöhnt sind, bei einem Verbrecher zu untersuchen, wie viel auf seine ursprüngliche Veranlagung zurückzuführen ist, so ist es auch für ein Kind, das in Fürsorgeerziehung gebracht werden soll, wichtig, daß die maßgebenden Faktoren über seine psychischen Qualitäten informiert sind, speziell darüber, ob Anhaltspunkte für neuropathische Zustände vorhanden sind. Das gilt sowohl für Fälle der Verwahrlosung, hat aber auch dort eine besondere Bedeutung, wo Mißhandlung durch die Eltern vorliegt.
> Die genannten krankhaften Zustände können auf Verwahrlosung sowie auch auf Mißhandlungen zurückgeführt werden (seelische Verletzungen); sie können aber auch selbständig vorhanden sein und als solche selbst Ursache der Mißhandlung werden. Wir müssen dies deswegen besonders berücksichtigen, weil psychische Abnormitäten der Kinder gar nicht

608 Aus dem Gerichtssaal, in: Heilpädagogische Schul- und Elternzeitung 3 (1911) 2, 64 f., 65.

> selten eine Erklärung, eine Entschuldigung für das Verhalten der Eltern abgeben und weil andererseits diese Abnormitäten eine entsprechende Fürsorgeerziehung beanspruchen."[609]

Die Kernaussage ist in diesem Fall also, dass Kindesmisshandlung mitunter auch die ‚Schuld' des Kindes sein könne, wenn nämlich ein schwieriger Charakter oder eine Erkrankung zugrunde läge. Wichtig war nach Lazars Meinung in dieser ‚Qualitätsprüfung' die ärztliche Expertise, die die Gerichte bei der Entscheidung über eventuelle Kindsabnahmen unterstützen sollte. Er betonte dabei, dass schulische oder Elternberichte allein nicht uneingeschränkt vertrauenswürdig waren, da schulische Berichte nur die dortigen Vorkommnisse schildern konnten und die „Berichte der Eltern sind oft absichtlich gefälscht, um Fürsorgeerziehung durchzusetzen oder zu verhindern."[610] Darüber hinaus wird seine Ansicht deutlich, dass bei ‚abnormen Kindern', die von ihren Eltern misshandelt würden, der Grund für die Misshandlung in der kindlichen ‚Dissozialität' läge. Die Misshandlung wäre in diesen Fällen ein Resultat dessen, dass die Eltern sich nicht anders zu helfen wüssten: „Es ist aber selbstverständlich, daß diese Eltern so handeln, denn sie haben in der Regel gar keinen Sinn für das Wesen der Abnormität und reagieren auf die Ungezogenheit ihrer Kinder in einer Weise, die man als den landläufigen Gepflogenheiten entsprechend auffassen kann."[611] Einen speziellen Punkt stellten dabei Charakterveränderungen durch Krankheiten dar. Lazar hielt diesbezüglich fest, dass dabei zwar nicht von exogenen Ursachen, zugleich aber auch keineswegs von einer endogenen ‚Dissozialität' zu sprechen wäre.[612] Eine sich bedingende Wechselwirkung verortete er bei sämtlichen „Erkrankungen des Nervensystems und alle[n] Leiden, die indirekt nervös störend wirken", da in diesen Fällen aus dieser in der Person bedingten Nervosität, die unterschiedliche „störende" Verhaltensweisen mit sich brächte, eine negative Behandlung des*der Betroffenen resultieren würde. Diese würde wiederum mit der Zeit weitere negative Reaktionen des nervösen Kindes nach sich ziehen.[613] Generell beschrieb er zwei Reaktionsformen von Kindern auf Misshandlung:

> „Sie reagieren entweder mit vollkommener Apathie, ziehen sich zurück und machen so die Erfahrung, daß sie dann weniger von den Eltern zu leiden haben, oder aber sie trachten

609 Lazar, Probleme I (1912), 69.
610 Lazar, Probleme I (1912), 70.
611 Lazar, Grundlagen, 6.
612 Lazar, Grundlagen, 3.
613 Lazar, Grundlagen, 3 f. Als weitere Beispiele geht Lazar auf die Folgen von Epilepsie und Knochentuberkulose sowie chronischen Krankheiten im Allgemeinen im Kindesalter ein und schildert die mit der Krankheit und deren Behandlung einhergehenden möglichen Folgen. Ebd., 4 f.

auf irgendeine Weise das Publikum für sich zu gewinnen und erreichen dies relativ leicht durch ein ulkiges, zum Lachen reizendes Benehmen, wozu sie der häufige Beifall nur weiter anstacheln kann."[614]

Wurde ein Kind aus diesem Grund, nämlich häuslicher Gewalt, an der Abteilung aufgenommen, wurden die Erziehungsberechtigten auch, abgesehen von der Aufnahme der Anamnese, von Mitarbeiter*innen der Abteilung genauer befragt. Besonders wenn die Rückgabe des Kindes in das häusliche Milieu im Raum stand bzw. empfohlen wurde, wurde seitens der Abteilung enger Kontakt mit den Erziehungsberechtigten gepflegt. In Misshandlungsfällen wurde häufig zunächst ein gerichtliches Ausfolgeverbot erlassen, z. B. im Fall eines siebenjährigen Buben 1933, dessen Mutter die Unterbringung in einem Erziehungsheim beantragt hatte. Die Misshandlungsspuren wurden, wie das Verblassen derselben, an der Abteilung genau dokumentiert. Die Mutter hatte die Abgabe beantragt, da sie bei weiterem Zusammenleben „zu übermäßigen Züchtigungen sich hinreißen lassen würde." Das heilpädagogische Gutachten hielt eine Fremdunterbringung ebenfalls für angemessen: „Aus der Eigenart von Mutter und Kind ergeben sich derartige Konfliktmöglichkeiten, dass vor einer Rückgabe des Kindes an das häusliche Milieu dringend gewarnt werden muss."[615]

Nicht immer stimmten natürlich Eltern der Beurteilung ihrer ‚Züchtigung' als Misshandlung zu, wie z. B. 1932 die Mutter einer Fünfjährigen, die von ihrem mütterlichen Großvater misshandelt worden war. Die Mutter legte in einer anwaltlichen Schrift an das Jugendgericht dar:

> „[...] dass die Verfügung ein Missgriff war, dass dem Kinde die paar Striemen weniger geschadet haben, als die Untersuchungen, Verhöre und Ausfragereien bei der Polizei und vor Gericht, seine Abgabe in die Klinik, und alles was damit zusammenhängt, insbesondere die Vorstellung von der Wichtigkeit seiner Person, die indirekte Förderung seines Eigenwillens und seiner Widersetzlichkeit und die Herabsetzung seiner natürlichen Erzieher."[616]

Die Mutter behielt das Sorgerecht. Anders gelagert war die Situation bei einem siebenjährigen Mädchen 1913, das für zwanzig Tage an der Abteilung beobachtet wurde. Als Aufnahmegründe wurden von der Mutter, bei der das Mädchen seit zwei Jahren nach vorangegangener Kostpflege lebte, tägliches Erbrechen und häufiges Lügen sowie seit acht Monaten beobachtete Onanie angegeben, mit der Beifügung, dass die von

614 Lazar, Wurzeln, 513.
615 Gutachten, 18.2.1933, WStLA, 1.3.2.209.1.A47, 1933 N-Z, o.Nr.
616 Antrag, o.D., WStLA, 1.3.2.209.1.A47, 1932 N-Z, Prot.-Nr. 2175/32.

der Mutter „angewendete Behandlung", die nicht näher erläutert wurde, ohne Erfolg geblieben war. Notiert wurde ebenfalls, dass das Mädchen wegen einer Verletzung am kleinen Finger fünf Wochen in einem Spital verbracht hatte, „wo sie weder onaniert noch gebrochen haben soll." Ob diese Angabe ebenfalls von der Mutter gemacht wurde, ist nicht ersichtlich. Die Entlassungsdiagnose lautete „Hypomanie", also eine leichte Form der Manie. Die Mutter hatte nach Ansicht Lazars das legale ‚Züchtigungsrecht' überschritten, „und wollte sich in der Masturbation des Kindes eine häufig gebrauchte Ausrede schaffen." Trotz dieser kritisch erscheinenden Sichtweise führte Lazar die ‚Züchtigung' des Kindes auf dessen „unangenehmes Benehmen" zurück und wies darauf hin, „[d]ass die Mutter die manischen Erscheinungen des Kindes anders als wie als Unarten deutete, ist anderseits nicht zu verlangen." Die Conclusio lautete: „Es liegt somit ein Fall von relativer Insuffizienz der elterlichen Erziehung vor, gegeben durch die abnorme psychische Beschaffenheit des Kindes."[617] Das Mädchen wurde von der Abteilung in den *Pestalozziverein* überstellt.

Aus Fällen von Kindesmisshandlung können entsprechend auch ganz allgemein Schlüsse auf den Umgang mit Elternteilen gezogen werden. So legt etwa die Ausdrucksweise, ein Vater „liess sich hinreissen" das Kind zu schlagen und zu zwingen, sein Erbrochenes zu essen – vergleichbar mit der Mutter, die sich 1933 ebenfalls zu „übermäßigen Züchtigungen" ‚hingerissen' sah –, 1943 nahe, dass die Eltern in diesem Fall ‚günstig' beurteilt wurden. Im Gutachten wurde auch betont, dass es immer das Beste wäre, das Kind in der Familie zu belassen, wenn die Familie intakt sei und das Kind gernhabe.[618] Gutachten im Fall von Misshandlung unterlagen im Untersuchungszeitraum allerdings einem starken Wandel. Während von den 1920er bis 1940er Jahren die Kinder häufig wieder der misshandelnden Person übergeben wurden, wurde ab den 1950er Jahren verstärkt Fremdunterbringung empfohlen. Dies steht in Zusammenhang mit der unterschiedlichen Wahrnehmung von Gewalt gegen Kinder und Jugendliche sowie dem ‚Züchtigungsrecht' der Eltern, das allerdings erst ab den 1970er Jahren sukzessive abgeschafft wurde.[619]

---

617 WStLA, 1.3.2.209.1.A47, 1913 A-M, Prot.-Nr. 69.

618 WStLA, 1.3.2.209.1.A47, 1943 N-Z, o.Nr.

619 1975 wurde §413 des *Strafgesetzes 1945*, der bis dahin die elterliche Züchtigung indirekt legitimierte, indem er nur die Misshandlung mit körperlichen Schäden unter Strafe stellte, abgeschafft; 1977 folgte die Abschaffung des §145 ABGB, der das Recht der Eltern festgelegt hatte, „unsittliche, ungehorsame oder die häusliche Ordnung störende Kinder auf eine nicht übertriebene und ihrer Gesundheit unschädliche Art zu züchtigen." Vgl. dazu und für eine Übersicht zur rechtlichen Entwicklung Barbara Helige u. a., Endbericht der Kommission Wilhelminenberg, Juni 2013, 193–202, online: http://www.kommission-wilhelminenberg.at/presse/jun2013/Bericht-Wilhelminenberg-web_code.pdf (28.10.2014).

Der Fall eines dreijährigen Buben aus dem Jahr 1965 illustriert den veränderten Umgang mit Kindesmisshandlung. Er wurde wegen Misshandlung an der Abteilung aufgenommen, nachdem er mit inneren Blutungen zunächst an die II. Chirurgische Klinik eingeliefert worden war. Die Eltern gaben an, dass der Bub aus dem Stockbett gefallen wäre. Als sie damit konfrontiert wurden, dass dieser Hergang nicht mit den dokumentierten Verletzungen übereinstimmen könne, beschuldigten sie die achtjährige Tochter der Verletzung ihres Bruders. Beide Kinder wurden von den Eltern als sehr schwierig, der Bub zudem als ‚zurückgeblieben' geschildert und es wurde um Aufnahme auch der Tochter an der Abteilung ersucht. Die an ihr aus diesem Grund zunächst ambulant vorgenommene Untersuchung sowie die Begutachtung des Buben erhärteten jedoch den Missbrauchsverdacht, wie ein Auszug aus dem Gutachten zeigt:

> „[...] er bereitete eigentlich keinerlei Führungsschwierigkeiten. [...] Die von den Angehörigen geschilderten Verhaltensschwierigkeiten konnten bei einer altersentsprechenden Führung in einer Kindergruppe mit z.T. sogar recht schwierigen Kindern in keiner Weise beobachtet werden. [...] In Aussprachen mit der Stiefmutter wurde wohl niemals die Mißhandlung zugegeben, im Gegenteil, immer alles auf die ganz fürchterlich schwierige [Schwester] geschoben und verlangt, daß sie untersucht und vor allem auch stationär beobachtet werde. Eine solche ambulante Untersuchung wurde durchgeführt, dabei mußten auch an dem Mädchen [...] Mißhandlungsspuren älterer Natur festgestellt werden [...]. Das Kind selbst machte psychisch bei einer ambulanten Untersuchung in keiner Weise einen abnormen Eindruck. [...] Wenn auch die Mißhandlung des Buben [...] von den Eltern niemals zugegeben wurde, so spricht doch das klinische Zustandsbild sehr wahrscheinlich für schwerste Mißhandlungsspuren, das Verhalten der Kindeseltern, nun alle Schuld auf die 8-jährige Schwester abzuschieben, vor allem aber erst nachdem ihnen die Traumen als solche mitgeteilt wurden, ist sehr eigenartig."[620]

Da die Eltern keinen ‚günstigen' Eindruck machten und der Vater auch eine zumindest einmalige Misshandlung des Mädchens eingeräumt hatte, wurde Fremdunterbringung beider Kinder empfohlen:

> „Das in Aussprachen mit den Kindeseltern selbst mitgeteilte Erziehungsverhalten läßt weitere Mißhandlungen sehr befürchten und daher eine Herausnahme beider Kinder [...] aus der Familie notwendig erscheinen. Dabei mag es sicher nur vereinzelt zu körperlichen Mißhandlungen kommen, vielmehr sind die Erziehungsmethoden, wie sie der Vater selbst als seine Maßnahmen erzählte darin bestehend, daß Kinder bis zu 800 Kniebeugen im Tag

620 Befund, 20.1.1966, WStLA, 1.3.2.209.1.A47, 1956–1968, Prot.-Nr. 1363.

machen müssen, nicht weil sie irgendetwas angestellt haben, sondern nur, wenn sie es dann nicht zugeben. Es entspricht dies sadistischen erzieherischen Methoden, die die viel ärgere seelische Mißhandlung zur Folge haben. [...]«[621]

Der heilpädagogische Befund, der weitaus umfassender als jene aus früheren Jahrzehnten ist, beinhaltete eine positive Beurteilung der Kinder und widersprach durch Wiedergabe der Ergebnisse der Intelligenztestungen auch der von den Eltern geschilderten ‚Zurückgebliebenheit'. Aus einer Nachtragsnotiz aus dem Jahr 1967 ist ersichtlich, dass die beiden Geschwister bei der väterlichen Großmutter untergebracht wurden, die sich auch bisher zu einem großen Teil um die Kinder gekümmert hatte.

621 Befund, 20.1.1966, WStLA, 1.3.2.209.1.A47, 1956–1968, Prot.-Nr. 1363.

(Außerklinische) Wechselbeziehungen, wissenschaftlicher und praxisbezogener Austausch

Zentral in Bezug auf die Festigung der Position der Heilpädagogischen Abteilung – und später deren Beibehalten – war die Publikationstätigkeit insbesondere Lazars, danach Aspergers. Lazar konnte, neben seinen beruflichen Netzwerken, seine Publikationen dazu nutzen, unter Berufung auf die von ihm beobachteten und ausgewerteten ‚Fälle', „die neue Rationalität und Autorität der Klinik zu bestätigen und das am Fall geschulte Wissen voranzubringen."[622] Die Heilpädagogische Abteilung existierte aber nicht losgelöst von anderen wissenschaftlichen Strömungen ihrer Zeit, die teilweise auch in den Akten Niederschlag fanden. Als prominentes Beispiel ist die Psychoanalyse zu nennen, die bei bestimmten Auffälligkeiten, nämlich bei neurotischen Komplexen, in die Arbeit an der Abteilung als „selbstverständlich" miteinbezogen wurde. In diesen Fällen hätte sich die Wirkung gezeigt, und die Psychoanalyse war besonders in den ersten Jahren nach Gründung der Abteilung zur Anwendung gekommen, „wo noch mehr Zeit für die Einzelbehandlung eines Falles zur Verfügung stand".[623] Diese Integration der damals populären Wissenschaft zeigt sich nicht zuletzt an der Tätigkeit der Wiener Kinderpsychoanalytikerin (und städtischen Erziehungsberaterin) Hermine Hug-Hellmuth (1871–1924) an der Heilpädagogischen Abteilung.[624]

Besonders in den Krankengeschichten der 1920er Jahre finden sich darüber hinaus Notizen, dass Patient*innen entweder vor oder nach dem Aufenthalt an der Abteilung in externer psychoanalytischer Behandlung waren – in der Regel bei August Aichhorn (1878–1949), der einen in seiner Behandlung stehenden späteren Patienten der Heilpädagogischen Abteilung sogar „3 Tage lang in seine Privatfamilie aufnahm, damit sich seine Abneigung gegen die Pflegeeltern gebe",[625] vereinzelt wurde aber auch Sigmund Freud (1856–1939) erwähnt. So wurde etwa eine zwölfjährige Patientin von der heilpädagogischen Ambulanz geraume Zeit vor der Aufnahme wegen ihres Bettnässens an Freud überwiesen, der allerdings letztlich nicht konsultiert worden war, da die Enuresis zunächst aufgehört hatte.[626] Auch inhaltlich wurde in den Krankenakten

622 Ralser, Subjekt, 32.

623 Lazar, Abteilung (1923), 164.

624 Asperger, Lazar, 132. Ein Gutachten Hug-Hellmuths liegt beispielsweise einer Krankengeschichte 1920 bei: WStLA, 1.3.2.209.1.A47, 1920 N-Z, Archiv-Nr. 94.

625 WStLA, 1.3.2.209.1.A47, 1926 N-Z, Prot.-Nr. 1163.

626 WStLA, 1.3.2.209.1.A47, 1928 A-M, Prot.-Nr. 1506.

teilweise auf Freud Bezug genommen, wie 1921 bei einem elfjährigen Buben, in dessen Epikrise festgehalten wurde:

> „Lösung im Sinne [Alfred] Adlers:
> Anhaltspunkte für die Entwicklung von Minderwertigkeitsgefühlen ergeben sich aus der familiären Konstellation und sind anamnestisch suggestiv zu erfragen. Objektiv ganz besonders die außerehel. Geburt, das Zurückbleiben in der Schule etc.
> Frage: Warum führt das im besonderen Fall zu allgem. Dissozialen u. kriminellen Erscheinungen?
> Antwort: Erprobung des Kraftgefühles und Bestreben die Aufmerksamkeit der Umgebung auf sich zu lenken.
> Lösung nach Freud: Verdrängte Sexualität die sich zunächst in der Enuresis und später in der Pyromanie durchsetzt.
> Lösung im Sinne Krepelins etc. Triebmensch.
> Wir finden: Im Vordergrund das egoistische Streben persönlichen Launen rückhaltlos nachzugeben. Eine Heimunterbringung wird dadurch vereitelt, daß er persönlich die altruistischen Motive ablehnt und damit folgerichtig in die dissozialen Handlungen hineingerät. Im vorliegenden Fall handelt es sich um ein an sich normales Sensationsbedürfnis, hervorgerufen durch eine ähnliche Begebenheit (Branderlebnis). In den anderen Fällen um den Wunsch nach fremdem unerlaubtem Besitz. […]“[627]

Derart ausführliche, unterschiedliche theoretische Perspektiven einbeziehende Überlegungen wurden allerdings nur in wenigen Krankenakten festgehalten. Vielfach findet sich nur eine kurze (Nachtrags-)Notiz, wie im Akt eines Patienten im Rahmen der Anamnese: „war in psychoanalytischer Behandlung bei Frau Kraus“[628], oder einer Patientin, über die ein Jahr nach der Entlassung schlicht verzeichnet wurde: „bei Aichhorn in psychoanalyt. Behandlg.“[629] Bei einem neunjährigen Buben dagegen könnte die 26 Tage vor Abteilungsaufnahme begonnene Psychoanalyse, über die allerdings weder verzeichnet worden war, bei wem sie erfolgte, noch weshalb konkret und mit welchem bisherigen Ergebnis sie durchgeführt worden war, mitausschlaggebend für den Abteilungsaufenthalt gewesen sein.[630]

Asperger dagegen, unter dessen Abteilungsleitung keine Hinweise auf derartige Behandlungen gefunden wurden, stand der Psychoanalyse generell eher skeptisch

627 WStLA, 1.3.2.209.1.A47, 1921 A-Z, Prot.-Nr. 1121.
628 WStLA, 1.3.2.209.1.A47, 1925 A-M, Prot.-Nr. 909.
629 WStLA, 1.3.2.209.1.A47, 1922 N-Z, Prot.-Nr. 133[0?].
630 WStLA, 1.3.2.209.1.A47, 1924 A-M, Prot.-Nr. 615.

gegenüber. Er problematisierte besonders, dass lediglich der Wortinhalt, also das konkret Gesagte, im Mittelpunkt stehen und zu hoch bewertet würde, wodurch Zwischentöne unberücksichtigt blieben.[631] In Fällen von ‚Dissozialität', sexuellen ‚Ungezogenheiten' und sexuellen ‚Abnormitäten' sprach aber auch Lazar der Psychoanalyse jegliche Wirkung ab, wobei jedoch „die Analyse dieser Fälle das Freudsche Familienproblem in seiner nicht zu bezweifelnden Wahrheit enthüllt" habe. Die einzelnen Komplexe wurden als Ausdruck einer Gleichgewichtsstörung angesehen, die in Beziehung zu ‚Dissozialität' und Kriminalität gesetzt wurde. Damit einhergehend wurde auch die übliche Analyse der Situation der Eltern um eine Komponente erweitert. Neben der Erfassung der elterlichen Lebensumstände hinsichtlich der „erblichen Belastung" sowie des „reinen Milieuschadens" galt es auch den „Elternkonflikt" mit seiner „ganz spezifischen Wirkung" einzubeziehen.[632] In Bezug auf den Vaterkonflikt, den Lazar in der Angst des Sohnes vor der physischen Überlegenheit des Vaters sah und der seinen normalen Ausgleich „im Vertrauen in des Vaters Stärke findet", stimmte er allerdings nicht vorbehaltlos mit Freud überein. Er verwies auf Freuds Feststellung der Wichtigkeit dieses Angstkomplexes für die Entwicklung einer Neurose, wovon insbesondere Kinder betroffen wären, die den Geschlechtsverkehr der Eltern erleben würden. Während Freud dies als häufig ansah, war Lazar der Meinung: „Das ist nicht sehr wahrscheinlich, wenn man auch gelegentlich bei neurotisch Veranlagten diesbezügliche Erinnerungen aufdecken kann. Auch die Minderwertigkeitsgefühle im Sinne *Adlers*, die Furcht des Schwachen vor dem Starken, können als Keim des Vaterkonflikts ausgelegt werden." Dieser wäre jedenfalls unabhängig von der Ursache konstant vorhanden, allerdings würde er „nur in bestimmten Situationen und bei einer abnormen Konstitution zum Vorschein" kommen.[633] Dieses Beispiel soll allerdings nicht auf eine generelle Ablehnung Freud'scher Konzepte hinweisen, da Lazar bereits kurz danach ein mögliches Beispiel für Freuds Ödipuskomplex beschrieb[634] – vielmehr wird daran deutlich, dass Lazar der Psychoanalyse nicht unkritisch gegenüberstand, sondern das Zutreffen ihrer Konzepte individuell beurteilte. So hob er allgemein die individuelle Komponente hervor, sprach von der „individuellen Widerstandskraft", die ebenfalls berücksichtigt werden müsse. Dabei bezeichnete er allerdings die „Stärke der dissozialen oder kriminellen Reaktion" als nicht

631 Asperger, Heilpädagogik, 16. Auch explizit in Hans Asperger/Josef Feldner, Bemerkungen zu dem Buche „Praktische Kinderpsychologie" von Prof. Charlotte Bühler, in: Zeitschrift für Kinderforschung 47 (1939), 97–100.

632 Lazar, Abteilung (1923), 164f.

633 Lazar, Grundlagen, 28. Kursivierung im Original.

634 Lazar, Grundlagen, 31.

„allein maßgebend für eine ungünstige Beurteilung und Prognose. Lösungen des Konflikts und damit der allgemeinen Dissozialität gelingen gelegentlich auch bei den schwersten Entgleisungen, die sich an den Elternkonflikt anschließen, allerdings am besten unter Mitwirkung von Ereignissen, die für den Jugendlichen von katastrophaler Bedeutung sind. Damit fällt aber ein großer Teil von dissozialen und kriminellen Persönlichkeiten, auch wenn sie mit den heutigen Mitteln erzieherisch unbeeinflußbar bleiben, als durchaus nicht ‚zum Verbrecher geboren' aus der üblichen Betrachtungsweise heraus."[635]

Als Beispiel führte Lazar Prostitution von weiblichen Jugendlichen an. Die unbefriedigende „Erfolglosigkeit in der Besserung" sah er in der falschen Beurteilung der psychischen Vorgänge begründet. Als Referenz berief er sich auf eine 1918 von der Heilpädagogischen Abteilung am „Frauenspital (Spital für geschlechtskranke Frauen und Mädchen)"[636] durchgeführte Studie, die erneut die enge Kooperation (sozial-)medizinischer Behörden und Stellen verdeutlicht. Diese Forschung habe ergeben, dass lediglich ein geringer Prozentsatz der untersuchten weiblichen Jugendlichen „als für das Dirnentum prädestiniert anzusehen war." Bei dem weitaus größeren Teil wurden soziale Faktoren – „unglückliche Familienverhältnisse, uneheliche Geburt, Ehezwistigkeiten der Eltern, Verwaisungen, kurz Störungen der familiären Konstellation" – als ausschlaggebend ausgemacht, benannt als Gleichgewichtsstörung, die „ihre Grundlage im Versagen der biologisch wichtigen einwandfreien Familienverhältnisse hat". Lazar schloss diese Erwähnung mit der Feststellung, dass es hier einer besonderen Behandlung bedürfe.[637]

Neben diesen Bereichen gab es weitere ‚Wechselwirkungen' durch außerklinische Tätigkeiten: Mutterberatung, Schulärzt*innentätigkeiten, Schulungstätigkeiten und Sachverständigentätigkeiten brachten per se den Kontakt mit beruflich anders sozialisierten Gruppen mit sich. Da es sich aber auch bei diesen Tätigkeiten nicht um eine einseitige Beziehung gehandelt hat, ist zu bedenken, dass beispielsweise Fragestellungen aus der jeweiligen konkreten Arbeitspraxis zu neuen Überlegungen oder Ansätzen führen konnten und auch auf diesem Weg eine Beeinflussung stattfinden konnte. Derartiges beschrieb Asperger 1958 in Bezug auf Lazar:

---

635 Lazar, Abteilung (1923), 165.

636 Es ist nicht klar, um welches Frauenspital es sich hier handelte. Die in den 1920 vom Amt für Volksgesundheit unter dem Namen „Heil- und Nachfürsorgeanstalt Klosterneuburg" eingerichteten Anstaltskomplex integrierte Abteilung für geschlechtskranke Mädchen und Frauen war 1918, dem Zeitpunkt der Untersuchung, auf den Lazar sich berief, noch nicht eröffnet.

637 Lazar, Abteilung (1923), 166.

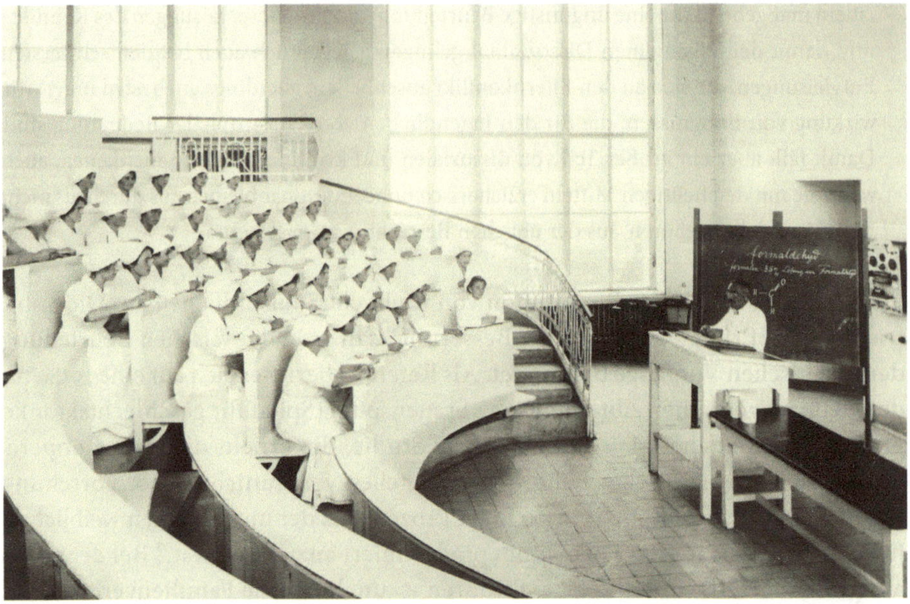

Abb. 60 Krankenschwestern während eines Kurses (hier Vortragender: Bela Schick) an der Kinderklinik
Pirquet-Album, 1921, Josephinum – Ethik, Sammlungen und Geschichte der Medizin, MedUni Wien, MUW-FO-S04464-0001-36-141.

„Generationen von Lehrern sind durch seine Schule gegangen. Doch auch er selber war immer bereit, von ihnen, von der pädagogischen Situation zu lernen und dann wiederum den Lehrern Mittel an die Hand zu geben, die ihnen bei der Erkenntnis und der Führung ihrer schwierigen Kinder helfen konnten, die aber auch die Meisterung der ‚normalen' pädagogischen Situation erleichterten."[638]

Die Aktivitäten der Abteilungsmitarbeiter*innen in diesem Bereich waren vielfältig, allerdings kein Spezifikum der Einrichtung. An der Kinderklinik wurden auch ganz allgemein Fortbildungskurse abgehalten, wie etwa dreimonatige „Kurse über Ernährung" für „Absolventinnen von höheren Frauenlehranstalten, Haushaltungsschulen und gleichgestellten Lehranstalten und für staatlich diplomierte Pflegerinnen."[639]

Ein Beispiel aus dem Jahr 1935, also bereits unter Aspergers Abteilungsleitung, vermag die durch solche Kurse mitunter verkürzten, informellen Wege eines Erstgesprächs zu verdeutlichen: „Im Sinne der Rücksprache am 13.XII.1935, 6h abends

638 Asperger, Lazar, 131.

639 Kurse über Ernährung, o. D., WStLA, 1.3.2.209.1.A47, 1927 A-M, Prot.-Nr. 1235.

(heilpäd. Kurs) mit [einer Fürsorgerin] des BJA […] wird um heilpädagogische Untersuchung und Begutachtung der Mj. […] ersucht. (Verdacht auf Mißbrauch? Eignung der Pfl.Partei?)".[640] Dieses Schreiben war zuhanden Georg Frankls verfasst worden, was zugleich illustriert, dass Aus- und Weiterbildungen nicht nur von der Abteilungsleitung durchgeführt wurden.

Das außeruniversitäre Engagement jedenfalls war maßgebend für die fürsorgerische und institutionelle Wahrnehmung von ‚Abnormalität' und ‚Auffälligkeit'. Denn dadurch wurden über die offiziell mitgeteilten Diagnosen und Prognosen hinaus Sichtweisen und Beurteilungen von der Abteilung in kooperierende Institutionen transportiert. Damit eröffneten sich Handlungsfelder, die eine weitreichende Infiltration der Gesellschaft mit an der Abteilung entwickelten heilpädagogischen Ideen bewirkten, die über das enge Feld der Fürsorge hinausging. Dies wurde durch Mutterberatung und Schulärzt*innentätigkeit sowie Schulung von Pädagog*innen erreicht. Denn auch am Pädagogischen Institut der Stadt Wien gab es ein „Heilpädagogisches Seminar", an dem beispielsweise im Wintersemester 1934/35 Vorlesungen über Hilfsschulwesen und Hilfsschulpraxis, das „körperlich geschädigte Kind" und die „Erziehung verwahrloster und krimineller Jugendlicher in Österreich" abgehalten wurden. Die Vorlesungen waren Lehrer*innen und Studierenden zugänglich. Zudem wurde angekündigt, dass „nach und nach alle Zweige der Heilpädagogik behandelt" würden.[641] Im selben Zeitraum wurde an der Kinderklinik ein Kurs über „Ärztliche Psychologie und Heilpädagogik" mit Demonstrationen und Vorführungen „interessanter Fälle" von Franz Hamburger mit seinen Mitarbeiter*innen Bruck, Feldner, Frankl und Asperger durchgeführt. Die Schriftleitung der *Eos. Zeitschrift für Heilpädagogik* äußerte in diesem Zusammenhang den Wunsch, „den Kurs in das heilpädagogische Seminar des Päd. Institutes der Stadt Wien einzubauen." Dadurch würde der Besuch auch Sonderschullehrer*innen erleichtert.[642]

Eine monatliche Zeitschrift zum fachlichen Austausch: die *Heilpädagogische Schul- und Elternzeitung*

Die Aufmerksamkeit auf kindliches Verhalten, die in der ersten Dekade des 20. Jahrhunderts deutlich zunahm, wird unter anderem an der ab 1910 erschienenen *Heilpädagogischen Schul- und Elternzeitung* sichtbar. Sie gliederte sich damit in eine Reihe

640 BJA an Heilpädagogische Abteilung, 17.12.1935, WStLA, 1.3.2.209.1.A47, 1936 N-Z, Ambulanzkarten-Nr. 407.

641 Beratung: Päd. Institut der Stadt Wien, in: Eos. Zeitschrift für Heilpädagogik 1 (1935), 22.

642 Beratung: Universitätskinderklinik, in: Eos. Zeitschrift für Heilpädagogik 1 (1935), 22.

ähnlicher Fachzeitschriften ein, die sich mit unterschiedlichen Schwerpunkten mit ‚Kinderforschung', ‚Kinderfehlern' und Kinderschutz und Fürsorge beschäftigten. Herausgegeben vom österreichischen Verein *Fürsorge für Schwachsinnige und Epileptische*, lag die Schriftleitung bei dem Wiener Hilfsschullehrer Ernst Lorenz, dem Grazer Hilfsschuldirektor Franz Pulzer und bei Erwin Lazar. Der Verein selbst führte eine *pädagogische Auskunftsstelle*, „an welcher Eltern und Vormunde geistig abnormer Kinder Rat und Auskunft in allen die Erziehung und den Unterricht betreffenden Fragen [u]nentgeltlich erteilt erhalten."[643] Die Auskunftsstelle war an der Hilfsschule Anastasius-Grün-Gasse im 18. Wiener Bezirk angesiedelt und verwies in der letzten Ausgabe der *Heilpädagogischen Schul- und Elternzeitung* des Jahres 1911 darauf, dass die erforderliche ärztliche Untersuchung der Kinder an der Kinderklinik zu den Ambulanzzeiten der Heilpädagogischen Abteilung durchgeführt würde – was ebenfalls die enge Verbindung der in diesem Bereich tätigen Vereine und Institutionen verdeutlicht. Bis zur Eröffnung der Abteilung war die Untersuchung am Leopoldstädter Kinderspital vorgenommen worden, wie eine Annonce auf der gegenüberliegenden Seite der Zeitung darlegt. Auch dort war Lazar der untersuchende Arzt gewesen, was bedeutet, dass lediglich eine örtliche Verlagerung der Untersuchungen vorgenommen wurde, jedoch ohne personelle Veränderung.[644]

Die Beiträge in der Zeitschrift waren thematisch breit gefächert und umfassten sämtliche Aspekte der Heilpädagogik, des Hilfs- und Sonderschulwesens, aber auch Bereiche des Kinderschutzes und der Kinder- und Jugendfürsorge. So wurde etwa im Jahrgang 1911 ein Artikel zum Thema „Die Gefahren des Alkoholismus im Kindesalter" publiziert, der damit ein Randthema behandelte, aber genau aus diesem Grund bemüht war, Aufmerksamkeit dafür zu generieren.[645] Im selben Jahrgang fand sich auch die Zusammenfassung einer Studie, die 1909 im Deutschen Reich durchgeführt worden war und unter dem Titel „Über die Ernährungsverhältnisse der Volksschulkinder" Erhebungen über Alkoholverabreichungen an deutsche Kinder wiedergab.[646]

643 (Pädagogische Auskunftsstelle), in: Heilpädagogische Schul- und Elternzeitung 12 (1911) 2, 240.

644 Ärztl. Pädagog. Auskunftsstelle, in: Heilpädagogische Schul- und Elternzeitung 12 (1911) 2, o. S.

645 Rudolf Smola, Die Gefahren des Alkoholismus im Kindesalter, in: Heilpädagogische Schul- und Elternzeitung 1 (1911) 2, 11–14. An der Heilpädagogischen Abteilung wurden zwischen 1912 und 1944 nur zwei Minderjährige aufgenommen, bei denen Alkoholkonsum im Einlieferungsgrund oder der Diagnose eine Rolle spielte: Bei einem vierjährigen Mädchen wurde 1912 vermutet, dass das seit einer Woche bestehende Unvermögen zu sprechen auf Alkoholkonsumation zurückzuführen war und ein dreizehnjähriger Bursch war 1939 mit einer akuten Alkoholvergiftung von der Unfallstation des AKH an die Heilpädagogische Abteilung überstellt worden. WStLA, 1.3.2.209.1.A47, 1912 N-Z, Prot.-Nr. 389, sowie 1939 A-M, o.Nr.

646 Über die Ernährungsverhältnisse der Volksschulkinder, in: Heilpädagogische Schul- und Elternzeitung 1 (1911) 2, 24.

Ebenfalls 1911 hatte sich auch Lazar mit den Gefahren des Alkoholismus für Jugendliche beschäftigt, der entsprechend der zeitgenössischen Meinung überzeugt war, „daß ein großer Teil der intellektuell und ethisch Entarteten von Alkoholikern abstammt."[647] Der Schwerpunkt seines Beitrags lag auf den Folgen einer durch Alkoholkonsum geprägten Erziehung für die so Aufwachsenden, die er anhand mehrerer Beispiele schilderte. Als Lösungsansatz propagierte er die (Androhung der) Entziehung des Sorgerechts alkoholkranker Eltern für ihre Kinder. Als Hintergrund verwies er auf die Härte dieser Maßnahme für die betroffenen Eltern und daher auf den möglichen Einfluss auf deren Verhalten, da diese in der Regel auch im Fall von Vernachlässigung oder Misshandlung an ihren Kindern hängen bzw. diesen „Machtverlust" fürchten würden. Gefragt wären hier die Fürsorge- und Pflegschaftsbehörden, wobei insbesondere letztere „die trunksüchtigen Eltern in Evidenz halten [mögen], als darauf verdächtig, daß der Erziehung der Kinder durchaus nicht Genüge geleistet wird." Eingeschritten werden sollte frühzeitig, sei es durch Ermahnung und Androhung des Sorgerechtsentzugs, sei es durch die Umsetzung desselben.[648]

Hervorzuheben ist eine Rubrik der *Heilpädagogischen Schul- und Elternzeitung* mit dem Titel *Aus dem Gerichtssaal*, die so beschrieben wurde: „In dieser Rubrik wollen wir das Schicksal jener geistig minderwertigen Personen verzeichnen, welche das Unglück haben, als Angeklagte vor Gericht erscheinen zu müssen."[649] Besonders bemerkenswert daran ist die Tatsache, dass dabei nicht zwangsläufig Fälle geschildert wurden, die Minderjährige betrafen,[650] sondern die dazu dienen sollten, das Bewusstsein für Beeinträchtigungen durch Erkrankungen im Kontext von Gerichtsverfahren zu stärken. 1911 wurde etwa der Fall eines Finanzwacheoberaufsehers aus Galizien beschrieben, der unter Alkoholeinfluss aufgrund einer Dienstpflichtverletzung seinerseits einen Kollegen erschossen hatte. Nach Schuldspruch und mehrjähriger Inhaftierung wurde durch einen neuen „Oberdirektor" den regelmäßig auftretenden epileptischen Anfällen des Verurteilten Aufmerksamkeit geschenkt und dieser durch die Wiederaufnahme seines Verfahrens mit einem neuen Anwalt schließlich für unzurechnungsfähig erklärt und in einer „Irrenanstalt" interniert. Der Bruder stellte als Kurator eine Entschädigungsforderung an das Justizministerium, welches dieser auch nachkam.[651] Die

647 Erwin Lazar, Jugendfürsorge im Kampfe gegen den Alkoholismus, in: Heilpädagogische Schul- und Elternzeitung 11 (1911) 2, 201–205, 201.

648 Lazar, Jugendfürsorge, 204.

649 Aus dem Gerichtssaal, in: Heilpädagogische Schul- und Elternzeitung 1 (1911) 2, 25.

650 Ein solcher, der die Anklage eines Vierzehnjährigen aufgrund von Notzucht trotz dessen Schuldunfähigkeit wegen „Schwachsinn" behandelte, findet sich beispielsweise in: Aus dem Gerichtssaal, in: Heilpädagogische Schul- und Elternzeitung 4 (1911) 2, 80 f.

651 Aus dem Gerichtssaal, in: Heilpädagogische Schul- und Elternzeitung 1 (1911) 2, 25 f.

Auswahl der in dieser Rubrik wiedergegebenen Fälle erfolgte naturgemäß zweckgeleitet, wie beispielsweise ein weiterer 1911 geschilderter Fall zeigt, der die Verweigerung der nachträglichen Eheerlaubnis für eine als „schwachsinnig" beurteilte Frau zum Inhalt hatte: Mit ihrem Bräutigam bereits zweifache Eltern, hatte der örtliche Pfarrer trotz des gerichtlich beschlossenen Vorliegens eines Ehehindernisses aufgrund des (behaupteten) Geisteszustands der Frau und ihrer Kuratelierung auf Drängen des Mannes die Eheschließung vorgenommen. Das zuständige Bezirksgericht verweigerte aus den angegebenen Gründen die Anerkennung der Ehe, da die Frau auch bei neuerlicher Befragung weder einfache Rechenaufgaben lösen noch über den Grund der Befragung Auskunft geben konnte. Die Schriftleitung der *Heilpädagogischen Schul- und Elternzeitung* hatte hier in Klammer beigefügt: „Manche Individuen sind sehr einseitig veranlagt. Es gibt Personen, welche glänzende Fähigkeiten entwickeln und doch die leichtesten Rechnungen nicht zu lösen vermögen." Und in Bezug auf das Erscheinen vor Gericht: „Kann auch in dem krankhaft schreckbaren Wesen der Vorgeladenen ihre Ursache haben."[652] Da ein Expertengutachten durch Wiener Psychiater abgelehnt wurde, konnte konkludierend nur festgehalten werden:

> „Diese gerichtliche Entscheidung gibt Zeugnis davon, wie dringend reformbedürftig unser Bürgerliches Gesetzbuch ist. Kein Paragraph setzt Strafe darauf, wenn man ein schwachbeanlagtes Kind ohne entsprechende Ausbildung aufwachsen lässt. Niemand verhindert es, daß ein solches Wesen verführt wird: Aber der Eintritt in die Ehe wird ihm verwehrt. Ist das der besondere Schutz des Gesetzes?"[653]

Besonders aufschlussreich für allgemeine Entwicklungen sind aber neben den Artikeln auch die kurzen Anzeigen über Institutionsgründungen oder Personalia, die in der Rubrik „Verschiedene Nachrichten" abgedruckt wurden. So wurde neben dem Beschluss zur Einrichtung einer Abteilung für Sprachkrankheiten am Kaiser-Franz-Josef-Ambulatorium als erste solche Spezialabteilung an einem öffentlichen Ambulatorium innerhalb der Monarchie 1911 Lazars Ernennung zum psychiatrisch-pädagogischen Sachverständigen in Strafsachen für Jugendliche am Wiener Landesgericht mit Glückwünschen ebenso veröffentlicht, wie über die Errichtung der Reichsanstalt für Mutterschutz und Säuglingsfürsorge informiert. Bezüglich letzterer wurde darauf hingewiesen, dass sich dort „auch eine Erziehungsschule befinden [soll] um den Pflegeschülerinnen an praktischen Beispielen die Möglichkeit zu geben, Kinder mit Erziehungsdefekten[,] moralischen und psychischen

652 Aus dem Gerichtssaal, in: Heilpädagogische Schul- und Elternzeitung 2 (1911) 2, 43 f., 44.
653 Aus dem Gerichtssaal, in: Heilpädagogische Schul- und Elternzeitung 2 (1911) 2, 43 f., 44.

Gebrechen kennen zu lernen und durch Beschäftigung mit diesen die Methoden einer rationellen Erziehung zu erlernen.“[654] In Wien war zudem bereits 1909 vom *Verein für Krüppelkinderfürsorge* ein Ambulatorium errichtet worden, das Kinder mit körperlichen Handicaps aus armen Familien behandelte und unterstützte. Die Mittel aus Spenden lukrierend, gab es neben ärztlichen Untersuchungen auch orthopädische Übungsstunden.[655]

654 „Die Aktion für das Kind“, in: Heilpädagogische Schul- und Elternzeitung 1 (1911) 2, 20; Ernennung, in: ebd.; Heilung von Sprachgebrechen, in: ebd., 21.

655 Verein für Krüppelkinderfürsorge in Wien, in: Heilpädagogische Schul- und Elternzeitung 9 (1911) 2, 173.

3. DIE INSTITUTIONELLE DOKUMENTATION

Der Aufenthalt – die „Prüfung“

Der Aufenthalt an der Heilpädagogischen Abteilung ist vom Zeitpunkt des Betretens der Institution bis zum Verlassen als Prüfungssituation anzusehen, beginnend mit der beschriebenen „Aufnahmeprozedur“, die das Verhalten der neuen Patient*innen einer eingehenden Bewertung unterzog. Die von Michel Foucault für Disziplinaranstalten beschriebene Bedeutung der „Prüfung“ kann auch für die Charakterisierung der Begutachtungssituation an der Heilpädagogischen Abteilung gelten: „Die Prüfung kombiniert die Techniken der überwachenden Hierarchie mit denjenigen der normierenden Sanktion. Sie ist ein normierender Blick, eine qualifizierende, klassifizierende und bestrafende Überwachung.“[656] Die „überwachende Hierarchie“ beeinflusste in diesem Kontext nicht nur das Verhalten der Überprüften, sondern gab die Rahmenbedingungen vor. Vermeintlich „natürliche“ Situationen, die einen bedeutenden Teil im Beobachtungsprozedere ausmachten, sollten Gelegenheit geben, das Verhalten der Patient*innen zu beobachten und einzuordnen: Die Disziplinarmacht „setzt sich durch, indem sie sich unsichtbar macht, während sie den von ihr Unterworfenen die Sichtbarkeit aufzwingt.“[657] Genau beobachtet wurde daher bereits, wie sich ein*e Minderjährige*r im Moment der Aufnahme verhielt, die „Heimwehreaktion“ wurde daraufhin registriert und in vielen Fällen einer Beurteilung unterworfen.[658] Begutachtet wurde in der Folge jede Verhaltensweise, jede (unterlassene) Handlung, sämtliche Interaktionen, aber auch die Intelligenz der Patient*innen, ihr Schulwissen, Lern- und Sozialverhalten. Unterschieden wurde dabei in „freie“ und Prüfungssituationen. Auch das Verhalten den Krankenschwestern gegenüber fand Eingang in die Krankenakte. Der Begutachtungsprozess sowie das daraus resultierende abschließende Gutachten selbst stellen somit „ein Bündel von Aktivitäten“ dar, zu dem neben der Messung der genannten Parameter auch die Auseinandersetzung mit den bisher entstandenen Akten – ihre Lektüre und Evaluation – zählte.[659] Vom Abteilungspersonal gemachte Beobachtungen und Einschätzungen wurden zuverlässig in den Patient*innenakten notiert, welche Informationen allerdings tatsächlich Eingang in den jeweiligen Befund fanden, variierte. Eine Leerstelle in den Krankenakten bildeten

656 Foucault, Überwachen, 238.

657 Foucault, Überwachen, 241.

658 Exemplarisch für eine unkommentierte Verzeichnung: „Benehmen nach der Aufnahme: Weint sehr viel, hat Heimweh.“ WStLA, 1.3.2.209.1.A47, 1921 A-Z, Prot.-Nr. 89.

659 Geisthövel/Hess, Wissen, 18.

dabei Anpassungsstrategien der Betroffenen. Das Verhalten der Patient*innen wurde zumeist nach vorgefassten Kriterien beurteilt, oft wenig Augenmerk auf individuelle Bewältigungsstrategien unterschiedlicher Situationen oder Erlebnisse gelegt, wodurch die Normierung, Qualifizierung und Klassifizierung, also die Einpassung individuellen Handelns in ein Codesystem, evident wird.

Wichtig für die Begutachtung war es, die Kinder neben konkreten Testmomenten in möglichst „natürlichen“ Situationen zu beobachten – es gab einen Kindergarten, Schul-, Turnunterricht und Spielzeit[660] – denn:

> „Zur Exploration der Kinderpsychen bedarf es jedoch, um die kleinen Gäste nicht zu irritieren, eines unauffälligen Beobachters. So wird denn im heilpädagogischen Institut wie in einer richtigen psychiatrischen Klinik Journal geführt über die Seelenregungen, die die Kinder beim Essen und Trinken, im Spiel, in der häuslichen Arbeit, im Betragen gegeneinander kundgeben. Es braucht verhältnismäßig wenig Zeit, um so eventuelle ethische Defekte aufzudecken, Persönlichkeitsgrundlinien zu erkennen. Das Ende dieses Verfahrens wird gebildet durch das Gutachten an die anfragende Behörde: Schule, Pflegschaftsgericht, Polizei, usw.“[661]

Die bestrafende Überwachung manifestiert sich dabei gleich auf mehreren Ebenen: Einerseits als direkte Sanktionierung von als unangemessen eingestuftem Benehmen. Andererseits als explizite oder implizite Androhung der Bestrafung davon, etwa indem bei Fortführung von bestimmten Verhaltensweisen Heimunterbringung in Aussicht gestellt wurde – sei es im direkten Patient*innenkontakt oder als Eventualempfehlung im Gutachten. Und letztlich als Resultat der Prüfungssituation in Form der ausgesprochenen Maßnahmenempfehlung – deren Umsetzung wesentlich von der zuständigen Person oder Institution abhing, allerdings unabhängig davon ihren urteilenden Niederschlag in den Akten fand. Ein weiterer wichtiger Kontrollmechanismus lag im Vorenthalten von Informationen.[662] Dies konnte bereits im Vorfeld der Aufnahme geschehen, wenn Erziehungsberechtigte oder Behörden die Minderjährigen im Unklaren darüber ließen, dass oder auch weswegen sie in die Heilpädagogische Abteilung eingewiesen wurden. Aber auch an der Abteilung selbst, insbesondere wenn es um die Entlassungsorte und -zeitpunkte ging, wurde Patient*innen nicht automatisch transparent kommuniziert, welcher Unterbringungsort (und weswegen) im Anschluss an den Stationsaufenthalt vorgesehen war.

---

660 Frankl, Wirkungskreis, 183.

661 Psychisch abnorme Kinder, 184 f.

662 Goffman, Asyle, 20.

Dass aber der Aufenthalt an der Heilpädagogischen Abteilung zeitlich begrenzt war, stand außer Frage.

„Die Weltanschauung einer Gruppe unterstützt deren Mitglieder und bietet ihnen, wie zu erwarten, eine selbst-rechtfertigende Definition ihrer eigenen Situation und vorurteilsvolle Ansichten über Nicht-Mitglieder, in diesem Falle die Ärzte, Schwestern, Wärter und Verwandten."[663] Damit spricht Goffman einen Punkt an, der ebenso wichtig ist wie Foucaults Theorien über die Funktionsweisen der überwachenden Mechanismen und individuelle Handlungsräume: Die aus der Situation resultierenden Wahrnehmungen, Sichtweisen und Beurteilungen der Institution durch die Patient*innen. Dabei sind die ihnen zur Verfügung gestellten Informationen ebenso einzubeziehen wie mögliche Anpassungsstrategien oder kindliche Deutungsmuster. Besonders in zwei Punkten ist dies relevant: in der Wiedergabe der Aussagen von Patient*innen durch das Personal, die bereits per se selektiv und von der subjektiven Priorisierung einzelner Aspekte durch die aufzeichnende Person geprägt ist, sowie in den Ego-Dokumenten der Minderjährigen, die in den Akten enthalten sind. Bei diesen ist weiter zu unterscheiden: zwischen jenen Schriftstücken, die mit institutionellem Auftrag angefertigt wurden, etwa ein im Rahmen der Abteilungsschule verfasster Brief an die Eltern über den eigenen Berufswunsch, und jenen, von denen die Patient*innen nicht wussten, dass andere Personen als der*die Adressat*in sie lesen würden. Dabei handelte es sich um Privatbriefe an Bezugspersonen außerhalb der Abteilung, die zwar auch im Auftrag der Institution[664] entstanden – dafür gab es einen eigenen, festgesetzten Zeitraum –, von deren Zensur oder Zurückbehaltung die Verfasser*innen jedoch nichts wussten.

Zwischen Dankbarkeit und Vorwürfen: die Eltern

Das Verhältnis zwischen den Mitarbeiter*innen der Heilpädagogischen Abteilung und den Erziehungsberechtigten der Patient*innen gestaltete sich naturgemäß unterschiedlich und war wesentlich davon bestimmt, ob die Eltern selbst den Aufenthalt gewünscht oder zumindest angeregt hatten. Auch sie wurden auf eine gewisse Art begutachtet – zwar nicht langdauernd und stationär, aber nichtsdestoweniger in

663 Goffman, Asyle, 8.

664 An dieser Stelle ist Goffmans Beobachtung hervorzuheben, dass „sowohl der Stab als auch die Insassen das Gebäude wie den Namen der Institution als etwas dem Stab Gehörendes an[sehen], so daß beide Gruppen, wenn sie von den Belangen ‚der Institution' sprechen, sich implizit […] auf die Belange und Interessen des Stabes beziehen." Ähnliches gilt auch für die vorliegende Arbeit. Goffman, Asyle, 20.

den Gesprächssituationen.[665] Bemerkenswert ist in diesem Kontext die Charakterisierung einer Mutter 1940 in einem aktualisierten Befund über einen Patienten des Jahres 1935, die gleich ihrem Kind, einem „autistischen Psychopathen", ebenfalls als „recht psychopathisch" bezeichnet wurde – was auch in anderen Fällen vorkam. Überraschend ist hier allerdings, dass die Mutter selbst als Erzieherin tätig war: Das bedeutet, sie wurde als fähig angesehen, fremde Kinder zu erziehen, nicht aber ihr eigenes.[666]

Welche anderen Gedanken sich aber im Rahmen der heilpädagogischen Beobachtung bei Erziehungsberechtigten ergeben konnten, zeigte der Vater eines fünfjährigen Patienten 1941 mit seinem Schreiben an ein „wertes Fräulein", vermutlich eine Krankenschwester oder Lehrerin der Abteilung. Nach ausgiebigem Lob über den Behandlungserfolg kam der Mann auf den Punkt:

> „Da ich auf der Suche nach einer gediegenen passenden Frau für mich und eine liebevolle Mutter für meine Kinder bin und Sie mir sehr sympat[h]isch erscheinen und mit allen den wichtigen Prädikaten ausgestattet, die ich für gut finde, um einer solchen Aufgabe gewachsen zu sein. Schon weil Ihr Beruf besondere Aufopferungsfreudigkeit und auch Ihre [sic] schlichtes Wesen es mir angetan hat, erlaube ich mir Sie mit einem Antrag zwecks näherer Bekanntschaft zu beehren."[667]

Dass Eltern teilweise über (nicht akute) medizinische Maßnahmen informiert wurden, geht aus einer Einverständniserklärung einer Mutter 1923 hervor: „Bin einverstanden, dass mein Kind [...] zum Zwecke der Röntgenaufnahmen narkotisiert werde, und wurde auf eventuelle Gefahren aufmerksam gemacht."[668] In einem anderen Fall behauptete dagegen die Mutter eines ehemaligen Patienten, er wäre unsachgemäß behandelt und es wäre ohne ihr Wissen eine Operation an ihrem Sohn vorgenommen worden. Asperger sowie Hamburger dementierten dies gegenüber der Rechtshilfestelle der Gemeinde Wien für Bedürftige, zur Klärung wurde auch eine Abschrift der Krankengeschichte vom zuständigen Bezirksgericht verlangt. Im Akt lassen sich keinerlei Hinweise auf einen chirurgischen Eingriff finden, jedoch liegen Fotos bei, die den Buben in einem Gitterbett an der Abteilung zeigen – eine überaus rare Bildquelle. Der Gedanke einer Operation scheint durch einen externen Arzt geweckt worden zu

665 Dabei handelte es sich um gängige Praxis auch in der Nachkriegszeit, wie etwa in der Studie zur Heilpädagogischen Abteilung unter Franz Wurst in Kärnten deutlich wird: Loch u. a., Namen, 265 f.

666 Befund, 20.7.1940, WStLA, 1.3.2.209.1.A47, 1935 N-Z, Ambulanzkarten-Nr. 19707/1935.

667 [Vater] an Fräulein, 10.6.1941, WStLA, 1.3.2.209.1.A47, 1941 A-M, o.Nr.

668 Notiz, 22.10.1923, WStLA, 1.3.2.209.1.A47, 1923 N-Z, Prot.-Nr. 458.

sein, der eine Narbe am Bauch des Buben gesehen und daraus geschlossen hatte, er wäre an der Abteilung operiert worden.[669]

Auf anderem Gebiet unzufrieden mit dem Ergebnis der heilpädagogischen Begutachtung äußerten sich vereinzelt Mütter, wie die eines Buben, der 1943 zur Bestimmung des Unterbringungsorts in einem Sorgerechtsstreit an der Abteilung aufgenommen war. Der Vater war Arzt und Universitätsprofessor, die Mutter wurde im Gutachten als ungeeignet zur Erziehung des Kindes beschrieben, woraufhin diese schriftlich betonte, dass Asperger sie persönlich zu einigen Themen befragen hätte sollen, anstatt sich auf Aussagen anderer zu verlassen.[670] Derartige Beschwerden hingen wesentlich mit der Gesellschaftsschicht zusammen, in der sich die Eltern bewegten, mit den finanziellen Mitteln, die ihnen zur Verfügung standen. Wenngleich auch von Müttern aus den unteren sozialen Schichten Äußerungen über die Ablehnung der heilpädagogischen Expertise oder empfohlener Maßnahmen dokumentiert sind, so wurden diese lediglich informell artikuliert. Weitere Informationen zu dem Verhältnis von Ärzt*innen und Eltern in Fragen der Unterbringung, die nicht übereinstimmend verlangt wurde, sind aus Korrespondenzen der Patient*innen zu gewinnen. 1971 etwa hielt eine geschiedene Mutter in einem Brief an ihre Tochter während deren Aufenthalt an der Heilpädagogischen Abteilung fest: „Papa hat also nur in Deinem Interesse auf Anraten der Ärzte diese Eingabe [auf Heimunterbringung an das Jugendgericht] geschrieben. Ich werde nicht mehr gefragt, weil ich als Mutter – ich sehe es ein – zu gefühlsbetont bin u. Dir mit einem gegenteiligen Handeln vielleicht sogar schaden könnte."[671] Bereits zuvor hatte sie verschriftlicht, was ihr – auch – von fachmännischer Seite vermittelt worden war: „Viel zu sagen habe ich nicht, denn ich bin ja nur die Mutter, die in der Erziehung ihres schwierigen Kindes versagt hat."[672]

Asperger drückte die Rolle der Abteilung in Vormundschaftsfällen 1969 so aus: „Wir haben hier dem Buben von Anfang an so offen und überzeugend wie möglich gesagt, wir seien weder Anwalt des Vaters noch der Mutter, sondern sein […] Anwalt."[673]

In Obsorgefällen wurden daher Gespräche mit den Eltern geführt und aus diesen sowie aus den Beobachtungen an der Abteilung ein Urteil über die Unterbringung

669 Rechtshilfestelle an Direktion, 27.9.1935, sowie Hamburger an Rechtshilfestelle, o. D., und Asperger an Rechtshilfestelle, 5.10.1935, WStLA, 1.3.2.209.1.A47, 1934 A-M, o.Nr.

670 WStLA, 1.3.2.209.1.A47, 1943 A-M, o.Nr., die ersten Dokumente sind noch vor Beginn des Akts abgelegt. Ein anderes Beispiel findet sich in WStLA, 1.3.2.209.1.A47, 1941 N-Z, o.Nr., eine Parallelüberlieferung existiert in ÖstA, AdR, BMU, PA Hans Asperger.

671 Mutter an Patientin, 30.1.1971, WStLA, 1.3.2.209.1.A47, 1971 A-F, Prot.-Nr. 10.

672 Mutter an Patientin, 21.1.1971, WStLA, 1.3.2.209.1.A47, 1971 A-F, Prot.-Nr. 10.

673 Befund und Gutachten, 14.3.1970, WStLA, 1.3.2.209.1.A47, 1969 A-J, Prot.-Nr. 986. Hervorhebung im Original.

gefällt. 1941 wurde z. B. über eine fünfjährige Patientin entschieden, „dass das Kind bei der Mutter nicht gut aufgehoben ist". Die Empfehlung lautete:

> „Das Beste wäre in diesem Fall sicherlich, das Kind für längere Zeit beiden streitenden Parteien längere Zeit [sic] zu entziehen und an einem neutralen Ort, in einer sehr guten Anstalt unterzubringen. Da sich aber bei der heutigen Anstaltskrise (besonders für Kleinkinder!) kaum eine solche Anstalt finden dürfte, ist es wohl das Beste, das Kind an den [sic] bisherigen Pflegeplatz zu belassen, bezw. in die Erziehung des Vaters zu geben."[674]

Diese Entscheidung beruhte auf den an der Abteilung gemachten Beobachtungen sowie Gesprächen mit den Elternteilen, Verwandten und weiteren nahestehenden Personen. Im Gegensatz dazu wurde in den folgenden Jahrzehnten der Fokus mehr auf die Wünsche der Kinder, dennoch unter Berücksichtigung der Bewertung der Eltern durch den Sachverständigen, gelegt. So z. B. im Fall des erwähnten zwölfjährigen Buben, der 1969 für einen Monat an der Abteilung aufgenommen wurde, um zu klären, bei welchem Elternteil er nach der Trennung leben sollte. Das heilpädagogische Gutachten beinhaltete nicht nur eine Einschätzung der Situation, sondern thematisierte auch explizit die Unterbringungswünsche des Patienten. Einleitend hielt Asperger fest, dass die verspätete Abgabe des Gutachtens begründet war in „langen Überlegungen und [der] bei zahlreichen Unterredungen gewonnenen Überzeugung, daß es eine ideale, den Bedürfnissen des Kindes vollkommen gerecht werdende Lösung gar nicht geben kann – und in einer, das soll eingestanden werden, Ratlosigkeit des Sachverständigen, der wirklich auf eine lange Erfahrung in verworrenen Pflegschaftsstreitigkeiten hinweisen kann". Hinsichtlich der Unterbringung gab der Bub an, keine wirkliche Präferenz zu haben, er wäre bereit alles zu sagen, um die Heilpädagogische Abteilung verlassen zu können.[675] Aus den Briefen, die er an seine Eltern schrieb und die in Kopie erhalten sind, geht hervor, dass er beiden dieselben Mitteilungen machte, teilweise auch wörtlich. Im 38-seitigen Gutachten wurde auf die Gespräche mit den Eltern eingegangen und festgehalten, dass der Vater den Sohn idealisierte, während die Mutter objektiver zu sein schien. Doch wurde die „bedenkenlose Entschiedenheit"

674 Heilpädagogisches Gutachten, 27.7.1941, WStLA, 1.3.2.209.1.A47, 1941 N-Z, o.Nr.

675 Äußerungen dieser Art finden sich immer wieder in Briefabschriften von Patient*innen, die den Krankengeschichten beiliegen, jedoch gibt es gleichfalls gegenteilige Äußerungen bzw. an Abteilungsmitarbeiter*innen gerichtete Karten von ehemaligen Patient*innen, die von einer ‚schönen Zeit' sprechen. Die Abschriften wurden ohne das Wissen der Patient*innen angefertigt, da auf einigen Dokumenten „vertraulich" von Hand der Patient*innen vermerkt wurde und zudem auch im Inhalt häufig der Wunsch nach Vertraulichkeit (auch hinsichtlich der Abteilungsmitarbeiter*innen) geäußert wurde.

des Vaters als anziehend auf den Patienten angesehen, der „darin gerade jene Kraft findet, die ihm, dem Buben, selber abgeht!" Da der Einfluss des Vaters als ungünstig bewertet wurde – unter anderem hatte er ihn auch zum ‚Ausreißen' zwecks Besuchs bei ihm animiert –, wurde der Verbleib in der mütterlichen Obhut empfohlen.[676]

Abteilungsalltag

Neben den Lern-, Spiel- und Prüfungssituationen ist bisher relativ wenig über den Alltag an der Heilpädagogischen Abteilung bekannt. Punktueller Einblick in unterschiedliche Teilaspekte kann aus Notizen in den Krankenakten gewonnen werden. Es ist zwar nicht möglich, typische Tagesabläufe zu rekonstruieren, dennoch werden durch die Beschreibung einzelner Momente Alltagssituationen greifbar, die das Stationsleben der Patient*innen (mit-)ausmachten. Teilweise werfen diese aber auch Fragen auf, wie eine Notiz über einen dreizehnjährigen Buben 1913, der einer zwölfjährigen Patientin an der Abteilung einen Liebesbrief geschrieben hatte und „ertappt" worden war. Entweder war dem Buben kommuniziert worden, dass dies als unangemessen angesehen wurde, oder er hatte es selbst so wahrgenommen – jedenfalls drohte er daraufhin „mit Selbstmord und versuchte sich dann mit einem Taschentuch zu erwürgen, wurde dabei ganz blau, zeigte aber dabei ein teatralisches [sic] Benehmen, welches auf eine Simulation schliessen liess."[677] Unklar bleibt, ob und wie dieses Verfassen eines Liebesbriefs seitens der Mitarbeiter*innen mit dem Patienten besprochen wurde, sodass es zu der beschriebenen Situation kam, aber auch, wie lange dieser als Simulation bezeichnete Selbstmordversuch beobachtet worden war – dass von Theatralik und Veränderung der Gesichtsfarbe geschrieben wurde, legt ein nicht erfolgtes Einschreiten nahe. Als 1930 versucht wurde, den ehemaligen Patienten zu einem Gespräch an die Abteilung einzuladen, stellte sich durch Bericht des Vaters jedenfalls heraus, dass er 1918 tatsächlich Suizid begangen hatte, „weil er bei der Assentierung [Musterung für das Heer] nicht behalten wurde. Hat sich sehr darüber gekränkt."[678] Dass allgemein private Korrespondenz zwischen den Patient*innen eher skeptisch betrachtet wurde, lässt auch die Notiz über ein dreizehnjähriges Mädchen 1931 vermuten: „[Sie] hat auch an [einen Patienten] einen Brief geschrieben, welchen ich im Kammtascherl gefunden habe." Es scheint also, dass auch die Privatgegenstände der Patient*innen inspiziert wurden. Ob sich der nächste Satz, dass das Mädchen „für

676 Befund und Gutachten, 14. 3. 1970, WStLA, 1.3.2.209.1.A47, 1969 A-J, Prot.-Nr. 986.
677 WStLA, 1.3.2.209.1.A47, 1913 A-M, Prot.-Nr. 1264.
678 WStLA, 1.3.2.209.1.A47, 1913 A-M, Prot.-Nr. 1264.

Tadel sehr empfindlich" sei, auf diese Situation bezog, ist nicht sicher. Jedoch ist der erwähnte Brief dem Krankenakt des Mädchens beigelegt.[679]

Der Alltag an der Abteilung verlief allerdings nicht immer so ‚dramatisch'. In einem Schreiben der erwähnten Patientin an Viktorine Zak zwei Jahre nach ihrer Entlassung thematisierte das mittlerweile in der Erziehungsanstalt Hirtenberg untergebrachte Mädchen die Zeit an der Abteilung. Es habe ihr dort viel besser gefallen als in Hirtenberg, allerdings freue sie sich immer, wenn sie Valerie Bruck, die ärztliche Leiterin des Heims, sehen würde. Sie bat Viktorine Zak außerdem „nicht böse" auf sie zu sein und ihren „Blödsinn" zu verzeihen. Aus dem Brief geht hervor, dass sie für Zak an der Abteilung häufiger Tee gekocht und sie „bedient" habe, zudem erkundigte sie sich, ob die Schwester „noch so viel zu tun" habe und ob „noch so viele Mädchen dort" wären, sowie ob „es noch so lustig dort" sei.[680] Besonders zu Anlässen wurden – neben generellen regelmäßigen sonntäglichen Kirchenbesuchen[681] – auch gesellschaftliche Traditionen gepflegt: wie im Dezember der „Krampusabend" an der Abteilung.[682] Ob am Folgetag auch der Nikolaus die Patient*innen besuchte, ist nicht bekannt – aber dass tatsächlich der Krampus implizieren sollte, dass es sich bei den Patient*innen um ‚schlimme' Kinder handelte, wäre eine Auslegung, die sadistische Tendenzen beinhalten würde. Vielmehr ist davon auszugehen, dass nur der „Krampusabend" Erwähnung fand, da es an diesem zu einer ‚verzeichnungswürdigen' Beobachtung gekommen war. Außer Zweifel steht dagegen, dass es an der Abteilung zu Weihnachten Geschenke für die Patient*innen gab, wie aus der Notiz, dass sich ein Mädchen abfällig darüber geäußert hätte, hervorgeht.[683]

Über einen Zehnjährigen wurde 1913 festgehalten, dass er bei der Entlassung den „Eltern anderer Kinder [erzählte], dass auf der Abteilung in den Kammerln masernkranke Kinder liegen." Auch sagte er der Mutter eines Patienten, dass dieser schlecht behandelt werde und nichts zu essen bekomme. An anderer Stelle war über den Buben bereits festgehalten worden, dass er sehr viel gelogen habe, „meistens aber nur aus Ulk, um andere zu ärgern."[684] Bedeutender als der Inhalt der Aussagen – es ist nicht davon auszugehen, dass an der Virusinfektion Masern erkrankte Kinder nicht isoliert wurden – sind die Rückschlüsse, die sich aus dieser Gesprächssituation ergeben: Nämlich dass der Bub bei der Entlassung Gelegenheit hatte, Gespräche mit Eltern

679 WStLA, 1.3.2.209.1.A47, 1931 N-Z, Prot.-Nr. 1907.

680 WStLA, 1.3.2.209.1.A47, 1931 N-Z, Prot.-Nr. 1907.

681 WStLA, 1.3.2.209.1.A47, 1924 A-M, Prot.-Nr. 615. Eine weitere Erwähnung z. B. in WStLA, 1.3.2.209.1.A47, 1929 N-Z, Prot.-Nr. 1581.

682 WStLA, 1.3.2.209.1.A47, 1921 A-Z, Archiv-Nr. 59.

683 WStLA, 1.3.2.209.1.A47, 1924 A-M, Prot.-Nr. 805.

684 WStLA, 1.3.2.209.1.A47, 1913 A-M, Prot.-Nr. 1269.

anderer Patient*innen zu führen, dass also weder Eltern noch Kinder zu bestimmten Gelegenheiten voneinander abgesondert wurden. Ebenfalls eine ‚Abschieds'-, wenngleich keine Entlassungssituation betraf einen neunjährigen Vollwaisen, der bei einer Pflegefamilie lebte, nach Ansicht der Abteilung aber nicht adoptiert werden sollte. Beim „Abtreten" – unklar ist, ob die Patient*innen täglich ‚anzutreten' hatten, oder ob es sich um eine spezielle Situation handelte – wurde von ihm „langes Händeschütteln und Versuch einer Umarmung" beobachtet, was zeigt, dass dies als etwas Ungewöhnliches angesehen wurde und zugleich wert, es im Akt zu notieren.[685]

Wenig ist allerdings aus den Akten über Geborgenheit und Fürsorge abseits der staatlichen zu erfahren. Einige Hinweise auf die Einschätzung der Bedeutung von Zuneigung und menschlicher Wärme können aus den Akten dennoch gewonnen werden und gehen etwa aus Notizen, wie „daß für Kinder von diesem Schlage ein besonderes Verständnis oder eine aufopfernde Liebe gehört", hervor.[686] Auch der Umgang mit kindlichen Gefühlen fand Niederschlag, beispielsweise in der Form, dass Gespräche eine sehr starke Sehnsucht einer Patientin ergeben hätten, ihren Vater kennenzulernen, obwohl sich dieser der Mutter, bei der sie lebte, gegenüber negativ verhalten haben solle. Schließlich wurde ihr gesagt, „dass ihre Gefühle ja doch vollkommen berechtigt seinen [sic], dass es das natürlichste Recht sei, seinen Vater zu lieben, dass es nicht Verrat an der Mutter sei und dergl[.]" Daraufhin wurde das Benehmen des Mädchens als zum Positiven verändert wahrgenommen.[687]

Auch aus Aspergers Leitungsperiode existieren unterschiedliche Aufzeichnungen, die einen Eindruck vom Alltag an der Heilpädagogischen Abteilung geben. So hatte beispielsweise ein Mädchen im Jahr von Aspergers Übernahme der Abteilung 1935 an ihre Eltern, allerdings in einem nicht zurückbehaltenen, sondern für die Ablage verfassten Brief geschrieben: „Wir haben an einem Mittwoch Kasperltheater gehabt. […] Vorige Woche hat der Herr Doktor sein Gram[m]ophon mitgebrach[t] und da habe ich mit dem Herr[n] Doktor getanzt es war sehr schön. Habe schon über 1kg zugenommen, bekommen sehr gutes Essen."[688] Auch aus dem Schreiben eines Großvaters nach der Entlassung seiner Enkelin geht eine nette Geste dem Mädchen gegenüber hervor: Asperger hatte der Patientin zu ihrem Geburtstag ein Geschenk angefertigt.[689] Gleich dem erwähnten Kasperltheater gab es 1934 etwa Besuche einer Zaubervorstellung (in deren Vorprogramm auch eine Tanzvorführung geboten wurde),

685 WStLA, 1.3.2.209.1.A47, 1923 N-Z, Prot.-Nr. 407.

686 WStLA, 1.3.2.209.1.A47, 1913 N-Z, Prot.-Nr. 96.

687 WStLA, 1.3.2.209.1.A47, 1914 A-M, Prot.-Nr. 159.

688 WStLA, 1.3.2.209.1.A47, 1935 A-M, o.Nr.

689 WStLA, 1.3.2.209.1.A47, 1932 N-Z, Archiv-Nr. 2175.

1933 war ein Ausflug nach Böheimkirchen gemacht worden – was ausschließlich aus einer Notiz Aspergers über das Verhalten eines Buben beim „Baumklettern" bei dieser Gelegenheit hervorgeht.[690] Neben diesen außergewöhnlichen Ereignissen wurde auch normale Freiluftaktivität, wie regelmäßiges Spazierengehen im Krankenhausgarten, berichtet und auch die Ausstattung der Station mit Spielzeug immer wieder thematisiert, unter anderem dessen Integration in den Alltag an der Abteilung, wie aus dem Hinweis hervorgeht, dass ein Bub nachmittags kein Spielzeug bekam, weil er „sehr schlimm" war.[691] 1936 gab es etwa neben Puppen eine „Kiste voll Bausteine". Während also nachmittags Spielzeit war, die durch den Vorenthalt von Spielzeug als Bestrafung reguliert wurde, begann der Tag für die Patient*innen bereits um halb sieben Uhr morgens. Wie es in den Angaben eines Patienten klingt, gab es hin und wieder auch an Lebensmitteln etwas Außergewöhnlicheres für die Kinder: „Am Sonntag hatten wir Kaffee mit Schlag [...]. Der Schlagobers war aber nur Schaum." Das normale Essen dagegen bestand aus Suppe, Hauptspeise und Mehlspeise, die allerdings an das restlose Essen der Hauptspeise geknüpft war. Über die Abendroutine berichtete dieser Patient: „Jeden Tag am Abend haben wir einen kalten Tee, so schlecht. Leider muß es jeder austrinken."[692]

Ein weiterer Punkt, der bereits unter Lazar immer wieder von Patient*innen thematisiert worden war, begegnet weiterhin in den Akten: dass größere Kinder oder Jugendliche sich an der Abteilung nicht wohl fühlten, da sie die ältesten waren, wie 1936 ein Vierzehnjähriger in einem abgelegten und abgestempelten, von ihm selbst abgeschriebenen Brief an seine Mutter festhielt: „Ich bin der größte und andere sind 2–4 Jahre alt. [...] Ich bekomme [A]ufgaben, die [w]ir voriges Jahr machten. Wir haben nur Deutsch und Zeichnen. Am Abend ist keine Ruh, da fast jedes Kind weint." Neben dieser Schilderung, wie der Patient den Abteilungsaufenthalt wahrnahm, ging er auch auf die Kleidung ein, die die Patient*innen zu tragen hatten: „Wir haben eine so eine ‚Kinderhose' an, wie unser Pyjama ist. Es geht von hinten auf, muß man von hinten aufknöpfen." Hinzu kam ein weiterer Punkt, der mit dem Alter in Verbindung stand: der Widerwillen, sich für die Körperreinigung, die im Beisein einer Krankenschwester durchgeführt wurde, zu entkleiden. Der Vierzehnjährige hielt dazu fest: „Jetzt gerade wurde ich gebadet. Die Schwester sagte ich soll mich ausziehen. Ich verlangte eine Hose, aber sie hat sich gleich aufgepudelt."[693]

690 WStLA, 1.3.2.209.1.A47, 1934 N-Z, Prot.-Nr. 479; WStLA, 1.3.2.209.1.A47, 1933 N-Z, o.Nr.

691 WStLA, 1.3.2.209.1.A47, 1942 N-Z, Ambulanzkarten-Nr. 5833/1942.

692 WStLA, 1.3.2.209.1.A47, 1933 N-Z, o.Nr. [Krankengeschichte aus 1936, fälschlich in 1933 abgelegt]. Unterstreichung im Original.

693 WStLA, 1.3.2.209.1.A47, 1933 N-Z, o.Nr. [Krankengeschichte aus 1936, fälschlich in 1933 abgelegt].

Ein anderer Patient schrieb seinen Eltern 1941 ebenfalls vom Abteilungsalltag – diese Schreiben sind in einem Kuvert mit der Beschriftung „Briefe an die Eltern" und dem Namen des Fünfzehnjährigen darunter in seinem Akt abgelegt. Darin bat er die Mutter inständig ihn abholen zu kommen, denn „jeder Tag, jede Stunde ist mir eine Qual." Er ersuchte seine Mutter montags nach der „Sprechstunde" zu ihm zu kommen, offensichtlich nicht Bescheid wissend, dass Besuche nicht in der Entscheidung seiner Mutter lagen. Klagen in späteren Briefen über schlechtes und unzureichendes Essen sowie einen Erzieher „von Dachau", die Behauptung, dass die Patient*innen mit „Gummiknütteln [unklar] und Schaufeln ins Gesicht [ge] haut" würden sowie die Angabe, dass „hier ein Konsitrationslager [sic] wird", sind besonders dahingehend interessant, als sie sehr deutlich zeigen, wie verbreitet das Wissen um Konzentrationslager während der NS-Zeit in der Bevölkerung war. Auch die Aussage, dass „lau[t]er Korneuburger Zuchthäusler ankommen" gibt ähnlich Aufschluss über die Kenntnis der österreichischen Unterbringungsorte, insbesondere natürlich bei jenen Personen, die in Kontakt mit dem Fürsorgesystem waren.[694] Vergleiche der Heilpädagogischen Abteilung mit einem „Gefängnis" und „Kerker" oder „Hölle" begegnen auch noch weit in der Nachkriegszeit bei Patient*innen, die nicht bleiben wollten und sich unwohl und eben, wie aus der Wortwahl hervorgeht, eingesperrt fühlten. Zu dieser Wahrnehmung trug wohl auch bei, dass eine offene WC-Tür beim Toilettengang verlangt wurde.[695]

Nachdem ein Kind an der Heilpädagogischen Abteilung aufgenommen wurde, war der Kontakt mit Personen außerhalb der Abteilung nur sehr eingeschränkt möglich. Es wurde keine explizite bürokratische Vorgabe gefunden, allerdings ist dies aus den Krankengeschichten ersichtlich – und einerseits mit den allgemein bis in die zweite Hälfte des 20. Jahrhunderts strikt geregelten Besuchszeiten in Krankenhäusern in Verbindung zu bringen. Andererseits – und wesentlich schwerwiegender – wurde gerade an der Heilpädagogischen Abteilung die Eliminierung der Berührungspunkte, und damit des Einflusses, mit der Alltagsumgebung als ausschlaggebend für eine erfolgreiche, aussagekräftige Begutachtung angesehen: „Bezgl. Der Besuchsverweigerung möchten wir bemerken, dass an unserer Abteilung striktes Besuchsverbot besteht, da wir hier heilpädagog. Fälle zu betreuen haben, für die Elternbesuche oft ungünstig sind."[696] Dies wurde auch in einer Pflegschaftssache 1941 mitgeteilt, in der es wie allgemein in solchen Fällen zusätzlich darum ging, das Kind unbeeinflusst von

694 WStLA, 1.3.2.209.1.A47, 1941 A-M, Ambulanzkarten-Nr. 4893/1941.

695 Etwa in WStLA, 1.3.2.209.1.A47, 1971 A-F, Prot.-Nr. 10.

696 WStLA, 1.3.2.209.1.A47, 1944 N-Z, Ambulanzkarten-Nr. 7065/1944.

den Elternteilen zu erleben und zu beurteilen.[697] Auch in dem Fall, dass ein Elternteil zu einem Gespräch mit der Abteilungsleitung oder Mitarbeiter*innen an die Klinik kam, war damit nicht automatisch ein Besuch des Kindes verbunden. Dies wurde immer wieder in Korrespondenzen zwischen Eltern und Patient*innen thematisiert, wie 1941 von einem Patienten, der seiner Mutter vorhielt: „habe gehört das[s] du heute hier warst[,] warum bist du nicht zu mir gekommen, wenigstens einen Augenblick[,] wo ich mich so nach Dir sehne." Wenig später scheint der Bursch aber erfahren zu haben, dass die Besuche offiziell geregelt wurden, denn er schrieb seinen Eltern: „kommt auf alle Fälle gleich nach der Sprechstunde zu mir herauf wenn es gleich [gemeint ist: auch] heißt es ist verboten".[698]

Die Kommunikation mit den Patient*innen

Dass diese Arbeitsweise auch in der zweiten Hälfte des 20. Jahrhunderts beibehalten wurde, wird an folgendem Beispiel aus den frühen 1970er Jahren deutlich. Der Informationsfluss über unterschiedliche Modalitäten des Abteilungsaufenthalts war generell durchaus verschieden. Inwieweit Minderjährige vorab über einen Aufenthalt an der Heilpädagogischen Abteilung und dessen Zweck informiert wurden, hing naturgemäß von der Überstellungssituation ab, sowie von den sozialen Kontexten, aus denen heraus die Aufnahme erfolgte. Aus dem Schreiben der Mutter einer Patientin 1971 wird beispielsweise deutlich, dass es zu diesem Zeitpunkt durchaus Vorgespräche unter Einbeziehung der zukünftigen Patient*innen gab: „Meine Tochter hat sich mit dem Spitalsaufenthalt, nachdem sie mit Ihnen sprach, abgefunden, aber es wäre sehr erschreckend für sie, wenn sie den Jahresbeginn, das heißt Sylvester [sic], in der Klinik verbringen müßte."[699] Der Wunsch der Mutter, die Aufnahme erst am 4. Jänner statt bereits am 30. Dezember durchzuführen, wurde berücksichtigt. Derartige Informationen sind rar, weswegen nicht rekonstruiert werden kann, wie häufig oder standardisiert diese Vorgespräche durchgeführt wurden, sie schaffen allerdings äußerlich betrachtet einen transparenten Eindruck der Abteilung.

In eine andere Richtung weist jedoch die mangelnde Information von Patient*innen in Hinblick auf Besuchsregelungen. Gerade dieser Punkt war aber für die von der

697 „[E]s sei bemerkt, dass nach den Anstaltsvorschriften ohnehin ein Besuchsverbot hinsichtlich der an der heilpädagogischen Abteilung untergebrachten Kinder besteht." WStLA, 1.3.2.209.1.A47, 1941 N-Z, o.Nr.

698 WStLA, 1.3.2.209.1.A47, 1941 A-M, Ambulanzkarten-Nr. 4893/1941.

699 Mutter an Kussen [sic], 23.12.1970, WStLA, 1.3.2.209.1.A47, 1971 A-F, Prot.-Nr. 10.

Außenwelt isolierten Kinder und Jugendlichen zentral. Die Unklarheit über Regeln und Vorgänge an der Heilpädagogischen Abteilung, in der Patient*innen gelassen wurden, manifestiert sich beispielsweise in der Korrespondenz derselben Patientin mit ihrer Mutter. Die Vierzehnjährige, die wegen „erhebliche[r] Lern- u. disziplinäre[r] Schwierigkeiten" für knapp sechs Wochen an der Abteilung aufgenommen war, schrieb an ihre Mutter, wie sie sich an der Station fühlte und was ihre Erfahrungen waren. Unter anderem fragte sie danach, weswegen die Mutter nicht öfter auf Besuch käme – was zeigt, dass den Patient*innen die Regelung der Besuchszeiten nicht vermittelt wurde. Der Vater schrieb der Jugendlichen nach vierzehntägigem Aufenthalt: „In der Heilpädagogischen Abteilung, wo Du jetzt bist, gibt es keine Besuchsmöglichkeiten für Eltern und Angehörige, was auch vollkommen einzusehen ist."[700] Die fehlende Information darüber vor Beginn des Aufenthalts rief vielfach, wie auch bei dieser Patientin, das Gefühl hervor, die Eltern(-teile) würden sich nicht um das Kind kümmern (wollen), eine Emotion, der seitens der Institution nicht durch Aufklärung entgegengewirkt wurde und die nicht dazu angetan war, zu einer vielfach angestrebten Stabilisierung des Verhältnisses der beiden Seiten beizutragen. Dieses Schreiben der Patientin liegt in Kopie ihrem Akt bei, zeugt daher von dem Eingriff in die Privatsphäre durch Postkontrollen. Aufmerksam darauf wurde das Mädchen im Antwortbrief der Mutter gemacht, in dem sie das Mädchen ob ihres Verhaltens und ihrer Beschreibung der aktuellen Situation rügte und der ebenfalls in Kopie vorhanden ist: „Dabei übersiehst Du, daß alle Briefe selbstverständlich gelesen werden."[701] In einem anderen Schreiben, offenbar nur einen Tag vor dem bereits zitierten verfasst, ging die Mutter mehr ins Detail und zeigte sich offener – es ist möglich, dass der Ton ihres zweiten Schreibens durch das aus einem Gespräch mit Kuszen am Folgetag resultierende Wissen über die Überwachung der Korrespondenzen beeinflusst war. Die Mutter hatte mitgeteilt: „Ich habe u. werde keinen Brief von Dir erhalten, weil man sie einfach nicht abschickt." Bei dem Gespräch mit Kuszen waren ihr allerdings die Briefe der Tochter gesammelt ausgehändigt worden, zuvor scheint auch der Mutter nicht bewusst gewesen zu sein, dass das Briefgeheimnis außer Kraft gesetzt war. Sie hatte weiter ausgeführt: „Es ist mit bitter zu wissen, daß Du nun annimmst, ich kümmere mich nicht um Dich. Ich darf nicht zu Dir mein Kind. Und meine Briefe werden Dir anscheinend auch nicht gegeben. Ich bin sehr traurig über unsere momentane Lage."[702] Denkbar ist, dass die Mutter versuchte, durch den Tonwechsel,

700 Vater an Patientin, 19.1.1971, WStLA, 1.3.2.209.1.A47, 1971 A-F, Prot.-Nr. 10.

701 Mutter an Patientin (Kopie), 15.1.1971, sowie Patientin an Mutter (Kopie), Datum unleserlich, WStLA, 1.3.2.209.1.A47, 1971 A-F, Prot.-Nr. 10.

702 Mutter an Patientin (Kopie), 14.1.1971, WStLA, 1.3.2.209.1.A47, 1971 A-F, Prot.-Nr. 10.

der im zweiten Brief zu beobachten ist, einen durchsetzungskräftigeren Eindruck zu erwecken. Sie hatte in ihrem Schreiben bezüglich der Aufnahmeverschiebung bereits festgehalten, dass ihr sehr bewusst sei, dass sie ihre Tochter wohl lange nicht mehr bei sich haben werde. Ihre eigene Verunsicherung bezüglich des Schriftverkehrs mit der Tochter verdeutlicht eine Passage aus einem weiteren Brief Ende Jänner: „Einen Brief habe ich Dir gestern auch gebracht, doch schrieb ich etwas darinnen, was ich besser nicht tun sollte u. deshalb hast Du ihn auch nicht bekommen. Nun weiß ich eigentlich nicht recht, was ich Dir schreiben soll u. darf." Der Brief liegt dem Akt bei und enthält eine detaillierte Wiedergabe des Gesprächs von Asperger mit beiden Elternteilen, inklusive der Abläufe in Bezug auf den von Asperger vorgeschlagenen und vom Vater gestellten Antrag auf Heimunterbringung.[703]

Als die Heimunterbringung bereits konkreter geplant wurde, schrieb die Mutter: „In Deinen Briefen bittest Du mich immer, Dich zu holen. Du weißt genau, daß ich es nicht kann. Die Ärzte bestimmen, was mit Dir geschieht u. wann Du vom Spital weggehst. Ich glaube bestimmt, daß Dr. Kuszen Dich schon diesbezüglich informiert haben wird." In ihrer Antwort schrieb die Patientin ihrer Mutter: „Du glaubst, daß der O. A. Kuszen mit mir gesprochen hat? Du irrst. Er sagte kein Wort. Wozu auch?" In weiteren Briefwechseln wurde thematisiert, dass die Heimeinweisung des Mädchens wohl bevorstünde, sie machte sich aber Hoffnungen, noch einmal „eine Chance" zu Hause zu bekommen – zumal der Vater in seinem Brief keine Erwähnung eines Heims gemacht hatte. Daher übernahm die Mutter in ihrem Schreiben die Aufgabe, die Tochter über die Vorgänge „im Hintergrund" zu informieren – dass der geschiedene Vater nach einem Gespräch mit Asperger den Antrag auf Heimerziehung beim Jugendgericht eingebracht hatte, da Asperger in dem Gespräch mit beiden Elternteilen dies vorgeschlagen und Fürsorgeerziehung als unumgänglich dargelegt hatte. Er vertrat die Ansicht, dass die Patientin „nicht imstande sein [werde], [ihre] Versprechungen länger, als höchstens eine Woche einzuhalten." Ein Internat käme aufgrund der wiederholten Suiziddrohungen sowie wegen Fluchtgefahr nicht in Frage. Deutlich wird an diesem Schreiben auch, dass die Eltern nicht in die weiteren behördlichen Vorgänge eingebunden waren und auch die Einweisung der jungen Wienerin in das Heim Kramsach-Mariatal in Tirol direkt vom Jugendamt übernommen wurde. Dies war von der zuständigen Fürsorgerin mitgeteilt worden.[704] Abschließend riet die Mutter:

703 Mutter an Kussen [sic], 23.12.1970, WStLA, 1.3.2.209.1.A47, 1971 A-F, Prot.-Nr. 10; Mutter an Patientin (Kopie), 22.1.1971, ebd.; Mutter an Patientin, 21.1.1971, ebd.

704 Mutter an Patientin (Kopie), 22.1.1971, WStLA, 1.3.2.209.1.A47, 1971 A-F, Prot.-Nr. 10; Patientin an Mutter (Abschrift), 28.1.1971, ebd.; Mutter an Patientin (Abschrift), 30.1.1971, ebd.

„Rechne nicht zu sehr mit Deinem ‚nach Hause‘ kommen. Das ist sehr unwahrscheinlich. Die Ärzte lassen Dich nicht raus. Sobald die Heimsache perfekt ist, wirst Du vom Spital dorthin überstellt. […] Alle Ärzte, Prof. A., Dr. Kuszen, haben diese Lösung als einzig mögliche dargebracht, um aus Dir einen lebenstüchtigen Menschen zu machen.“[705]

705 Mutter an Patientin (Abschrift), 30.1.1971, WStLA, 1.3.2.209.1.A47, 1971 A-F, Prot.-Nr. 10.

Somatische Behandlungen: Medikation, Therapien, (Körper-)Strafen

Während des Aufenthalts waren auch die Körper der Patient*innen Orte des Eingriffs. Dabei gab es unterschiedliche Formen, die von medizinischen Behandlungen, nämlich Medikamentengaben oder Therapien, bis zu Strafmaßnahmen reichten. Neben Hausmitteln wie Gurgeln, Salben und Halswehtee oder gefährlicheren Maßnahmen wie einer Lumbalpunktion[706] wurden an Medikamenten unter anderem das Schilddrüsenmedikament Thyreosan, aber auch das Barbiturat Luminal und das Sedativum Brom verabreicht, die häufig auch kombiniert zur Anwendung kamen. Dies betraf Patient*innen, die mit unterschiedlichen Arten von ‚Anfällen' diagnostiziert und als sehr aktiv beschrieben wurden, wie ein elfjähriges Mädchen 1923, das nach einer derartigen Medikation mit der Diagnose „Postenzephalitische Manie mit Raptusanfällen" entlassen wurde, oder ein dreizehnjähriger Bub 1928 mit der Diagnose „Epileptische Aequivalente in der Form von Zwangslachen". Bei ihm hatten die Anfälle durch die Luminal-Brom-Therapie aufgehört und waren auch nach Beendigung nicht mehr aufgetreten.[707] Luminal wurde allerdings nicht nur in seiner antikonvulsiven Eigenschaft verabreicht, sondern auch in jener seiner Markteinführung 1912: als Schlafmittel, wie bei einer weiteren elfjährigen Patientin 1923, bei der dies deutlich aus den Aufzeichnungen in der Fieberkurve hervorgeht, die Angaben über das Schlafverhalten des Mädchens neben den Luminalgaben enthält.[708]

Ein zehnjähriger Patient dagegen, dessen Diagnose 1929 als „Charaktervariante. Affinität für ungünstige Milieueinflüsse verstärkt. Kontaktverminderung. ‚Psychopathie'" notiert worden war, hatte an der Abteilung, wie aus den verfügbaren Dokumenten seines Akts zu schließen ist, in dem allerdings keine Fieberkurve einliegt, keine Medikamente erhalten. In der Befundabschrift an das Jugendamt war allerdings festgehalten worden: „Eine Änderung ist weder durch psychotherapeutische noch durch medikamentöse Behandlung zu erwarten."[709] Worauf diese Meinung gründete,

---

706 Zur Reduktion von Anfällen bei infantiler Zerebralparese, zeitgenössisch als Little'sche Krankheit bezeichnet in: WStLA, 1.3.2.209.1.A47, 1914 N-Z, Prot.-Nr. 344.

707 WStLA, 1.3.2.209.1.A47, 1923 N-Z, Prot.-Nr. 484; WStLA, 1.3.2.209.1.A47, 1928 N-Z, Prot.-Nr. 1594. Bei einer anderen Patientin wurde Luminal als Folgetherapie nach einer Faradisation, der Behandlung mit elektrischem Strom zur Behebung ihrer epileptischen Anfälle, eingesetzt: WStLA, 1.3.2.209.1.A47, 1925 N-Z, Prot.-Nr. 825.

708 WStLA, 1.3.2.209.1.A47, 1923 A-M, Prot.-Nr. 534.

709 WStLA, 1.3.2.209.1.A47, 1929 N-Z, Prot.-Nr. 1581.

also ob aus an der Abteilung gemachten Erfahrungen oder Erfahrungswerten in ähnlich gelagerten Fällen, ist nicht ersichtlich.

Neben Medikamenten und Therapien kam auch die Behandlung mit elektrischem Strom bei einigen Patient*innen zum Einsatz. Die erste Erwähnung stammt aus dem Jahr 1912 und betraf eine zehnjährige Patientin, die aufgrund von „Anfällen" an der Abteilung für 54 Tage aufgenommen und bei der „epileptische Anfälle mit Imbecillität, Masturbation" diagnostiziert worden war. Die Behandlung der Onanie mit elektrischem Strom wird im Kapitel *„Geschwister der Mutter – Masturbanten"* näher beschrieben, sie kam auch hier zum Einsatz – wie festgehalten wurde, „ohne Erfolg".[710] In diesem Bereich scheint auch die Faradisation einer dreizehnjährigen Patientin 1923 zu verorten zu sein: Aufgenommen wegen „Sex. Betätigung" wurde ohne weitere Angaben festgehalten, sie habe „beim Elektrisieren großes Theater aufgeführt."[711] Daneben wurde ein zwölfjähriges Mädchen 1913 auch wegen ihrer „Schreianfälle" mit elektrischem Strom behandelt, nachdem hierbei eine Wirkung beobachtet worden war, wurden auch die folgend auftretenden „hysterischen Krämpfe" auf dieselbe Art zum ‚Zurückgehen' gebracht.[712] Mehrmals tägliche „Hysterische Anfälle" stellten auch bei einer weiteren Patientin den Grund für eine „elektrische Suggestivbehandlung" dar, die allerdings erfolglos blieb. Bettruhe hatte zunächst eine leichte Besserung gebracht, am wirkungsvollsten zeigte sich aber die psychoanalytische Therapie, die zwar nicht abgeschlossen wurde, aber die Anfälle auf einen täglich reduzierte. Durchgeführt wurde die Therapie von einer Frau Dr. Deutsch – es ist davon auszugehen, dass es sich dabei um die Psychoanalytikerin Helene Deutsch handelte (1884–1982). Mit Suggestivbehandlung scheint gemeint gewesen zu sein, dass „ihr von H. D. Lazar mitgeteilt [wurde], dass sie elektrisiert werden müsse, worauf die Anfälle auf 2 reduciert wurden." Nachdem das Mädchen daraufhin das Bett verlassen durfte, häuften sie sich allerdings wieder, sodass die Bettruhe verlängert wurde.[713]

Ein weiteres Einsatzgebiet von Strom war allerdings die Enuresis, die auf unterschiedliche Art behandelt wurde. Dazu zählte die Galvanisation wie auch die Faradisation, die sich von erster dadurch unterscheidet, dass es sich um die Anwendung von unterbrochenem Gleichstrom handelte.[714] Hervorzuheben ist, dass es scheinbar

710 WStLA, 1.3.2.209.1.A47, 1915 A-Z, Prot.-Nr. 303 [Krankengeschichte aus 1912 im Jahr der Wiederaufnahme].

711 WStLA, 1.3.2.209.1.A47, 1923 A-M, Prot.-Nr. 234.

712 WStLA, 1.3.2.209.1.A47, 1913 N-Z, Prot.-Nr. 298.

713 WStLA, 1.3.2.209.1.A47, 1913 A-M, Prot.-Nr. 1090.

714 Galvanisation z. B. in WStLA, 1.3.2.209.1.A47, 1922 A-M, Prot.-Nr. 142 [Krankengeschichte aus 1920 im Jahr der Wiederaufnahme].

keine Rolle spielte, ob es sich beim Bettnässen um den Einlieferungsgrund handelte, wie ein Beispiel aus 1916 nahelegt: Die Eltern hatten bei der Aufnahme der Anamnese Enuresis verneint, sie war erst an der Abteilung aufgetreten und behandelt worden: „Häufiges Bettnässen, das sich mit Elektrisieren beeinflussen lässt."[715] Die Art der Strombehandlung wurde allerdings nicht weiter differenziert. Gegen Bettnässen gab es aber auch noch andere Behandlungsmethoden. So kam bei einem Patienten 1913 eine „suggestive Douchenbehandlung" sowie regelmäßiges Wecken zur Anwendung, wobei über das Duschen festgehalten wurde: „Nach einigen Tagen mit Bettnässen wird Pat. einmal lauwarm gedoucht, weitere Douchen mussten wegen Fiebers unterbleiben, trotzdem hörten die [sic] Bettnässen auf."[716] Dass hierbei auf lauwarmes anstatt kaltes Wasser gesetzt wurde, ist durchaus außergewöhnlich. Bei wieder einem anderen Patienten wurde drei Jahre später aufgrund wirkungsloser Medikamentengaben (unter anderem wurde das Hypnotikum Chloral verabreicht) und Faradisation „Flüssigkeitseinschränkung" eingesetzt. Das bedeutet, der Bub durfte nur in der Früh Flüssigkeit zu sich nehmen.[717]

Direkte körperliche Strafen im Sinn einer ‚Züchtigung' werden in den Akten kaum erwähnt, ein solches indirektes Beispiel findet sich aber 1925, als über einen Patienten notiert wurde: „Bei Strafe brüllt er, noch bevor er angerührt wird."[718] Andere, medikale Strafen fanden jedoch sehr wohl Eingang in die Akten, wobei insbesondere die Anwendung von elektrischem Strom sowie die Verlegung in Gitterbetten hervorzuheben sind. Die Verbringung von Patient*innen in Gitterbetten konnte aber auch zur Beruhigung bei ‚Unruhe' durchgeführt werden, wie es auch allgemein teilweise zur Verordnung von „Bettruhe" kam, wenn Patient*innen körperlich, insbesondere mit Fieber, erkrankt waren.[719] Aus ihrem Akt 1913 geht hervor, dass das Benehmen einer wegen ‚Verwahrlosung' und Misshandlungsverdacht aufgenommenen zehnjährigen Patientin an der Station als sehr unfolgsam, frech und auch aggressiv gegen die anderen Patient*innen wahrgenommen wurde und „immer ärger" geworden sei. Daraufhin wurde sie „ins Gitterbett gesperrt und am Rücken mit dem Pinsel stark elektrisiert, wobei sie wie verrückt schreit." Die Notiz des folgenden Tages schilderte den Erfolg: „Kommt aus dem Gitterbett wieder heraus, darf wieder aufstehen. Benimmt sich anständig." Und weitere drei Tage später: „Seit der Elektrisierung keine neuen

715 WStLA, 1.3.2.209.1.A47, 1916 A-M, Prot.-Nr. 669.
716 WStLA, 1.3.2.209.1.A47, 1913 A-M, Prot.-Nr. 1185.
717 WStLA, 1.3.2.209.1.A47, 1916 A-M, Prot.-Nr. 434.
718 WStLA, 1.3.2.209.1.A47, 1925 N-Z, Prot.-Nr. 851.
719 Gitterbett: WStLA, 1.3.2.209.1.A47, 1913 A-M, Prot.-Nr. 1017; WStLA, 1.3.2.209.1.A47, 1928 A-M, Prot.-Nr. 1485. Bettruhe: WStLA, 1.3.2.209.1.A47, 1919 A-M, o.Nr.

Excesse mehr. Benimmt sich brav."[720] Ob den Patient*innen vorab bewusst war, was es bedeutete elektrisiert zu werden, oder ob sie mit unklaren Vorstellungen verblieben, ist nicht bekannt. Dass diese Maßnahme aber auch als Drohung artikuliert wurde, geht aus einer Krankengeschichte 1913 deutlich hervor, wobei hier darauf hinzuweisen ist, dass es dabei nicht um die ‚Besserung' des Verhaltens ging, sondern darum, eine Aussage der Patientin zu erhalten: „Befragt über ihre Diebstähle verharrte sie zuerst in einem verstockten Schweigen; bedroht mit Elektrisieren begann sie zu weinen, beruhigte sich aber bald und erzählte kurz und etwas stockend dasselbe was die Anamnese angibt."[721]

Bemerkenswert ist die Behandlung von Patient*innen mittels Hypnose, die in den Akten erstmals 1913 auftaucht. Ein dreizehnjähriges Mädchen verbrachte aufgrund periodisch auftretender psychischer Probleme fünfzig Tage an der Abteilung und wurde mit der Diagnose „Hysterie" zurück zu seinen Eltern entlassen. Während des Aufenthalts war sie achtmal hypnotisiert worden, was ihren Zustand gut beeinflusst habe. Als unklar wurde allerdings eingestuft, ob diese Besserung von Dauer sein würde. Sie war zudem zunächst einer Mastkur, die eine zeitgenössisch typische ‚Beruhigungstherapie' bei „Hysterie" darstellte, unterzogen worden, die jedoch wirkungslos gewesen war.[722] Hypnose als Therapie wurde auch noch zehn Jahre später an der Abteilung bei „hysterischen Anfällen" angewandt, hatte sich also als eine der zur Verfügung stehenden Therapieformen etabliert.[723]

Die Arten der medizinischen Behandlung der Patient*innen waren auch unter Asperger keinen wesentlichen Veränderungen zu früheren Jahren unterworfen, hatten allerdings Erweiterungen erfahren. So etwa um Hormontherapien – wie aus der Ablehnung einer solchen in einem Fall aufgrund der Aussichtslosigkeit hervorgeht.[724] Luminal kam weiterhin zur Anwendung, wie 1938 bei einem Patienten mit Chorea minor, bei dem während des zweiten Aufenthalts im Folgejahr das Medikament Nirvanol zu einer schnellen Besserung des Zustands beigetragen habe.[725] Unklar ist

720 WStLA, 1.3.2.209.1.A47, 1913 N-Z, Prot.-Nr. 1163. Weiteres Beispiel für Gitterbett als Strafmaßnahme: WStLA, 1.3.2.209.1.A47, 1913 A-M, Prot.-Nr. 1201. Hier folgte auf die Strafmaßnahme Gitterbett wegen des auch dadurch nicht gebesserten Benehmens das Elektrisieren als weitere Strafe: WStLA, 1.3.2.209.1.A47, 1913 N-Z, Prot.-Nr. 1179.

721 WStLA, 1.3.2.209.1.A47, 1913 A-M, Prot.-Nr. 1280.

722 WStLA, 1.3.2.209.1.A47, 1913 N-Z, Prot.-Nr. 598. Mastkuren erwähnt auch exemplarisch in WStLA, 1.3.2.209.1.A47, 1913 N-Z, Prot.-Nr. 1124; WStLA, 1.3.2.209.1.A47, 1913 A-M, Prot.-Nr. 1066.

723 WStLA, 1.3.2.209.1.A47, 1924 A-M, Prot.-Nr. 584. Exemplarisch auch in WStLA, 1.3.2.209.1.A47, 1913 A-M, Prot.-Nr. 1277; WStLA, 1.3.2.209.1.A47, 1920 N-Z, Prot.-Nr. 1041.

724 WStLA, 1.3.2.209.1.A47, 1940 N-Z, Archiv-Nr. 130.

725 WStLA, 1.3.2.209.1.A47, 1938 N-Z, Prot.-Nr. 70.

dagegen die bei der Entlassung eines Fünfjährigen, diagnostiziert mit „Zwergwuchs", ausgesprochene Empfehlung: „nachhause. ‚Bhdlg.'" – was damit gemeint war und insbesondere weshalb dies in Anführungszeichen notiert wurde, konnte aufgrund fehlender Aufzeichnungen zu diesem Patienten nicht geklärt werden.[726] Aber auch abgesehen von Medikamentengaben existierten Behandlungsformen, die bereits in den rund zwanzig vorangegangenen Jahren angewendet worden waren, weiter. So etwa die Behandlung mit elektrischem Strom, beispielsweise 1935 bei einem mit „Dementia praecocissima" diagnostizierten Siebenjährigen, der zusätzlich aufgrund seines Bewegungsdrangs im Gitterbett bleiben musste.[727]

Strombehandlungen wurden allerdings auch auf anderen Stationen der Kinderklinik angewendet, wie das Beispiel eines vierjährigen Patienten 1944 zeigt, der bereits vor Transferierung an die Heilpädagogische Abteilung im Gesicht wegen seines Blinzeltics faradisiert worden war. Dieser war dadurch besser geworden, die Enuresis und die Masturbation des Buben aber unbeeinflusst geblieben, weswegen er in der Folge mit „Hochfrequenz" faradisiert wurde, was laut den Aufzeichnungen abwechselnd gegen die Enuresis und die Onanie wirkte.[728] Eine Mischform der Behandlungsformen der Enuresis ist dagegen bei einem Patienten 1942 dokumentiert, der sowohl faradisiert wurde als auch Apomorphin bekam, nachts geweckt und darüber hinaus „energisch" ermahnt wurde.[729] Daneben wurden aber auch andere Behandlungsmethoden angewandt, wie 1944 bei einem fünfjährigen Patienten verzeichnet wurde: „Injektionen, Nahrungsentzug, Strafen nützen nichts."[730] Koffeininjektionen gegen das Einnässen wurden bereits 1938 notiert, mit der Erklärung des Anwendungsgrundes: „zur Verminderung der Schlaftiefe". Der Erfolg war mäßig, das Einnässen wurde dadurch nicht beseitigt.[731]

Daneben gab es wie bereits unter Lazar auch während Brucks Leitungstätigkeit sowie unter Asperger mitunter psychotherapeutische Behandlungen. Genauere Aufzeichnungen darüber sind nicht vorhanden, meist findet sich allein dieser Hinweis in einzelnen Akten.[732] Daneben war 1933 von einer „systematischen Belastungstherapie"

---

726 WStLA, 1.3.2.209.1.A47, 1937 A-M, o.Nr.

727 WStLA, 1.3.2.209.1.A47, 1934 A-M, o.Nr., sowie Prot.-Nr. 693 [beide Krankengeschichten (Wiederaufnahme 1935) liegen im Jahr der Erstaufnahme].

728 WStLA, 1.3.2.209.1.A47, 1944 N-Z, Prot.-Nr. 253.

729 WStLA, 1.3.2.209.1.A47, 1942 N-Z, Prot.-Nr. 79. Ablehnung oder Angst vor der Faradisation geht aus einer Notiz 1941 hervor: „Faradisiert worden. Hat sehr gebrüllt und sich gewehrt." WStLA, 1.3.2.209.1.A47, 1941 N-Z, Prot.-Nr. 67.

730 WStLA, 1.3.2.209.1.A47, 1944 A-M, Ambulanzkarten-Nr. 7422/1944.

731 WStLA, 1.3.2.209.1.A47, 1938 A-M, o.Nr.

732 Exemplarisch in WStLA, 1.3.2.209.1.A47, 1933 N-Z, Prot.-Nr. 296; WStLA, 1.3.2.209.1.A47, 1941 N-Z, Ambulanzkarten-Nr. 4537/1941.

sowie 1940 auch von einer „Beruhigungstherapie“ die Rede, über die allerdings ebenfalls weitere Informationen fehlen.[733] In der Regel wurden aber Patient*innen, die so behandelt wurden, nach ihrer Entlassung in ambulatorischer Betreuung behalten.

733 WStLA, 1.3.2.209.1.A47, 1933 A-M, Prot.-Nr. 1392; WStLA, 1.3.2.209.1.A47, 1934 N-Z, Ambulanzkarten-Nr. 18850/1934, hier auch ein Schreiben an das Bezirksjugendamt aus 1940 über den Versuch einer Beruhigungstherapie „wegen ihrer verschiedenen nervösen Symptome“.

4. AKTENENSEMBLE: DAS NETZ DER INFORMATIONEN

Nachdem in den vorangegangenen Kapiteln bereits auf die Informationen eingegangen wurde, die in unterschiedlicher Form und an unterschiedlicher Stelle in den Krankenakten verzeichnet wurden, steht nun der konkrete Aufbau der Akten im Fokus. Verdeutlicht werden soll durch die detaillierte Beschreibung der darin gesammelten Daten, welche Bestandteile wie viel Raum einnahmen und worauf sich letztlich die abschließende Beurteilung der Patient*innen berief. Auch die Gewichtung der Angaben, ihre Ausführlichkeit und Form geben dabei Hinweise auf Aufmerksamkeiten, sprachliche Erscheinungen und die bereits in der Aufzeichnung selbst vorhandene – institutionell notwendige – Selektivität.

Anamnese

Obwohl jeder Krankenakt Informationen über ein Individuum versammelte, variiert die ‚Sichtbarkeit' der Begutachteten erheblich, was mit mehreren Faktoren zusammenhing. Einerseits war das Alter der Patient*innen ausschlaggebend. Da mit Kleinst- und Kleinkindern kaum ausführlich besprochen werden konnte, wie sie die Situation sowie die Gründe ihrer Einweisung wahrnahmen, beschränkten sich die eingeholten Informationen auf Auskünfte von Erziehungsberechtigten und Behörden sowie auf die Verlaufsnotizen zu unterschiedlichen Beobachtungs- und Testmomenten an der Klinik. Anders bei Schulkindern: Sie wurden zu unterschiedlichen Aspekten des Aufenthalts und den dazu führenden (behaupteten) Problemen befragt. Wie viel Glauben und damit welche Art von Aufmerksamkeit ihren Aussagen geschenkt wurde, war unterschiedlich. Hinzu kamen externe Einschätzungen von Ärzt*innen, Lehrer*innen und Fürsorgerinnen. Grundlegende Informationen wurden aber auch im Rahmen des Anamnesegesprächs gewonnen und verzeichnet, wie Goffman darlegte, „besonders die diskreditierenden – über den sozialen Status und die Vergangenheit der Insassen [...] und in einem dem Personal zur Verfügung stehenden Dossier zusammengestellt."[734] Die Anamnese stellte also quasi den Ausgangspunkt der Krankengeschichten dar. Asperger formulierte es so: „Eine gute Vorgeschichte ist eine der wichtigsten Bedingungen für das Verständnis eines Kindes und seiner gesamten Situation."[735] Sie diente somit als „Erkenntnismittel", wie Ralser beschreibt. Das immer mehr geforderte und notierte Sprechen psychiatrischer Patient*innen und dessen Verzeichnung in der Krankenakte verdichtete sich: zur „Indizienkette zur Aufklärung der Krankheit wie bei Emil Kraepelin (1856–1926) und zuletzt als

734 Goffman, Asyle, 33.

735 Asperger, Heilpädagogik, 17.

theoriebildende Narrative wie bei Sigmund Freud (1856–1939)".[736] Die Anamnese sah Asperger als unerlässlich für die Klärung bestimmter diagnostischer Fragestellungen an, aber auch als wegweisend für die weitere Maßnahmensetzung. Dabei sei im Anamnesegespräch von ärztlicher Seite vielerlei zu beachten, darunter einerseits Einfühlungsvermögen und Taktgefühl, andererseits aber auch kritisches Hinterfragen der Angaben. Strikt nach einem vorgefertigten Schema vorzugehen, hielt er für nicht zielführend. An der Abteilung würde zunächst „mit der persönlichen Vorgeschichte des Kindes" begonnen, die bereits mit der Schwangerschaft einzusetzen und auch deren Verlauf, die (früh-)kindliche Entwicklung und Krankheiten zu integrieren hatte, da alle weiterführenden Fragen nach „Heredität und Familiensituation" ein gewisses Vertrauen der Auskunftspersonen, meist der Eltern, voraussetzen würde (dies trifft natürlich nicht auf Fürsorgepersonal als Auskunftgeber*innen zu).[737] Letztgenannter Themenbereich umfasste unterschiedliche Angaben:

> „Bei den Fragen über *Heredität* soll einen nicht nur eine etwaige Belastung mit Geistes- und Nervenkrankheiten interessieren, sondern auch Charakter- und Intelligenzeigentümlichkeiten der Eltern, der Geschwister und anderer Blutsverwandter, nicht zuletzt der Entwicklungsverlauf dieser Wesenszüge, weil sich in ihm oft die Entwicklung des in Frage stehenden Kindes widerspiegelt. Oft ist es ja erstaunlich, wie sich bestimmte kindliche Eigenheiten und Gewohnheiten als getreues Abbild von gleichem Geschehen bei Vorfahren und Verwandten finden, selbst wenn das Kind mit diesen gar keinen unmittelbaren Kontakt hatte, so daß man nicht annehmen kann, es ahme diese Eigenheiten nach, weil es sie an den anderen abgeschaut hat, was uns ein Beweis mehr dafür ist, wie tief die Verhaltensweisen eines Menschen in seiner Konstitution verankert sind."[738]

Mit der ebenfalls zu erfragenden Familiensituation meinte Asperger die konkrete Lebensrealität des Kindes, die sowohl die Familie selbst – Anzahl der zusammenlebenden Personen, „Intaktheit der Familie" – umfasste wie auch die wirtschaftliche, finanzielle und Wohnsituation „in hygienischer und (sehr schwierig zu erfragen!) moralischer Beziehung." Gerade dieser Punkt, die „Lebensführung" von Eltern und Verwandten, wäre oft schwer zu klären, weshalb „eigene Hausbesuche oder [...] gute Fürsorgeberichte das Bild abzurunden" ermöglichen würden.[739] Diese Heranziehung von „Informationen über Erblichkeitsverhältnisse, Vorerkrankungen und

736 Ralser, Subjekt, 26.

737 Asperger, Heilpädagogik, 17–19.

738 Asperger, Heilpädagogik, 18. Kursivierung im Original.

739 Asperger, Heilpädagogik, 18.

Verhaltensauffälligkeiten vor der Klinikeinweisung [...] als Erkenntnismittel zur Bestimmung der ‚Krankheit'" ist aus Aspergers Angaben ersichtlich.[740] Niemals dürfe sich laut ihm die Anamneseerhebung ausschließlich auf den konkreten Einlieferungsgrund beschränken, da mit der Vorgeschichte ein wesentlicher Beitrag zu leisten war, „um den Boden kennenzulernen, aus dem die Reaktionsweisen des Kindes erwachsen." In diesem Sinn seien auch das Umfeld und die Interaktion eines Kindes mit seiner Umgebung, seine „menschlichen Beziehungen" von Bedeutung, im Rahmen derer das Kind und sein Verhalten zu sehen wären.[741] Dies wird beispielsweise an der mit der Mutter einer Patientin 1944 aufgenommenen Anamnese deutlich, in der in einem eigenen Punkt der „Haustratsch" des Wohnhauses inklusive der Rollen der Nachbar*innen dabei wiedergegeben wurde.[742]

Während Sieder für andere Institutionen darlegte, dass sie die von den jeweiligen Fürsorgerinnen formulierten Anträge auf Übernahme von Kindern oder Jugendlichen in Gemeindepflege als Familienanamnese übernahmen,[743] wurden diese an der Heilpädagogischen Abteilung zu diesem Zweck lediglich dann herangezogen, wenn kein*e Erziehungsberechtigte*r bei der Aufnahme des Kindes anwesend war. Und auch in diesen Fällen wurde öfters angegeben, dass die überstellende Fürsorgerin keine Auskunft geben könne. Dies soll jedoch nicht darüber hinwegtäuschen, dass mit den überstellenden Institutionen generell ein enger Austausch stattfand und die bereits ‚erhobenen' Daten über die Minderjährigen und ihre Familien natürlich an der Heilpädagogischen Abteilung vorlagen und Einfluss auf die generelle Beurteilung der Patient*innen hatten.

Die Bedeutung einer ausführlichen Anamnese für heilpädagogische Zwecke war bereits von Lazar erkannt worden, wie frühe Krankenakten deutlich machen. Die am Krankenakt in der wiedergegebenen Form vorgedruckten Fragen, die darunter der Reihe nach zu beantworten waren, lauteten:

1. Geburt (wievielte? Rechtzeitig? Normal?).
2. Ernährung (Brust? Künstlich? Zuhause? Oder in Kost?).
3. Entwicklung (Zähne? Laufen? Sprechen?).
4. Frühere Erkrankungen (hat Masern, Scharlach, Diphterie, Keuchhusten, Schafblattern, Impfung überstanden). Andere Erkrankungen.

740 Ralser, Subjekt, 204.

741 Asperger, Heilpädagogik, 20.

742 WStLA, 1.3.2.209.1.A47, 1944 A-M, Ambulanzkarten-Nr. 7067. Die Beteiligung von Hausparteien in der Konstruktion von ‚Erziehungsschwierigkeiten' geht auch hervor aus WStLA, 1.3.2.209.1.A47, 1931 N-Z, Prot.-Nr. 2002 und WStLA, 1.3.2.209.1.A47, 1935 N-Z, o.Nr.

743 Sieder, Dispositiv, 170.

5. Gegenwärtige Erkrankung (Datum des Beginnes [wenige Jahre später ergänzt durch: bisherige Erscheinungen]).
6. Familien- und Wohnverhältnisse (Anzahl der Geburten, Krankheiten der anderen Kinder und Angehörigen, hereditäre Belastung).

Nach Wechsel des Krankenaktenformats existierte die Auflistung der Fragen in dieser Form nicht mehr, allerdings wurden dieselben Punkte, ergänzt um weitere Nachfragen, teilweise in vorgedruckte Felder auf der ersten Seite der Krankengeschichte ausgefüllt, teilweise ohne Vordruck weiterhin im Anamnesegespräch abgefragt. Obwohl Punkt 5 allgemein der wichtigste – und bei Überstellung durch Fürsorgebehörden aus Anstaltsunterbringung mitunter der einzig ausgefüllte – war, kam es je nach Einlieferungsgrund vor, dass gerade dieser nicht beantwortet wurde, wie bei einem fünfjährigen Buben 1913. In seiner Anamnese blieben die Punkte 4 und 5 leer, allerdings wurde unter Punkt 3 festgehalten: „Mit 2 Jahren Zähne, mit 3 Jahren Gehen. Sprechen hat das Kind bis heute nicht gelernt. Dabei hört es sehr gut und hat angeblich auch volles Sprachverständnis."[744] Der auch im Folgenden nirgends angeführte Aufnahmegrund wurde also hier umrissen. Entlassen wurde der Fünfjährige nach neuntägigem Aufenthalt mit der Diagnose „Mongoloide Entartung. Tiefstehende Idiotie."[745]

Im Allgemeinen wurden die Anamnesen von den Abteilungsärzt*innen (seltener -schwestern) mit den Erziehungsberechtigten oder überstellenden Fürsorgerinnen erhoben, in Einzelfällen – vorausgesetzt natürlich die Minderjährigen waren vom Alter her dazu in der Lage – aber auch mit den Patient*innen selbst, wie etwa 1925 mit einer fünfzehnjährigen Vollwaise.[746]

Intelligenztestungen, Entwicklungsuntersuchungen und Examen

Bereits 1914 sprach sich Lazar gemeinsam mit der Stationslehrerin Petra Belem gegen die damals übliche Intelligenztestmethodik nach Binet-Simon aus.[747] Alfred Binet (1857–1911) und Théodore Simon (1873–1961) hatten 1904 über Auftrag des

744 WStLA, 1.3.2.209.1.A47, 1913 N-Z, Prot.-Nr. 755. Unterstreichungen im Original.

745 WStLA, 1.3.2.209.1.A47, 1913 N-Z, Prot.-Nr. 755.

746 WStLA, 1.3.2.209.1.A47, 1925 A-M, Prot.-Nr. 942.

747 Petra Belem/Erwin Lazar, Analyse einiger Schwachsinnsfälle, in: Zeitschrift für Kinderheilkunde 12/5 (1914), 185–226. – Eine Geschichte der Intelligenzmessungen und psychometrischen Tests unter Berücksichtigung der Anwendung in verschiedenen Institutionen, darunter auch an der Heilpädagogischen Abteilung, entsteht im Rahmen der Dissertation von Niko Thoman an der Universität Wien.

Französischen Unterrichtsministeriums ihre Bewertungsskala des „intellektuellen Niveaus geistig Anormaler“ veröffentlicht, die durch dreißig zu lösende Aufgaben, 1908 schließlich auf 49 erweitert, das Lebensalter der Geprüften in Relation zu ihrem „Intelligenzalter“ setzen sollte. Der größere Kontext bestand in der staatlichen Auseinandersetzung mit der Frage, in welcher Form die allgemeine Schulpflicht auch auf Minderjährige mit (angeblichen) intellektuellen Beeinträchtigungen angewendet werden konnte. Eine dazu eingesetzte Kommission legte fest, dass durch Intelligenzprüfungen über den Normal- oder Hilfsschulbesuch entschieden, also die angebliche Bildungsfähigkeit von Kindern geprüft werden sollte.[748]

Lazar dagegen, der ab 1910 an seinem eigenen Testverfahren in Form der Selektion und Kompilation bestehender Methoden gearbeitet und es 1921 als ausgereift angesehen hatte,[749] befürwortete die Orientierung an neurologischen Prüfungsmethoden, die „darauf ausgehen, aus dem Verhalten bestimmter einzelner Funktionen zueinander den komplexen Zustand des Intellektualbildes zu erfassen.“[750] Dadurch könne ein „Qualitätsurteil“ gefällt werden, „in dem die Vorzüge und Fehler des Untersuchten festgehalten und zueinander in Beziehung gesetzt werden“, wogegen aus der Binet'schen Prüfung lediglich ein „Quantitätsurteil“ resultieren würde. Dies wäre einerseits unzureichend, andererseits „überflüssig“, etwa bei deutlichen Formen der „Debilität“. Lazars Testmethodik, die zwar ebenfalls ein Quantitätsurteil zuließ, war dagegen differenzierter und berücksichtigte isolierte auditive bzw. visuelle Beeinträchtigungen ebenso wie deren unterschiedliche Ausprägungen bzw. Variationen. Als besonders hilfreich bezeichnete er diese Testmethodik für die Hilfsschulpädagogik. Doch auch für die „annähernd intellektuell normalen Kinder“ wurde ein Testverfahren entwickelt, das in der Folge nicht nur an der Abteilung selbst, sondern auch an den „mit ihr zusammenhängenden Anstalten“ angewandt wurde.[751] Diese Anstalten waren jene des Wiener Fürsorgesystems, in die Lazars Intelligenzprüfungsmethode 1922 übernommen wurde. Der Fokus sollte auf die Erfassung der intellektuellen Kapazität im Allgemeinen gelegt werden, um Minderjährige, die – vornehmlich aus den unteren sozialen Schichten – durch unregelmäßigen Schulbesuch über mangelhaftes Schulwissen verfügten, vor Fehlurteilen bezüglich ihrer Intelligenz zu bewahren.[752] Dabei handelte es sich um mehrere kurze Einzeltests – „Subtraktionen, Wörtertest

---

748 Alfred Binet/Théodore Simon, Méthodes nouvelles pour le diagnostic du niveau intellectuel des anormaux, in: L'Année psychologique 1/11 (1904), 191–244. Vgl. dazu Rudolph/Benetka, Kontinuität, 23.

749 Rudolph/Benetka, Kontinuität, 38.

750 Lazar, Abteilung (1923), 170.

751 Lazar, Abteilung (1923), 170. Ein vollständig ausgefüllter, vierseitiger, vierzig Fragen umfassender Intelligenzprüfungsbogen liegt etwa in: WStLA, 1.3.2.209.1.A47, 1913 A-M, Prot.-Nr. 1018.

752 Rudolph/Benetka, Kontinuität, 16 u. 30.

nach Aschaffenburg, Masselon, Definition (Gregor), ein Orthographietest, Aufsatz, Merkfähigkeit für Silben und Zahlen, Bourdonsche Probe"[753] – deren Ergebnisse „nach ausgeaichten Werten zensuriert" wurden. Durch die verschiedenen Prüfungen sollten Schwächen und Stärken differenziert nachvollzogen werden.[754] Wie Rudolph/Benetka feststellten, dienten auch diese Untersuchungen schließlich nur einem Zweck: „Die psychometrischen Tests, die auf der Heilpädagogischen Abteilung zur Anwendung kamen, wurden letztlich eingesetzt, um Entscheidungsträgern eine wissenschaftliche, d. h. ‚objektive' Differenzierung zwischen ‚normalen' und ‚abnormalen' Kindern zu ermöglichen."[755] Wie das mitunter in den Krankenakten formuliert wurde, zeigt folgendes Beispiel aus dem Jahr 1930: „Die gute intellektuelle Begabung, die nur gelegentlich durch Konzentrationsstörung nicht zu voller Wirkung kommt, bewirkt, dass er mehr als Sonderling und nicht als psychopathische Minusvariante aufzufassen ist."[756] Hervorzuheben ist in diesem Kontext auch die Notiz einer Krankenschwester über das Puppenspiel einer Patientin, in der die „Intelligenzleistung" als wesentlich höher als während der Intelligenzprüfung eingeschätzt wurde.[757] Auch diese Personalgruppe war also mit den Intelligenztests – und deren Ergebnissen – vertraut. Ihre Einbindung in die klinisch-wissenschaftlichen Bereiche geht auch aus einem Foto aus 1921 hervor, das die Stationsschwester Viktorine Zak in einer solchen Prüfungssituation mit einem Patienten zeigt.

Generell variierte die Ausführlichkeit der Aufzeichnungen von während der Testsituation gemachten Beobachtungen und Einschätzungen in den Akten sehr. Von kurzen Notizen zu Ergebnissen über ausführliche Schilderungen der Gesamtsituation ist alles vorhanden. Eine besonders detaillierte Wiedergabe auf insgesamt zwei handschriftlich beschriebenen A4-Seiten findet sich beispielsweise im Krankenakt eines Buben 1933, bei dem noch genauer als die eigentlichen Testergebnisse das Verhalten des Patienten während der Prüfung wiedergegeben wurde.[758]

Asperger hielt in seiner *Heilpädagogik* 1952 zum Thema der Testmethoden fest:

---

753 Lazar, Abteilung (1923), 172.

754 Lazar, Abteilung (1923), 170 u. 172.

755 Rudolph/Benetka, Kontinuität, 38. Probleme ergaben sich an der Abteilung in der Praxis dann, wenn Patient*innen aus dem Ausland mit nichtdeutscher Muttersprache getestet und beurteilt werden sollten, etwa: „Da Pat. nur tschechisch kann, sind seine geistigen Fähigkeiten schwer eruierbar." WStLA, 1.3.2.209.1.A47, 1913 N-Z, Prot.-Nr. 1145.

756 WStLA, 1.3.2.209.1.A47, 1930 N-Z, Prot.-Nr. 1803.

757 WStLA, 1.3.2.209.1.A47, 1922 N-Z, Archiv-Nr. 136.

758 WStLA, 1.3.2.209.1.A47, 1940 N-Z, Ambulanzkarten-Nr. 18620 [Krankengeschichte der ersten Aufnahme 1933, liegt im Jahr der Wiederaufnahme 1940].

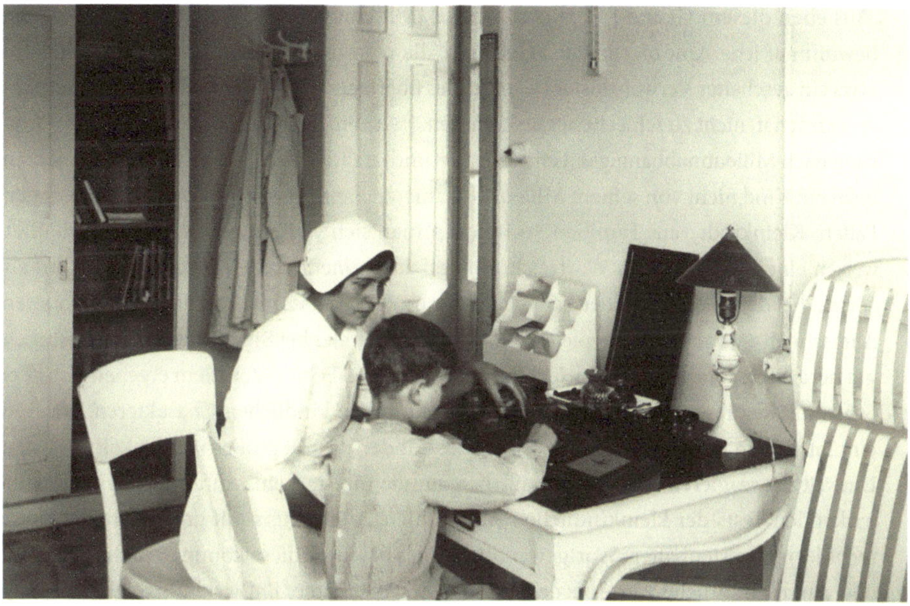

Abb. 61 Schwester Viktorine Zak mit einem Patienten in einer Testsituation
Pirquet-Album, 1921, Josephinum – Ethik, Sammlungen und Geschichte der Medizin, MedUni Wien, MUW-FO-S-004464-0085.

> „Es gibt kein heilpädagogisches Problem, bei dem die Intelligenz des Kindes nicht eine Rolle spielen würde; bei vielen Problemen steht jedoch die Frage nach der intellektuellen Begabung im Zentrum, z. B. wenn man bei einem Fall erkennt, daß sich hinter der Maske einer Dissozialität oder eines hysterischen Symptombildes – ein Schwachsinn verbirgt. Seit es heilpädagogische Arbeit überhaupt gibt, wird darum aufs eifrigste an dieser Untersuchungsmethodik gearbeitet, für spezielle Aufgaben werden immer neue Methoden gefunden, so daß über die Frage der Intelligenzprüfung eine ungeheure Literatur entstanden ist."[759]

Er trat dafür ein, die Persönlichkeit eines Kindes unbedingt in die Intelligenzprüfung miteinzubeziehen: „In Wirklichkeit ist es so, daß auch dann, wenn man nur die Intelligenz prüfen will, die ganze übrige Persönlichkeit ‚mitspielt'."[760] Über die bereits von Lazar diskutierte und berücksichtigte Problematik der Ausgestaltung der Intelligenzprüfungen in Bezug auf soziale oder umweltbezogene Faktoren erläuterte Asperger:

759 Asperger, Heilpädagogik, 26 f.
760 Asperger, Heilpädagogik, 10.

> „Aus eben diesem Grund [möglichst großer „Milieuunabhängigkeit“] verzichtete Binet bewußt auf jede Anforderung aus Gebieten, die man in der Schule erlernt; es sollte also etwa ein gescheiter Verwahrloster (wenn es das überhaupt gibt!), der also oft den Unterricht versäumt hat, nicht zu schlecht herauskommen. [...] Wir glauben überhaupt, daß die Forderung nach Milieuunabhängigkeit eines Tests grundsätzlich nicht ganz erfüllbar ist, weil man eben ein Kind nicht von seinem Milieu abstrahieren kann. Das zeigt sich z. B. in folgenden Fällen: Kleinkinder aus Familien, in welchen man sich viel mit den Kleinen beschäftigt, weisen einen viel größeren Wortreichtum und auch eine bessere Wortbereitschaft auf als solche, bei denen das nicht der Fall ist. Da dieses Verhältnis zum Wort aber in den unteren Altersstufen eine große Rolle spielt, kommen solche Kinder bei Binet-Tests oft ungebührlich gut heraus; erst die weitere Entwicklung entlarvt diesen Fehler. Vor allem ergeben sich aber Fehlresultate dieser Prüfungsmethode bei bestimmten kindlichen Charakteren. Da sind einmal die von Wesen etwas erethischen Kleinkinder, die mit großer Wendigkeit auf jeden Umweltreiz reagieren (besonders natürlich auf die mit starkem ‚Aufforderungscharakter‘ wirkenden Tests der kleinkindlichen Altersstufen), die weiters mit großer, freilich auch recht leerer, ‚gestenhafter‘ Wortgewandtheit alles bereden: diese kommen nicht selten auf überdurchschnittliche Werte bei der Prüfung. Erst die weitere Entwicklung zeigt, wie wenig sich die Kinder wirklich in eine Aufgabe versenken, wie schlecht ihre Arbeitskonzentration und ihre Ausdauer ist; erst dann verschlechtert sich auch das Testergebnis.“[761]

Das größte Problem verortete Asperger in diesem Zusammenhang darin, dass der Binet-Test bei Kindern ab neun Jahren, aber besonders bei den ab Elfjährigen „zu einseitig Forderungen an das abstrakte Denken stellt, welche in dieser Ausschließlichkeit nur Großstadtkindern und auch unter diesen nur besonderen ‚intellektuellen‘ Typen liegen (z. B. den Autistischen).“[762] Und weiter:

> „Es gibt viele den Forderungen des realen Lebens vollkommen angepaßte Typen, welche mit diesen Aufgaben nichts anzufangen wissen, ja als Debile herauskommen. Besonders trifft das für Landkinder zu – da hat man des öfteren bei streng ‚dogmatisch‘ vorgenommenen Binet-Prüfungen die erstaunliche Tatsache feststellen müssen, daß fast 100 % der Untersuchten ‚schwachsinnig‘ seien, was natürlich nicht gegen diese Bevölkerung, sondern nur gegen die Brauchbarkeit des verwendeten Tests spricht. Ungebührlich schlecht kommen bei den höheren Binet-Stufen im allgemeinen auch die Mädchen heraus, denen ja das abstrakte Denken im ganzen weniger liegt als den Knaben, ohne daß sie natürlich eine ‚minderwertigere‘ Intelligenz haben als diese. Andererseits erreichen wieder ‚instinktlose

761 Asperger, Heilpädagogik, 30 f.
762 Asperger, Heilpädagogik, 31.

> Denkautomaten', wie wir sie später beschreiben werden, ungebührlich hohe Resultate und auch da bestätigt die Lebensbewährung keineswegs jenes Ergebnis."[763]

Auch dabei nicht berücksichtigte „qualitative Unterschiede in der Leistung" thematisierte Asperger als Nachteil, denn es werden „stereotyp bestimmte Ergebnisse verlangt, andernfalls wird der Test als negativ bewertet." Das bedeutet, dass der Lösungsweg der Aufgaben, Mühe und Leichtigkeit nicht in die Beurteilung einflössen, was dagegen bei der Biäsch-Methode, 1939 in der Schweiz entwickelt, anders sei, die generell den Fokus stärker auf das Qualitative legte, unterschiedliche Lösungsmöglichkeiten der Aufgaben in Kommentaren diskutieren und bei einigen Tests auch Teillösungen anerkennen würde. Gerade Letzteres wäre an der Heilpädagogischen Abteilung, an der auch unter Aspergers Leitung – in immer wieder modifizierten Versionen – die von Lazar und Ferdinand Tremel entwickelte Testmethodik verwendet wurde, „seit langem auch schon bei der Binet-Prüfung getan" worden.[764] Der Kritik, dass damit der objektive Charakter der Untersuchungen verloren gehen würde, begegnete Asperger mit der Erläuterung, dass eine Prüfung ohne Rücksichtnahme auf die Person des*der Geprüften, keineswegs zu verlässlichen Ergebnissen führen würde, da eben individuelle Ansätze, auch etwaige Hemmungen und dergleichen nicht als beeinflussende Faktoren anerkannt würden.[765] Sowohl die Binet- als auch die Biäsch-Methode war für Kinder ab drei Jahren anzuwenden. Asperger legte aber dar, weswegen vielfach bereits früher Testergebnisse wünschenswert waren, nämlich insbesondere im Kontext von Adoptionen. Als „erste gut brauchbare Methode" zur Prüfung von Kindern vom ersten bis zum sechsten Lebensjahr nannte er die 1932 von Charlotte Bühler und Hildegard Hetzer (1899–1991) in endgültiger Form publizierten Kleinkindertests.[766] Als „Standardwerk für die westliche Welt" seiner Zeit führte Asperger aber *Developmental Diagnosis* von dem Arzt Arnold Gesell (1880–1961) an,[767] das die „Nervenentwicklung" sowie auch Entwicklungsstörungen berücksichtige. Dabei erachtete er es als zentral, gerade bei Kleinkindern die Tests mit großer Geduld durchzuführen, da aufgrund des geringen Alters auch bereits vorhandene Fähigkeiten nicht beliebig auf Aufforderung reproduziert werden könnten. Zudem wäre die Beurteilung, ob

763 Asperger, Heilpädagogik, 31.

764 Asperger, Heilpädagogik, 31 u. 39.

765 Asperger, Heilpädagogik, 39.

766 Asperger, Heilpädagogik, 32; Charlotte Bühler/Hildegard Hetzer, Kleinkindertests. Entwicklungstests vom 1. bis 6. Lebensjahr, Leipzig 1932.

767 Arnold Gesell/Catharine Strunk Amatruda, Developmental Diagnosis. Normal and Abnormal Child Development. Clinical Methods and Practical Applications, New York 1941. Weshalb Asperger auf die Angabe von Gesells Mitautorin verzichtete, ist unklar.

eine Aufgabe gelöst worden sei, häufig nicht eindeutig möglich, weswegen „nur der ‚gute Blick' [...] der Lage gewachsen" sei.[768] Deutlich wird hier der subjektive Einfluss der prüfenden Person auf das Ergebnis, der in Zusammenhang mit Aspergers Darlegungen zwar sinnvoll, aber insbesondere im Kontext in den vergangenen Jahren bekannt gewordener (dezidierter) Fälschungen von Intelligenzprüfungsergebnissen von Schweizer Minderjährigen in Fürsorgeerziehung zu bedenken ist.[769]

Aber auch ganz allgemein vertrat Asperger die „Überzeugung, daß die rein verstandesmäßigen, ‚exakten' Methoden, etwa die verschiedenen Tests, [...] *allein* nicht zur Erkenntnis einer Persönlichkeit genügen." Darüber hinaus würde auch das „*Gefühl* des Erziehers" von Bedeutung sein.[770] Die an der Abteilung durchgeführten Intelligenzmessungen stellten nämlich von der Gründung an nur einen Teil der durchgeführten Untersuchungen dar. Angewandt wurde um 1920 immer wieder auch eine „Montessori-Prüfung", womit die Feststellung der Fähigkeiten der Patient*innen mittels Montessori-Materialien gemeint war. Der erste Teil dieser Testung wurde etwa bei einem elfjährigen Buben 1919, diagnostiziert mit „Mongoloid (Idiotie)", als „vollkommen negativ" beschrieben: „Er versucht wiederholt das größte Einsatzstück [des Zylinders] in die kleinste Öffnung zu stecken. Beim 8. Versuch trotz Hilfe noch immer negativ."[771] Die Geduld, die Asperger bei derartigen Untersuchungen etwa dreißig Jahre später forderte, scheint zumindest der Notiz nach – denn über die reale Situation kann keine Aussage getroffen werden – den Patient*innen auch unter Lazar entgegengebracht worden zu sein.

Über jede*n Patient*in sollte darüber hinaus ein vorgedrucktes Formular ausgefüllt werden, das körperliche Daten abfragte: Neben der Basis, die in der Kopfzeile aus Name, Geburtstag, Schulklasse und Körpergewicht bestand, wurden – die Wiedergabe erfolgt mit den zeitgenössisch gebrauchten Ausdrücken – Körperlänge, Kopfumfang, Brustumfang, Bauchumfang, Knochensystem, Muskulatur und Fett als konkrete Körperangaben gemessen. Schädelform, Gesicht, Lippen, Zunge, Zähne, Gaumen, Tonsillen, Adenoiden, Thymus, Thyreoidea, Mamma, Genitale vertieften die Angaben, ebenso wie die Aussagen über einen möglichen inneren Befund, Nervenstatus, Cornealreflex, Pupillenreaktion, Nystagmus, Rachenreflexe, Reflexe im Allgemeinen,

768 Asperger, Heilpädagogik, 36 f.

769 Diskutiert auf dem Internationalen Workshop *Zwischen Schutz, Normierung und Gewalt: Sexualitätsgeschichtliche Perspektiven auf Kindheit und Jugend im Kontext der Fürsorge (1950–1980)*, Universität Basel, 15. 9. 2017.

770 Asperger, Heilpädagogik, 16 f. Kursivierungen im Original.

771 WStLA, 1.3.2.209.1.A47, 1919 N-Z, Prot.-Nr. 80. Ein anderes Beispiel findet sich etwa in WStLA, 1.3.2.209.1.A47, 1922 A-M, Archiv-Nr. 129.

Schmerzempfinden, Besonderheiten und Druckpunkte.[772] Wenn es erforderlich war, wurden Kinder von der Abteilung auch zur zahn- oder augenärztlichen Untersuchung geschickt. Die Bedeutung der körperlichen Untersuchung sah Asperger neben der „Erhebung einzelner Organbefunde, so wichtig diese für die jeweilige Fragestellung sein mögen" besonders darin, „Anhaltspunkte dafür zu gewinnen, wie sich im körperlichen Zustand Charakterliches ‚ausspricht', wie es ‚in Erscheinung tritt'."[773]

Im Fall von Minderjährigen, bei denen die Abklärung des Gehör- und/oder Sprachvermögens im Raum stand, wurden ebenfalls Intelligenzmessungen durchgeführt, verbunden mit weiteren Untersuchungen, die Aufschluss über Zusammenhänge des jeweiligen somatischen Zustands mit der psychischen Entwicklung bieten sollten.[774] 1912 etwa wurde ein achtjähriges Mädchen untersucht, bei dem aufgefallen war, dass es „auf sprachliche Eindrücke nicht reagiert" und in der Schule zwar Lesen, Schreiben und Rechnen erlernt hätte sowie Gedichte auswendig lernen, allerdings mündliche Fragen nicht beantworten könne. Untersuchungen des äußeren Gehörorgans hatten keine krankhaften Befunde ergeben. In der Anamnese wurde weiter festgehalten, dass die Mutter seit ihrer Jugend schwerhörig sei – „es soll ebenfalls eine nervöse Störung sein (!)" –, jedoch „geistig ganz normal". Die Untersuchungen an der Abteilung ergaben: „Gehör rechts fast ganz erloschen, nur lautester Anschlag zu hören. Links starke Herabsetzung des Hörvermögens. [...] Sie liest gut vom Mund ab, spricht nach, spricht auch spontan."[775] Es erfolgten auch Prüfungen des „grammatikalischen Wortschatzes", bei denen unterschiedliche Fragen allgemeiner Natur, aus dem Lebensbereich des Kindes sowie situationsbezogen gestellt wurden, sowie zu „Lesen und Schreiben", wobei von Silben bis Worten geprüft und auch die Dauer festgehalten wurde. Ablese-, Abschreib- und Diktatfähigkeiten wurden getestet sowie die Sinnerfassung im Rahmen der Aufgaben. Bei der betreffenden Patientin hielt Lazar konkludierend fest:

> „Sie kann lesen u. schreiben, mit vollem Verständnis. Vollständiger grammatikalischer Wortschatz.
> Daraus ergibt sich dass eine Laesion der zentralen Gehörspartien (Gehirn) nicht vorliegen kann. Es ist vielmehr anzunehmen, dass die Laesionen peripherer sitzen (etwa Labyrinth).

---

772 Diese Angaben liegen fast allen Krankengeschichten bei, belegt beispielsweise in WStLA, 1.3.2.209.1.A47, 1914 A-M, Prot.-Nr. 157. Wenn sie nicht auf dem vorgedruckten Formular verzeichnet wurden, so handschriftlich im Krankenakt, etwa in WStLA, 1.3.2.209.1.A47, 1931 A-M, Prot.-Nr. 1915.

773 Asperger, Heilpädagogik, 21.

774 Vgl. zu diesem Themenkomplex auch Asperger, Heilpädagogik, 218–226.

775 WStLA, 1.3.2.209.1.A47, 1912 N-Z, Prot.-Nr. 780.

Das Kind hat spontan die Sprache nach Art der Taubstummen gelernt. Eine weitere Förderung dürfte auch auf diese Art zu erwarten sein."[776]

Einen wichtigen Teil der Beurteilung der Patient*innen stellte auch das „Examen" dar, also das persönliche Gespräch, das bereits unter Lazars Abteilungsleitung ausführlich mit den Patient*innen geführt wurde.[777] Neben dem Erkenntnisgewinn über die Persönlichkeit des Kindes sah Asperger darin auch eine „therapeutische Funktion", besonders bei älteren Kindern.[778] Auch diesbezüglich verwies er darauf, dass es dafür

„kein festes System geben [kann]. Wohl wird man in jedem einzelnen Fall das Gespräch auf das häusliche Milieu lenken, auf Interessenrichtungen, auf die Beziehungen zu anderen Menschen, vor allem zu den Familienmitgliedern, wird mit dem Kind von seinen Konflikten, seinen inneren und äußeren Schwierigkeiten sprechen. Im einzelnen aber wird sich das Gespräch, wenn es das Wesen eines Kindes wirklich aufschließen soll, ungemein verschieden gestalten. Jedes Schema würde da vollkommen versagen."[779]

Diese Gesprächssituationen erfüllten naturgemäß einen Zweck: Sie sollten die Sichtweise der Patient*innen sichtbar machen, aber zugleich auch den Ärzt*innen ermöglichen, die Persönlichkeit der Minderjährigen zu beurteilen. Neben dieser klinischen Funktion ist allerdings das erweiterte Setting zu berücksichtigen: „Zu solchen Gelegenheiten muß der Insasse Fakten und Gefühle, die seine Person betreffen, ihm bisher unbekannten Zuhörern offenbaren."[780] Das wichtigste wäre, ein Kind zu „freien" und spontanen Äußerungen zu bringen, was sich naturgemäß unterschiedlich leicht oder schwierig gestalte. Das Kind und seine Reaktionen auf die Fragen bzw. die Gesprächssituation würde diese bestimmen, somit sei es „nicht einfach der passive, ausgefragte Teil". Die Herausforderung für die gesprächsführende Person läge aber darin, keine Erwartungen oder Vorstellungen in das Kind hineinzuprojizieren, da Kinder oft unterbewusst darauf reagieren würden.[781] Hier tritt ein wesentlicher Faktor zutage, den Ralser bereits für die Psychiatrie des 19. Jahrhunderts beschreibt: „Es interessierten [...] also Rhetorik und Gestik des Vortrags der Lebensgeschichten, der Inhalt der berichteten Ereignisse aber kümmerte [...] nicht."[782] In Bezug auf die heilpädagogische

776 WStLA, 1.3.2.209.1.A47, 1912 N-Z, Prot.-Nr. 780.

777 Ein besonders ausführliches Beispiel findet sich in WStLA, 1.3.2.209.1.A47, 1914 A-M, Prot.-Nr. 949.

778 Asperger, Heilpädagogik, 26.

779 Asperger, Heilpädagogik, 24.

780 Goffman, Asyle, 33.

781 Asperger, Heilpädagogik, 24.

782 Ralser, Subjekt, 49.

Untersuchung ist das allerdings nur teilweise zutreffend: Obwohl das Augenmerk insbesondere auf Reaktion und Verhalten der Patient*innen im Gespräch gelegt wurde, also eben diese beiden Faktoren als wesentlich bewertet wurden, wurde dennoch auch der Inhalt des Gesagten einbezogen. In diesen Gesprächssituationen wurden die Patient*innen etwa, sofern es um die Frage der Unterbringung und insbesondere um Formen häuslicher Unterbringung ging, auch dazu befragt, wohin sie selbst entlassen werden wollten, also beispielsweise, ob sie zu den Eltern (zurück) wollten.[783] Die Art der Antwort aber trug maßgeblich zur Beurteilung bei. Gerade in diesen Gesprächssituationen war nach Asperger die Reflexion wichtig: „Der erfahrene Untersucher aber, der sich selbst kennt und damit seine eigene Rolle als bekannt und gegeben in die Rechnung einsetzen kann, muß imstande sein, das, was zwischen ihm und dem Kinde ‚spielt', sich bewußt zu machen."[784] Nicht außer Acht zu lassen sei aber folgender Aspekt: „[...] daß es bei jedem Gespräch Grenzen gibt, die man zu respektieren hat: man hat zu achten, was der andere Mensch, auch ein Kind, nicht preiszugeben gewillt ist".[785] Aber auch wenn das Beschweigen bestimmter Inhalte (scheinbar) akzeptiert wurde, dienten Reaktion und Verhalten der Beurteilung. Obwohl dies unerlässlich für das Funktionieren der heilpädagogischen Begutachtung war, handelte es sich dabei um eine spezielle Situation für die Patient*innen. Die Möglichkeit, bestimmte Informationen oder Details im „Examen" auszusparen war zwar gegeben, doch wurde dies von den Ärzt*innen registriert. Ihnen standen die bereits (vielfach im Vorfeld) gesammelten Informationen zur Verfügung, was bedeutet, dass die Entscheidung für oder gegen die Wiedergabe diverser Inhalte von den fragenden Personen direkt in die Beurteilung einbezogen wurde. Der Verlust der Entscheidung darüber, mit wem man persönliche Informationen in welcher Art teilen will, bedeutet zugleich einen Kontrollverlust über die eigene Privatsphäre.[786]

Aktenbeilagen

Neben den an der Abteilung selbst verfassten Bestandteilen der Krankenakten gibt es eine Vielzahl von Beilagen, die außerhalb der Institution entstanden sind. Im Folgenden wird ein Überblick über die Art der Dokumente gegeben, dabei handelte es

783 Exemplarisch in einem vom Jugendgericht zugewiesenen Fall von Misshandlung: WStLA, 1.3.2.209.1.A47, 1921 A-Z, Archiv-Nr. 57.
784 Asperger, Heilpädagogik, 25.
785 Asperger, Heilpädagogik, 26.
786 Goffman, Asyle, 37.

sich unter anderem um vorgefertigte Schriftstücke, die individuell ausgefüllt wurden, wie beispielsweise einen fünfseitigen „Fragebogen für die heilpädagogische Untersuchung", der in fünf Punkten Verhalten und Lebenssituation des Kindes abfragte. Ein solcher liegt dem Akt eines zehnjährigen Patienten des Jahres 1932 bei, der vom Schularzt an die Abteilung gewiesen wurde. Ob die von der Mutter berichteten häuslichen Schwierigkeiten dafür ausschlaggebend gewesen waren, Schulprobleme oder doch, wie auf dem vom Hort ausgefüllten Fragebogen angegeben, die Überprüfung, „ob der Hort für das Kind von Vorteil ist", bleibt unklar.[787] Interessant ist allerdings der Fragebogen als Dokument selbst, der nicht nur von Horterzieher*innen, sondern auch häufig von Kindergärtnerinnen ausgefüllt, den Krankengeschichten beiliegt.[788] Erst auf einem solchen Fragebogen des Jahrgangs 1935 findet sich darauf unter dem Punkt „Allgemeines" eine Erläuterung zum diesbezüglichen Prozedere:

> „Die heilpädagogische Untersuchung für schwererziehbare Kinder der städtischen Kindergärten findet im Arbeitsjahr 1933/34 jeden Freitag um 9 Uhr in der Kinderklinik (Professor Dr. Hamburger), Wien IX, Lazarettgasse 15 [sic], statt. Es ist notwendig, jedes Kind zur Untersuchung anzumelden. Für jedes Kind ist der unten folgende Fragebogen auszufüllen. Fragebogen und Gesundheitsblatt müssen vor jeder Leiterinnenkonferenz an die verantwortliche Führung der heilpädagogischen Arbeitsgemeinschaft, Frau Kindergärtnerin Herta Fuchs, abgegeben werden. An diesen Tagen werden auch die Termine für die Untersuchung der angemeldeten Kinder verlautbart, neue Fragebogen ausgegeben und Auskünfte erteilt."[789]

Ähnlich dem Fragebogen für die heilpädagogische Untersuchung liegen auch andere Dokumente den Akten bei, die Aufschluss über die behördlichen Vorgänge im Fürsorgewesen geben, wie etwa der sogenannte „Abhörbogen" der Bezirksarmenräte,[790] der „Ärztliche Fragebogen über die Untersuchung eines schwachsinnigen Kindes" der Bezirksschulräte,[791] die „Aufnahmeschrift für eheliche Kinder" der Berufsvormundschaft des niederösterreichischen Landesjugendamts,[792] der „Erhebungsbogen

787 Fragebogen für die heilpädagogische Untersuchung, 12.12.1932, WStLA, 1.3.2.209.1.A47, 1932 N-Z, o.Nr.

788 Exemplarisch in WStLA, 1.3.2.209.1.A47, 1934 N-Z, Ambulanzkarten-Nr. 18874/1934.

789 Fragebogen für die heilpädagogische Untersuchung, 29.10.1935, WStLA, 1.3.2.209.1.A47, 1935 A-M, Ambulanzkarten-Nr. 291/1935.

790 WStLA, 1.3.2.209.1.A47, 1923 N-Z, Prot.-Nr. 489.

791 WStLA, 1.3.2.209.1.A47, 1913 A-M, Prot.-Nr. 250.

792 Etwa in WStLA, 1.3.2.209.1.A47, 1923 A-M, Prot.-Nr. 541 oder WStLA, 1.3.2.209.1.A47, 1924 N-Z, Prot.-Nr. 622.

zur Fürsorgeerziehung" der Bezirksjugendämter,[793] das „Fürsorgeblatt" der Jüdischen Jugendfürsorge,[794] der „Berichtsbogen" der Jugendgerichtshilfe[795] oder der „Antrag zur Aufnahme" in Spitalsbehandlung des Wiener Krankenanstaltenfonds[796] sowie das Formular „Fragen, welche bei der Abgabe eines Kranken in eine Irrenanstalt von dem diese Abgabe vermittelnden Amtsarzte nebenstehend schriftlich zu beantworten sind".[797] Diese Dokumente, die im Prinzip jeden Lebensbereich, der behördlich erfasst werden konnte, beinhalten, verdeutlichen, welche Daten und Informationen über die bei Eintritt in die Abteilung zu Patient*innen werdenden Kinder und Jugendlichen durch institutionellen Austausch zur Verfügung standen, verlangt, teils vorausgesetzt und bereitgestellt wurden.

In diesem Kontext stehen auch die Berichte von Schulen, die entweder im Rahmen einer gewünschten Aufnahme ihrer Schüler*innen an die Abteilung übermittelt, oder nach beschlossener oder erfolgter Aufnahme auf Ersuchen der Abteilung angefertigt wurden. Die enthaltenen Informationen waren vielfältig und beschränkten sich nicht auf das Lern- und Sozialverhalten der Kinder in der schulischen Einrichtung. So schilderte eine Lehrerin 1932 ausführlich ihre Wahrnehmung, wie sehr sich ihre Schülerin vor der Mutter und dem Stiefvater fürchte, aber ihre Schwester sehr liebe und zugleich, wie negativ die Mutter sich über das Mädchen äußere. Sie wies auch darauf hin, dass die Achtjährige anfangs eine gute Schülerin gewesen sei, aber ab Ende der zweiten Klasse auffallend nachgelassen habe. Sie sei aber ein nettes Kind, das den Unterricht nicht störe.[798] Die Einweisung war durch das Jugendamt veranlasst worden, nachdem das Mädchen fünf Tage die Schule geschwänzt und das vom Stiefvater gegebene Essensgeld anderweitig verwendet hatte, die Schule teilte daraufhin mit: „Da der Stiefvater des Kindes sich erbötig machte, selbst das Kd. [an die Abteilung] hinzuführen konnte ein Bericht über das Elternhaus u. wie die Klassenlehrerin die Dinge ansieht, nicht mitgegeben werden. Er folgt deshalb getrennt von dem Bericht über das Kind selbst."[799] Nach knapp zweimonatigem Abteilungsaufenthalt wurde das Mädchen nach Hause entlassen, obwohl Mutter und Stiefvater Anstaltsunterbringung durchaus befürwortet hätten – sie wurden von der Abteilung für den Umgang mit

793 Etwa in WStLA, 1.3.2.209.1.A47, 1920 N-Z, Archiv-Nr. 102.
794 Etwa in WStLA, 1.3.2.209.1.A47, 1926 N-Z, Prot.-Nr. 1103.
795 WStLA, 1.3.2.209.1.A47, 1919 N-Z, Prot.-Nr. 419 [Krankengeschichte 1918, im Jahr der zweiten Aufnahme 1919 abgelegt].
796 WStLA, 1.3.2.209.1.A47, 1919 A-M, o.Nr.
797 WStLA, 1.3.2.209.1.A47, 1927 A-M, Prot.-Nr. 1338.
798 Bericht, 3.3.1932 sowie Nachtrag zu dem Bericht über [das Mädchen], 3.3.1932, WStLA, 1.3.2.209.1.A47, 1932 N-Z, Prot.-Nr. 2076.
799 Volksschule an Klinik, 4.3.1932, WStLA, 1.3.2.209.1.A47, 1932 N-Z, Prot.-Nr. 2076.

dem Mädchen beraten. Während in diesem Beispiel die Lehrerin der Patientin ein differenzierteres Bild der häuslichen Umstände zeichnete, bemerkte die zuständige Fürsorgerin bei einem anderen Patienten wiederum, dass der „Lehrer gegen den Buben eingestellt“ sei.[800]

Abschriften von Berichten an die einweisenden Personen oder Behörden zählen ebenfalls zu den in den Akten kumulierten Schriftstücken. Einerseits handelte es sich dabei um während des Aufenthalts oder direkt im Anschluss daran entstandene Befunde, die entweder hand- oder maschinenschriftlich vorhanden sind, andererseits auch um Jahre später auf Anfrage angefertigte Wiedergaben. Besonders in den Anfangsjahren sind derartige Abschriften allerdings häufig nicht in den Akten enthalten. Dass Befunde aber auch in diesem Zeitraum angefertigt und ausgefolgt wurden, geht aus Notizen wie „Befund übernommen“, manchmal gefolgt von der Unterschrift der diesen empfangenden Person, Verweisen auf früher ausgefertigte, den Akten aber nicht beiliegende Befunde, oder auch Angaben wie „gegen die Ansicht des Gutachtens an den Vater zurückgegeben“ hervor.[801] Diese Befunde wurden nicht ausschließlich Behörden übermittelt, auch Elternteilen wurden sie mitunter bei der Abholung ihrer Kinder mitgegeben, wie ein Beispiel aus 1926 durch die Angabe „2tes Gutachten 17.IX.1926 übernommen“, gefolgt von der Unterschrift der Mutter, belegt.[802] Auf der anderen Seite finden sich allerdings auch Urgenzen um Befundübermittlung, insbesondere des Jugendamts, das teilweise sogar mehrmals nachfragen musste.[803] Auskünfte wurden aber auch während des Aufenthalts von anderen Behörden angefordert, wie ein Beispiel des Jahres 1930 verdeutlicht, in dem das zuständige Bezirkspolizeikommissariat sich an die Heilpädagogische Abteilung wandte: „Im Zuge einer h. a. Anzeige wurde in Erfahrung gebracht, daß [die Patientin] sich dort [an der Abteilung] in Pflege befindet. Es wird um Anhersendung einer Abschrift der Krankengeschichte ersucht.“[804] Im Gegenzug erhielt auch die Heilpädagogische Abteilung Aktenstücke, die jedoch nicht immer dem Akt beiliegen: In einer Krankengeschichte wurde 1929 ein Polizeiakt, der über das Jugendamt „gegen Rückschluß“

---

800 WStLA, 1.3.2.209.1.A47, 1930 N-Z, Prot.-Nr. 1739. Ähnlich auch in WStLA, 1.3.2.209.1.A47, 1940 A-M, Ambulanzkarten-Nr. 3935/1940, weswegen hier die Fürsorgerin die Umschulung des Mädchens wünschte.

801 Exemplarisch WStLA, 1.3.2.209.1.A47, 1916 N-Z, Prot.-Nr. 877 und WStLA, 1.3.2.209.1.A47, 1923 A-M, Prot.-Nr. 312; WStLA, 1.3.2.209.1.A47, 1937 N-Z, Ambulanzkarten-Nr. 4627/1937.

802 WStLA, 1.3.2.209.1.A47, 1926 A-M, Prot.-Nr. 1176.

803 Etwa in WStLA, 1.3.2.209.1.A47, 1932 N-Z, Ambulanzkarten-Nr. 17931/1932 oder WStLA, 1.3.2.209.1.A47, 1937 N-Z, Prot.-Nr. 2116 [Dokumente teilweise vor dem Deckblatt der Krankengeschichte einliegend].

804 Bezirks-Polizei-Kommissariat an Kinderklinik Lazar, 7.6.1930, WStLA, 1.3.2.209.1.A47, 1930 N-Z, Prot.-Nr. 1788.

übermittelt worden war, thematisiert, allerdings ohne (in Abschrift oder auch nur zusammengefasst) vorhanden zu sein.[805]

Die längere Zeit nach Abteilungsaufenthalt angefertigten Abschriften der heilpädagogischen Befunde wurden von unterschiedlichen Stellen angefordert. Dabei konnte es sich um andere Kliniken, praktische oder Fachärzt*innen handeln, die aus unterschiedlichen Gründen Informationen über die heilpädagogische Beobachtung erbaten.[806] Während dies etwa zur Vervollständigung aktueller Krankengeschichten dienen konnte, fragte 1986 der Primar des niederösterreichischen Landeskrankenhauses für Psychiatrie und Neurologie Klosterneuburg, Leo Navratil (1921–2006), nach der Krankengeschichte des Jahres 1940 eines „Gugginger Künstlers“, da er an dessen Biografie arbeite.[807] Derart späte Anfragen an die Abteilung – nach 46 Jahren – sind zwar die Ausnahme, doch Befundabschriften bzw. Wiedergaben einstiger Beobachtungsergebnisse bis zu dreißig Jahre nach Abteilungsaufenthalt sind immer wieder dokumentiert.[808] Eine seltene Ausnahme ist 1966 das Ansuchen eines ehemaligen Patienten selbst um Aushändigung seines Befundes der Aufnahme 1943, den er nach eigener Angabe benötigte, um in der Haftanstalt, in der er sich aktuell befand, adäquat bezüglich seiner Kopfschmerzen, begleitet von Eiter- und Blutausfluss aus der Nase, behandelt zu werden.[809]

Neben Auskünften an Ärzt*innen bzw. zu Zwecken der medizinischen Behandlung wurden solche aber auch von Strafverfolgungs- und Justizbehörden eingeholt. 1949 wurde etwa an den Polizeipräsidenten von Wien berichtet:

805 WStLA, 1.3.2.209.1.A47, 1929 N-Z, Prot.-Nr. 1601.

806 Beispielsweise Direktor der jugendpsychiatrischen Klinik Loben an Universitätsklinik für Kinderheilkunde, 17.1.1944, WStLA, 1.3.2.209.1.A47, 1942 A-M, Prot.-Nr. 1258 oder Universitäts-Nervenklinik München an Kindernervenheilanstalt [sic], 27.8.1943, WStLA, 1.3.2.209.1.A47, 1926 A-M, Prot.-Nr. 1209. Besonders bei diesen aus der NS-Zeit stammenden Anfragen wäre der meist nicht ersichtliche konkrete Grund des späteren Krankenhausaufenthalts von Interesse. Weitere Beispiele: Ambulatorium für Nervenkranke an Kinderklinik, 3.10.1955, WStLA, 1.3.2.209.1.A47, 1929 N-Z, Prot.-Nr. 1605 oder auch Psychiatrische Klinik an Heilpädagogische Abteilung, 16.11.1937, WStLA, 1.3.2.209.1.A47, 1913 A-M, Archiv-Nr. 684 oder Asperger an Allg. Invalidenversicherungsanstalt, 5.1.1955, WStLA, 1.3.2.209.1.A47, 1936 A-M, Prot.-Nr. 1730.

807 WStLA, 1.3.2.209.1.A47, 1941 N-Z, Archiv-Nr. K 149.

808 Z. B. ein derartiger Befund aus 1969 in WStLA, 1.3.2.209.1.A47, 1940 N-Z, Ambulanzkarten-Nr. 4121/1940.

809 [Ehemaliger Patient] an Leiter der Kinderklinik, 30.4.1966, WStLA, 1.3.2.209.1.A47, 1943 N-Z, o.Nr. Der Briefbogen der Haftanstalt, auf dem das Ersuchen des ehemaligen Patienten geschrieben ist, enthält Informationen zur Gestaltung der Antwort, wobei folgender Hinweis besonders hervorsticht: „Beilegen von Geld, Briefmarken und Rasierklingen ist verboten!“ Ebd.

> „Wir kennen [den ehemaligen Patienten] seit dem Jahre 1933; damals war er an der Heilpädagogischen Abteilung der Univ.-Kinderklinik aufgenommen. Seither haben wir ihn immer wieder gesehen, besonders dann, wenn es wieder einmal mit der Berufseinstellung schief ging, wir kennen daher seinen Charakter und seinen Entwicklungsgang sehr genau. Es handelt sich um einen typischen ‚instinktgestörten Psychopathen': während die formale Intelligenz, u.a. die Lernfähigkeit, das Gedächtnis, die Fähigkeit zu logischem Denken, intakt oder fast intakt sind, besteht ein schwerer Defekt in der instinktmäßigen Situationsanpassung. Normalerweise erfolgt ja das richtige Verhalten in einer konkreten Situation nicht allein und gar nicht in erster Linie als Resultat logischer Überlegungen oder rationaler Beurteilung der Situation, sondern zu einem großen Teil eben aus instinktmäßiger Einstellung – und eben in dieser Beziehung fehlt es dem Probanden. Er wirkt in manchen Situationen geradezu rührend naiv und ahnungslos, läßt sich führungslos dahintreiben, gerät immer wieder in Verhaltensweisen, welche ans Kriminelle grenzen oder diese Grenze sogar überschreiten. Wenngleich man hier nicht von einer ausgesprochenen geistigen Störung sprechen kann, welche die strafrechtliche Verantwortung völlig aufhebt, so liegt er doch deutlich an der Grenze der Verantwortungsfähigkeit. Er braucht jedenfalls ständig jemanden, der über ihn die Führung übernimmt, ihm die Verantwortung abnimmt, die zu tragen er selbst nicht fähig ist. Da er zweifellos gutwillig ist, erscheint es uns möglich, dass seine soziale Einstellung gelingt und dass auch eine gewisse Gewöhnung an soziales Verhalten eintritt, wenn man nur sehr auf ihn aufpaßt. Wir werden uns jedenfalls weiter um ihn kümmern."[810]

Aspergers Beschreibung des ehemaligen Patienten, zum Zeitpunkt des Berichts 1949 bereits 23 Jahre alt, wurde in voller Länge wiedergegeben, da daran mehrerlei deutlich wird: Zunächst die Einleitung des Schreibens, in der dargelegt wird, warum die folgenden Ausführungen Gültigkeit hätten: wegen der langen Behandlungsdauer des jungen Mannes. Bei der darauffolgenden diagnostischen Beschreibung fällt besonders auf, dass nicht von einem Verständnis der heilpädagogischen Fachsprache ausgegangen, sondern die Bedeutung des Gesagten zusätzlich erläutert wurde. Obwohl dieses Schreiben im polizeilichen Kontext entstanden ist und daher Wissen um eine offenbar vorhandene kriminelle Vorgeschichte vorausgesetzt werden kann, wurde dennoch kein Bezug auf konkrete kriminelle Handlungen genommen. Und schließlich gibt dieses Dokument auch Aufschluss darüber, dass Patient*innen auch nach Erreichen der Volljährigkeit teilweise weiter in heilpädagogischer Betreuung der Abteilung blieben.

---

810 Asperger an Polizeipräsidenten, 4.1.1949, WStLA, 1.3.2.209.1.A47, 1934 A-M, Ambulanzkarten-Nr. 15609/1930.

In anderen Fällen dagegen wurden lediglich Zusammenfassungen oder Abschriften der seinerzeitigen Befunde übermittelt.[811]

Erkundigungen von Behörden wurden aber weitaus häufiger zeitlich näher eingeholt, wobei besonders an Beispielen der NS-Zeit deutlich wird, wie viele unterschiedliche Stellen Interesse an der medizinischen Vergangenheit der Personen zeigten, mit denen sie in den jeweiligen Kontexten befasst waren. So hatte neben dem Krankenrevier der Leibstandarte SS Adolf Hitler,[812] einem deutschen SS-Lazarett[813] sowie einem Wehrmachtslazarett nach Einweisung des ehemaligen Patienten zur Beobachtung des Geisteszustands durch das Kriegsgericht[814] auch ein Wiener Feldgericht 1939 um Informationen über den Aufenthalt eines Patienten des Jahres 1932 angesucht, die mit dem Schlusssatz übermittelt wurden: „Es wäre von wissenschaftlichem Interesse für die weiter [sic] Verfolgung des Falles, wenn Sie uns mitteilen würden, ob und warum der Patient straffällig wurde." Die Antwort wurde 1941 handschriftlich notiert: Der nunmehr Neunzehnjährige war zu diesem Zeitpunkt wegen Desertion seit zwei Jahren inhaftiert.[815] Bemerkenswert sind diese Anfragen dahingehend, dass vor 1938 und soweit aus den vorhandenen Akten ersichtlich auch nach der Wiedererrichtung 1955 keine ähnlichen Anfragen des österreichischen Bundesheers dokumentiert sind. Sie verdeutlichen daher das im Nationalsozialismus verdichtete Geflecht der behördlichen (biopolitischen) Überwachung. Diese Anfragen wurden im Allgemeinen mit dem Ersuchen um weitere Informationen der aktuellen Situation beantwortet, so erhielt auch die Heilpädagogische Abteilung Berichte und Befunde über ehemalige Patient*innen von anderen Stellen. Teilweise ist nur ein Schreiben, meist die Abschrift der Antwort der Abteilung dokumentiert, wie im Fall eines nur für einen Tag stationär aufgenommenen Patienten, über den die städtische Nervenheilanstalt Chemnitz „[a]uf Wunsch der Mutter" im Folgejahr die dortigen Beobachtungen an die Abteilung berichtete.[816] Ausführlicher gestaltete sich dagegen zum Beispiel die Korrespondenz über einen Patienten des Jahres 1930 mit der Psychiatrischen Universitäts-Poliklinik Basel acht Jahre später, die zunächst

811 Etwa Feldner an Landesgericht für Strafsachen, 23.2.1955, WStLA, 1.3.2.209.1.A47, 1935 N-Z, o.Nr.

812 Leibstandarte SS Adolf Hitler an Kinderspital, 10.11.1941, WStLA, 1.3.2.209.1.A47, 1933 A-M, Ambulanzkarten-Nr. 18270/1933.

813 Kinderklinik an SS-Lazarett, 28.5.1943, WStLA, 1.3.2.209.1.A47, 1936 N-Z, o.Nr.

814 Reservelazarett an Heilpädagogische Abteilung, 20.9.1940, WStLA, 1.3.2.209.1.A47, 1932 N-Z, Prot.-Nr. 2078.

815 Steinmaurer an Feldgericht, 11.11.1939, WStLA, 1.3.2.209.1.A47, 1932 A-M, Ambulanzkarten-Nr. 17208/1932.

816 Städtische Nervenheilanstalt Chemnitz an Kollegen, 22.2.1928, WStLA, 1.3.2.209.1.A47, 1927 N-Z, Prot.-Nr. 1250.

um einen Auszug der heilpädagogischen Krankengeschichte angesucht und diesen auch erhalten hatte. Auf Ersuchen der Abteilung wurde schließlich noch ein Bericht über die aktuelle Situation des Patienten an der Basler Klinik übermittelt.[817] Diese Erkundigungen in Situationen, in denen sich die Gelegenheit dazu bot, ist im Rahmen der allgemein so weit als möglich eingeholten Auskünfte über die Entwicklungen im Leben der Patient*innen zu sehen.

Neben den im nächsten Kapitel behandelten Egodokumenten wurden in den Akten auch andere, nichtbehördliche Schriftstücke abgelegt. Dazu zählen insbesondere den Aufenthalt direkt betreffende oder erst später entstandene Dokumente wie das Programm und die Einladung zu einem „Kompositionsabend" eines ehemaligen Patienten fünf Jahre nach seinem Abteilungsaufenthalt.[818] Weitaus öfter aber handelte es sich um die (ehemaligen) Patient*innen betreffende Zeitungsartikel, die entweder im Zug von Ereignissen, die zur Aufnahme geführt hatten, entstanden waren oder spätere Vorkommnisse behandelten.[819] Darüber hinaus wurden auch Strafregisterauszüge mehrere Jahre nach Abteilungsaufenthalt eingeholt, teilweise sogar in mehreren Jahren, wie 1936 und 1939 über einen 1922 im Alter von zwölf Jahren aufgenommenen ehemaligen Patienten. Dieser wurde darüber hinaus auch, wie häufig dokumentiert, zu einem Gespräch an die Abteilung eingeladen, um über seinen weiteren Lebensweg zu berichten.[820] Welches System hinter diesen Abfragen steckte, konnte nicht mit Sicherheit festgestellt werden. Ausschlaggebend scheinen die Diagnosen und Prognosen von Kriminalität bzw. ‚Dissozialität', also gemeinschaftsstörendem Verhalten, gewesen zu sein. So wurde dem genannten Patienten ebenfalls unter anderem „leichte Dissozialität" attestiert.[821] Dass aus manchen Jahren so gut wie keine und aus anderen gehäuft polizeiliche Auskünfte vorhanden sind, lässt zudem darauf schließen, dass in bestimmten Jahren die älteren Akten gesichtet und dabei potenziell ‚kriminelle' Patient*innen für diese Nachforschungen ausgewählt wurden.

817 [Heilpädagogische Abteilung] an Psychiatrische Poliklinik Basel, 30.12.1937 sowie Psychiatrische Universitäts-Poliklinik Basel an Heilpädagogische Abteilung, 19.1.1938, WStLA, 1.3.2.209.1.A47, 1930 A-M, Prot.-Nr. 1807.

818 WStLA, 1.3.2.209.1.A47, 1918 A-M, o.Nr.

819 Beigelegter zeitgenössischer Zeitungsausschnitt, der das Schicksal der Patientin und ihrer Schwester, die zeitgleich als Patientin aufgenommen war, schildert: WStLA, 1.3.2.209.1.A47, 1918 N-Z, o.Nr.; über den sexuellen Missbrauch einer Patientin, übertitelt mit „Unerhörter Sittenskandal": WStLA, 1.3.2.209.1.A47, 1933 N-Z, o.Nr.; über einen bewaffneten Angriff eines ehemaligen Patienten 24 Jahre nach Abteilungsaufenthalt: WStLA, 1.3.2.209.1.A47, 1936 N-Z, Prot.-Nr. 1928.

820 WStLA, 1.3.2.209.1.A47, 1922 A-M, Archiv-Nr. 217.

821 WStLA, 1.3.2.209.1.A47, 1922 A-M, Archiv-Nr. 217. Exemplarisch auch in WStLA, 1.3.2.209.1.A47, 1923 N-Z, Prot.-Nr. 303: „Depressive Psychopathie mit krimineller Richtung und Aggression".

Die Stimme der Patient*innen

Wie generell weit mehr Informationen aus den Krankenakten gewonnen werden können als jene, die explizit in Worte gefasst darin festgehalten wurden, so trifft dies speziell auf die verwendete bzw. verschriftliche Sprache und die auch daraus ersichtlichen institutionellen Aufmerksamkeitsbereiche zu. Die Krankengeschichte

> „erschließt das ‚Wer spricht?' ebenso wie das ‚Was?', welches zur Verhandlung kommt, und die Art und Weise, wie dies erfolgt. Da die Akte vom Einzelnen handelt, erfahren wir von ihr über den/die einzelne/n Kranke/n und über die je einzelne Interaktion zwischen Arzt und PatientIn. Da aber die Klinik die Bedingung beider Existenzen ausmacht, erfahren wir über beide unter den Bedingungen der Klinik."[822]

Das Gesagte trifft in besonderem Ausmaß auch auf die Egodokumente der Patient*innen zu, die ihren Akten beiliegen. Bereits die unterschiedlichen Entstehungskontexte (beauftragt oder im Glauben der Privatsphäre entstanden) geben Hinweise auf Strukturen und (Überwachungs-)Mechanismen der Abteilung. Auch die institutionell beauftragten Schriftstücke, die vielfach im Rahmen des Examens angefertigte Briefe an die Eltern bezüglich des Berufswunschs der Patient*innen oder in Aufsatzform verfasste Darlegungen selben Inhalts umfassen, sind aufschlussreich in Hinblick darauf, was seitens der Institution zur Beurteilung der Kinder herangezogen wurde, wie Patient*innen sich und ihre aktuelle oder allgemeine Lebenssituation reflektierten.[823] Dahingehend sind auch die Zeichnungen zu berücksichtigen, die Patient*innen an der Abteilung angefertigt hatten und die ebenfalls in ihren Akten einliegen.[824]

Aber auch niedergeschriebene Aussagen aus Examenssituationen können darüber Auskunft geben, wie etwa die Notizen über das Gespräch mit einer neunjährigen Patientin 1919 zeigen: „Beim Examen erzählt sie über das lieblose Wesen der Stiefmutter zu der sie nicht zurück will. In der Tagesheimstätte war sie gerne u. ist sich nicht bewußt dort schlimm gewesen zu sein, nur wollte sie nie essen. Sie macht den Eindruck eines verprügelten, scheuen Kindes."[825] Die Angabe über die Stiefmutter wurde bereits in der Anamnese festgehalten, sie scheint durch die Tagesheimstätte

---

822 Ralser, Subjekt, 178.

823 Etwa in WStLA, 1.3.2.209.1.A47, 1923 N-Z, Prot.-Nr. 407; WStLA, 1.3.2.209.1.A47, 1922 A-M, Prot.-Nr. 100; WStLA, 1.3.2.209.1.A47, 1923 N-Z, Prot.-Nr. 154.

824 Beispielsweise in WStLA, 1.3.2.209.1.A47, 1929 A-M, Prot.-Nr. 1642; WStLA, 1.3.2.209.1.A47, 1937 N-Z, Prot.-Nr. 328; WStLA, 1.3.2.209.1.A47, 1944 N-Z, o.Nr.

825 WStLA, 1.3.2.209.1.A47, 1919 N-Z, o.Nr.

übermittelt worden zu sein. Der Wunsch des Mädchens, nicht zur Stiefmutter zurückkehren zu müssen, wurde durch die Anstaltsunterbringung in Oberhollabrunn erfüllt. Festgehalten wurde abschließend, dass das „psychische Trauma" durch den Tod der Mutter im Vordergrund stehe und das beanstandete Verhalten durch die Behandlung durch die Stiefmutter ausgelöst werde, wodurch „[d]ie neuropathische Konst. [...] einen günstigen Boden für die so entstehende Dissozialität ab[gibt]."[826]

Auch die Interaktion von Abteilungspersonal und Patient*innen kann aus den Akten gelesen werden. Nachdem jede Situation an der Heilpädagogischen Abteilung durch Interaktion (unterschiedlicher Art) geprägt war, wurden deren Formen verschieden notiert. Dies reichte von Notizen über das Verhalten von Patient*innen bei Ermahnungen, während der diversen Beschäftigungen wie Ruhestunde, Spielzeit oder auch Unterricht, bis hin zu ganz allgemeinen Angaben über das Verhalten im zwischenmenschlichen Kontakt. So geht aus einer Aufzeichnung über einen zehnjährigen Buben 1921 hervor: „Bei einem Gespräch am 27.10. nach dem Grunde seiner Tobanfälle gefragt, antwortet er: ‚Ich tu's nicht gern.' Dabei ist er beschämt, bittet um Gesellschaft und Spiel und zeigt sich für Entgegenkommen und Ihn-Verstehenwollen sehr erkenntlich in seinem Benehmen."[827] Aufzeichnungen wie diese, die eine Kombination aus Beobachtung und Beurteilung darstellen, standen an der Tagesordnung und finden sich in unzähligen Krankenakten. Das gewählte Beispiel soll exemplarisch verdeutlichen, wie viele unterschiedliche Situationen zur abschließenden Beurteilung der Patient*innen beitrugen und zugleich auch die Selektivität der Aufzeichnungen illustrieren. Die Frage nach dem, was nicht Eingang in die Akten fand, muss dabei stets als nicht zu schließende Leerstelle mitgedacht werden. Ebenfalls von Bedeutung waren in diesem Kontext solche ‚Geständnisse', wie die Aussage des Patienten, dass seine Wutausbrüche ihm keine Freude bereiten würden. Sie begegnen in den Krankengeschichten bei unterschiedlichen Einlieferungsgründen, in unterschiedlicher sprachlicher Ausformung. Das Eingestehen von Taten und Vorkommnissen trug zur Bewertung der Minderjährigen bei und war dem juristischen Diskurs vergleichbar auch beeinflussend für die Maßnahmenempfehlung am Ende des Abteilungsaufenthalts. Dabei kreiert das Geständnis als eines der „Hauptrituale [...], von denen man sich die Produktion der Wahrheit verspricht",[828] damit nicht nur Schuldhaftigkeit, sondern impliziert auch die Verlässlichkeit, also die Wahrheit der Aussagen. Zudem ist nach den Instrumenten seiner Erlangung und deren Anwendung zu fragen, da die Wahrheitsproduktion unweigerlich „von Machtbeziehungen

826 WStLA, 1.3.2.209.1.A47, 1919 N-Z, o.Nr.
827 WStLA, 1.3.2.209.1.A47, 1921 A-Z, Prot.-Nr. 1212.
828 Foucault, Wille, 61f.

durchzogen ist".[829] Abgesehen vom Eingeständnis einer potenziellen Schuld geht es dabei auch um die Offenbarung von Wünschen, Gedanken, Gefühlen, Hoffnungen und Erwartungen – es bezieht sich also nicht nur auf Vergangenes, sondern auch auf die aktuelle Situation und die Zukunft. Dies ist in Verbindung mit dem Bemühen zu sehen, die Patient*innen in ihrem Charakter, ihrer Persönlichkeitsstruktur zu erfassen und zu „durchschauen". Allgemein natürlich keineswegs auf die Heilpädagogische Abteilung beschränkt, kam dieser (versuchten) Durchforschung der kindlichen und jugendlichen Psychen hier aber aufgrund der Funktion als Begutachtungsinstitution besondere Wichtigkeit zu. Die Person, die das Geständnis empfing, war dabei in einer besonderen Position: durch „seine Entschlüsselung hindurch einen Wahrheitsdiskurs zu konstituieren."[830] Hilfreich dafür war auch die Einsichtnahme in private Schriftstücke der Patient*innen, wie im Folgenden erläutert wird.

„Die Frau Dr. Bruck hab ich sehr gern, obwohl ich eigentlich ein bißchen Angst vor ihr habe." Persönliche Korrespondenzen der Patient*innen

Eine zusätzliche Informationsquelle, die ab Ende der 1920er Jahre zunehmend greifbar wird, ist die Ablage – und damit Zurückbehaltung – von Briefen, die von den Patient*innen an Freund*innen oder Verwandte geschrieben wurden. Dabei handelt es sich nicht um die institutionell beauftragten Briefe an die Eltern, sondern um Privatkorrespondenz. Hervorzuheben ist, dass diese überlieferten Schriftstücke aus der ersten Hälfte des 20. Jahrhunderts (mit sehr wenigen Ausnahmen[831]) nicht in Abschrift, sondern im Original erhalten sind.[832] Wie lange diese Praxis weitergeführt wurde, kann aufgrund der schlechten Aktenlage für die Jahre ab 1945 nicht bestimmt werden, allerdings finden sich ab 1969 keine zurückbehaltenen Schriftstücke mehr, obwohl, wie oben beschrieben, auch weiterhin Briefe von Patient*innen nicht abgeschickt wurden. Kopien wurden weiter angefertigt, so etwa 1969 im Fall eines knapp Zwölfjährigen, in dessen Krankenakte nicht nur seine Briefe an die geschiedenen

829 Foucault, Wille, 64.

830 Foucault, Wille, 70.

831 Die einzige gefundene Ausnahme, bei der dies aus einer Notiz hervorgeht, stammt von 1936 und enthält am Ende eines in der Handschrift des Buben geschriebenen Briefs den Vermerk in anderer Handschrift „Ist Nachgeschieben [sic], aber nicht alles!" WStLA, 1.3.2.209.1.A47, 1933 N-Z, o.Nr. [Akt aus 1936, liegt fälschlich in 1933].

832 Solche Briefe finden sich beispielsweise in WStLA, 1.3.2.209.1.A47, 1917 A-M, Prot.-Nr. 680; WStLA, 1.3.2.209.1.A47, 1929 A-M, Prot.-Nr. 1613; WStLA, 1.3.2.209.1.A47, 1935 A-M, Ambulanzkarten-Nr. 241 [oder 24/]; WStLA, 1.3.2.209.1.A47, 1942 N-Z, Ambulanzkarten-Nr. 5838/1942.

Eltern, sondern auch deren Antworten in Kopie enthalten sind. Diese Schriftstücke wurden zudem in das Gutachten, das von Asperger in diesem Sorgerechtsfall erstellt wurde, einbezogen.[833]

Die vor 1945 in der originalen Handschrift einbehaltenen Briefe aber bedeuten, dass sie von der Abteilung nicht weitergeleitet wurden. Dies betraf besonders die Briefe der Patient*innen ‚nach außen', aber auch die von Eltern, Verwandten oder Freund*innen einlangenden Schreiben. Unklar ist, ob die letztgenannten Schreiben überhaupt an die Minderjährigen ausgefolgt und letztlich einbehalten, oder ob sie gar nicht übergeben worden waren. Unabhängig jedoch vom jeweiligen Grad der Verletzung der Privatsphäre zeigt sich an dieser Praxis die Steuerung des Kontakts zur Außenwelt sowie dessen Kontrolle.[834] Dass den Minderjährigen die Prüfung ihrer Briefwechsel nicht bewusst war, zeigen immer wieder auftauchende Hinweise der Patient*innen, dass die Briefe nur für die Augen der Adressat*innen bestimmt wären, diese die Schreiben niemandem zeigen und sie gegebenenfalls nach dem Lesen vernichten sollten. 1939 etwa hatte ein Patient an seinen Vormund geschrieben: „Bitte zeigen Sie Mutter den Zettel. Ich habe ihn im geheimen geschrieben. Bitte holt mich so bald es geht hinaus."[835] Der erwähnte Zettel war dem Brief beigelegt und beinhaltete erneut die Aufforderung, den Patienten nach Hause zu holen. 1922 findet sich die beiläufige Notiz in einem Akt: „Sie führt ein Tagebuch u. ergeht sich darin in Erinnerungen u. Plänen für die Zukunft, schildert ihr Hiersein als Gefangenschaft u. ä."[836] Die Selbstverständlichkeit, mit der der Einblick in die verschriftlichte Gedankenwelt dieser Sechzehnjährigen wiedergegeben wurde, verweist auf die gängige Praxis, die nicht als Eindringen in die Privatsphäre gesehen wurde.

In den meisten Fällen liegen diese Briefe offen im Akt, in Einzelfällen allerdings in den verschlossenen Originalkuverts. Dies lässt den Schluss zu, dass zwar die Korrespondenz der Kinder nicht nur überwacht, sondern auch eindeutig reguliert wurde, allerdings nicht in allen Fällen eine automatische Verletzung der Privatsphäre damit einherging. Neben den Gedanken und – vielfach negativen – Wahrnehmungen der Minderjährigen über ihre Situation sind zugleich auch Informationen über die Abteilung enthalten, wie die Angabe einer Patientin 1932, die sich am ersten Tag ihrer Aufnahme in einem Brief als „sehr unglücklich" bezeichnete, da sie die Älteste an der Abteilung war. Ähnliches bemängelte ein vierzehnjähriger Patient 1936, von dem mehrere Briefe vorhanden sind (versehen mit dem Klinikstempel) und der sich bei

833 WStLA, 1.3.2.209.1.A47, 1969 A-G, Prot.-Nr. 986.

834 Goffman, Asyle, 18.

835 Patient an Vormund, o. D. [1939], WStLA, 1.3.2.209.1.A47, 1939 A-M, o.Nr.

836 WStLA, 1.3.2.209.1.A47, 1922 A-M, Archiv-Nr. 150.

seiner Mutter erkundigte, ob die Briefe, die er ihr sandte, angekommen wären bzw. ob ein Brief „offen oder zu" eingetroffen wäre.[837] Das Mädchen beschrieb, dass sie ein Einzelzimmer habe, aber die Fenster vergittert wären.[838] Das Besuchsverbot wurde mitunter auch thematisiert, etwa von einer Patientin, die aus einem „Fürsorge-Amt" an die Abteilung gekommen war, und ihrer außerhalb Wiens lebenden Mutter brieflich mitteilte, dass sie Briefe erhalten, allerdings keinen Besuch bekommen könne. Über die Abteilung schrieb sie, dass es „hier sehr schön" sei, allerdings kritisierte auch sie, dass „lauter kleine Kinder da" wären. Diese Patientin war es, die ihre Gedanken zu Bruck festhielt: dass sie die Ärztin möge, aber zugleich eingeschüchtert wäre.[839]

Daneben finden sich besonders während der 1920er und 1930er Jahre Briefe oder Korrespondenzkarten der Patient*innen in ihren Akten, die sie nach der Entlassung an die Abteilungsmitarbeiter*innen – sowohl an Ärzt*innen als auch an Krankenschwestern – gesandt haben. Es ist davon auszugehen, dass die Kinder bei Verlassen der Abteilung dazu aufgefordert worden waren, da auch an die Eltern häufig das Ersuchen gerichtet worden war, gelegentlich über die weitere Entwicklung der Kinder zu berichten. Sofern dem nachgekommen wurde, liegen diese mehr oder weniger ausführlichen Berichte, verfasst zwischen wenigen Wochen und Monaten nach dem Abteilungsaufenthalt, den Akten ebenfalls bei. Durch den postalischen Kontakt konnte auch bei weiterhin bestehenden oder wieder auftretenden Problematiken versucht werden, unkompliziert unterstützend einzugreifen, insbesondere wenn Familien außerhalb Wiens wohnten. So 1937 durch die Übersendung eines Rezepts für ein Medikament gegen Angstzustände – das sehr gut gewirkt habe – an die Mutter einer ehemaligen Patientin.[840]

Ein Beispiel illustriert aber, dass auch andere Beweggründe ehemalige Patient*innen dazu veranlassen konnten, späteren Kontakt zur Abteilung zu suchen. Eine 1926 und 1928 aufgenommene Patientin hatte eine Woche vor ihrer Wiederaufnahme ein Schreiben an Lazar gerichtet, schildernd, dass die Fünfzehnjährige – wie er vielleicht schon gehört habe – aus ihrer Unterbringung „entwichen" war. Der Grund hierfür war, dass sie nicht in die Anstalt Weinzierl kommen wollte und Lazar eindringlich bat, sich ihrer „Sache anzunehmen", da sie ihr „eigenes Brot verdienen" und sich selbst eine glückliche Zukunft schaffen wollte. Dabei fallen besonders Floskeln auf, die zeigen, mit welchen Zuschreibungen und institutionellen Zielsetzungen das Mädchen bereits

837 WStLA, 1.3.2.209.1.A47, 1933 N-Z, o.Nr. [Akt aus 1936, liegt fälschlich in 1933].

838 WStLA, 1.3.2.209.1.A47, 1932 A-M, Prot.-Nr. 2087.

839 WStLA, 1.3.2.209.1.A47, 1933 A-M, o.Nr. Hier mit dem Hinweis, dass die Patientin enttäuscht war, dass sie keinen Besuch bekam: WStLA, 1.3.2.209.1.A47, 1926 A-M, Prot.-Nr. 1074.

840 Mutter an Professor, 7.3.1938, WStLA, 1.3.2.209.1.A47, 1937 N-Z, o.Nr.

konfrontiert worden war, wie: „Es liegt in meinem Bestreben ein nützliches Mitglied der Gesellschaft zu werden".[841] Mit einem ähnlichen Anliegen, allerdings konkret in Bezug auf die Berufswahl, und vor allem mit ähnlicher Wortwahl wandte sich 1931, zwei Jahre nach ihrem Abteilungsaufenthalt, eine andere Patientin, nunmehr siebzehn Jahre alt, an Lazar:

> „Habe nicht vergessen, daß mir Hr. Doz. damals gerne dazu verholfen hätte, daß ich etwas lernen darf. Darum möchte ich jetzt bitten, wenn es möglich ist, [...] mir ein bißchen behilflich zu sein. Wende mich deshalb an Hr. Doz., weil mich Hr. Doz. schon kennt und auch den Willen gehabt hat, aus mir einen nützlichen und brauchbaren Menschen zu machen. Mein Wunsch und mein ganzes Streben ist, ein[e] Krankenpflegerin zu werden. Nur weis[s] ich nicht ob ich dazu tauge und was dazu notwendig ist. Hoffentlich ist das kein Hindernis daß ich arm bin. [...] Meine Mutter, die mir gerne helfen möchte kann ja nicht, denn das was sie verdient braucht sie ja selbst. Es wäre mein schönster Tag des Lebens, wenn ich erführe, ja du darfst es werden.[842]

Eine handschriftliche Notiz auf dem Schreiben besagt, dass es „Sr. Zak zur Beantwortung übergeben" worden war – was diese der jungen Frau mitgeteilt hat, ist nicht überliefert.

---

841 Fälschlich abgelegt im Akt einer anderen Patientin: [Patientin] an Lazar, 7.11.[1928, aus dem Poststempel ersichtlich], WStLA, 1.3.2.209.1.A47, 1922 N-Z, Archiv-Nr. 98. Die Krankengeschichten dieser Patientin liegen beide im Jahrgang der späteren Aufnahme: WStLA, 1.3.2.209.1.A47, 1928 N-Z, Prot.-Nr. 1193 [1926] sowie 1579.

842 [Patientin] an Dozent, 10.3.1931, WStLA, 1.3.2.209.1.A47, 1929 A-M, Prot.-Nr. 1585.

5. SEX & CRIME: DER HEILPÄDAGOGISCHE BLICK AUF KRIMINALITÄT UND SEXUALITÄT

„Geborene Verbrecher“? ‚Dissozialität‘ und Kriminalität

In *Medizinische Grundlagen der Heilpädagogik* leitete Lazar den Abschnitt zu *Dissozialität und Kriminalität* so ein: „Handlungen, die eine Störung des Gemeinschaftslebens hervorrufen, werden als dissozial bezeichnet. Im besonderen Falle, wo eine dissoziale Handlung auch gegen das Strafgesetz verstößt, spricht man von Kriminalität.“[843] Als wichtig in diesem Kontext meinte er die (Ur-)Instinkte des Menschen zu erkennen, die sich in diesen Fällen Bahn brechen würden. Lazar berief sich hierbei auf englische und amerikanische Psychologen. Obwohl er durchaus nicht allen Einzelheiten in deren Konzepten zustimmte, war er von der Gültigkeit ihrer Ergebnisse, nämlich der Rückführung von „Ungezogenheiten“ und „wirklichen Dissozialitäten“ auf Instinkte überzeugt.[844] Damit zusammenhängend erklärte er die „Differentialdiagnose zwischen exogener Verwahrlosung und den genannten moralischen Defekten“ für wichtig, da eine „Gleichartigkeit der momentanen Erscheinungen“ gegeben wäre. Das bedeutet, dass Züge, die sich bei von ihm als „moralisch entartet“ Bezeichneten ebenso finden würden wie bei sonstigen ‚Dissozialen‘, ursächlich abgeklärt werden sollten.[845] Wie die verlangten Differenzierungen schließlich in der Praxis aussahen, verdeutlicht ein Beispiel des Jahres 1931, in dem eine sechsjährige Patientin mit „Moralischer Defekt bei intellektueller Unterwertigkeit“ diagnostiziert wurde.[846] Zehn Jahre zuvor war eine zehnjährige Patientin mit der Diagnose „Katzentypus“ in die Erziehungsanstalt Eggenburg entlassen worden, beruhend auf dem an der Abteilung formulierten ‚Schluss‘ der Beobachtung: „Moralische Minderwertigkeit“.[847]

Grundlegend ist hier die Folie der medikalen Pathologisierung sozialer, gegen die ‚Norm‘ verstoßender Verhaltensweisen mitzudenken, die bei Eröffnung der Heilpädagogischen Abteilung bereits jahrzehntelang, seit Mitte des 19. Jahrhunderts, verfestigt worden war: „In einem Bündnisdialog aus Politik, Justiz und Medizin, hier in erster

843 Lazar, Grundlagen, 47.

844 Lazar, Grundlagen, 47.

845 Lazar, Wurzeln, 523. Hervorzuheben ist in diesem Zusammenhang, dass die Besprechungen von Büchern, die sich mit Verbrechensbekämpfung oder jugendlichen Verbrecher*innen beschäftigten, in der *Heilpädagogischen Schul- und Elternzeitung* so gut wie ausschließlich von Lazar erfolgten, dass also auch hieran sein Forschungsgebiet erkennbar ist.

846 WStLA, 1.3.2.209.1.A47, 1939 A-M, Prot.-Nr. 1943 der Krankengeschichte des Jahres 1931 [liegt bei der zweiten Aufnahme 1939, diese Krankengeschichte o.Nr., ab].

847 WStLA, 1.3.2.209.1.A47, 1921 A-M, Prot.-Nr. 154.

Linie getragen von den psychiatrischen Wissenschaften, entwickelte sich neben dem und durchwirkt vom Geschlechts- und Sexualitätsdispositiv ein neues Normalisierungsinstrument: die Pathologie der sozialen Devianz".[848] Dies weiterführend ist zu schließen:

> „Was schon für die Jahrhundertwende-Allianz der Erwachsenenpsychiatrie mit der Justiz galt, realisierte sich auch im Bündnis zwischen Justiz, Jugendfürsorgewesen, Vormundschaftsbehörde und Kinderpsychiatrie: eine enorme Ausweitung des klinisch-psychiatrischen Tätigkeitsbereichs, eine neuerliche und mächtige Ausdehnung des psychiatrischen Deutungsanspruchs, diesmal ins Feld der Sozialarbeit und frühen Sozialpädagogik".[849]

Den Einfluss exogener Faktoren auf das Verhalten Minderjähriger vertrat Lazar 1913 auch in Bezug auf Kriminalität:

> „Der jugendliche Verbrecher hat, wie er im Gerichtssaale auftritt und wie es die Einzelheiten seiner Tat zeigen, durchaus die postulierten Voraussetzungen: Bosheit, Niedertracht und intakte Intelligenz und, was sehr wichtig ist, durchaus nicht die Neigung, sich zu bessern. Kann man den äußeren Umständen wirklich diese Charakter knetenden Eigenschaften, die Siefert bestreitet, absprechen? Ebenso wie die Reuelosigkeit der Baerschen jugendlichen Mörder und Raubmörder als Folge eines psychischen Traumas sich erklären läßt, sind auch die anderen Eigenschaften darauf zurückzuführen. Das Bewußtsein, nichts mehr verlieren zu können, wirkt geradezu entsetzlich verheerend auf die Jugendlichen. Und dazu gesellt sich noch das physiologische unangenehme Temperament, die Lümmelhaftigkeit der Flegeljahre und es ist alles fertig, was den Jugendlichen zum Unverbesserlichen, zum Gewohnheitsverbrecher macht. Hier aber die primäre Veranlagung für das Geschehene zu beschuldigen, ist sicher falsch. Macht man den Einwand, daß tatsächlich so viele, die als ältere Jugendliche (nach dem 14. Lebensjahre) in Erziehungsanstalten gekommen sind, allen erzieherischen Mitteln Trotz bieten, dann kann man nicht umhin, hier Fehler im System zu vermuten."[850]

Der letzte Satz, der das System der Korrekturerziehung als fehlerhaft zumindest zur Diskussion stellt, ist tatsächlich selten für die damalige Zeit, entspricht aber zugleich der Konzeption von Nacherziehung – gewaltfrei –, wie sie der Wiener Psychoanalytiker und Leiter der Anstalt Oberhollabrunn/NÖ August Aichhorn vertrat. Bereits 1912 legte Lazar dar:

848 Ralser, Subjekt, 113.
849 Ralser, Subjekt, 305.
850 Lazar, Wurzeln, 523 f.

> „Langjährige Forschungen auf dem Gebiete der Verwahrlosung des Verbrechertums liegen vor uns; wir haben gelernt, in dem schwersten Verbrecher nicht den von Haus aus zum Verbrecher bestimmten Menschen im Sinne eines nicht aufzuhaltenden Schicksals zu sehen. Wir analysieren und finden in seinem Individuum die verschiedensten Ursachen vereinigt, die in ihrer Zusammenwirkung erst den unheilvollen Effekt hervorgebracht haben. Neuropathische Veranlagung, psychische Erkrankung, ungünstige materielle Verhältnisse, seelische Erschütterungen, Mißbrauch von Alkohol, dies alles fordert seinen Zoll. Die unheilvollste Wirkung zeitigen aber zweifellos die Verwahrlosung und die vernachlässigte Erziehung, die den ethisch schwach Veranlagten, gleichgiltig [sic] welche Ursache die ethischen Defekte haben, dem Verbrechertum preisgeben."[851]

Obwohl Lazar hier explizit vom Konzept des „geborenen Verbrechers" Abstand nahm, verortete er dennoch „ethische Defekte" in Personen, die kriminelle oder kriminalisierte Handlungen begingen: „[W]ir haben zweifellos richtig die Verbrecher als psychisch abnorm erkannt."[852] Schwierig hinsichtlich der konkreten beabsichtigten Aussage ist eine anamnestische Notiz aus dem Jahr 1919 einzuordnen, die eine Typisierung einer ganzen Familie zum Inhalt hatte: „Alle Kinder und die Eltern roh, gemein, Verbrechertypen." Der betroffene vierzehnjährige Patient wurde mit der Diagnose „Verwahrlosung i. krim. Familienmilieu" „versuchsweise" in die Anstalt Oberhollabrunn entlassen.[853] Bemerkenswert ist in diesem Kontext eine Aussage des Jugendrichters Kesseldorfer aus dem Jahr 1913:

> „Zugegeben, daß unter den Jugendlichen, die sich schwer gegen das Gesetz und das allgemeine Rechtsempfinden – die zehn Gebote Gottes – vergangen haben, zahlreiche psychisch abnorme Menschen sind, so lehrt uns doch die neuere, dem Besserungsprinzip huldigende Kriminalpsychologie, daß auch der schwerste Verbrecher nicht durch ein unaufhaltsames Geschick für sein Los bestimmt sein muß."[854]

1925 äußerte sich Lazar in interessanter Weise allgemein zu exogener und endogener Dissozialität, indem er zunächst die exogene Form als „durch eine starke äußere Einwirkung zustande gekommen" beschrieb, wobei man insbesondere „auch annehmen kann, daß nur unter diesen Umständen eine Dissozialität auszulösen war, wird sie im anderen Falle ganz von selbst und trotz entgegenstehender äußerer Umstände zur

851 Lazar, Probleme I (1912), 68.
852 Lazar, Probleme I (1912), 68.
853 WStLA, 1.3.2.209.1.A47, 1919 N-Z, o.Nr.
854 Kesseldorfer, Schule, 155.

Wirkung kommen."[855] Hervorzuheben ist hierbei, dass Lazar nicht allgemeine äußere Einflüsse, sondern ein ganz konkretes (individuelles) Zusammenwirken von Faktoren verantwortlich machte. Das bedeutet, dass zumindest in seiner Theorie keine Verallgemeinerung oder verallgemeinernde Subsumierung von Einflussfaktoren stattfand. Allerdings heißt das nicht, dass Lazar nicht dennoch in gewissen Erlebnissen oder Umständen die Ursache einer unausweichlich resultierenden Dissozialität verortete. Anhand von zwei Beispielen beschrieb er dies: Einerseits würde sexueller Missbrauch „bei der weitaus überwiegenden Mehrzahl von Kindern zu den gleichen Erscheinungen der Dissozialität" führen. Andererseits würde in ähnlicher Weise Dissozialität verursacht, „wenn ein Kind unter dem Einflusse des Elends auf die Straße gekommen ist, zum Betteln, Hausieren verwendet und zum Stehlen angehalten wurde." Auch wenn das betroffene Kind „vollkommen frei von jeder Degeneration und durchaus intelligent" wäre, würde eine Dissozialität entstehen, „die unter den angeführten Umständen unausbleiblich ist."[856] Das bedeutet also, dass Kinder, denen Derartiges widerfahren war, automatisch auf eine bestimmte Art beurteilt und mit einer entsprechenden Prognose versehen wurden. Ähnliches beschrieb Lazar für Kinder, die Opfer von Misshandlung würden und infolge dieses rein exogenen Faktors – abhängig von Lebensalter sowie Qualität und Quantität der Misshandlung, jedoch gleichermaßen bei physischer wie psychischer Misshandlung – in der Regel große Verhaltensschwierigkeiten entwickeln würden.[857] Zudem würden auch „wirklich krankhafte Symptome, wie Tics, Bettnässen, choreatische Bewegungen außerordentlich häufig mit Prügeln behandelt" – die Folgen bezeichnete Lazar als

> „die denkbar schlechtesten. Nervöse Kinder reagieren auf körperliche Züchtigung an sich und auf Mißhandlung selbstverständlich in der unangenehmsten Weise; es kommt zu schweren Abwehrreaktionen, zu ganz feindseligen Handlungen, die sich teils gegen die Mißhandler selbst, teils gegen die sonstige Umgebung entladen. Die ursprünglich ungünstige Veranlagung erfährt demnach durch die verfehlten Maßnahmen eine entsprechende Verschlechterung und auch bei einer guten Anlage kommt es zu einer Veränderung, die genau dasselbe Bild zeigt wie eine von vornherein schlechte."[858]

Dem gegenüber stellte Lazar ein Beispiel für endogene Dissozialität: Ein Kind aus „guter Familie" (was bereits eine Wertung beinhaltet) und mit „sorgfältiger" Erziehung, das

855 Lazar, Grundlagen, 2.
856 Lazar, Grundlagen, 2.
857 Lazar, Grundlagen, 5f.
858 Lazar, Grundlagen, 6.

„den Hang zeigt, in einen leichtsinnigen Lebenswandel zu geraten, nicht zum Lernen zu bewegen ist, trotz genügend vorhandener Intelligenz in der Schule zurückbleibt, Schulden macht, stiehlt usw." Würde in solch einem Fall die Anamnese ergeben, dass in der Familie „Fälle von Geisteskrankheiten vorgekommen sind oder Kriminalität, Selbstmorde und dergleichen, dann hat man das Bild einer rein endogenen Dissozialität."[859] Hervorzuheben ist an dieser Aussage die Berufung auf Konzepte der Erbbiologie, die „Kriminalität" als erblichen Faktor ansahen und dadurch trotz aller Abstandnahme Bezüge zu Lombrosos Bild des „geborenen Verbrechers" aufweisen. Dieser

> „war eine gemeinsame Erfindung der Strafjustiz und der psychiatrischen Medizin. Ersterer diente sie dazu, die in der Kriminalstatistik registrierte Zunahme der Verbrechen, insbesondere die hohe Rückfallquote, und die ausbrechende Debatte um die Ineffizienz der bürgerlichen Strafjustiz projektiv zu verarbeiten; Zweiterer verhalf sie zur Ausweitung ihres Kompetenzbereichs, zur Mehrung ihres professionellen Status im Rahmen ausgedehnter Gutachtenstätigkeit, zur Abstützung der in der psychiatrischen Disziplin weit verbreiteten Degenerationsthese und zur Ausweitung ihrer Zuständigkeit auch für die soziale Devianz – welche, der zeitgenössischen Auffassung entsprechend, wenn schon nicht mit expliziter (Geistes)Krankheit, meist aber auch mit dieser, so doch sicher mit ‚Anormalität' verbunden wäre."[860]

Verbindet man dies mit der allgemeinen Marginalisierung und Kriminalisierung der unteren Gesellschaftsschichten sowie mit der zeitgenössisch präsenten Theorie der „schuldhaften Verwahrlosung", ergibt sich aus dieser zunächst individuell orientiert klingenden These Lazars eine Klassifizierung von Bevölkerungsgruppen und daher von seinen Patient*innen, die soziale Ausgrenzungsmechanismen perpetuierte und zu einer Segregation von Kindern aus randständigen Milieus beitrug. In diesem Sinn wurde am Schluss der Anamnese eines zwölfjährigen Patienten 1919 festgehalten: „Er raucht, ist immer auf der Straße[,] soll einer der ärgsten Gassenbuben von Erdberg sein. Schwer degenerierte Familie."[861]

Lazar betonte, dass diese vermeintlich klar liegenden Fälle „keine Seltenheiten [seien], [...] aber doch eine Minderheit gegenüber denen, wo sich die Dissozialität durch das Zusammenwirken der endogenen und exogenen Faktoren entwickelt" darstellen würden.[862] Als wichtig sah er die „Widerstandsfähigkeit" des Individuums

859 Lazar, Grundlagen, 2.
860 Ralser, Subjekt, 117.
861 WStLA, 1.3.2.209.1.A47, 1919 N-Z, o.Nr.
862 Lazar, Grundlagen, 2.

an – je größer diese wäre, „um so stärker und widerstandsfähiger muß die exogene Komponente werden."[863] 1913 hatte er seine sechs Gruppen von ‚Dissozialen' unterteilt, in die er Minderjährige jeweils nach dem primär „hervorstechendste[n], gewöhnlich die unangenehmste Seite des unsozialen Benehmens" darstellenden Merkmal zuwies. Die jeweilige Ausprägung variierte nach Lazar geschlechtsabhängig: Männliche Minderjährige, die er der Gruppe „Renitenz und Gewalttätigkeit" zuordnete, würden sich durch auf ihre Umgebung gerichtetes Verhalten bemerkbar machen, während Mädchen und junge Frauen „passive Resistenz" an den Tag legen würden. Dies würde sich insbesondere in Weinkrämpfen äußern, wobei allerdings auch dabei „die Aufbäumung gegen den fremden Willen" das Charakteristikum wäre.[864] Unter den jugendlichen Brandstifter*innen wäre überhaupt eine etwas höhere weibliche Beteiligung festzustellen „als an den anderen Formen der Kriminalität". Wiedergegeben wurden in Lazars diesbezüglichen Ausführungen dennoch ausschließlich Fälle, in denen männliche Jugendliche Brände verursacht hatten.[865]

In Zusammenhang mit dem Themenkomplex der Kriminalität steht – wie auch hinsichtlich der Sexualität, im kriminologischen Kontext eng verbunden – die „Verführbarkeit" von Minderjährigen. Lazar beschrieb in den *Medizinischen Grundlagen der Heilpädagogik* 1925 eine angebliche „pathologische Verführbarkeit", die eine Form der „personalen Vernachlässigung" darstellen würde. Diese leicht beeinflussbaren Menschen würden nicht nur durch andere Personen, sondern auch durch „Lektüre, Kino, Schundliteratur" negativ beeinflusst, womit auch sämtliche verschiedenen „kriminellen Handlungen, Verlassen des Elternhauses, der Abgang zur Fremdenlegion und ähnliches in Zusammenhang" stünden.[866] Als wegbereitend für die Verführbarkeit sah Lazar die pathologische Unstetheit an, aus der wegen schlechter Schulerfolge durch „Mangel an Ausdauer und Stetigkeit" schließlich die „soziale Entgleisung" resultieren würde: „Es entstehen auf diese Weise Vaganten, Prostituierte, Verbrecher, die nach ihrer sonstigen psychischen Struktur und ihren intellektuellen Eigenschaften von vornherein gar nicht dazu veranlagt waren."[867]

863 Lazar, Grundlagen, 3.
864 Lazar, Wurzeln, 496.
865 Lazar, Wurzeln, 506–508.
866 Lazar, Grundlagen, 56.
867 Lazar, Grundlagen, 57.

Die „sexuelle Wurzel" der ‚Dissozialität'

Sexualität machte einen wichtigen Faktor in der Darstellung von Kriminalität aus, wie unter anderem aus Lazars Ausführungen zu Alter und Sexualität von „Verbrechern" hervorgeht[868]:

> „Man weiß, daß die meisten Verbrecher im Alter zwischen zwanzig bis [sic] vierundzwanzig Jahren stehen, somit im Alter der gewöhnlich stärksten sexuellen Entwicklung und der lebhaftesten Entfaltung der Sexualität. Die triebhafte Aggression geht offenbar mit den genannten Erscheinungen parallel. Es ist daher auch die besser entwickelte Intelligenz und die größere Erfahrung dieser Leute, die jenseits des kalendarischen Pubertätsalters stehen, nicht imstande, ihr Triebleben entsprechend zu regeln. Es muß sich also sowohl bei den vorzeitig entwickelten Jugendlichen wie bei der Hauptzahl der zwischen zwanzig und vierundzwanzig Jahren stehenden Verbrecher um denselben Mechanismus handeln. Das brutale Auftreten der Sexualität bewirkt den Riß in die Kultur- und Erziehungsschichte; dem Triebleben ist somit freie Bahn geschaffen. Mit Bezug auf die Ähnlichkeit, die zwischen den jugendlichen Schwerkriminellen und der Mehrzahl der Verbrecher besteht, könnte man von einer ‚Criminalitas praecox' sprechen."[869]

Lazar erklärte 1913, dass er bisher „drei jugendliche Mörder und Raubmörder" kennengelernt hatte, von denen zwei den Mordversuch allerdings nicht vollendet hatten. Beide Tatversuche verortete er im Kontext einer aus „sexueller Wurzel" entspringenden „Depravation". Er hielt aber fest, dass in solchen Fällen nicht von vornherein ein „moralischer Defekt" vorauszusetzen sei, vielmehr könnten „Zynismus und die ganze Niedertracht des Auftretens" auch „lediglich sekundärer Natur" sein und „mit dem eigentlichen Wesen nichts zu tun" haben.[870] Ein Unterschied offenbart sich aber im allgemeinen Umgang mit den Sexualitäten der Geschlechter, da bei weiblichen Minderjährigen der Blick neben der präsenteren moralischen Komponente, der fehlenden ‚Sittsamkeit', auf den Verkauf ihrer Körper gerichtet war. Einen Zusammenhang verortete Lazar auch zwischen Depression und Sexualität: Er charakterisierte die Depression als nur selten von einem „Heiterkeitsausbruch" unterbrochen. Als

---

868 Ob hier Personen beider Geschlechter gemeint sind, ist aus dem Original nicht ersichtlich, daher wurde die verwendete Ausdrucksweise wiedergegeben.

869 Lazar, Grundlagen, 51.

870 Lazar, Wurzeln, 515 f.

typisch sah er eine den Betroffenen aufgrund ihrer (unverschuldeten) Grundstimmung entgegengebrachte Ablehnung durch ihre Umwelt an. Einzig in Hinblick auf das „Vergnügen" in Bezug auf Alkoholgenuss und Unterhaltung sowie in sexueller Hinsicht würde sich ein Kontrast zur allgemeinen Einstellung zeigen: „Die Sexualität tritt bei Depressiven brutal auf, fordert energisch ihre Rechte und findet schließlich auch immer eine genügende Anzahl von Sexualobjekten."[871] In diesem Sinn beurteilte er auch eine Patientin 1914: „Es hat also eine depressive Stimmung geherrscht, in der die sehr gewöhnliche Flucht in die Sexualität und von hier aus die totale Depravation erfolgt ist."[872]

Über junge Frauen, die als Sexarbeiterinnen in den institutionellen Fokus rückten, hielt Lazar 1925 fest:

> „Die Untersuchung der jugendlichen Prostituierten haben [sic] zu dem sehr bemerkenswerten Ergebnis geführt, daß ein sehr großer Prozentsatz, mindestens die Hälfte, von Haus aus vollkommen normal ist und daß bei ihnen nichts anderes vorliegt als eine Depravation, aus der sie nicht mehr herauskommen. Bei den übrigen waren die gewöhnlichen psychopathischen und neurotischen Züge vorhanden, es waren also Menschen, die man von vornherein nicht als vollwertig annehmen durfte."[873]

Die hier erfolgte Unterteilung der Sexarbeiterinnen relativierte er allerdings im Folgenden, indem er darauf hinwies, dass bei beiden Gruppen Nachforschungen schlechte familiäre Verhältnisse ergeben hätten, beispielsweise in Bezug auf Ehezerwürfnisse der Eltern, deren angebliche Unmoral, Kriminalität und Alkoholismus. Dagegen sah er keine Verbindung zwischen früher sexueller Betätigung und Prostitution. Als wesentlich erachtete er aber das Einwirken einer „intakten" Familie auf eine „Sexualdepravierte", da durch die Bindung der bzw. an die Familie eine Beeinflussung, insbesondere bei frühzeitigem Erkennen der Symptome, stattfinden würde. Ebenfalls wichtig wäre das Vorhandensein einer Vertrauensperson, mit der sich die Jugendliche bei „seelischer Not" austauschen könnte.[874] Als gefährdet für den Weg in die Prostitution bezeichnete Lazar Hyperthymikerinnen, denn „dazu würde ja ihr Leichtsinn sie besonders befähigen." Er beschrieb den Fall einer dreizehnjährigen Patientin, die aufgrund ihrer übertriebenen Stimmung über lange Zeit zu Hause auffällig war, als exemplarisch: „Dieses Mädchen gibt in ihrer Geschichte bis heute förmlich den

871 Lazar, Grundlagen, 90 f.

872 WStLA, 1.3.2.209.1.A47, 1914 A-M, Prot.-Nr. 159.

873 Lazar, Grundlagen, 38.

874 Lazar, Grundlagen, 38 f.

Typus einer Art von jugendlichen Prostituierten ab, bei denen ebenfalls die heitere Grundstimmung, der Leichtsinn und sekundär die Arbeitsscheu die Veranlassung zur Entgleisung gegeben haben."[875] Durch die Formulierung ist allerdings nicht klar, ob dieses Mädchen ‚lediglich' als ‚Prostituiertentypus' eingestuft oder ob ihr Sexarbeit real vorgeworfen wurde: In den Akten der Abteilung jedenfalls finden sich keine Kinder mit einem derartigen Einlieferungsgrund. Öfter dagegen verließen weibliche Minderjährige die Abteilung mit prognostischen Zuschreibungen von Prostitution, wie eine Notiz aus 1922 sehr explizit veranschaulicht: „Prognose: absolut schlecht. Wird zur Prostitution kommen und zur Kriminalität. Trotzdem wird immer eine gewisse Liebenswürdigkeit bestehen bleiben."[876]

Der Ort der Internierung dieser Minderjährigen war unterschiedlich. Er hing mit einer Entwicklung des ausgehenden 19. Jahrhunderts zusammen, nämlich einer im kriminalwissenschaftlichen Diskurs erfolgten Verschiebung von der Verbrechensverhütung hin zur Verbrecher*innenbekämpfung, die sich nun wesentlich auf medizinische Diagnostik und Prognostik stützte.[877] Während prinzipiell die Besserungsanstalt Wiener Neudorf für Mädchen bis 1938 (und ab 1954 als Bundesanstalt für weibliche Erziehungsbedürftige) in diesen Fällen zur Zwangsunterbringung zur Verfügung stand, existierte in der Heil- und Nachfürsorgeanstalt Klosterneuburg ab der Gründung 1920 zur Bekämpfung von Prostitution und Geschlechtskrankheiten eine eigene Abteilung (von insgesamt dreien) speziell für Jugendliche. Die Aufgabe dieser Anstalt zeigt sich auch in den Akten präsent, so etwa in einem Schreiben einer Schule mit der Bitte um erneute Beobachtung einer Patientin, in dem zugleich der Wunsch „gegebenenfalls Abgabe nach Klosterneuburg (Sexualabteilung)" geäußert wurde.[878] Zuvor waren die dort internierten weiblichen Minderjährigen vornehmlich in Eggenburg untergebracht gewesen: 1913 hatte Lazar für die Abteilung der über vierzehnjährigen Mädchen der Anstalt Eggenburg festgehalten, sie wäre „fast durchaus [sic] belegt von Mädchen, die wegen unsittlichen Lebenswandels, geheimer Prostitution eingeliefert werden."[879]

In seiner Untersuchung „Psychische Abnormitäten bei Fürsorgezöglingen" teilte Lazar die 59 weiblichen Jugendlichen aus Eggenburg so ein:

I. Physisch und psychisch Normale: 18,4 %
II. Mit kleinen Abweichungen: 22 %

---

875 Lazar, Wurzeln, 510.
876 WStLA, 1.3.2.209.1.A47, 1922 N-Z, Prot.-Nr. 40.
877 Ralser, Subjekt, 112.
878 Schule an Kinderklinik, 11.6.1929, WStLA, 1.3.2.209.1.A47, 1929 A-M, Prot.-Nr. 1578.
879 Lazar, Abnormitäten, 1227.

III. Psychisch gesund, körperlich krank: 0 %
IV. Psychisch auffällig: 30,4 %
V. Psychisch abnorm: 28,8 %

In Bezug auf Milieu und Anlage gruppierte er so:

A. Milieu: 28,8 %
B. Milieu (und geringerer Anteil Anlage): 11,8 %
C. Milieu und Anlage zu gleichen Teilen: 18,6 %
D. Anlage (und geringerer Anteil Milieu): 13,7 %
E. Anlage: 16,9 %

Sämtliche Mädchen der Gruppe I gehörten laut Lazar der Gruppe A an, die übrigen dieser Gruppe zugeordneten jungen Frauen stammten aus Gruppe II. Die Mädchen der Gruppe B würden alle der Gruppe II angehören, in C, D und E wären Mädchen aus IV und V zu finden. Insbesondere in Gruppe A waren beinahe sämtliche Mädchen außerhalb traditioneller Familienstrukturen aufgewachsen: „sechs ohne Mutter, zwei ganz verwaist, eine ohne Vater, drei unehelich, bei zweien fehlte stets ein günstiger mütterlicher Einfluß, eine stammte aus tiefstem Elend, zwei wurden lediglich verführt."[880] Konkludierend hielt Lazar fest:

> „Die auffallend vielen mutterlosen Mädchen, die sich unter allen Fällen finden, erklären sich damit, daß einerseits die Mutter als Erzieherin wegfällt, anderseits rein äußerlich dadurch, daß die Mädchen schwerer Unterschlupf finden und der gesetzlich erforderliche Arbeitsnachweis nicht so leicht zu erbringen ist. Faßt man zusammen, daß 40 % der Mädchen etwa der Norm entsprechen und daß in diesen Fällen 28 % nur durch Milieueinflüsse, 12 % hauptsächlich durch Milieu bei unsicherer Veranlagung verkommen sind, so wäre daraus der Schluß zu ziehen, daß man doch auf eine größere Anzahl von Mädchen rechnen könnte, die zu retten wären, als dies vielleicht tatsächlich der Fall ist."[881]

In einem anderen Fall, den er der Gruppe der „renitenten und gewalttätigen Dissozialen" zugeordnet hatte, beschrieb Lazar eine fünfzehnjährige Patientin, die als uneheliches Kind nach Unterbringung in Pflege zur mittlerweile verheirateten Mutter zurückgekehrt war. An die Heilpädagogische Abteilung war sie gekommen, nachdem sie als Dienstmädchen immer wieder den Arbeitsplatz gewechselt, schließlich unterstandslos geworden, von der Polizei aufgegriffen und einem Fürsorgeverein übergeben

880 Lazar, Abnormitäten, 1228.
881 Lazar, Abnormitäten, 1228.

worden war. Dort war sie durch ihr schwieriges und insbesondere widersprüchliches Benehmen, von Stimmungsschwankungen bezüglich Arbeits(-un-)lust geprägt, aufgefallen. Lazar beschrieb die exogenen Ursachen für das Verhalten und hob insbesondere hervor, dass das Mädchen schließlich von einem „Freiheitsdünkel“ befallen worden sei, der ausschlaggebend für ihre Arbeitseinstellung wäre. Zudem sei es „vor und zur Zeit der Pubertätsperturbation in ein schlechtes Fahrwasser geraten [...], und daß sich dem später noch einige sexuell-physiologische Umstände beigesellten, die alle zusammen das Krankheitsbild der ‚Degenerata‘ ausmachen.“[882] Weshalb diese Schilderung so bedeutend ist, zeigt Lazars daran anschließende Aussage:

> „Der Fall, wie er hier geschildert ist, kann als Paradigma für unzählige aufgefasst werden, die früher oder später der Prostitution anheimfallen. Die Prostitution führt aber bei diesen jugendlichen, oft nervös veranlagten Mädchen, die nie selbst wissen, was sie eigentlich wollen, niemals zu einer Befriedigung. Sie bleiben weiter die unglücklichen Geschöpfe, die sie bisher gewesen sind, kommen durch das Lasterleben körperlich und psychisch ganz herunter. Die Magdalenenheime haben unter ihren Insassen meistens Mädchen, die in ihrem Lebenslaufe mit dem unseres Falles übereinstimmen. Bemerkenswert ist aber auch, wie rasch die Mädchen intellektuell zurückgehen. [...] Dieser intellektuelle Pseudodefekt geht nach einiger Zeit zurück [...]. [...]
> Die Ursachen dieser [erzieherischen] Mißerfolge können einmal darin liegen, daß hier doch gewaltige Charakterveränderungen hervorgerufen worden sind; vielleicht auch daß der entfachte Sexualtrieb hier besonders schädlich mitwirkt und das Rezidiv auch in diesem Sinne ausfällt. Aber trotzdem kann man sich nicht der Ansicht entziehen, daß das meiste hier doch an den Institutionen scheitert, daß diese in Händen von Menschen liegen, die so gar nicht vom Leben verstehen, daß man mit Weltfremdheit und Kasteiung gerade diese Untugenden nicht vertreiben kann. Es wäre wohl wünschenswert, wenigstens zu versuchen, hier ärztliche Maximen walten zu lassen.“[883]

Mit seinem Schlusssatz betonte Lazar erneut die seiner Ansicht nach grundlegende Involvierung von Mediziner*innen in die Erziehungsanstalten.

882 Lazar, Wurzeln, 497.

883 Lazar, Wurzeln, 497 f.

‚Verführte' Mädchen: Sexuelle Gewalt

Lediglich in sehr wenigen Fällen erfolgte die Aufnahme Minderjähriger an der Abteilung, die einer Sexualstraftat angeklagt oder auch bereits verurteilt waren. 1927 handelte es sich um einen elfjährigen Buben, der, während er in „Landpflege" war, wiederholt ein sechsjähriges Mädchen missbraucht habe. Auch an der Abteilung wurde beobachtet: „Hat grosse Vorliebe für kleine Mädchen; küsst sie gerne ab." Jedoch wurde festgestellt, dass von „einer ernstlichen sexuellen Gefährdung seiner Umgebung durch ihn nicht gesprochen werden" kann. Daher wurde Unterbringung in einer indifferenten Anstalt empfohlen.[884] Obwohl also Minderjährige, die einer Sexualstraftat beschuldigt wurden, zwar sehr selten an der Heilpädagogischen Abteilung aufgenommen wurden, folgte auf eine diesbezügliche Gerichtsverhandlung sehr häufig ein Pflegschaftsverfahren hinsichtlich der Unterbringung der minderjährigen Opfer, die so zur Aufnahme an die Heilpädagogische Abteilung kamen.

In Anbetracht der im Folgenden zu diskutierenden expliziten Auseinandersetzung mit dem Themenbereich der sexuellen Gewalt[885] überrascht es, dass, in Krankenakten festgehalten, mitunter bei Kindern Gonorrhö diagnostiziert wurde, ohne weiter auf den Hintergrund, also wie sie sich diese venerische Erkrankung zugezogen hatten, einzugehen. Besprochen wurden dafür in drei zeitlich eng beieinander liegenden Akten Sexualhandlungen mit Hunden, sodass die Frage aufgeworfen werden muss, ob Sodomie um 1923 populär war. Während in einem Fall die Mutter einer Patientin wegen „Unzuchtsakten", unter denen neben dem sexuellen Verkehr mit Frauen auch der mit einem Hund aufgezählt wurde, angeklagt und mangels Beweisen freigesprochen wurde, berichten Aufzeichnungen in einer anderen Krankengeschichte von „geschlechtlichen Ungezogenheiten" mit dem Bruder der Patientin und einem Hund.[886] In einem weiteren Fall schließlich wurde notiert: „geschlechtliche Ungezogenheiten mit dem Hund sollen nicht vorgekommen sein", was die Vermutung nahelegt, dass explizit danach gefragt worden war. Der Hintergrund ist unklar, also ob beispielsweise etwas Dahingehendes von einer Behörde berichtet worden war.

884 WStLA, 1.3.2.209.1.A47, 1927 N-Z, Prot.-Nr. 1364.

885 Unter sexueller Gewalt wird im Folgenden jede sexualisierte Gewalthandlung verstanden, die an Kindern und Jugendlichen vorgenommen wurde. In Fällen, in denen dies aus den Krankengeschichten ersichtlich ist, wird eventuelle Freiwilligkeit im Jugendlichenalter berücksichtigt. Diese ist allerdings deutlich von der durch Heilpädagog*innen formulierten „Beteiligung" der Opfer im Sinn einer Mitschuld abzugrenzen, die bereits bei Kleinkindern behauptet wurde.

886 WStLA, 1.3.2.209.1.A47, 1923 A-M, Prot.-Nr. 514; WStLA, 1.3.2.209.1.A47, 1913 N-Z, Prot.-Nr. 264.

Dieses Mädchen war als „berechnender Locktypus mit männlichem Einschlag" bezeichnet worden.[887]

Ein wichtiger Punkt in diesem Diskurs ist die im 19. Jahrhundert verbreitete Annahme, dass Frauen nicht vergewaltigt werden konnten, wenn sie sich „ernsthaft" wehrten. Demnach war „Notzucht" nur möglich, wenn eine Frau der Möglichkeit zur Gegenwehr beraubt war.[888] Neben juristischen, kriminalistischen oder rechtsmedizinischen Schriften, war diese Auffassung im österreichischen *Strafgesetz* (StG) *1852* in §125 verankert: „Wer eine Frauensperson durch gefährliche Bedrohung, wirklich ausgeübte Gewaltthätigkeit oder durch arglistige Betäubung ihrer Sinne außer Stand setzt, ihm Widerstand zu thun, und sie in diesem Zustande zu außerehelichem Beischlafe missbraucht, begeht das Verbrechen der Nothzucht."[889] Wenngleich im StG an dieser Stelle explizit von erwachsenen Frauen gesprochen wurde, fand sich in der Heilpädagogik die Übertragung dieser Meinung auch auf Kinder. Theodor Heller erwähnte etwa „die stillschweigende Duldung derartiger Handlungen".[890] Auch Asperger argumentierte in dieser Linie, als er beschrieb, „daß es [das betroffene Kind] die drohende Gefahr nicht spürt und sich ihr nicht durch Davonlaufen oder durch Schreien zu entziehen vermag".[891] Noch expliziter erfolgte die Schuldumkehr, heute auch als *victim blaming* bezeichnet, 1931 in der Anamnese eines siebenjährigen Mädchens, in dessen Diagnose zwar „sex. Mißbrauch?" notiert wurde, das aber zuvor anders geschildert worden war: „hat Stiefvater überfallen [...] und angeblich in deutlicher Weise nach Geschlechtsverkehr verlangt". Die Angabe, sie wurde von der zuständigen „Fürsorgerin verhört" – nicht etwa befragt – verdeutlicht den institutionellen Umgang mit Opfern sexueller Gewalt.[892]

887 WStLA, 1.3.2.209.1.A47, 1922 N-Z, Prot.-Nr. 95.

888 Susanne Balthasar, Die Tatbestände der Vergewaltigung und sexuellen Nötigung. Eine rechtsvergleichende Betrachtung des deutschen und österreichischen Rechts mit Schwerpunkt im 20. Jahrhundert (Linzer Schriften zur Frauenforschung 19), Linz 2001, 23. – Für einen Überblick über die Geschichte des Umgangs mit Vergewaltigung vgl. Andrea Griesebner/Maren Lorenz, Vergewaltigung, in: Enzyklopädie der Neuzeit, Bd. 14, Vater – Wirtschaftswachstum, Stuttgart-Weimar 2011, 99–106.

889 §125, StG 1852. Das StG von 1852, mit Patent vom 27. Mai 1852 verkündet und ab 1. September 1852 in Kraft, hatte den diesbezüglichen §110 des StG 1803 (Strafgesetz über Verbrechen und schwere Polizeiübertretungen) lediglich dahingehend verändert, dass von „Missbrauch zu außerehelichem Beischlaf" anstelle von „Schändung" gesprochen wurde. Generell war das StG 1852 eine Neuauflage des StG 1803, das um spätere Gesetze ergänzt worden war. Vgl. Balthasar, Tatbestände, 222 f.; ausführlich zur Thematik: Kirchknopf, Gewalt.

890 Heller, Grundriß, 53.

891 Asperger, Heilpädagogik, 233.

892 WStLA, 1.3.2.209.1.A47, 1931 A-M, Prot.-Nr. 1895.

Bei Durchsicht der Monografien des beginnenden 20. Jahrhunderts, die sich mit Heilpädagogik oder der sogenannten „Schwachsinnigenfürsorge" beschäftigten, fällt auf, dass lediglich in wenigen auf sexuellen Missbrauch eingegangen wurde. In den Fällen, in denen Erwähnungen zu finden sind, wurden sowohl der Tatbestand als auch die Opfer ähnlich dargestellt. Anstelle von Missbrauch oder Vergewaltigung wurde von „geschlechtlicher Verführung" gesprochen, die Opfer wurden als „minderwertig" oder „moralisch tiefstehend" bezeichnet. Dies wurde auf die „Duldung" bzw. die „Erlebnisbereitschaft" für Missbrauch zurückgeführt. Als Beispiel die Sichtweise von Heller:

> „Bemerkenswert erscheint es mir auch, daß die Opfer geschlechtlicher Verführung auffallend oft minderwertige Kinder sind, und es weist in solchen Fällen die stillschweigende Duldung derartiger Handlungen auf den Tiefstand ihres sittlichen Bewußtseins hin. Die Lügen und Verleumdungen moralisch defekter Kinder bewegen sich sehr häufig auf sexuellem Gebiet, und die immer wiederkehrenden Fälle, daß unentwickelte Mädchen ihren Lehrer fälschlich unsittlicher Handlungen beschuldigen, betreffen durchweg solche mit moralischer Idiotie."[893]

Dass hier die moralische Bewertung von Missbrauchsopfern in einem Atemzug mit der Anzweiflung ihrer Glaubwürdigkeit angeführt wird, zeigt den Zwiespalt im Umgang mit sexueller Gewalt. Generell war diese anzuzweifeln, in unwiderlegbaren Fällen, die durchaus anerkannt wurden, konnte allerdings die Erklärung der Tat im Verhalten und der Klassifizierung der Opfer gefunden werden. Auch 1911 vertrat Heller die Ansicht, dass es Minderjährige gab, deren Lügen sich hauptsächlich auf sexuellem Gebiet bewegten, was auf deren „verderbtes" Fantasieleben zurückzuführen wäre. Dies würde häufig zu falschen Beschuldigungen und Angaben über sexuelle Übergriffe, sei es durch Fremde, Lehrer*innen oder Ärzt*innen, führen. Insbesondere „hysterische" Kinder sah er als diesbezüglich stark in Erscheinung tretend. Explizit wies er darauf hin, „daß gerade bei Sittlichkeitsdelikten Kinder als Zeugen äußerst bedenklich sind."[894]

Lazar beschäftigte sich in seinem heilpädagogischen Wirken hauptsächlich mit den Ursachen kindlicher ‚Dissozialität'. Missbrauch führte seiner Meinung nach unausweichlich zu exogener ‚Dissozialität':

> „Ein zehnjähriges Mädchen wird geschlechtlich verführt und gerät dadurch in einen dauernden sexuellen Erregungszustand, in dessen Gefolge sich eine allgemeine moralische Unterwertigkeit einstellt (Depravation). In einem solchen Falle muß man sich sagen: Dieses Mädchen wäre ohne dieses Erlebnis niemals in diesen Erregungszustand geraten und

893 Heller, Grundriß, 53f.

894 Heller, Entwicklung, 95.

damit wären alle anderen Folgen weggefallen. Diese Art von Erlebnissen führt aber bei der weitaus überwiegenden Mehrzahl von Kindern zu den gleichen Erscheinungen der Dissozialität. [...] Je größer die Widerstandsfähigkeit, um so stärker und wirksamer muß die exogene Komponente werden, um einen Schaden hervorzurufen, wie es das oben erwähnte Beispiel von der sexuellen Verführung zeigt, die unter allen Umständen wirkt."[895]

Während Lazar an anderen Stellen von Missbrauch sprach, benutzte er hier den Terminus der „Verführung". Dass es sich dennoch um Vergewaltigung und nicht um einvernehmliche sexuelle Erfahrungen handelte, ist durch das angegebene Alter von zehn Jahren ersichtlich. Dadurch kreierte er das Bild der Mitschuld des Opfers bzw. dessen mangelnder Widerstandsfähigkeit, da es sich eben „verführen lässt". Bemerkenswert in diesem Zusammenhang ist auch seine Aussage über hyperthyme Kinder: Diese seien „der geschlechtlichen Verführung so gut wie unzugänglich."[896] Unabhängig jedenfalls von einvernehmlichen Sexualerfahrungen pubertärer Minderjähriger mit anderen Jugendlichen im selben Altersspektrum wurde insbesondere im Rahmen von Sexualhandlungen mit älteren Männern von Verführung gesprochen. Diese wurde zwar teils als „Verletzung" der Seele bezeichnet, dennoch ging mit dieser Ausdrucksweise eine behauptete Bereitschaft einher, sich sexuellen Wünschen zu fügen.[897] Doch lag der Fokus bei Lazar nicht auf den Ursachen des Missbrauchs, also der oft behaupteten „mangelnden Widerstandskraft", sondern auf den Folgen. Als solche nannte er 1913 die „Tendenz [...], sich sexuell zu betätigen und [...] alle möglichen Handlungen vor[zunehmen], die diesem Zwecke dienen können." Zur Verdeutlichung schilderte er: „So war es einem sechsjährigen Mädchen nur sehr schwer abzugewöhnen, sich an erwachsene Männer anzuschmiegen und in nicht mißzuverstehender Weise mit den Händen nach der Genitalgegend zu greifen."[898] Auffällig ist, dass lediglich das „Abgewöhnen" dieses unangebrachten Verhaltens thematisiert wurde, nicht allerdings wie dies vor sich ging und – schwerwiegender – das dahinter stehende mögliche psychische Trauma der Betroffenen. In den Akten finden sich zwischen 1912 und 1944 vierzehn diagnostische bzw. abklärungsbedürftige Thematisierungen eines „psychischen Traumas", allerdings nur zwei davon unter Lazars Abteilungsleitung,

895 Lazar, Grundlagen, 2 f.

896 Lazar, Grundlagen, 89. Generell war Lazar der Ansicht, dass Sexualität im Leben von Hyperthymiker*innen eine untergeordnete Rolle spielen würde: Sexuelle Ungezogenheiten bei Kindern würden so gut wie nie vorkommen, bei normaler Sexualitätsentwicklung würde kein besonderer Anspruch eintreten und auch bei den sich ihnen durch ihr sympathisches Auftreten häufig bietenden Gelegenheiten, würden sie diese nicht ausnützen. Ebd.

897 Vgl. etwa Lazar, Gefahren, 72.

898 Lazar, Wurzeln, 503.

wobei auch nur bei zwei Mädchen explizit ein fragliches „sexuelles Trauma“[899] bzw. bei einem dessen Fehlen („Habituelles Stuprum durch den Pflegevater ohne traumatische Wirkung“)[900] adressiert wurde. Bei zwei weiteren Mädchen ging aus den Informationen im Krankenakt hervor, dass das besprochene „psychische Trauma“ sexuelle Hintergründe hatte.[901] Die letzte dieser expliziten Thematisierungen eines sexuellen Traumas stammt aus dem Jahr 1933, danach kommt diese Bezeichnung in den Akten nicht mehr vor. Daran zeigt sich auch die institutionelle Einschätzung sexueller Übergriffe. Dies weist Ähnlichkeiten zu der von Ralser dokumentierten Diagnosepraxis erwachsener Frauen an der Innsbrucker Psychiatrie zu Beginn des 20. Jahrhunderts auf, wo die – bei Frauen kaum gestellte – Diagnose des psychischen Traumas sich auf Arbeitsunfälle und Kriegserlebnisse bezog:

> „Beschrieben die Frauen ‚Überfälle oder sexuelle Übergriffe‘, die ‚Gewalt im Ehebett‘ oder ‚wiederholte Schläge‘ als Erfahrung, welche als traumatische einen Wendepunkt in ihrer Biografie und Befindlichkeit markierte, erhielten sie [...] üblicherweise die Diagnose Hysterie, allerdings ohne dass die ihnen zugefügte Gewalt als Bedingung der Krankheit anerkannt oder auch nur zur Kenntnis genommen worden wäre. Mit einer Ausnahme, die selten vorkam: dann, wenn diese Gewalt als gerichtlicher Tatbestand auftrat.“[902]

Den Einfluss eines sexuellen Übergriffs auf Minderjährige gewichtete Lazar in Bezug auf die Folgen schließlich je nach Alter unterschiedlich:

> „Diese sexuellen Manieren der jüngeren Mädchen gehen nach einiger Zeit wieder verloren, während bei älteren stuprierten Mädchen (jenseits vom 10. Jahre) in der Regel die Lebido [sic] sexualis so stark entfacht bleibt, daß sie bei jeder Gelegenheit in diesem Sinne sich verfehlen, sei es, daß sie unanständige Reden führen, Knaben zum Geschlechtsverkehr verleiten oder Verleumdungen und Erpressungen an älteren männlichen Individuen versuchen.“[903]

Von einem zugrundeliegenden möglichen Trauma findet sich auch hier keine Erwähnung, vielmehr wird eine angeblich resultierende Kriminalisierung der Opfer deutlich. Auch bei der Beschreibung eines von Alkoholmissbrauch geprägten Haushalts und

---

899 WStLA, 1.3.2.209.1.A47, 1913 A-M, Prot.-Nr. 1241; WStLA, 1.3.2.209.1.A47, 1933 N-Z, Ambulanzkarten-Nr. 15329/1930.
900 WStLA, 1.3.2.209.1.A47, 1922 N-Z, Archiv-Nr. 248.
901 WStLA, 1.3.2.209.1.A47, 1924 A-M, Prot.-Nr. 693; WStLA, 1.3.2.209.1.A47, 1932 N-Z, Prot.-Nr. 2088.
902 Ralser, Subjekt, 284.
903 Lazar, Wurzeln, 503.

aus der Alkoholkrankheit des Vaters resultierender sexueller Übergriffe auf seine beiden Töchter liegt das Augenmerk auf dem Einfluss der Vergewaltigung – hier auch so bezeichnet – auf das Verhalten des älteren Mädchens:

> „Er vergewaltigt zuerst die ältere Tochter, die heutige Korrigendin. Dann kommt die jüngere Schwester dran. Bei ihr wird das Verbrechen entdeckt. Der Vater wandert ins Zuchthaus. Und die Korrigendin selbst! Sie ist jetzt 14 Jahre alt. Was ihr zuerst abscheulich, entsetzlich war, ist ihr jetzt zur Gewohnheit geworden. Sie mußte ihren unersättlichen Trieben folgen; dann wu[r]de sie arbeitsscheu und prostituierte sich. Das Ende war die luetische Infektion und die Besserungsanstalt."[904]

Auch dieses Mädchen war also in einer Anstalt untergebracht worden, was nach Lazars Aussage zu einer drastischen Veränderung zum Positiven geführt hätte, sodass das Mädchen zwei Jahre später „eine intellektuell und ethisch ganz vollwertige Person" gewesen sei und man „sie wohl als das bloße Opfer ihres alkoholischen Vaters betrachten" könne.[905] Über die Folgen sexueller Gewalt äußerte sich Lazar 1927 weiters so:

> „Eine pflegschaftsgerichtlich und schulbehördlich höchst unerquickliche Lage schaffen die Mädchen, die geschlechtlich mißbraucht werden. Sie sind nicht nur durch das sexuelle Erlebnis allein verdorben, sie werden auch durch die folgenden Verhöre und öffentlichen Verhandlungen sehr stark in Mitleidenschaft gezogen. Eine noch größere Komplikation schafft eine, gelegentlich des Mißbrauches zugezogene, venerische Erkrankung. Aber bei allem Mitleid, das man mit diesen Kindern haben muß, darf nicht vergessen werden, daß sie selbst jetzt Schädlinge geworden sind, indem sie andere Kinder in ihre Geheimnisse ziehen, eine sexuell gespannte Atmosphäre um sich schaffen. Man kommt so lange nicht zur Ruhe, bis eine Milieuänderung vorgenommen wird. Eine sinngemäße Unterbringung, die nicht noch eine weitere Schädigung und Kränkung dieser Opfer eines fremden Verbrechens zufügt, gibt es nur an wenigen Orten."[906]

Dies sollte durch Fremdunterbringung gewährleistet werden, denn in „der Mehrzahl der Fälle ist die Ruhe einer Anstalt das beste Mittel, die Ereignisse der vergangenen Zeit aus der Erinnerung so zum Verblassen zu bringen, daß sie als Erinnerungsbilder

---

904 Lazar, Jugendfürsorge, 202. Hervorzuheben ist auch die durch die Ausdrucksweise sichtbare Nichtanerkennung von Sexarbeit als Arbeit.

905 Lazar, Jugendfürsorge, 202.

906 Lazar, Probleme (1927), 55.

unwirksam werden."[907] In der Praxis wurden Missbrauchsopfer dementsprechend häufig in Anstalten untergebracht, allerdings unter Berücksichtigung eines weiteren von Lazar behaupteten Themenkomplexes:

> „Daß die Ansammlung zalreicher [sic] sittlich verwahrloster Mädchen zu vermeiden ist, lehren die schlechten Erfahrungen mit weiblichen Korrigenden in den Erziehungsanstalten: nach einiger Zeit des Verbleibens in einer Anstalt für nervöse Erkrankungen erscheint am besten eine Familienpflege, eventuell Dienst womöglich unter ländlichen Verhältnissen. Manchmal kommen auch andere Faktoren recht heilsam zur Wirkung. Gerade bei sexuell Verirrten scheint eine gerichtliche Untersuchung ungemein ernüchternd zu wirken, was sonst bei jugendlichen Delinquenten eigentlich nicht der Fall ist."[908]

Bei einem zwölfjährigen Mädchen, an der Abteilung 1928 aufgenommen, da es von seinem Bruder missbraucht worden war, wurde entsprechend der vorstehenden Ausführungen Anstaltsunterbringung empfohlen. Durch das Jugendgericht wurde schließlich entgegen dieser Empfehlung die Rückkehr des Kindes in den mütterlichen Haushalt genehmigt, da der Bruder zu diesem Zeitpunkt nicht bei der Mutter lebte.[909] Im Fall einer anderen Patientin dagegen war Anstaltsunterbringung lediglich die Notlösung. Die Elfjährige war ebenfalls 1928 an der Abteilung aufgenommen worden, auf Wunsch ihrer Mutter. Diese gab an, dass die Tochter ihr anvertraut hätte, der Vater habe sie im Alter von vier bis fünf Jahren öfter sexuell missbraucht. Bei der Aufnahme der Anamnese wurde festgehalten, dass die Mutter, obwohl sie außer behaupteter „sexueller Triebhaftigkeit" nichts Negatives über das Mädchen sagen könne, auch nichts Positives äußerte. Zudem scheine sie entschlossen, sich nicht mehr um das Kind kümmern zu wollen. Dies ist einer der wenigen Fälle, in denen das heilpädagogische Gutachten entgegen der elterlichen Aussage eine durchweg positive Bewertung des Kindes beinhaltete. Die von der Mutter behaupteten ‚Abnormitäten' wurden als nicht vorhanden widerlegt oder angezweifelt, teilweise auf die Mutter bzw. die Familienkonstellation zurückgeführt. Da das Mädchen als ungeeignet für „primitiv-bäuerliche Verhältnisse" eingestuft wurde sowie kein Tatbestand vorlag, der eine Überstellung in eine geschlossene Anstalt rechtfertigte, wurde die Einweisung in eine „indifferente Anstalt" empfohlen, falls es keine Familienangehörigen gab, die es zu sich nehmen würden.[910] Anstaltsunterbringung war also auch in diesem Fall das Resultat.

907 Lazar, Gefahren, 72.
908 Lazar, Gefahren, 72.
909 WStLA, 1.3.2.209.1.A47, 1928 N-Z, Prot.-Nr. 1458.
910 WStLA, 1.3.2.209.1.A47, 1928 N-Z, Prot.-Nr. 1454.

Bemerkenswert ist, dass unter Lazar zudem 14-mal in der Verzeichnung von Diagnosen für sexuellen Missbrauch der Begriff *stuprum* verwendet wurde, weitere fünf Mal bei den Einlieferungsgründen. Unter Bruck fand sich dieser Terminus je ein weiteres Mal als Diagnose und Einlieferungsgrund, wogegen er bei Asperger überhaupt nicht mehr vorkam. Die Diagnose einer zwölfjährigen Patientin, die 1933 für sechzehn Tage wegen sexuellen Missbrauchs an der Abteilung aufgenommen war, lautete: „Stuprum, sexuell gesteigerte Triebhaftigkeit, Debilität höheren Grades". Da *stuprum* der lateinische Ausdruck für Unzucht ist, wird durch die Verwendung der Terminologie eine Bewertung des Opfers vorgenommen. Das Mädchen wurde über Wochen hindurch von drei erwachsenen Männern und einem Jugendlichen sexuell missbraucht. Gegen diese war ein Gerichtsverfahren eingeleitet worden, zudem wurde dieser Fall auch in Zeitungen thematisiert. Durch die Bezeichnung des Missbrauchs als Unzucht erfolgte nicht allein eine Zuweisung der Mitschuld an das Opfer, sondern einer aktiven Tatbeteiligung. Die Behandlungsempfehlung lautete auf Anstaltsunterbringung.[911]

Im Beispiel der Kategorisierung von Missbrauchsopfern tritt die Kontinuität in den heilpädagogischen Sichtweisen besonders deutlich hervor. Einhergehend mit der unveränderten Darstellung in *Heilpädagogik* wurde 1969 auch in einer Krankengeschichte von „sexuellen Erlebnissen (Vergewaltigung)" gesprochen, was die Freiwilligkeit des Opfers suggeriert. Die Patientin, fünfzehn Jahre, war von zwei Männern vergewaltigt worden, die dessen angeklagt wurden. Sowohl in Kuszens vorläufigem als auch in Aspergers finalem, ausführlicheren Gutachten, das vierzehn Seiten umfasste, wurde allerdings nicht mehr von ‚sexuellen Erlebnissen', sondern von Vergewaltigung gesprochen und die Glaubwürdigkeit betont: „Überhaupt finden wir keinen Anhaltspunkt, an der Glaubwürdigkeit der Angaben des Mädchens zu zweifeln: sie sind völlig klar, widerspruchsfrei, wirken in keinem Punkt übertrieben."[912] Daraus wird deutlich, dass besonders in den Nachkriegsjahrzehnten in der Praxis mitunter eine differenziertere Sichtweise zur Anwendung gelangte, als die publizierten Darstellungen Aspergers vermuten lassen.[913]

911 WStLA, 1.3.2.209.1.A47, 1933 N-Z, o.Nr.

912 Gutachten, 21.12.1969, WStLA, 1.3.2.209.1.A47, 1956–1968, Prot.-Nr. 728. Dennoch wurden die Angeklagten – im Zweifel – freigesprochen.

913 Womit allerdings die Problematik der Schulung von Personal aus dem Bereich der Jugendfürsorge anhand der publizierten Konzepte verknüpft ist. Heilpädagogisches Wissen, das dieser Personenkreis aus ebendiesen Texten und aus heilpädagogischen Vorträgen bezog, bestand meist aus den grundlegenden Sichtweisen, die oben auszugsweise wiedergegeben wurden. Daraus resultierte eine lange Tradition von Denk- und Behandlungsmustern in der Kinder- und Jugendfürsorge.

Locktypen

Der Terminus „Locktyp", der mit dem Zusatz „passiv" auch in den Neuauflagen von Aspergers *Heilpädagogik* unverändert vorhanden war, stellte eine Typisierung dar, mit der weitreichende Konsequenzen verbunden waren. Der Ausdruck (ohne die Beifügung „passiv") begegnet in den Akten das erste Mal 1922 und trat mit fünfzehn Zuschreibungen gehäuft zwischen 1922 und 1924 auf,[914] einmal in Form von „Lock-Kind" 1930,[915] danach zwischen 1935 und 1944 neunmal[916] sowie je einmal 1970 und 1974[917]. Besonders schwerwiegend war dabei die fünfmalige Diagnose von Mädchen als „passiver Locktyp".[918] Dieser Ausdruck wurde von Asperger geprägt, was auch die erstmalige Verwendung unter seiner Abteilungsleitung 1936 zeigt. Dass er von der Gültigkeit dieser Kategorisierung weiblicher Kinder und Jugendlicher überzeugt war und blieb, geht auch aus der Erläuterung dieses Begriffs knapp fünfzehn Jahre später hervor:

> „Ein […] günstiger Verlauf kindlicher Sexualerlebnisse hat freilich eine wichtige Voraussetzung: daß das Erlebnis wirklich nur ‚von außen' kommt und nicht etwa von einer von vornherein abnormen Persönlichkeit ‚angezogen' wird. In nicht so seltenen Fällen freilich müssen wir von einer endogenen Erlebnisbereitschaft gerade auf diesem Gebiet sprechen, besonders bei Mädchen, welche einer Schändung zum Opfer fallen. Diese gehören in der Mehrzahl einem deutlich umschriebenen Typus an: nicht daß sie alle sexuell besonders aktiv wären (bei manchen von ihnen trifft auch das zu, und diese wirken dann von sich aus verführend), sie haben meist nur das Gehaben, die Geste des Kokettierens an sich, sind ‚passive Locktypen', denen vor allem der natürliche Schutzmechanismus der Scham fehlt. Meist fehlt ihnen auch die natürliche persönliche Distanz, das normale Fremdheitsgefühl.

914 WStLA, 1.3.2.209.1.A47, 1922 N-Z, Prot.-Nr. 64; 77 und 95; Ebd., 1922 A-M, Prot.-Nr. 107; WStLA, 1.3.2.209.1.A47, 1923 A-M, Prot.-Nr. 507; 284; 373; 386 u. 432; WStLA, 1.3.2.209.1.A47, 1923 N-Z, Prot.-Nr. 142 u. 350; WStLA, 1.3.2.209.1.A47, 1924 A-M, Prot.-Nr. 694 u. 790; WStLA, 1.3.2.209.1.A47, N-Z, Prot.-Nr. 663 u. 719.

915 WStLA, 1.3.2.209.1.A47, 1930 A-M, Prot.-Nr. 1872.

916 WStLA, 1.3.2.209.1.A47, 1935 A-M, o.Nr.; WStLA, 1.3.2.209.1.A47, 1935 N-Z, o.Nr.; WStLA, 1.3.2.209.1.A47, 1936 A-M, o.Nr.; WStLA, 1.3.2.209.1.A47, 1936 N-Z, o.Nr.; WStLA, 1.3.2.209.1.A47, 1938 A-M, o.Nr.; WStLA, 1.3.2.209.1.A47, 1939 N-Z, o.Nr.; WStLA, 1.3.2.209.1.A47, 1940 A-M, Archiv-Nr. 90; WStLA, 1.3.2.209.1.A47, 1941 A-M, Ambulanzkarten-Nr. 5040/1941; WStLA, 1.3.2.209.1.A47, 1942 A-M, Ambulanzkarten-Nr. 6008/1942.

917 WStLA, 1.3.2.209.1.A47, 1970 K-Q, Prot.-Nr. 1485; WStLA, 1.3.2.209.1.A47, 1974 G-K, Prot.-Nr. 674.

918 WStLA, 1.3.2.209.1.A47, 1936 A-M, o.Nr.; WStLA, 1.3.2.209.1.A47, 1939 N-Z, o.Nr.; WStLA, 1.3.2.209.1.A47, 1940 A-M, Archiv-Nr. 90; WStLA, 1.3.2.209.1.A47, 1941 A-M, Ambulanzkarten-Nr. 5040/1941; WStLA, 1.3.2.209.1.A47, 1942 A-M, Ambulanzkarten-Nr. 6008/1942.

> Gerade weil sie innerlich leer sind, suchen sie ‚anhabig', wie man in Wien sagt, einen oberflächlichen Kontakt, ja die Sensation."[919]

Diese Kategorisierung erläutert eine (Mit-)Schuld der Opfer von sexueller Gewalt. Dabei legte Asperger den Fokus auf ihre angebliche Veranlagung, was eine zumindest teilweise Exkulpation des Täters mit sich brachte. Bedeutend war diese auf scheinbar wissenschaftlichen Grundlagen beruhende Behauptung nicht nur für den generellen Umgang mit Opfern sexueller Gewalt, sondern auch für Gerichtsverfahren gegen solcher Übergriffe Beschuldigte. Trotz der gesetzlichen Festsetzung des „Schutzalters" mit vierzehn Jahren wurde die persönliche Verantwortung der Opfer individuell mitverhandelt[920] – wofür nicht selten heilpädagogische Gutachten eingeholt wurden. Abgesehen vom Geschlecht – die Klassifizierung als „(passiver) Locktyp" wurde ausschließlich für Mädchen und junge Frauen verwendet – kommt auch dem Alter Bedeutung zu. Die meisten so diagnostizierten Minderjährigen waren elf bis vierzehn Jahre alt, die jüngste war acht. Obwohl Asperger keine Erläuterungen gab, ab welchem Alter er die Merkmale dieses „Charaktertyps" zu erkennen meinte, zeigen die Akten, dass es sich dabei in der Regel um den Zeitpunkt der beginnenden Pubertät handelte. Weitet man den Blick allerdings auf die zugrundeliegende Sichtweise, über die verbale Typisierung aus, so wird deutlich, dass sich Aspergers Zuschreibungen einer (Mit-)Verantwortung für sexuelle Übergriffe nicht an gesetzlichen oder entwicklungsbezogenen Alterskategorien festmachen lassen. 1937 teilte Asperger in einer titellosen, gutachterlichen Äußerung dem Jugendamt über eine Patientin mit: „Das Mädchen war im Jahre 1935 wegen einer nicht ganz klaren Schändungsaffäre an unserer Abteilung. [...] Inzwischen ist es wieder zu einer Schändungsaffäre gekommen; nach dem ganzen Tatbestand und auch nach unserem Examen ist es sicher, dass diesmal diese Dinge sich wirklich ereignet haben und dass auch das Mädchen daran recht interessiert war."[921] Das Mädchen, dem hier Interesse an einem sexuellen Übergriff zugesprochen wird, war 1937 fünf Jahre alt. Sonja Matters Befund, dass das Jugendgericht St. Pölten/NÖ präpubertäre Kinder in Fällen sexueller Gewalt anders beurteilte als pubertierende Minderjährige, kann für die Heilpädagogische Abteilung nicht bestätigt werden.[922]

Was an diesem Gutachten darüber hinaus auffällt, ist die Bezeichnung der Sexualhandlungen als „diese Dinge" – eine vage Umschreibung, die dadurch keine

919 Asperger, Heilpädagogik, 262. Ebenso in den Neuauflagen: 1956, 1961, 1965, 1968.

920 Matter, Girls, 105.

921 Asperger an BJA, 17.12.1937, WStLA, 1.3.2.209.1.A47, 1935 N-Z, o.Nr.

922 Matter, Girls, 111.

Rekonstruktion der Ereignisse erlaubt, zugleich die unweigerlich verbundenen Ebenen von Gewalt ausblendet und dem Adressaten, dem Jugendamt, damit deren Relevanz vorenthält. Wie genau die Befragung des Mädchens an der Abteilung vor sich ging, geht aus den Akten nicht hervor, die unbestimmte Wiedergabe erinnert jedoch an eine in der Praxis weitergeführte, überspitzte Herangehensweise nach Foucaults Ausführungen über den Umgang mit Kindern im Gespräch über Sexualität im 19. Jahrhundert: unter zurückhaltender, möglichst unkonkreter Benennung sämtliche Sexualitäten zu erfragen.[923] Auch in Gutachten, die für Gerichte erstellt wurden, finden sich diese Einschätzungen – durchaus unterschiedlich artikuliert, jedoch von der Aussage her vergleichbar. 1932 wurde eine Zwölfjährige im heilpädagogischen Gutachten in das Schema des für sexuelle Gewalt prädisponierten Kindes eingeordnet: „Jedenfalls gehört sie mit in die Gruppe jener Kinder, die der H. P.-Abteilung seit Jahren dafür bekannt sind, dass gerade Vertreterinnen dieses Typus sexuelle Erlebnisse zustossen."[924] Mit diesen Kategorisierungen in Zusammenhang zu bringen ist auch die Aufmerksamkeit, die in Fällen von sexueller Gewalt etwaigen bisherigen Sexualerfahrungen entgegengebracht wurde. Obwohl das der Gesetzeslage zuwiderlief, war die moralische Bewertung integraler Bestandteil diesbezüglicher Gerichtsverfahren, auch der Nachkriegszeit.[925] Wie durch die Verortung einer angeblichen Prädisposition in den Opfern selbst, wurden dadurch Verhalten und Charakter der betroffenen Minderjährigen anstelle des Übergriffs als solcher in den Fokus gerückt, was eine Schuldverschiebung bedingte. Von welcher Bedeutung in diesem Kontext die heilpädagogischen Gutachten waren, bringt die mediale Berichterstattung zur Vergewaltigung einer fünfzehnjährigen Patientin 1969 auf den Punkt: „[D]er Kronzeugin wird in einem jugendpsychologischen Gutachten ‚Aussageehrlichkeit' zugebilligt. Was deshalb von Bedeutung ist, weil bei Sexualdelikten Angaben Jugendlicher äußerst problematisch sind."[926]

Während sich Lazar kaum zu den ‚Ursachen' von Missbrauch geäußert hatte, entsprachen Aspergers Ansichten der gängigen Meinung im juristischen Diskurs des 19. und 20. Jahrhunderts. Sowohl die mangelnde Abwehr als auch der Gedanke der Provokation von Missbrauch durch die Opfer entsprachen Denkmustern des 19. Jahrhunderts. Benannt wurden diese mit „sexueller Frühreife", die „bei der Beurteilung

923 Foucault, Wille, 24f.

924 Gutachten, o. D. [1932], WStLA, 1.3.2.209.1.A47, 1932 N-Z, Prot.-Nr. 2088.

925 Vgl. dazu Matter, Girls, 110.

926 WStLA, 1.3.2.209.1.A47, 1956–1968, Prot.-Nr. 728. Auf eine genaue Zitation des Zeitungsartikels wird verzichtet, da der Schutz der Personenrechte des Opfers und der Beschuldigten damit nicht gewährleistet werden könnte.

von Sittlichkeitsdelikten stets in Betracht gezogen werden [müsse]".[927] Der Fokus auf der Disposition zum „Opfer-Sein" erstarkte schließlich in Deutschland um 1920 mit der Entwicklung der „Viktimologie". Damit einher gingen „an die anständigen Bürger gerichtete Warnungen im besonderen vor scheinbaren Opfern, die *Männer* ‚in schwachen Momenten' ‚zu Fall' brächten und ihnen damit ihre bürgerliche Karriere ruinieren konnten."[928] Auch Asperger vertrat die Ansicht, dass in diesen Fällen eine Milieuveränderung häufig der richtige Weg wäre und bei ‚unangemessenem Umgang' mit dem Missbrauch in häuslichen Verhältnissen eine längerfristige Anstaltsunterbringung angebracht wäre:

> „Wenn nun noch dazu eine unvernünftige pädagogische Behandlung die Sensation eines solchen Ereignisses ständig in Gang hält, wenn es die Erziehung verabsäumt, die Kinder mit sinnvoller Aktivität zu erfüllen, die sie ganz in Anspruch nimmt, so können solche Persönlichkeiten tatsächlich auf den Weg der sexuellen Depravation gedrängt werden. Nicht zufällig ist es ja, daß derartige Kinder in der Mehrzahl der Fälle in einem gerade in sexueller Beziehung sehr ungünstigen Milieu aufwachsen, was natürlich, doppelt wichtig bei Kindern solchen Charakters, die Notwendigkeit eines langdauernden Milieuwechsels, am besten der Unterbringung in eine gute Anstalt, mit sich bringt.[929]

Wie genau dieses „ungünstige Milieu" definiert wurde, fand keine Darlegung. Die Erwähnung eines ‚solchen Charakters' aber meint hier Kinder, die gemäß Asperger eine „endogene Erlebnisbereitschaft" für sexuelle Gewalt aufwiesen, die also dafür prädisponiert wären. Hinzu kam, dass die Glaubwürdigkeit von Kindern als Zeug*innen in der Heilpädagogik besonders unter Asperger generell angezweifelt wurde. Dies war in Fällen von sexueller Gewalt besonders bedeutend. Kam man an der Abteilung zu dem Schluss, dass der behauptete Missbrauch nicht stattgefunden hatte, wurde dies ‚sexuelle Pseudologie' genannt. In einem Gutachten aus 1939, in dem es um eine Anzeige wegen sexuellen Missbrauchs am früheren Pflegeplatz des zum Tatzeitpunkt fünfjährigen, bei der Untersuchung siebenjährigen Mädchens ging, spiegelt sich die zweifelnde Sichtweise wider:

---

927 Maren Lorenz, „Weil eine Weibsperson immer so viel Gewalt hat als erforderlich". Sexualität und sexuelle Gewalt im medizinisch-juristischen Diskurs und seiner Praxis (17. bis Anfang des 20. Jahrhunderts), in: Franz X. Eder/Sabine Frühstück (Hg.), Neue Geschichten der Sexualität, Beispiele aus Ostasien und Zentraleuropa 1700–2000 (Querschnitte 3), Wien 2000, 145–166, 161; Tanja Hommen, Sittlichkeitsverbrechen. Sexuelle Gewalt im Kaiserreich (Geschichte und Geschlechter 28), Frankfurt/Main 1999, 55 u. 94.

928 Lorenz, „Weibsperson", 161.

929 Asperger, Heilpädagogik, 262.

„Kinder sind in Sittlichkeitsverbrechen immer sehr unverlässliche Zeugen. Darüber noch muss man, so glauben wir, die Aussagen dieses so phantastischen und suggestiblen Kindes nur mit allergrösster Vorsicht aufnehmen. Es erscheint uns viel wahrscheinlicher, dass die über die Masturbation des Mädchens aufgeregten Eltern, die nach einem Grund für die Masturbation suchten, natürlich ohne zu wollen die ‚Schändung' durch den Burschen in das Kind hineingefragt haben."[930]

Dieser Befund an das Gericht war von besonderem Gewicht, da er in der Strafsache gegen den mutmaßlichen Vergewaltiger angefordert wurde und durch die als mangelhaft dargestellte Glaubwürdigkeit des Opfers zu dessen Entlastung beitrug. Die Bezeichnung einer Vergewaltigung als „Schändung" findet sich unter Aspergers Abteilungsleitung durchgehend. Neben der Konnotation der ‚Schande', die einen Ehrverlust des Opfers impliziert, war die Ausdrucksweise auch juristisch von Bedeutung. „Schändung" bezeichnete im Strafgesetzbuch – im Gegensatz zu „Notzucht" – sexuelle Gewalt gegen eine Person, die sich in einem Zustand der „Wehrlosigkeit" befand.[931] Da Aspergers Gutachten an unterschiedliche Institutionen gerichtet waren und nicht nur interne Aufzeichnungen darstellten, beschrieb diese Ausdrucksweise ein minderschweres Vergehen, was auch für das Strafmaß des Täters von Bedeutung sein konnte. Konkret über die Glaubwürdigkeit hinsichtlich sexuellen Missbrauchs äußerte er:

„Nicht selten freilich wird auch die genaueste psychologische Untersuchung nicht restlos Klarheit bringen können, oft wird nicht zu beweisen sein, daß ein Kind in einer bestimmten Situation lügt, wenn es nicht wirklich direkt aus seinen Angaben zu widerlegen ist. Wir denken da besonders an jene sehr häufigen Fälle, bei denen ein Kind, meist ein Mädchen, einen Erwachsenen oder ein anderes Kind einer sexuellen Aggression, meist einer Schändungshandlung bezichtigt. Oft ergibt dann die psychologische Untersuchung, daß das Kind von beträchtlich reduziertem Persönlichkeitsniveau ist, daß es kritik- und bedenkenlos

---

930 Auszug aus der Krankengeschichte und Befund, 21.5.1939, WStLA, 1.3.2.209.1.A47, 1939 N-Z, o.Nr.

931 Auch noch 1974: §205 (1), BGBl. 1974/60: „Wer eine Person weiblichen Geschlechtes, die sich in einem Zustand befindet, der sie zum Widerstand unfähig macht, oder die wegen einer Geisteskrankheit, wegen Schwachsinns, wegen einer tiefgreifenden Bewußtseinsstörung oder wegen einer anderen schweren, einem dieser Zustände gleichwertigen seelischen Störung unfähig ist, die Bedeutung des Vorgangs einzusehen oder nach dieser Einsicht zu handeln, zum außerehelichen Beischlaf mißbraucht, ist mit Freiheitsstrafe von sechs Monaten bis zu fünf Jahren zu bestrafen." Im Gegensatz dazu über Notzucht: „Wer eine Person weiblichen Geschlechtes mit Gewalt gegen ihre Person oder durch eine gegen sie gerichtete Drohung mit gegenwärtiger Gefahr für Leib oder Leben [...] widerstandsunfähig macht und in diesem Zustand zum außerehelichen Beischlaf mißbraucht, ist mit Freiheitsstrafe von einem bis zu zehn Jahren zu bestrafen." Ebd., §201 (1).

daherschwätzt, so daß man ihm sehr zutrauen muß, daß es die Unwahrheit sagt, daß es etwa von anderen Gehörtes als eigenes Erlebnis ausgibt oder daß es Wunschträumen eine derartige Gestalt gibt oder daß es auch wirklich einmal in ähnlicher Weise Erlebtes nun auf andere Personen ‚überträgt', oder daß schließlich eine ungeschickte oder aber aus einem bestimmten Zweck angestellte Befragung derartige Dinge in ein Kind hineininterpretierte. Aber eben demselben Kind, das da so kritiklos seine Rede laufen läßt, kann man auch sehr wohl zutrauen, daß es einem Verführer rückhaltlos preisgegeben ist, daß es die drohende Gefahr nicht spürt und sich ihr nicht durch Davonlaufen oder durch Schreien zu entziehen vermag, ja daß es derartige Situationen geradezu ‚anzieht' (wir erinnern an das, was wir über ‚endogene Erlebnisbereitschaft' sagten). Es sind also, wie leicht verständlich, ganz ähnliche Typen, die wir einer ‚kritiklosen Handlungs-, wie einer ‚kritiklosen Redebereitschaft' für fähig halten, so daß auch jener Weg, einen Fall auf seine innere Wahrscheinlichkeit zu prüfen, nicht immer zum Ziele führt. Meist stehen hinter solchen Problemen schwerwiegende Entscheidungen: handelt es sich doch dabei gewöhnlich um Gerichtsverfahren, bei denen im Falle einer Verurteilung hohe Strafen ausgesprochen werden und die mit einer schweren Diffamierung des Täters einhergehen. Sehr oft muß darum der Spruch ‚in dubio pro reo' ausfallen. Das ist aber andererseits deshalb nicht gleichgültig, weil man mit einem verdienten Schuldspruch einem gewissenlosen Verführer das Handwerk legen, weitere ähnliche Delikte verhindern könnte."[932]

Einerseits findet sich hier die oben erwähnte Unfähigkeit der Abwehr, die bereits eine Klassifizierung des Opfers beinhaltet. Andererseits wird die Mitschuld betont, indem von innerer Disposition für sexuellen Missbrauch gesprochen wird. Die Dichotomie hinsichtlich der angezweifelten Glaubwürdigkeit der Opfer und der doch gewünschten Verurteilung ‚wirklicher' Vergewaltiger ist auffällig. Es wurde nicht geleugnet, dass es sexuellen Missbrauch von Kindern und Jugendlichen gab. Dennoch stellte das Wesen des Opfers einen problematischen Faktor dar, da als „von beträchtlich reduziertem Persönlichkeitsniveau" charakterisierten Kindern sowohl Lügen als auch die Mitschuld an der Tat, als Provokation zu interpretieren, unterstellt wurde. Ebenso ist die hier verwendete Sprache sehr aussagekräftig – wird der Vergewaltiger doch als „Verführer" bezeichnet. Dies ist der Darstellung der Opfer als „erlebnisbereit" und „verführbar" inhärent, wodurch sich das Gesamtbild ableiten lässt, dass ausschließlich ‚charakterlich schwache', „erlebnisbereite" Kinder Opfer von sexuellem Missbrauch werden können. Auch in Berichten der Abteilung wurde festgehalten, dass nicht immer zu klären war, ob ein behaupteter Missbrauch tatsächlich stattgefunden habe. Über eine knapp vierzehnjährige Patientin wurde 1936 festgehalten:

---

932 Asperger, Heilpädagogik, 233.

„Das Mädchen kam an unsere Abteilung, weil es angegeben hatte, dass der Lebensgefährte der Mutter sie seit längerer Zeit geschlechtlich missbraucht hatte. Was und wie viel tatsächlich vorgefallen ist, wurde, wie meist in solchen Fällen, weder durch die Examina an der Abteilung noch auch durch die Gerichtsverhandlung gegen ihren Stiefvater völlig geklärt. Es scheint aber sehr wahrscheinlich, dass sie sexuelle Erlebnisse irgendwelcher Art hinter sich hat; jedenfalls weiss sie ausführlich Bescheid über solche Dinge, kennt verblüffende Fachausdrücke und berichtet in ungemein schamloser Weise; auch sind ihre Interessen ganz ausgesprochen auf das Sexuelle eingestellt, während sie sonst impulslos, unaktiv, interesselos ist.“[933]

Die Verwendung verharmlosender Sprachmuster

Da der Sprache im Umgang mit Opfern sexueller Gewalt große Bedeutung zukommt, muss an dieser Stelle vertiefend auf den in der Heilpädagogik verwendeten Terminus „Schändung“ eingegangen werden. Die seit der Antike verwendeten Begriffe „Unzucht mit jemandem treiben“ (*stuprare*) und „schänden“ (*flagitare*) beinhalten Wertungen der betroffenen Personen.[934] Besonders der Begriff Schändung fand – auch durch die juristische Verankerung – weite Verbreitung. Er wurde in heilpädagogischen Publikationen bis in die 1960er Jahre verwendet und beinhaltet die Konnotation der Schande. Konkret bedeutet dies, dass die Ehre des Opfers verletzt oder zerstört wurde, es also in weiterer Folge kein ehrbarer Mensch mehr ist.[935]

In den eingesehenen Krankengeschichten findet sich der Begriff „Schändung“ durchgehend, nach Aspergers Übernahme der Abteilungsleitung bis 1944 zudem exklusiv als einzige Bezeichnung für sexuelle Übergriffe. Wurde ein Kind wegen (Verdacht) auf sexuellen Missbrauch an der Abteilung aufgenommen, so wurde als Einlieferungsgrund „Schändungsaffäre“ angegeben. Wurde dies durch die Beobachtung bestätigt, lautete die Diagnose ebenso. Bestanden nach der Untersuchung jedoch Zweifel, so wurde als Diagnose „sexuelle Pseudologie“ notiert. Bei einer Patientin, die als vierzehnjährige im Frühjahr 1941 für mehr als einen Monat wegen „Angst, Wesensveränderung“ an der Abteilung beobachtet wurde, gab Asperger im Oktober 1942 auf Anfrage des Jugendgerichts eine erneute Einschätzung ab. Die Jugendliche hatte ein Kind geboren und angegeben, ihr Vater habe sie missbraucht, die Schwangerschaft

933 WStLA, 1.3.2.209.1.A47, 1936 A-M, o.Nr. [Originaldeckblatt nicht vorhanden, ersetzt durch eingelegtes handschriftliches Blatt].

934 Dane, Vergewaltigung, 35 u. Anm. 2.

935 Griesebner/Lorenz, Vergewaltigung, 100.

sei darauf zurückzuführen. Das Jugendgericht bat daraufhin um den heilpädagogischen Befund unter besonderer Bezugnahme auf die „Wahrheitsliebe" des Mädchens. Obwohl dies in der ursprünglichen Diagnose nicht erwähnt wurde, erklärte Asperger:

> „Charakterlich machte das Mädchen bei uns keinen schlechten Eindruck. Ihr Benehmen war nur sexuell recht betont – was freilich kein Wunder ist, wenn man bedenkt, dass das sehr hübsche geradezu üppige Mädchen zweifellos ständig von Blicken und wohl nicht nur von Blicken verfolgt wurde. [...] An ein blutschänderisches Verhältnis zu denken lag uns gar kein Anlass vor."[936]

Auch in Schreiben anderer Institutionen finden sich verharmlosende Ausdrucksweisen. Im Fall einer ehemaligen Patientin wurde vom Landgericht Wiener Neustadt eine Anfrage im Zug des Strafverfahrens gegen den Beschuldigten gestellt, in „Zusammenhang mit dem an dem Kinder [sic] in der Zeit von Mitte 1937 bis Anfang 1939 angeblich wiederholt unternommenen Beischlaf".[937] Ähnliche Ausdrucksweisen, darauf ist hier noch einmal explizit hinzuweisen, finden sich auch in früheren Jahren, wie beispielsweise zwanzig Jahre zuvor, als über eine Patientin festgehalten wurde, sie habe im Zentralkinderheim „von ihren Männerbekanntschaften" erzählt. Das neunjährige Mädchen war von einem älteren Mann sexuell missbraucht worden.[938] Dass solche Formulierungen aber bis zumindest in die 1960er Jahre weitergetragen wurden, illustriert ein Verharren in zunehmend anachronistischen Denkmustern, die gerade im Fürsorgebereich präsent und wirkmächtig waren.

Die Untersuchung von Missbrauchsopfern an der Heilpädagogischen Abteilung

Kinder, die sexuell missbraucht worden waren, wurden in der Regel vom Jugendamt, dem Jugendgericht oder den Eltern zur Aufnahme an die Heilpädagogische Abteilung gebracht. Zunächst wurde, wie bei jeder Aufnahme, die Anamnese mit der einliefernden Person erhoben. Eigenwahrnehmungen der Kinder fanden an dieser Stelle keinen Platz und wurden erst später, nach dem Examen aus Erwachsenenperspektive

936 WStLA, 1.3.2.209.1.A47, 1941 A-M, o.Nr.

937 Landgericht an heilpädagogische Abteilung, 23.5.1939, WStLA, 1.3.2.209.1.A47, liegt fälschlich ohne Krankengeschichte in 1935 N-Z.

938 WStLA, 1.3.2.209.1.A47, 1927 N-Z, Prot.-Nr. 1383. In diesem Akt enthalten ist auch die Information, dass es im Zentralkinderheim eine „Abteilung für geschlechtskranke Mädchen" gab.

wiedergegeben. Z. B. wenn 1936 über ein bereits erwähntes Mädchen festgehalten wurde, dass sie über den Missbrauch „ziemlich gleichgültig“ erzählte.[939] Die Art der Wiedergabe durch das Kind wurde von Asperger als grundlegend zur Klärung derartiger Fälle angesehen. Er monierte 1952, dass Minderjährige häufig bereits von mehreren Personen zu den Vorfällen befragt worden waren, bevor eine qualifizierte Person eine Befragung vornehmen könnte. Auch bei den involvierten Behörden gebe es dazu ungeeignete Personen, in Wien würden allerdings derartige Befragungen in der Regel von Polizeifürsorgerinnen durchgeführt, zunehmend auch in ländlichen Gegenden Fürsorgerinnen den Gesprächen beigezogen. Trotzdem stellte seiner Ansicht nach die mögliche Beeinflussung eines Kindes im Vorfeld einen problematischen Faktor dar, da durch die Unbeeinflussbarkeit in einem späteren Verhör nicht auf eine allgemeine unbeeinflusste Wiedergabe geschlossen werden könnte.[940] Als besonders aufschlussreich schilderte er:

> „Die Beurteilung der Affektlage bei den Aussagen eines Kindes erscheint uns überhaupt entscheidend wichtig. Ob dieser Affekt angepaßt wirkt oder nicht, ob sich ein Kind etwa gedemütigt und beschämt zeigt über eine ihm widerfahrene Schändung oder aber stolz und gehoben dadurch, daß es im Mittelpunkt so bedeutender und sensationeller Ereignisse steht (was immer auf eine Pseudologie verdächtig ist), das ist ganz wesentlich für die Beurteilung der ‚inneren Wahrscheinlichkeit‘ der Angaben, worauf es uns so wesentlich ankommt. Es ist also zu wenig, bloß den Inhalt einer Aussage zu beurteilen, auch die Ausdruckserscheinungen im weitesten Sinn, vor allem das dabei mitschwingende Gefühl müssen unbedingt zur Bewertung herangezogen werden.“[941]

Die Diagnosen enthielten Bewertungen wie „Schändungsaffäre (unwahrscheinlich), altkluges, übertriebenes, intellektuell normales Kleinkind“ im Fall einer dreijährigen Patientin. Die Empfehlung lautete „nachhause, Kindergarten“, unter „intensiver fürsorgerischer Kontrolle“. Im Verdacht das Mädchen missbraucht zu haben stand ihr Großvater, der bei der Aufnahme der Anamnese angab, das Kind wäre gern zu ihm ins Bett gekommen, um zu turnen und zu spielen, „verneint sonst alles – ebenso die Großmutter.“ Die Kindseltern hatten auf Aussage des Kindes den Verdacht auf sexuellen Missbrauch erhoben, bemerkenswert ist allerdings, dass die Anamnese mit den Großeltern – also unter anderem mit dem Beschuldigten – aufgenommen

939 WStLA, 1.3.2.209.1.A47, 1936 A-M, o.Nr. [Originaldeckblatt nicht vorhanden, ersetzt durch eingelegtes handschriftliches Blatt].
940 Asperger, Heilpädagogik, 253 f.
941 Asperger, Heilpädagogik, 254.

wurde. Dies geschah, da das Mädchen bei diesen lebte. Die Großeltern führten die Vorwürfe darauf zurück, dass die Eltern das Sorgerecht übertragen bekommen wollten.[942] Asperger hatte zudem über das beim zweiten Aufenthalt fünfjährige Mädchen notiert: „Gibt die Schändungsaffäre ohne Weiteres zu." Erneut wird hier deutlich, wie weit die Schuldzuweisungen an Kinder gingen. Auch die Betonung, dass das Mädchen die Übergriffe ‚zugebe', zeigt, dass die sexuelle Gewalt als Tatbestand angesehen wurde, der auch den Opfern angelastet wurde; und deren Bericht darüber, als ‚Geständnis' bezeichnet, offenbart die Wertung des Missbrauchs als etwas, woran sie beteiligt waren.

Vor diesen Hintergründen überrascht auch folgende Sichtweise Aspergers nicht: „Aber das [die ‚größere Wahrscheinlichkeit'] darf, wenn nicht die ganze Situation eindeutig in die gleiche Richtung weist, nicht zu einer Verurteilung ausreichen. Denn es ist doch um vieles schrecklicher, einen Unschuldigen zu verurteilen, als einmal einen Schuldigen ungestraft davongehen zu lassen."[943] Wenngleich der Grundsatz *in dubio pro reo* nicht infrage gestellt werden soll, ist allerdings in diesem Kontext zu überlegen, was das für den Umgang mit den betroffenen Kindern bedeutete. Diese wurden mitunter als Lügner*innen bezeichnet und dies ebenso in den verbundenen Aktenstücken festgehalten, wie ihre angebliche „Erlebnisbereitschaft". Dass mehr als „einmal" ein „Schuldiger" so der Verurteilung entging, ist anzunehmen. Asperger fasste zusammen:

> „Nicht so selten sind, wie wir schon oben einmal ausgeführt haben, Fälle von Charakter und Situation doppeldeutig: man kann es gewissen Typen von Kindern und Jugendlichen ebenso zutrauen, daß sie in gewisse Situationen hineingeraten, daß sie also etwa eine ‚endogene Erlebnisbereitschaft' für sexuelle Affären haben, wie auch daß sie derartige Situationen zusammenphantasieren. Welche von diesen beiden Möglichkeiten wirklich zutrifft, das ist mit den Mitteln einer psychologischen Untersuchung nicht immer zu entscheiden."[944]

942 WStLA, 1.3.2.209.1.A47, 1935 N-Z, Ambulanzkarten-Nr. 239/1935.
943 Asperger, Heilpädagogik, 256.
944 Asperger, Heilpädagogik, 256.

„Geschwister der Mutter – Masturbanten“: Die Besprechung der Selbstbefriedigung und die Aufmerksamkeit auf Sexualhandlungen

Onanie als mediko-pädagogisches diskursives Element ist seit dem 19. Jahrhundert (über-)präsent. Wie Foucault beschrieb, rückten „alle Korrektionsanstalten die Sexualität und Masturbation mehr und mehr ins Zentrum des Problems des Unverbesserlichen“.[945] „Diese eigentümliche Konzentration wird bis weit über die Wende vom 19. ins 20. Jahrhundert erhalten bleiben, wenngleich die Onanie in der wissenschaftlichen Beschäftigungsskala vom Zentrum mehr an den Rand rücken wird“, so Ralser, „diesen aber hartnäckig besetzt hält als Vorausbedingung für alle möglichen ‚neuropathischen‘ Zustandsbilder und sogenannt ‚perversen‘ Sexualentwicklungen.“[946]

In der Heilpädagogik kam der Onanie insofern Bedeutung zu, als dass sie häufig einen (mehrerer) Einlieferungsgründe Minderjähriger darstellte, an der Abteilung aber die Erkundung der Ursachen zentral war. 1925 beschäftigte sich Lazar in *Medizinische Grundlagen der Heilpädagogik* auf acht Seiten mit den „Einflüssen der Sexualität“. Einleitend hielt er fest:

> „Die Lehre von der kindlichen Sexualität ist erst in den letzten zwanzig Jahren ausgearbeitet worden. Früher hat man sie unbegreiflicherweise überhaupt nicht näher gekannt und ist über sie einfach hinweggegangen. Abgesehen von ganz hervorstechenden Sexualerscheinungen, die man teils auf Verführung, teils auf schwere psychische Störungen zurückführen konnte, hat man sich in der Psychologie und Pathologie des Kindes nicht weiter mit ihnen beschäftigt.“[947]

Dies habe sich aber nunmehr geändert und als aktuellen Standpunkt Mitte der 1920er Jahre beschrieb Lazar die Annahme, „die Sexualität setze schon in der allerfrühesten Kindheit, also in den ersten Lebenstagen und vielleicht noch früher ein und habe von da an eine in verschiedener Art ablaufende Entwicklung.“ Gerade bei diesem Themenkomplex zeigte sich auch der Einfluss von Freuds Theorien, wobei zunächst der Zusammenhang zwischen „späteren Sexualgefühlen und Lustgefühlen, die von der Körperoberfläche und einzelnen Schleimhäuten (Mund- und Afterzone)

945 Foucault, Anormalen, 83.
946 Ralser, Subjekt, 87 f.
947 Lazar, Grundlagen, 32.

ausgelöst werden" als biologisch wichtig bezeichnet wurde.[948] Dass aber generell noch der Gedanke vorherrschend war, Sexualität müsse gerechtfertigt werden, zeigt sich an der anschließenden Aussage: „Bei der Annahme, es handle sich bei den Sexualgefühlen um nichts anderes als um eine besondere Form der Lustgefühle, die berufen sind, die eigene Art zu erhalten, fällt auch der frühere Schrecken, der mit dem Begriff der Sexualität verbunden war."[949]

Lazar beschrieb unterschiedliche Phasen der Sexualitätsentwicklung, wobei er zunächst die autoerotische Periode, die Befriedigung durch Erkunden und Ertasten des eigenen Körpers bei Kleinkindern, in den Mittelpunkt stellte, worauf die Periode der Objektwahl folgen würde. In diesem Kontext schilderte er seine Ansicht, dass Freuds Ödipuskomplex zwar „bei neuropathischen Kindern durchaus keine Seltenheit sei", abgesehen davon jedoch das Erotische nicht das Maßgebliche in der gegengeschlechtlichen Eltern-Kind-Beziehung. Zuletzt thematisierte er die Pubertät, ab der „der Hauptsitz der Sexualempfindungen in den Geschlechtsorganen" liege.[950] Über das Einsetzen der Geschlechtsreifung hielt er fest:

> „Die Verschiedenheiten im zeitlichen Auftreten bleiben stets an konstitutionelle Unterschiede gebunden, beziehungsweise an raßliche und klimatische Komponenten, nicht zum mindesten an Abnormitäten des endokrinen Systems. Man kann in unseren Gegenden mit einer physiologischen Schwankung von drei bis vier Jahren rechnen, man wird aber über die Zukunft eines Menschen auch nicht wesentlich beunruhigt sein müssen, wenn sich der Eintritt der Reife noch um einige Jahre verfrüht oder verspätet."[951]

„Klimatische Komponenten" in der Beurteilung seiner Patient*innen finden sich in den Krankengeschichten zwar nicht, Bezugnahmen auf „Rasse" sind allerdings für alle drei Leitungsperioden dokumentiert.[952] Interessant sind in diesem Kontext Lazars weitere Überlegungen bezüglich des Auslebens von Sexualität bei Jugendlichen:

> „Der Zeitpunkt der Geschlechtsreife fällt in der Regel mit der Zeit, in der die geschlechtliche Betätigung vor sich gehen soll, nicht zusammen. Man spricht von einer diesbezüglichen Latenzperiode. Diese Latenzperiode ist vor allem dadurch merkwürdig, daß insbesondere heterosexuelle Betätigungen charakterologisch schädigend wirken. Dies wird am besten

948 Lazar, Grundlagen, 32 f.
949 Lazar, Grundlagen, 33.
950 Lazar, Grundlagen, 34 f.
951 Lazar, Grundlagen, 35.
952 Vgl. dazu das Kapitel *„[E]r war sehr verzweifelt darüber, dass der Vater Jude war!"*

durch die schwere psychische Gleichgewichtsstörung bewiesen, die sich bei Mädchen nach Schändungen anschließen. Die sexuelle und allgemein sittliche Entartung eines solchen Kindes ist um so bedenklicher, je näher der Schändungsakt der Pubertät liegt. Es läßt sich tatsächlich feststellen, daß Mädchen im Alter von etwa zehn Jahren durch die Schändung weniger depraviert werden als im Alter von dreizehn bis fünfzehn."[953]

Während auf die behauptete aus einer Vergewaltigung resultierende „Sexualdepravation" im Kapitel *‚Verführte' Mädchen* eingegangen wird, ist hier nur auf die deutlich werdende Negierung eines aus einem sexuellen Übergriff resultierenden Traumas hinzuweisen. Der Einleitungssatz aber – dass der Zeitpunkt des Erreichens der Geschlechtsreife nicht jenen Zeitpunkt markiert, an dem das Ausleben von Sexualität als angemessen erachtet wurde – spiegelt Lazars Ansicht, dass Sexualerfahrungen in der Pubertät, hier geht es um einvernehmliche, eine komplette Verhaltensänderung bedingen könnten. Mädchen, die bis zum Alter von fünfzehn oder sechzehn Jahren vollkommen „einwandfrei" und „sozial leistungsfähig" waren, „werden mit dem Eintritt eines heterosexuellen Geschlechtsverkehrs diebisch, arbeitsscheu und gänzlich auf das Sexualleben eingestellt." Diebstähle werden dabei beispielsweise auf die in diesen Fällen angeblich vorhandene „Putzsucht" zurückgeführt – die zu befriedigen auch bei schlechter materieller Situation versucht wird.[954] Lazar verwies ausdrücklich darauf, dass bei männlichen Jugendlichen dieselben Mechanismen griffen: „Auch hier führt die heterosexuelle Betätigung zu einem Schaden in moralischer Beziehung, der sich in Leichtsinn, Arbeitsscheu, Lumperei äußert und der überdies durch die in diesem Alter fast immer übliche Übertreibung und Mißbrauch zu einer allgemeinen Depravation führt." Unter Berufung auf „eigene Beobachtungen und Mitteilungen *Adlers*" lehnte Lazar aber das „brutale" Abbrechen von entdeckten Sexualbeziehungen ab, da dies schwerwiegende Folgen für die Entwicklung des Jugendlichen nach sich ziehen würde.[955] 1923 hielt er fest, dass hinsichtlich sexueller Abnormitäten und Ungezogenheiten zumeist „Komplexe" eher Folge als Ursache wären und meist

953 Lazar, Grundlagen, 35 f.

954 Lazar, Grundlagen, 36. Es gibt hierbei Ähnlichkeiten zu Maria Nowak-Vogls Sichtweise auf junge Frauen, die in keiner anderen Hinsicht auffällig wären, als durch ihre „wahllose" Sexualität, die ihre Sexualität eben in der Pubertät auslebten, was nicht in Einklang mit den allgemeinen Moralvorstellungen stand. Der Unterschied bestand jedoch darin, dass sie diesen Mädchen eben keine Kriminalität zuschrieb – aber zur Verhinderung dieser als unangemessen eingestuften Sexualität das Hormonpräparat Epiphysan zur Anwendung brachte. Ein weiterer Unterschied besteht in der Fokussierung der Geschlechter. Während Nowak-Vogl Epiphysan zwar auch an männliche Minderjährige verabreichte, stand für sie die weibliche Sexualität im Mittelpunkt.

955 Lazar, Grundlagen, 36. Kursivierung im Original.

einfachere Erklärungen zugrunde lägen. Die „gröbsten Formen der Masturbation" sah er in Zusammenhang mit vergangenen zerebralen Erkrankungen.[956] Die „normale" Masturbation führte er darauf zurück, dass ein Kind – sei es durch zufällige „lokale Reizungen, durch Parasiten und Ekzeme" oder durch eigene Erkundungen, um „stärkere Unlustgefühle zu besänftigen" – die „stärkste Lustquelle, die dem Menschen überhaupt zur Verfügung steht" entdeckt.[957] Die daraus resultierende Masturbation betrachtete er als

> „lediglich ein Zeichen für eine nervöse Irritation und es ist daher unrichtig, diese Irritation als die Folge der Masturbation aufzufassen. [...] Während alles, was exogen zur Masturbation führt, in verhältnismäßig kurzer Zeit, vorausgesetzt, daß die Schädigung nicht zu lange angehalten hat, verschwindet, ist die Masturbation der neuropathischen Kinder fast nicht zu beeinflussen."[958]

Dementsprechend finden sich in den Akten Beispiele, in denen Masturbation nur nebenbei verzeichnet wurde, ohne weitergehende Problematisierung, wie 1918 bei einem Buben, in dessen Akt festgehalten wurde, dass er mehr masturbiere, seitdem eine ältere Patientin an der Station sei, die ihm offenbar gefiel. Weitere Kommentare wurden dazu nicht notiert.[959] Bei einem achtjährigen Buben erachtete Lazar allerdings die Unterbringung in Eggenburg für notwendig, denn: „Es scheint sich hier um [ein] sehr nervöses Kind zu handeln, das unter seiner exzessiven Onanie zu seiner dissozialen Entwicklung gekommen ist. Eine Besserung ist nur unter fortgesetzter heilpaedag. Behandlung denkbar."[960]

Prinzipiell gehörte Masturbation nach Lazar

> „nach der heute geltenden Ansicht wohl zu den lästigen, nicht aber zu den gefährlichen, für die Zukunft bedenklichen Betätigungen des Geschlechtstriebes. [...] Die durch Verführung veranlaßte Masturbation geht bei normalen Kindern ohne jede Schwierigkeit wieder zurück. Die Masturbation des Pubertätsalters hängt mit Reizerscheinungen zusammen, die von der in Entwicklung befindlichen Keimdrüse ausgehen. Sie hat aber, normale Verhältnisse vorausgesetzt, innerhalb der intellektuellen Gegenvorstellungen eine gewisse Schranke. Wichtig erscheint es in bezug [sic] auf die Aufklärung und die Abstellung masturbatorischer Akte

956 Lazar, Abteilung (1923), 166.
957 Lazar, Grundlagen, 34.
958 Lazar, Grundlagen, 34.
959 WStLA, 1.3.2.209.1.A47, 1918 A-M, o.Nr.
960 WStLA, 1.3.2.209.1.A47, 1914 N-Z, Prot.-Nr. 117.

auch darauf Rücksicht zu nehmen, daß ein großer Teil der sittlich höherstehenden jungen Leute in die Gedankenmasturbation mit den ihr entsprechenden Wachträumen flüchtet."[961]

Das bedeutet also, dass Lazar trotzdem er die Masturbation als unschädlich und ungefährlich ansah, nach ihrer Unterbindung trachtete. An der Heilpädagogischen Abteilung geschah dies mit unterschiedlichen Methoden, so finden sich immer wieder Notizen über die Faradisation, also die Behandlung von Patient*innen mit elektrischem Strom in diesem Zusammenhang. Bei einem neunjährigen Patienten wurde 1913 zunächst eine „Mastkur mit Bettruhe verordnet", nachdem am elften Tag der Aufnahme „neuerliche starke Onanie" beobachtet worden war, wurde am folgenden Tag verzeichnet: „Elektrisierung und Gitterbett. Seither Besserung."[962] Auch bei anderen Patient*innen begegnen vergleichbare Aufzeichnungen, wie bei einer mehrmals bei der Selbstbefriedung „ertappten" Patientin des Folgejahres, über die festgehalten wurde: „lässt sich ohne weiteres kalt douchen, elektrisieren, mit der Begründung, sie wisse, dass sie dadurch ihre Unart verlieren werde."[963] Abgesehen von diesen Behandlungsmaßnahmen finden sich vereinzelt Aufzeichnungen, wie außerhalb der Station mit kindlicher Masturbation umgegangen wurde, wie bei einem Patienten 1922 in der Anamnese unter dem Punkt der früheren Erkrankungen. Über den Achtjährigen wurde bezüglich etwaiger „sexueller Betätigung" notiert: „früher Onanie wurde Operation gemacht".[964] Da der Einlieferungsgrund „Schwererziehbarkeit" war, finden sich keine weiteren Angaben, die erläutern könnten, welche Operation wo durchgeführt worden war. Eine Pflegemutter dagegen entschied sich dazu, selbst Maßnahmen zu ergreifen, nachdem sie die von einem anderen Krankenhaus empfohlenen „kalten Waschungen" als nicht ausreichend zur Unterbindung der Onanie ihrer Pflegetochter erachtete: „Leichte Verbrennungen der Fingerspitzen" als „Abschreckungsmethode".[965]

Auch die anamnestischen Notizen über Onanie der Kinder weisen auf die Bedeutung hin, die dem Themenbereich real zukam, wobei insbesondere die Notiz über die mütterliche Familie „Geschwister der Mutter – Masturbanten" 1921 verdeutlicht, wie gründlich nicht nur die Erhebungen durchgeführt wurden, sondern auch, nach welchen Informationen gefragt wurde. In diesem Fall wurde über den elfjährigen

961 Lazar, Grundlagen, 37.

962 WStLA, 1.3.2.209.1.A47, 1913 A-M, Prot.-Nr. 1166.

963 WStLA, 1.3.2.209.1.A47, 1914 A-M, Prot.-Nr. 530. Unklar dagegen ist der Eintrag zur Behandlung der Onanie in einem anderen Akt: „Nach pädagogisch antiquierter Einwirkung Nachlassen des Onanierens". WStLA, 1.3.2.209.1.A47, 1926 N-Z, Prot.-Nr. 1087.

964 WStLA, 1.3.2.209.1.A47, 1922 A-M, Archiv-Nr. 275.

965 WStLA, 1.3.2.209.1.A47, 1928 A-M, Prot.-Nr. 1227 [Akt aus 1926 fälschlich hier abgelegt].

Patienten „schwere Masturbation seit dem 2ten Lebensjahr: nachts, manchmal tagsüber" berichtet – woraus erklärlich ist, weshalb in dem Anamnesegespräch so viel Wert auf diese Frage gelegt wurde. Dabei ist zu berücksichtigen, dass es in diesem Fall weniger um ‚Vererbung' ging, denn um die Frage der Ursache, also ob der Bub sich in einem Milieu befand, in dem er zur Masturbation ‚angeleitet' worden war, wie es zeitgenössisch ausgedrückt wurde.[966]

Deutlich hatte sich bereits Theodor Heller zu diesem Themenbereich geäußert, der die Onanie als „ein verderbliches Übel" sah: „Ein bisher wenig gewürdigter, trotzdem aber außerordentlich wichtiger Tatbestand ist das vorzeitige Auftreten von Geschlechtsgefühlen. Im Zusammenhang damit steht ein Übel, das sehr verbreitet ist und für Kinder beider Geschlechter eine schwere Schädigung bedeutet, die Onanie oder Selbstbefleckung."[967] Diese könne das Resultat von „geschlechtlichem Missbrauch" – bemerkenswert an dieser Aussage ist übrigens, dass Heller an erster Stelle Kindermädchen als Verantwortliche anführte – sein, fast immer würde es sich aber um nervöse Erscheinungen handeln, deren Ursache daher ausfindig gemacht und beseitigt werden müsse. Bei Auftreten in den ersten Lebensjahren wäre die Onanie seiner Ansicht nach zu ‚bekämpfen'. Im Alter von zehn oder elf Jahren wären auftretende „Geschlechtsgefühle" nichts „Widernatürliches" und „sittlich reine[n], unverdorbene[n] Kinder[n]" würden aufgrund ihres Anstandes „hinreichende Hemmungen" entwickeln. Da aber mit der eintretenden Sexualentwicklung auch eine „Beunruhigung, eine Änderung des Verhaltens" einhergehen könne, „muß deshalb die Forderung neuerdings gestellt werden, mit der Aufklärung der Kinder nicht bis zum Pubertätsalter zu warten, sondern sie dann eintreten zu lassen, wenn sich eine derartige auffällige Wesensänderung zeigt."[968] Das bedeutet zugleich, dass die sexuelle Aufklärung der Kinder an einer bestimmten Entwicklung bzw. ihrer Äußerungen festgemacht werden und nicht unabhängig davon relativ früh erfolgen sollte.

Sehr aufschlussreich ist Lazars Sichtweise auf Masturbation von Minderjährigen, die er als ‚schwachsinnig' kategorisierte. Generell unterschied er bei diesen zwei Gruppen: jene, bei denen bereits früh die Sexualentwicklung einsetzen würde, und jene, bei denen die Sexualität unterentwickelt bliebe. In der ersten Gruppe verortete er „maßlose Masturbation", was „durch die entsprechende Schwächung die heterosexuelle Einstellung" zum Schwinden bringen würde. Während er aufgrund dessen sowie wegen der mangelhaften Attraktivität als Sexualobjekte bei den so charakterisierten Männern nur eine geringe „Gefahr der Fortpflanzung" ortete, formulierte

966 WStLA, 1.3.2.209.1.A47, 1921 A-Z, Prot.-Nr. 212.

967 Heller, Entwicklung, 94f.

968 Heller, Entwicklung, 95.

er eine andere Bedrohung: „Gefährlich können sie allerdings wegen ihrer Neigung zu Schändungsakten werden. Es kommt doch sehr häufig vor, daß sie sich mangels vollwertiger Partner an Kinder heranmachen."[969] Über Frauen hielt er weiter fest: „Beim weiblichen Geschlecht ist die Gefahr einer Schwängerung nur unter ganz besonders ungünstigen Umständen gegeben. Für gewöhnlich schließt die mangelhafte Eignung zum Sexualobjekt das schwachsinnige Mädchen vom Geschlechtsverkehre aus."[970] Über sexuelle Übergriffe auf Frauen äußerte er sich nicht. Kategorien des ‚Menschenwertes' und die bereits zuvor verlangte, im Nationalsozialismus zentrale und verwirklichte staatliche Unterbindung der Familiengründung von Personen mit (angeblichen) Erbanlagen, die nicht weitergegeben werden sollten, treten allerdings deutlich zutage.

969 Lazar, Grundlagen, 94 f.
970 Lazar, Grundlagen, 95.

Gleichgeschlechtliche Sexualhandlungen und Begehren

Homosexualität wurde in der österreichischen heilpädagogischen Fachliteratur des 20. Jahrhunderts selten thematisiert. Dies überrascht insofern, als sexuelle oder sexualisierte kindliche und jugendliche ‚Auffälligkeiten' in der heilpädagogischen sowie in der eng verbundenen Jugendfürsorge-Praxis in großem Maß problematisiert wurden, wie insbesondere aus den institutionellen Aktenbeständen hervorgeht. Jegliche von der – in engem Ineinandergreifen von Gesellschaft und Heilpädagogik festgesetzten – Norm abweichende Sexualität(-sentwicklung) war potenziell von Maßnahmen der Korrekturerziehung bedroht.

Insgesamt wurden im Untersuchungszeitraum 28 Patient*innen aufgenommen, in deren Krankenakten gleichgeschlechtliche Erfahrungen der Kinder und Jugendlichen aufgezeichnet wurden. Die Relation der Anzahl dieser Patient*innengruppe zur Gesamtpatient*innenzahl der jeweiligen Jahre zeigt mit Werten, die bis auf 1915 (1,6 %) stets unter 1 % lagen, die Seltenheit der institutionell-heilpädagogischen Auseinandersetzung mit Homosexualität. Mit mehr als 80 % war der Großteil dieser Patient*innen aus einer familiären Lebenssituation an die Heilpädagogische Abteilung gebracht worden. Die Verzeichnung von männlichen Minderjährigen im Zusammenhang mit gleichgeschlechtlicher Sexualität überwog mit ebenfalls über 80 %. Dies übertrifft den allgemeinen Befund über die aufgenommenen Patient*innen, für den das Verhältnis von ca. 60 % Buben und 40 % Mädchen festzustellen ist, und hängt mit den von Geschlechtervorstellungen abhängigen Aufmerksamkeiten auf als deviant angesehenes Verhalten allgemein zusammen. Das heilpädagogische und fürsorgerische Problem der ‚Verwahrlosung' nahm unterschiedliche, geschlechtlich codierte Erscheinungsformen an. Während insbesondere in Deutschland die männliche gleichgeschlechtliche Prostitution bereits während der 1920er Jahre unter dem Verwahrlosungsparadigma behandelt wurde,[971] betraf im österreichischen Diskurs ‚sexuelle Verwahrlosung' fast ausschließlich Heterosexualität von Mädchen.[972] Dennoch offenbart sich an der Geschlechteraufmerksamkeit eine Parallele zur generellen, in Österreich auch auf juristischer Ebene eminenten Fokussierung auf männliche Homosexualität, die als ‚gefährlicher' als weibliche gleichgeschlechtliche Sexualität angesehen wurde.[973]

971 Vgl. Lücke, Männlichkeit.

972 Vgl. Ralser u. a., Heimkindheiten.

973 Roman Birke/Barbara Kraml, Gleichzeitigkeit von Inklusion und Exklusion: Homosexualitäten

Nach einer Aufnahmequote von drei Kindern im ersten Jahrzehnt des Bestehens der Einrichtung zeigt sich die höchste Patient*innenzahl während der 1920er Jahre. Ein stetes Absinken der Zahlen folgte, was zunächst in Beziehung zum Wechsel in der Abteilungsleitung zu setzen ist. Asperger vertrat die Ansicht, dass es „[e]chte Homosexualität […] im Kindesalter kaum jemals" gebe.[974] Die aus der allgemeinen Aktenanalyse entwickelte und dieser Arbeit zugrunde gelegte These, dass politische Zäsuren keine Veränderung der heilpädagogischen Konzepte bedingten, wird durch den Umstand unterstützt, dass die Aufnahmezahlen mit Bezug zu Homosexualität auch nach dem *Anschluss* weiter sanken. Ein konträrer Befund zeigt sich nämlich für die Wiener Jugendfürsorgeanstalt „Am Spiegelgrund", für die Florian Mildenberger auf Basis der „etwa 500 Einweisungsakten" angibt, „daß Homosexualität hier eine erschwerende Rolle für die Einstufung der Patienten spielte".[975] Die beiden Institutionen standen durch gegenseitige Überweisungen in Kontakt. Darüber hinaus war Erwin Jekelius (1905–1952), der erste Leiter der Anstalt „Am Spiegelgrund", an der Heilpädagogischen Abteilung gleichzeitig mit Asperger ausgebildet worden. Der verstärkte Fokus scheint also nicht auf unterschiedliche professionelle Orientierungen, sondern auf die Konzeption der Anstalt „Am Spiegelgrund" – auch wenn Asperger sie als vergleichbar bezeichnete[976] – zurückzuführen sein.

Lebten bei der Aufnahme 18 % der Patient*innen dieser Untersuchungsgruppe in Heimunterbringung, so waren es 54 %, die die Station als ‚Heimkinder' verließen. Im Vergleich mit den generellen Zahlen zeigen sich beide Werte deutlich erhöht. Die häufigeren Einweisungen aus Anstalten stehen mit der verstärkten Fokussierung von Sexualitäten in Kinder- und Erziehungsheimen in Zusammenhang. Unter Lazar hatten 5,66 % der Patient*innen vor Abteilungsaufnahme in anstaltsförmiger Unterbringung gelebt, unter Bruck 2,76 % und unter Asperger waren es, vergleichbar dem Wert aus Lazars Periode, 5,11 %. Auch die erhöhten Entlassungszahlen in Heimunterbringung erklären sich aus der heilpädagogischen Praxis, Kinder, die als sexuell „gefährdend" eingestuft wurden – und das waren beinahe alle Kinder und Jugendlichen, die sexuelle Erfahrungen jeglicher Art gemacht hatten – in Erziehungsheimen unterzubringen: Die verstärkte Heimunterbringung der Patient*innen steht einerseits in Zusammenhang mit dem allgemeinen Umgang mit Minderjährigen, die aufgrund freiwilliger wie unfreiwilliger Sexualerfahrungen ‚auffällig' geworden waren. Andererseits zeigt

zwischen Verfolgung und Normalisierung in Österreich 1971, in: Homosexuellenverfolgung in Österreich. Geschichte und Nachgeschichte, zeitgeschichte 43/2 (2016), 85–100, 90.

974 Asperger, Heilpädagogik, 262.

975 Mildenberger, Richtung, 305 f.

976 Asperger, „Jugendpsychiatrie", 355.

sich dadurch, dass keine explizit ‚homosexuelle Gefährdung' der jeweiligen Heime durch die Patient*innen angenommen wurde.

In der Nachkriegszeit enthält nur mehr ein Akt eine Erwähnung gleichgeschlechtlicher Sexualhandlungen. Neben der erwähnten Sichtweise Aspergers lässt sich das mit zwei Entwicklungen in Zusammenhang bringen: dem starken Fokus auf die angebliche erzieherische – nicht sexuelle – ‚Verwahrlosung' der Jugend im ersten Nachkriegsjahrzehnt[977] und der Gründung der Kinderstation der Wiener Universitätsklinik für Psychiatrie 1951, wodurch sich die Profilierung der Heilpädagogischen Abteilung grundsätzlich veränderte. So wurde 1971 einem sechzehnjährigen Jugendlichen die Wiederaufnahme an der Abteilung verweigert: „Schließlich ist unsere Station koedukativ geführt, sexuell betonte Probleme können hier also auch nicht entsprechend behandelt werden. […] Wir würden vorschlagen, sich doch noch an Prof. Spiel zu wenden, der ja eine Kinder- und Jugendpsychiatrie betreibt."[978] Hieran wird deutlich, dass in diesem Fall auch das Alter des ehemaligen Patienten eine Rolle spielte, da er durch seine Adoleszenz als sexuell bedrohlich für die anderen Patient*innen angesehen wurde. Im Gegensatz dazu wurden in den 1920er und 1930er Jahren durchaus, wenngleich selten, der sexuellen Gewalt beschuldigte Jugendliche aufgenommen, was für ein in der Nachkriegszeit entwickeltes verstärktes Bewusstsein für die Bedeutung der Pubertätsentwicklung hinsichtlich der Sexualität spricht. Generell ist festzuhalten, dass das Themenfeld der ‚sexuellen Auffälligkeit' bis 1945 jährlich etwa 5 % der Einlieferungsgründe darstellte, also wenig institutionelle Berücksichtigung fand. Das soll keineswegs bedeuten, dass diesem Gebiet nicht gesteigertes heilpädagogisches Interesse zukam, doch wurden nicht alle Kinder, denen diese Symptomatik zugeschrieben wurde, stationär aufgenommen.

Die Analyse der heilpädagogischen Publikationen zeigt, dass Homosexualität nicht abgrenzend definiert wurde. Dementsprechend wurden in Publikationen und Akten jegliche gleichgeschlechtliche sexuelle oder sexualisierte Handlungen sowie Begehren als homosexuell bezeichnet. Diese Subsumierung von Sexualitäten beschreibt Franz X. Eder: „Die Kategorie der Homosexualität verfestigte sich während des 20. Jahrhunderts. Nun fielen psychische Verfassung, erotisches Begehren und sexuelle Praxis […] zusammen und umfassten jegliche Form von Liebe, Begehren und Sexualverhalten unter Partnern und Partnerinnen desselben Geschlechts."[979] Auch wurde weitgehend auf eine explizite Ätiologie von Homosexualität verzichtet, was dem heutigen allgemeinen Diagnosestandard in der Kinder- und Jugendpsychiatrie

977 Zur „Pathologisierung der Nachkriegsjugend" vgl. Ralser u. a., Heimkindheiten.

978 WStLA, 1.3.2.209.1.A47, 1970 K-Q, Prot.-Nr. 449. Unterstreichung im Original.

979 Eder, Sexualitäten, 27.

entspricht, aber im Gegensatz zur traditionellen heilpädagogischen Diagnostik steht. Lediglich Asperger äußerte sich seiner allgemeinen Schwerpunktsetzung in Richtung der ‚Veranlagung' entsprechend: „Es mag wohl Fälle geben, bei denen eine später in Erscheinung tretende echte Homosexualität von den ersten sexuellen Erlebnissen in diese Richtung gedrängt wurde, aber wir glauben, daß das konstitutionelle Moment dabei eine entscheidende Rolle spielt."[980] Dieser Sichtweise inhärent misst er gleichgeschlechtlichen Handlungen im Kindesalter keine Bedeutung hinsichtlich der sexuellen Orientierung bei. Vielmehr wurden diese in der Praxis aufgrund der Sexualität per se problematisiert.

Mehr als in der Heilpädagogik war die Ursache von gleichgeschlechtlichem Begehren im (kriminal-)psychiatrischen Diskurs von Bedeutung, womit auch strafrechtliche Implikationen verknüpft waren.[981] Besonders in Deutschland entwickelten sich zu Beginn des 20. Jahrhunderts ausgehend von den Theoretikern Magnus Hirschfeld (1868–1935) und Emil Kraepelin divergierende Meinungen.[982] Deren Widerhall in der deutschen Jugendpsychologie besonders in den 1920er Jahren blieben wie die deutsche Psychiatrie nach 1945, die nun vermehrt weibliche Homosexualität und als Transsexualität bezeichnete Geschlechtsidentitäten in den Blick nahm, im österreichischen heilpädagogischen Diskurs unberücksichtigt.[983] In den Publikationen, die im Umfeld der Heilpädagogischen Abteilung entstanden, wurde das Thema mit Blick auf männliche Homosexualität behandelt, bei Lazar ist eine Rezeption gesellschaftlicher Veränderungen in Bezug auf unterschiedliche Lebensentwürfe vorhanden. Er hielt fest, dass seitdem die Strafverfolgung „weniger energisch" durchgeführt würde, „eine Form der Depravation der Jugendlichen eingesetzt hat, die

980 Asperger, Heilpädagogik, 263. Obgleich Asperger Magnus Hirschfeld nicht erwähnt, so ist doch dessen These über das gleichgeschlechtlich begehrende Kind erkennbar, die besagt, dass „sich aus ihm ein homosexueller Mensch [entwickelt], und zwar mit derselben unabänderlichen Notwendigkeit, mit der sich aus dem ‚Normalkinde' ein heterosexueller Mensch entwickelt". Deutlich unterscheidet sich die Beurteilung der Existenz von Homosexualität im Kindesalter, die Asperger verneinte. Beide stimmten aber überein, dass die Erziehung die sexuelle Orientierung nicht beeinflussen würde. Magnus Hirschfeld, Die Homosexualität des Mannes und des Weibes, Berlin 1914, 121 u. 114.

981 Zum Straftatbestand der „Unzucht wider die Natur" in Österreich im 20. Jahrhundert vgl. Johann Karl Kirchknopf, Die strafrechtliche Verfolgung homosexueller Handlungen in Österreich im 20. Jahrhundert, in: zeitgeschichte 43/2 (2016), 68–84.

982 Vgl. z. B. Mildenberger, Homosexualität. Zu beachten ist auch die unterschiedliche Gesetzeslage in Österreich und Deutschland.

983 Mildenberger, Homosexualität, 304 f.; Ulfried Geuter, Homosexualität in der deutschen Jugendbewegung. Jugendfreundschaft und Sexualität im Diskurs von Jugendbewegung, Psychoanalyse und Jugendpsychologie am Beginn des 20. Jahrhunderts, Frankfurt/Main 1994, 219.

in dem jetzigen Umfang früher nicht bekannt war".[984] Das bedeutet, dass er das Ausleben gleichgeschlechtlichen Begehrens – nicht dieses selbst – problematisierte und dessen Zunahme auf exogene Faktoren zurückführte. Die Diagnose der „Depravation" begegnet auch in den Akten, so 1922 in Form von „Sexualdepravation", womit ein zehnjähriger Bub von Lazar beurteilt wurde. Einlieferungsgrund durch das Jugendgericht war: „Sittlichkeitsdelikt an einem 5jährigen Mädchen – soll von einem großen Buben dazu verleitet worden sein. Von diesem Buben wurde er auch zur Masturbation verleitet. Die beiden betrieben gemeinsam Masturbation."[985] Es ist erkennbar, dass die Onanie prinzipiell als das größere Problem als die gleichgeschlechtliche Handlung wahrgenommen wurde. Dabei offenbart sich der Unterschied in der Bewertung minderjähriger gleichgeschlechtlicher Sexualhandlungen gegenüber jenen von Erwachsenen, die auch in Form von gegenseitiger Masturbation der Strafverfolgung unterworfen waren.[986] Die „Sexualdepravation" – im Akt nicht weiter ausgeführt – ist in diesem Fall auf das gesamte Sexualverhalten des Patienten zu beziehen, nicht auf einen der drei genannten Einlieferungsgründe: sexuelle Gewalt – Masturbation – mutuelle Masturbation. Dem inhärent finden sich auch Zuschreibungen von „Sexualdepravation" in Akten, die gegengeschlechtliche Sexualhandlungen problematisieren. Wenige Jahre später konstatierte Lazar erneut einen Wahrnehmungswandel von bisherigen „krankhaften" Verhaltensweisen zu „Lebensäußerungen" ausschließlich „exogener Natur".[987] In Zusammenhang mit der ‚Anlage' ist die Zuschreibung von „homosexuellem Charakter" zu sehen, etwa bei einem zwölfjährigen Buben: „Postencephalitische Wesensänderung. Homosexueller Charakter (passiver Teil)."[988] Weshalb Lazar hier auf einen „homosexuellen Charakter" schloss und vor allem, was mit dieser Zuschreibung ausgesagt werden sollte, wurde weder in dieser noch in anderen Krankengeschichten ausgeführt. Derartige Zuschreibungen waren selten und sind tatsächlich nur zum Teil in der Sexualitätsthematik zu verorten. Deutlicher kommt darin die heilpädagogische Praxis zum Ausdruck, Kinder in „Typen" einzuteilen, die Aufschluss über angebliche Wesenszüge geben sollten. Diese Kategorisierung von Kindern sollte auf ihre Veranlagung schließen lassen, wogegen Lazar auch gleichgeschlechtliche Sexualhandlungen abseits der

---

984 Lazar, Grundlagen, 37. – Eine ähnliche Sichtweise in Bezug auf zeitgenössisch behaupteten „Sittenverfall" konstatiert Elisa Heinrich für die mediale Berichterstattung in Bezug auf Homosexualität in der Nachkriegszeit, vgl. Elisa Heinrich, Marginalisierte Erinnerung. Auseinandersetzungen um homosexuelle NS-Opfer im Nachkriegsösterreich, in: zeitgeschichte 43/2 (2016), 101–115, 103.

985 WStLA, 1.3.2.209.1.A47, 1922 A–M, Archiv-Nr. 218.

986 Vgl. dazu Kirchknopf, Verfolgung, 72.

987 Lazar, Probleme (1927), 12.

988 WStLA, 1.3.2.209.1.A47, 1924 A–M, Prot.-Nr. 793.

sexuellen Orientierung thematisierte, wenn er männliche Prostitution lediglich als „neue[n] Erwerbszweig" auffasst. „Die homosexuelle Einstellung spielt dabei nicht so sehr die Hauptrolle wie der Köder eines arbeitslosen Wohllebens."[989] Dieses Zitat beschreibt deutlich die heilpädagogische Wahrnehmung sexueller Erwerbsarbeit, die diese einerseits nicht als Arbeit anerkannte, andererseits durch die Fokussierung auf ein dadurch erreichbares ‚arbeitsscheues' „Wohlleben" das Auftreten gleichgeschlechtlichen Begehrens in dieser Gruppe a priori ausschloss. Gleichgeschlechtliche Prostitution begegnet allerdings in lediglich einem Akt. Ein Zwölfjähriger wurde 1934 unter anderem wegen „sexuellen Spielereien, homosexuellem Verkehr" aufgenommen mit dem Attest, dass unter anderem „sexuelle (homosexuelle) Gefährdung" festzustellen sei. Bei einer späteren Erhebung wurde festgehalten, dass der Patient „homosexuelle Bekanntschaften im Prater" gemacht habe. Auch vor der Aufnahme war es angeblich zu einer Übernachtung im Prater „mit einem Herrn in einem Gebüsch" gekommen, wonach er von dem Mann 1,20 Schilling bekommen habe.[990] Weitere Kommentare finden sich nicht; insbesondere die Entlassung des Buben zurück in seine Familie ohne die Befürwortung weiterer fürsorgerischer Maßnahmen weist darauf hin, dass hier keine gesteigerte Aufmerksamkeit bestand. Damit rückt ein wichtiger Punkt in den Fokus: die geschlechterabhängige Maßnahmensetzung bei „sexueller Auffälligkeit". Martin Lücke beschreibt, dass Homosexualität in der Jugendfürsorge hauptsächlich für männliche Jugendliche Konsequenzen nach sich zog und wesentlich „unterschiedliche, geschlechtlich codierte Bedrohungsszenarien im Hinblick auf eine mögliche sexuelle ‚Verwahrlosung' [galten]".[991] Dies trifft auch auf die Abteilung zu, an der hauptsächlich weibliche Jugendliche mit der Zuschreibung der ‚sexuellen Verwahrlosung' der Korrekturerziehung unterworfen wurden. Dabei handelte es sich in der Regel um Heterosexualität, die als unangemessen wahrgenommen wurde.

Eine durchaus vergleichbare Herangehensweise an das Thema Homosexualität findet sich in zwei Thematisierungen der Wichtigkeit der Berufswahl bei ‚auffällig' gewordenen – hier ausschließlich männlichen – Jugendlichen, die allerdings außerhalb der Heilpädagogischen Abteilung entstanden waren. Mit den Verfassern stand Lazar beruflich in engem Kontakt und an der ähnlichen Betrachtungsweise der beiden Erzieher zeigt sich die deckungsgleiche Orientierung in Bezug auf Homosexualität. Otto Schürer-Waldheim, Berufsberater an der Bundesanstalt für Erziehungsbedürftige Kaiserebersdorf für männliche Jugendliche schrieb 1936:

989 Lazar, Grundlagen, 37.
990 WStLA, 1.3.2.209.1.A47, 1934 N–Z, o.Nr.
991 Lücke, ‚Normalkinde', 515.

„Das Moment der moralischen Eignung muß bei der Feststellung der Berufseignung in den Vordergrund gestellt werden. Die Berufswünsche müssen nach tiefenpsychologischen Grundsätzen untersucht werden, vor allem ist es notwendig, die Frage zu überprüfen, ob Berufsneigung und kriminelle Neigungen in gleicher Richtung verlaufen. [...] Z. B. bilden wir in [der Bundeserziehungsanstalt] Kaiser-Ebersdorf Jugendliche, die Einbrüche verübt haben, nicht als Schlosser aus. Hochstapler werden vor allem von kaufmännischen Berufen, Homosexuelle vom Friseurberuf ferngehalten, Rohlinge lenkt man vom Fleischhauerberuf ab."[992]

Dieses Zitat zeigt, dass Homosexualität im Umgang mit ‚auffälligen' Minderjährigen während der 1930er Jahre zumindest außerhalb der Heilpädagogischen Abteilung als eine von vielen kriminellen Handlungen eingestuft wurde und ihr nur insofern Bedeutung zukam, als es galt, eine weitere ‚Ausübung' nach dem Grundsatz der verringerten Verleitung möglichst zu vermeiden. Ebenfalls hinsichtlich der Berufswahl, doch von einem anderen Standpunkt, hatte sich August Aichhorn 1931 mit derselben Thematik beschäftigt. Er beschrieb das Vorgehen bei der Berufswahl von ‚Zöglingen' der Erziehungsanstalt Oberhollabrunn anhand von zwei Beispielen, von denen eines einen siebzehnjährigen gleichgeschlechtlich begehrenden Burschen betraf. Aichhorn gab an, dass durch „Einflußnahme auf das spätere Schicksal der Libido im Sinne der Sublimierung und Kompensierung" große Erfolge in der „Behebung der Verwahrlosung" zu verzeichnen wären.[993] In dem konkreten Beispiel bedeutete dies, dass der erwähnte Siebzehnjährige in Oberhollabrunn zu einer Schneiderlehre gezwungen wurde,

„weil anzunehmen war, daß die Anfertigung von Männerkleidern eine Sublimierung seiner homosexuellen Strebungen ermöglichen werde. Damit soll aber keineswegs gesagt sein, daß wir der Meinung seien, jeder homosexuelle Dissoziale müsse, um sozial zu werden, das Schneidergewerbe erlernen."[994]

Daran anschließend schilderte Aichhorn nicht nur das große Talent des Jugendlichen, sondern auch, dass „nur ein Rückfall vor[kam], der Versuch, einen Mitzögling zu homosexuellen Handlungen zu verleiten. Durch die Auflösung unserer Anstalt mußten

992 Otto Schürer-Waldheim, Jugendkriminalität und Beruf, in: Eos. Zeitschrift für Heilpädagogik 1 (1936), 2–6, 5.

993 August Aichhorn, Verwahrloste Jugend. Die Psychoanalyse in der Fürsorgeerziehung, Wien ²1931, 133.

994 Aichhorn, Jugend, 134.

wir ihn früher als beabsichtigt entlassen. Er kam in ein größeres Schneideratelier, lernte dort aus und wurde bis jetzt nicht rückfällig."[995] Abschließend verdeutlichte Aichhorn noch einmal, worin er den Grund für seinen ‚Erfolg' sah: Der Jugendliche habe in der „täglich achtstündigen gewerblichen Arbeit die besten Vorbedingungen für den ‚automatisch' durch das Lustprinzip regulierten Ablauf [seiner] seelischen Vorgänge [gefunden]".[996] Homosexualität wurde in beiden Beispielen als eine von vielen ‚Auffälligkeiten' gesehen, die man auf dieselbe Art wie andere ‚soziale Auffälligkeiten' glaubte bekämpfen zu müssen und zu können. Über ‚Rückfälle' wurde in diesem Zusammenhang in derselben Form gesprochen wie etwa in Bezug auf Eigentumsdelikte. Dass die Psychoanalyse für das hier behandelte Themengebiet an der Abteilung nicht zur Anwendung kam, lag daran, dass Lazar ihr in Fällen von „Dissozialität, sexuellen Ungezogenheiten und sexuellen Abnormitäten" jegliche Wirkung absprach.[997] Auch gleichgeschlechtliche Sexualkontakte in Heimen wurden – wenn sie auch vereinzelt in Akten verzeichnet wurden – in den heilpädagogischen Fachpublikationen Lazars kaum, in jenen von Asperger überhaupt nicht rezipiert.[998] Lazar war der Ansicht, dass gleichgeschlechtliche Erfahrungen in Fremdunterbringung „nur zum geringsten Teil auf wirkliche homosexuelle Triebe zurückzuführen [sind]. Hier dreht es sich zumeist um eine unverschämtere Form der Masturbation, die gewöhnlich wieder verschwindet."[999] Nicht thematisiert wurden sexuelle Übergriffe von Erziehungspersonal oder anderen Minderjährigen, was den Blick auf gleichgeschlechtliche Sexualität als ausschließlich konsensual offenbart.

Gleichgeschlechtliche ‚Verführung' und sexuelle Gewalt

Die Theorie der ‚Verführung' zu Homosexualität ging davon aus, dass ein*e Minderjährige*r zu einem gleichgeschlechtlichen Sexualkontakt verführt, also ‚von außen' in sexueller Orientierung und Handlung beeinflusst werden könne. Dieses Narrativ findet sich in den Publikationen und Akten in unterschiedlichem Ausmaß. Daneben ist dieser Topos aber besonders in Bezug auf heterosexuelle Verführung Minderjähriger präsent, die ebenfalls in ‚sexueller Gefährdung' resultieren würde. Die von Lücke beschriebene, lange anhaltende Angst „vor einer Verführung des

995 Aichhorn, Jugend, 134.
996 Aichhorn, Jugend, 134.
997 Lazar, Abteilung (1923), 164.
998 Vgl. zu dem Ende der 1920er Jahre in Deutschland aktuellen Diskurs Lücke, Männlichkeit, 222–230.
999 Lazar, Grundlagen, 37.

‚Normalkindes' zu Homosexualität"[1000] findet sich in der zeitgenössischen österreichischen Heilpädagogik, durchaus überraschend, nicht expliziert. Bei Lazar tritt sie in den Krankengeschichten, aber nicht in seinen Veröffentlichungen zutage. So sei ein vierzehnjähriger Patient mit elf Jahren von seinem Hauslehrer „zu mutueller Onanie verleitet" worden, woraus ein „psychisches Trauma, heftige Selbstvorwürfe" resultiert seien. Danach sei starke Masturbation beobachtet worden und der Bub habe zugegeben, dass er „schon früher von einem Schulkameraden verführt worden" sei.[1001] Ohne Berücksichtigung des hierarchischen Lehrer-Schüler-Verhältnisses wurde eine zweimalige Verführung des Patienten behauptet und als konsensuale Handlung konstruiert. Da Aussagen des Jugendlichen nicht verzeichnet wurden, kann seine Wahrnehmung nicht wiedergegeben werden.

Eng verknüpft mit dem Motiv der Verführung ist die Wahrnehmung sexueller Gewalthandlungen, wie ein Beispiel aus 1943 verdeutlicht. Ein siebenjähriger Bub wurde aufgrund einer „Schändungsaffäre" aufgenommen, nachdem er durch „sexuelle Spielereien" mit seinen Geschwistern und anderen Kindern aufgefallen war. Es stellte sich heraus, dass er „im Vorraum eines Kaffeehauses von einem Herrn verführt" worden war.[1002] Auffällig ist die gleichzeitige Verwendung der Begriffe „Schändung" und „Verführung", wobei erster zu verstehen gibt, dass eine sexuelle Gewalthandlung anerkannt wurde.[1003] Durch den Topos der Verführung wird jedoch ein Interesse des Kindes an dem Übergriff sowie dessen Mitverantwortung suggeriert. Bei Asperger, der von einer ‚Veranlagung' zu Homosexualität ausging und ihre Existenz im Kindesalter verneinte, ist dies in Zusammenhang mit der allgemeinen Verführung zu Sexualität zu sehen.[1004] In diesem Kontext steht die Umkehrung des Verführungsnarrativs 1932 in der Theorie von Theodor Heller: Ein achtjähriges, „körperlich außerordentlich" entwickeltes Mädchen habe seine Erzieherin verführt. Diese soll sich in einem „Liebesverhältnis" mit dem Mädchen wiedergefunden haben, „das die erwachsene Person vollständig hörig machte".[1005] Dieses ‚verführende Kind',

---

1000 Lücke, ‚Normalkinde', 515. Zur juristischen Festschreibung des als notwendig angesehenen Schutzes männlicher Jugendlicher vor der gleichgeschlechtlichen Prägung ihrer sexuellen Orientierung durch erwachsene Männer vgl. Birke/Kraml, Gleichzeitigkeit, 90.

1001 WStLA, 1.3.2.209.1.A47, 1925 A–M, Prot.-Nr. 1042.

1002 WStLA, 1.3.2.209.1.A47, 1943 N–Z, o.Nr.

1003 Zur Ausdrucksweise in Bezug auf sexuelle Gewalt vgl. Dane, Vergewaltigung, 35 u. Anm. 2. Zum Tatbestand der „Schändung" im Kontext gleichgeschlechtlicher sexueller Gewalt gegenüber Minderjährigen vgl. Kirchknopf, Verfolgung, 74.

1004 Vgl. das Kapitel *‚Verführte' Mädchen*.

1005 Theodor Heller, Über sexuelle Konstitutionen, in: Zeitschrift für Kinderforschung 40/1 (1932), 72–81, 76 f.

der ‚Locktypus', stellt einen in den 1930er Jahren in der Wiener Heilpädagogik sehr präsenten Topos dar. Auch die Skepsis gegenüber Aussagen von Kindern wird hier deutlich: „In den folgenden Befragungen und Verhören belastete das Kind seine Erzieherin aufs schwerste, gab an, es habe von all diesen Dingen früher nichts gewußt und sei lediglich das Opfer der Lasterhaftigkeit des Fräuleins geworden. Später gestand es aber einem Nervenarzt den wahren Sachverhalt."[1006] Die Beschuldigung der Erzieherin wurde lediglich als Entlastungsstrategie angesehen. Offen bleibt die Frage, wie der erwähnte Nervenarzt das Mädchen dazu gebracht hatte, seine Darlegung zu ändern.

Die hierarchischen Verhältnisse der Akteur*innen, die in beiden Beispielen in Erscheinung treten, blieben in der heilpädagogischen Expertise unberücksichtigt. Die Patient*innen wurden vielmehr als den erwachsenen Personen gleichgestellt behandelt, was Bezüge zum juristischen Umgang mit sexueller Gewalt im 19. Jahrhundert aufweist und teilweise im Einklang mit der zeitgenössischen juristischen Beurteilung gleichgeschlechtlicher sexueller Gewalt gegen Minderjährige steht.[1007] Hinsichtlich der Gewalthandlungen selbst ist festzuhalten, dass in der institutionellen Beurteilung nicht zwischen gleich- und gegengeschlechtlichen Konstellationen unterschieden wurde. Der Fokus lag vielmehr in beiden Fällen auf den angeblichen Folgen, der nunmehrigen „Gefährdung". Damit lässt sich erklären, warum Kinder und Jugendliche, die gleichgeschlechtliche Erfahrungen gemacht hatten, keiner ‚Korrekturerziehung' oder Befürsorgung über das in der Heilpädagogik in Bezug auf Sexualität gängige Maß hinaus unterworfen waren. Das zeigt sich insbesondere auch in der fehlenden Maßnahmenempfehlung für die betroffenen Minderjährigen in Aspergers *Heilpädagogik* oder auch in der Beschreibung von männlichen Opfern gleichgeschlechtlicher sexueller Gewalt, die sich ebenso wie bei der gegengeschlechtlichen sexuellen Gewalt auf eine ‚Typenfindung' konzentrierte:

> „Meist gehören Knaben und Jugendliche, welche das Opfer homosexuellen Mißbrauchs von Seiten eines Erwachsenen sind, ganz bestimmten Typen an: es sind in der Mehrzahl der Fälle besonders hübsche Burschen mit weichen, mädchenhaften Gesichtszügen und öfters auch sonstigen femininen Zügen in den Proportionen und auch im Gehaben. Eben deshalb werden sie ja auch von erwachsenen Homosexuellen ‚angezogen'. Aber auch diese Typen werden keineswegs in größerer Zahl später homosexuell."[1008]

1006 Heller, Konstitutionen, 77.

1007 Vgl. Dane, Vergewaltigung; Kirchknopf, Verfolgung, 74.

1008 Asperger, Heilpädagogik, 263.

Die Verknüpfung der Physiognomie mit männlicher gleichgeschlechtlicher Aktivität ist nicht nur bei Asperger zu finden. Bei diesem ist die wiedergegebene Aussage jedoch eine der sehr seltenen mit Bezug auf die Konstitutionslehre, die bestimmten äußerlichen Merkmalen gewisse Veranlagungen zuschrieb. Ebenfalls Ende der 1920er Jahre wurde diese Beschreibung für gleichgeschlechtlich aktive männliche Jugendliche in der Berliner Fürsorgeanstalt Struveshof gebraucht.[1009] Auffällig ist, dass Asperger im Gegensatz zur Beschreibung gegengeschlechtlicher sexueller Gewalt die Rollen umkehrte. Führte er über Mädchen aus, dass sie den Übergriff anziehen würden, behauptete er in Bezug auf gleichgeschlechtliche sexuelle Gewalt, dass die Kinder selbst angezogen würden. Wenngleich hier eine umgekehrte Semantik angewendet wird, bleibt die Schuldzuweisung an das Opfer bestehen. Damit einher ging die Praxis, wie bei heterosexueller Gewalt, die betroffenen Minderjährigen in Anstaltsunterbringung zu überstellen. In diesem Zusammenhang ist darauf hinzuweisen, dass Asperger als „passive Locktypen" nur Mädchen kategorisierte, während er gleichgeschlechtliche sexuelle Gewalt ausschließlich männlichen Minderjährigen zuschrieb. Dies zeigt – konträr zur Einordnung gleichgeschlechtlicher Sexualität in das allgemeine Spektrum der ‚sexuellen Auffälligkeit' – eine deutliche Geschlechtercodierung sexueller Gewalt in der Heilpädagogik.

Heteronormativität und Kontinuität

Die heteronormative Prägung der Heilpädagogik war während des gesamten Untersuchungszeitraumes präsent. Dies wird auch an den publizistischen Darlegungen der Wiener Heilpädagogen deutlich, die lediglich männliche gleichgeschlechtliche Sexualhandlungen explizit thematisierten. Daneben beschrieb Asperger allgemeiner, dass „gleichgeschlechtliche Betätigung, wenn Kinder überhaupt miteinander sexuell zu tun haben, recht häufig vor[kommt]", da Kinder öfter mit Geschlechtsgenoss*innen spielen würden und kindliche Sexualität noch keine „klare Richtung" aufweisen würde.[1010] Als zentralen Punkt führte er aus:

> „Meist handelt es sich dabei ja auch nur um mutuell betriebene Masturbation. Selbst wenn derartiges durch Jahre betrieben wird, selbst wenn Kinder von Erwachsenen durch lange Zeit schwer mißbraucht werden, finden sie doch in der großen Mehrzahl der Fälle schließlich zu einer normalen hetero-sexuellen Einstellung."[1011]

1009 Lücke, Männlichkeit, 222 f.
1010 Asperger, Heilpädagogik, 262.
1011 Asperger, Heilpädagogik, 262 f.

Mit dieser Ansicht einhergehend finden sich in den Akten keine Notizen hinsichtlich der ‚Behebung' von Homosexualität. Noch 22 Jahre nach der ersten Publikation von Aspergers Heilpädagogik findet sich aber eine von ihm verfasste inhaltlich vergleichbare Beschreibung eines gleichgeschlechtlichen sexuellen Übergriffs auf einen Dreizehnjährigen im SOS-Kinderdorf Hinterbrühl/Niederösterreich. Der Fall betraf den sexuellen Missbrauch eines Jugendlichen – gemeinsam mit drei anderen Burschen – durch „einen männlichen Erwachsenen im Kinderdorf". Hervorzuheben ist, dass der dreizehnjährige Bub als mitverantwortlich für den Missbrauch gesehen wurde, da er „mitgemacht" habe. Auch die zunächst gewählte Bezeichnung der sexuellen Gewalt als „homosexuelle Beziehung mit einem Erwachsenen" illustriert diese Sichtweise. Daneben wird jedoch das Trauma des Opfers beschrieben sowie Verzweiflung und Ekel, die daraus resultieren würden, dass es sich niemandem anvertraut hatte. Einerseits wurden also typische Gefühle und Verhaltensweisen nach sexuellem Missbrauch beschrieben, andererseits wurde dem Opfer die Rolle des Mittäters zugeschrieben. Asperger sprach in diesem Fall erneut von „innerer Erlebnisbereitschaft", wobei jedoch eine gewisse Unsicherheit zugestanden wurde, ob diese tatsächlich ausschlaggebend für den Missbrauch war oder lediglich das Unvermögen, „solche Vorkommnisse" zu vermeiden. Wie auch in den bisherigen Textauszügen ging Asperger hierbei auf die gleichgeschlechtliche Thematik nicht weiter ein. Horst Schreiber hielt zu diesem Fall fest, dass es sich dabei um den einzigen bis 1990 in der „SOS-Literatur dokumentierte[n] Fall von sexualisierter Gewalt im SOS-Kinderdorf" handelte.[1012]

In heilpädagogischen Krankengeschichten tritt Homosexualität ausschließlich in starren Formen in Erscheinung. Neben der beschriebenen gleichgeschlechtlichen sexuellen Gewalt als „homosexuelle Gefährdung" und „sexuelle Spielereien". Dabei zeigt sich, dass der breite Themenkomplex der „sexuellen Spielereien" unterschiedliche Manifestationen von Zuneigungen umschreibt, die häufig nicht näher ausdifferenziert wurden und daher auch den Heilpädagog*innen viel Spielraum boten. Problematisiert wurde somit das gesamte Spektrum der Sexualität, ohne auf die Handlungen individuell einzugehen. Explizit aus diesem Themenkomplex genannt wurde meist nur die mutuelle Masturbation. Insbesondere Kinder in Fremdunterbringung waren durch die institutionelle Kontrolle häufig mit deren Beanstandung konfrontiert. Dies hing mit mangelnder Privatsphäre zusammen, aber auch mit der gesteigerten institutionellen Aufmerksamkeit auf Onanie, die Michel Foucault bereits für die Entstehungsphase des „Krankheitsbildes Onanie" im ausgehenden 18. Jahrhundert beschrieb.[1013] Während Masturbation ein allgemeines Problemfeld darstellte, fand mutuelle Onanie keine darüber hinausgehende Berücksichtigung.

1012 Schreiber, Schweigen, 186.
1013 Foucault, Anormalen, 83.

Auch sexualisiertes Verhalten, das mitunter aus homo- wie heterosexuellen Gewalterfahrungen resultierte, wurde zwar wahrgenommen, allerdings nicht als therapiebedürftig im heutigen Sinn eingestuft. Vielmehr lag der institutionelle Fokus darauf, die betroffenen Kinder von der ‚unverdorbenen' Kindergemeinschaft zu isolieren, da sie infolge der erlebten sexuellen Gewalt nunmehr als ‚gefährdend' galten. So im Fall einer dreizehnjährigen Patientin, die durch Sexualhandlungen an ihrer vierzehn Monate alten Schwester aufgefallen war und deren Schule Anstaltsunterbringung anstrebte, da sie durch ihre „unanständigen Reden" die Mitschüler*innen „gefährden" würde.[1014] Kinder und Jugendliche, denen sexuelle Gewalt widerfahren war, wurden ebenso wie jene, die sie ausgeübt hatten, unter dem Paradigma der ‚sexuellen Gefährdung' in Erziehungsheime eingewiesen. Dies zeigen auch die Entlassungsorte von der Heilpädagogischen Abteilung, die in diesen Fällen zu 54 % Institutionen der Fremdunterbringung ausmachten. Die Bezeichnung „sexuelle" bzw. „homosexuelle Gefährdung" umfasste sowohl jene Gefahr, in der sich ‚charakterschwache' Minderjährige angeblich befanden, wie auch die Gefährdung, die von diesen Kindern auszugehen behauptet wurde. Eine andere Einstufung zeigt sich bei als konsensual verzeichneten Handlungen unter Gleichaltrigen, wie 1925 bei einem siebenjährigen Buben: „Der Bub steckt andern Haferkörner in den After und lässt sich dasselbe auch von den Kameraden machen." Im Examen wurde festgestellt: „Für die begangene Unsittlichkeit besteht Einsicht und Schamgefühl. Auch sonst sind ethische und moralische Gefühle entwickelt."[1015] Der Handlung wurde Gewicht beigemessen, ohne den Fokus auf das Geschlecht der Beteiligten zu legen. Die ethische Komponente ist hervorzuheben, da die „Einsicht" in als moralisch inakzeptabel wahrgenommenes Verhalten wesentlichen Einfluss auf die Gesamtbeurteilung des Patienten hatte.

Die Beispiele verdeutlichen, mit welchen moralischen Implikationen Sexualität behaftet war.[1016] Dass bei den beschriebenen „sexuellen Spielereien" der sexuelle Aspekt als solcher und nicht der gleichgeschlechtliche im Fokus stand, geht mit den Entwicklungen in der Sexualforschung konform: „Da auch vornehmlich heterosexuell agierende Personen (etwa in der Pubertät) gleichgeschlechtliche Erlebnisse machten, musste man allerdings zugestehen, dass sexuelle Orientierung und Objektwahl nicht automatisch in ein und dieselbe Richtung weisen."[1017] Diese Sichtweise spiegelt sich in der heilpädagogisch-institutionellen Wahrnehmung und Beurteilung von

1014 WStLA, 1.3.2.209.1.A47, 1926 N–Z, Prot.-Nr. 1076.

1015 WStLA, 1.3.2.209.1.A47, 1925 A–M, Prot. Nr. 1098.

1016 Vgl. Alexandra Weiss, Sittlichkeit – Klasse – Geschlecht, in: Dietrich-Daum/Ralser/Rupnow, Kindheiten, 295–375.

1017 Eder, Sexualitäten, 26.

gleichgeschlechtlichen „sexuellen Spielereien“ als „harmlos“ wider. Dies geht mit den aus den Kinsey-Surveys gewonnenen Erkenntnissen zu gleichgeschlechtlichen Erfahrungen einher, „dass gleichgeschlechtliche Handlungen zum Erfahrungsschatz vieler Menschen gehörten und deshalb per se nichts Anormales, Unnatürliches oder gar Krankhaftes darstellen konnten und die Freudsche These latenter Homosexualität womöglich ins Leere ging“.[1018]

„Sehr intime Freundinnen“: Die Einordnung von Freundschaft

Thematisierungen gleichgeschlechtlicher Begehren, die sich von den bisherigen Beispielen unterscheiden, betrafen institutionell nicht einschätzbare Gefühle. Lazar hielt 1925 diesbezüglich fest, dass „man ja im Leben außerordentlich schwer die Perversion von der homoerotischen Freundschaftseinstellung trennen kann“.[1019] Diese Problematik umreißt Eder aus historiografischer Perspektive: „Sexualitätsgeschichtlich als besonders schwierig erweist sich die Abgrenzung des Freundschaftsmodells von den homoerotischen, homosexuellen und päderastischen Typen.“[1020] Problematisch für eine Analyse solcher Beispiele sind nicht nur die fehlenden Egodokumente, sondern auch die vagen Aufzeichnungen über die erwähnten „sexuellen Spielereien“ ebenso wie die Sexualisierung von freundschaftlichen Handlungen. Oftmals kann nicht geschlossen werden, ob es sich real um freundschaftliche Zuwendung, das Spenden von Trost oder sexuelle Aktivitäten handelte. Dies ist besonders im Kontext sexualisierter Verhaltensweisen von Kindern und Jugendlichen in Heimunterbringung von Bedeutung.[1021] Manifest wird dies bei einer sechzehnjährigen Patientin im Jahr 1929, die nach einem Suizidversuch aus einer Erziehungsanstalt an die Abteilung gebracht wurde. Anlass war die Überstellung ihrer Freundin aus dem Heim in die Bundesanstalt für Erziehungsbedürftige Wiener Neudorf für weibliche Minderjährige. Die Mädchen „waren sehr intime Freundinnen, sie wurden immer und immer wieder gemeinsam in einem Bett angetroffen“. Die Patientin hatte bereits mehrere Heimaufenthalte hinter sich, so dass der Verlust der offenbar engsten Bezugsperson eine heftige Gefühlsreaktion ausgelöst haben dürfte. Während des Abteilungsaufenthalts schrieb sie ihrer Freundin beinahe

1018 Eder, Sexualitäten, 27.

1019 Lazar, Grundlagen, 37.

1020 Eder, Sexualitäten, 23.

1021 Zur generellen Situation hinsichtlich mangelnder Zuwendung in Heimen sowie auch der Unterbindung freundschaftlicher Kontakte, die nicht selten mit der Duldung und Förderung von Gewalt einherging, vgl. Schreiber, Namen, 221–226.

täglich Briefe und äußerte am zweiten Abend den Wunsch, ebenfalls nach Wiener Neudorf zu kommen. Bemerkenswert ist die abschließende Unterbringungsempfehlung Lazars: „Mit Rücksicht auf die Selbstmordgefahr kommt lediglich die Abgabe an die Anstalt Wiener-Neudorf in Frage."[1022] Dadurch ist eine Zusammenführung der Patientin mit ihrer Freundin anzunehmen. Dahingestellt muss die Intention Lazars bleiben, es erscheint allerdings unwahrscheinlich, dass dieser Tatsache von seiner Seite keine Beachtung geschenkt wurde. Bei der Betrachtung der Krankengeschichte fällt auf, dass die Zuneigung der Patientin zu ihrer Freundin zwar thematisiert, jedoch keiner institutionellen Beurteilung unterworfen wurde. Das bedeutet, dass dieses Verhalten zwar registriert, aber nicht als korrekturbedürftig eingestuft wurde. Sichtbar wird hieran auch die geschlechtliche Codierung in diesem Themenbereich. Während bei männlichen Jugendlichen Homosexualität explizit angesprochen wurde, findet sich in der heilpädagogisch-institutionellen Wahrnehmung keine Problematisierung potenzieller weiblicher gleichgeschlechtlicher Begehren.

Insgesamt wurde nicht davon ausgegangen, dass es sich bei minderjährigem gleichgeschlechtlichem Begehren um ein pathologisches und damit behandlungswürdiges Bild handelte. Der Gegensatz zu diesbezüglichen psychiatrischen und gesellschaftlichen gegenläufigen Tendenzen insbesondere bis in die 1960er Jahre hinein lässt die Heilpädagogische Abteilung zunächst in fortschrittlichem Licht erscheinen. Weiter gestützt wird dies scheinbar durch die Abweichung in diesem Punkt von der Orientierung der allgemeinen Kinder- und Jugendfürsorge, die insbesondere in ihren Institutionen gleichgeschlechtliche Sexualhandlungen problematisierte. Diese Sichtweise wird jedoch relativiert, sobald sich der Blick auf die diskursive Einordnung von Homosexualität richtet: Ungleich stärker als gleichgeschlechtliches *Begehren* fand die (versuchte) Verhinderung gleichgeschlechtlicher Sexual*handlungen* Berücksichtigung. In Zusammenhang mit der mehrmals thematisierten Verortung gleichgeschlechtlicher Sexualität im Themenspektrum der allgemeinen ‚sexuellen Auffälligkeit', die es in jeglicher Erscheinungsform im Fürsorgekontext zu unterdrücken galt, ist daher eine Einordnung in die – bis in die 1950er Jahre gesellschaftlich vorherrschende, ab den 1960er Jahren mehr und mehr anachronistische – generelle propagierte Sexualmoral zu konstatieren. Sie setzte die Unterbindung von minderjährigen Sexualkontakten zentral – unabhängig von zugrundeliegenden Ursachen, die von einer möglichen Sexualisierung als Traumafolge über (sexuelle) Neugier bis hin zu Äußerungen emotionaler Zuneigungen reichen konnten.

1022 WStLA, 1.3.2.209.1.A47, 1929 A–M, Prot.-Nr. 1593.

6. AM ENDE DER BEOBACHTUNG: GUTACHTEN, EMPFEHLUNGEN UND ENTLASSUNGSORTE

„Gutachten übergeben": Die zentrale Aufgabe der Heilpädagogischen Abteilung

> „Sie erzählt, dass sie viel geprügelt wurde u. bittet, nicht nach Hause gebracht zu werden. Es liegt offenbar eine fortgesetzte mindestens psychische Misshandlung vor, die in ihrer Weiterführung zum Untergang des Kindes führen müßte. Aus diesem Grunde wird der Vorschlag gemacht, das Kind in Pflege des Pestalozzivereines unter den üblichen Bedingungen zu bringen."[1023]

Dieser Ausschnitt aus einem von Lazar 1914 erstellten Gerichtsgutachten gibt die initiale Funktion eines medizinischen Gutachtens wieder: eine „informierte Entscheidung" des*der Auftraggeber*in zu ermöglichen.[1024] Die jeweiligen Wünsche der Auftraggeber*innen wurden dabei unterschiedlich konkret artikuliert, durch die Einweisung in die Heilpädagogische Abteilung wurde aber in jedem Fall die „Gutachten-Maschine"[1025] in Gang gesetzt: Am Ende des Aufenthalts stand ein Gutachten, das im gerichtlichen Kontext als solches tituliert, in Fürsorgekontexten hingegen als Befund bezeichnet wurde, teilweise aber auch gar keine Benennung fand. In dem zitierten Gutachten treten zunächst zwei Punkte als besonders auffallend hervor: Erstens ist das die Bezugnahme auf psychische Misshandlung, die zwar aus der Beschreibung von Verhaltensweisen auch in anderen Krankengeschichten implizit fassbar ist, aber kaum jemals so explizit angesprochen wurde.[1026] Zweitens stellt die abschließende Formulierung der Unterbringungsempfehlung als Vorschlag eine ebenso selten gewählte Ausdrucksweise dar – in der Regel wurden Maßnahmen (mit großer Selbstsicherheit) empfohlen, nicht vorgeschlagen. Diese Beurteilungen, die sich an die zuweisenden Stellen oder Personen richteten, bildeten vielfach die Grundlage für einschneidende Veränderungen im Leben der begutachteten Patient*innen, waren damit doch Empfehlungen zur weiteren Unterbringung verbunden, die von der auftraggebenden Institution in der Regel umgesetzt wurden. In unterschiedlichem Ausmaß fand zudem eine Aneignung der gutachterlichen Inhalte durch die Auftraggeber*innen statt – ein Hinweis auf die zentralisierte Deutungshoheit der heilpädagogischen Beobachtungsergebnisse.

1023 Gutachten, 11. 1. 1914, WStLA, 1.3.2.209.1.A47, 1913 N-Z, Prot.-Nr. 1404.

1024 Geisthövel/Hess, Wissen, 13.

1025 Axel C. Hüntelmann, Die Gutachten-Maschine. Das Verfassen, Verwenden und Verwerten von Gutachten in obersten staatlichen Medizinalbehörden zwischen 1870 und 1930, in: Geisthövel/Hess, Gutachten, 224–245.

1026 Eine weitere explizite Thematisierung findet sich in WStLA, 1.3.2.209.1.A47, 1915 A-Z, Prot.-Nr. 441.

Das chronologisch erste als „Gutachten“ bezeichnete Dokument, das bei der Aktenerhebung aufgefunden wurde, verdeutlicht dies: Ein zwölfjähriges Mädchen wurde von 24. Oktober 1912 bis 10. Jänner 1913 an der Heilpädagogischen Abteilung aufgrund eines vorangegangenen Suizidversuchs beobachtet. In der Abschrift des dreiseitigen Gutachtens, das undatiert und ohne Unterschrift, jedoch in Lazars Handschrift verfasst ist, wurde sowohl das Verhalten des Mädchens geschildert als auch die nach Lazars Diagnose das Verhalten provozierenden Ursachen. Es setzte mit dieser Feststellung ein:

> „Die Begutachtung hat sich auf folgendes zu stützen:
> Von den anamnestischen Daten der Umstand, dass sie nach langdauernder fremder Pflege in das Haus der inzwischen mit einem anderen Manne verheirateten eigenen Mutter gekommen ist; ferner die ungünstigen Verhältnisse im Elternhause, ihr ausgesprochener Trieb auszureißen und die verschiedenen Eigentumsdelikte. Maßgebend für die endgültige jetzige Entscheidung dürften aber wohl am meisten die an der Beobachtungsstation gemachten Erfahrungen sein.“[1027]

In diesem Absatz erklärte Lazar, woraus sich sein Gutachten zusammensetzte. Es handelt sich hierbei um ein singuläres Dokument der Heilpädagogischen Abteilung, da in den übrigen aufgefundenen Gutachten eine derartige Erklärung fehlt. Zwar finden dieselben Punkte auch in anderen Gutachten stets Berücksichtigung, allerdings ohne ihre Bedeutung oder Gewichtung wiederzugeben. Im zeitlich nächsten Gutachten, das aus der Beobachtung eines neunjährigen Buben von Februar bis März 1913 resultierte und dessen Abschrift den Titel „Befund und Gutachten“ trägt, fehlt diese Einleitung bereits. Das einseitige, maschinenschriftliche Dokument setzt mit der Wiedergabe der persönlichen Daten des Buben und der Beobachtungsdauer ein, darauf folgt ein Auszug der Anamnese, der mit den Worten „[a]us den anamnestischen Daten ist folgendes hervorzuheben“ begonnen wurde und somit die zugrunde liegende, jedoch nicht weiter diskutierte Selektivität sichtbar macht.[1028] Dem*der Leser*in erschließt sich aus diesem Gutachten der Grund der Begutachtung des Buben nicht eindeutig – dass es sich um ein Problem aus dem schulischen Bereich handelte geht hervor, es wurde aber nicht konkret benannt, vielmehr das allgemeine Schulverhalten beschrieben. Das Gutachten war demnach ausschließlich für die zuweisende Stelle bestimmt, die über die konkreten Einweisungsgründe Bescheid wusste. Den meisten Raum nahmen daraufhin die Wiedergabe des Verhaltens des Patienten in den Prüfungssituationen an der Abteilung und die daraus gezogenen Schlüsse ein. Konkludierend wurde der

1027 Gutachten, o. D. [1913], WStLA, 1.3.2.209.1.A47, 1913 N-Z, Archiv-Nr. 21.
1028 Befund und Gutachten, o. D. [1913], WStLA, 1.3.2.209.1.A47, 1913 N-Z, Archiv-Nr. 152.

Rückstand im Schulwissen einem „Aufmerksamkeitsdefekt“ zugeschrieben, „der seine Wurzel in der mangelhaften Ausbildung der Aufmerksamkeit, also [in] einer Verwahrlosung hat.“ Die auf diese Einschätzung fußende Maßnahmenempfehlung lautete auf „Abgabe an eine geschlossene Erziehungsanstalt“, was damit begründet wurde, dass „es“ in seiner jetzigen Lebenssituation nicht besser werden würde und auch eine Förderung durch „leichtere erzieherische Fürsorgemassnahmen“ als „nicht wahrscheinlich“ beurteilt wurde.[1029] Hieraus wird auch eine zentrale Funktion der Heilpädagogischen Abteilung deutlich, nämlich jene als ‚ordnende‘ Instanz, im Sinn von durch Beobachtung, Diagnostik und Maßnahmensetzung oder -empfehlung die ‚Gesellschaftsordnung‘ bewahrende Einrichtung. Wie Ralser festhält, übernimmt eine derartige klinische Einrichtung diese Funktion in letzter Konsequenz, nämlich der Durchführung, nicht selbst, sondern überlasst sie den anempfohlenen Anstalten.[1030] Sie stellt aber das dazu notwendige Scharnier dar.

In dem zitierten ersten archivierten Gutachten der Abteilung tritt der subjektive Einfluss der gutachtenden Person, also Lazars, ungewöhnlich stark hervor: Obwohl insbesondere die negativen Verhaltensweisen von Patient*innen Eingang in die Beurteilungen fanden, war dieses Gutachten in der Wortwahl zurückhaltender als die Verlaufsnotizen im Krankenakt, wo von „listigen Vorspiegelungen und Lügen“, „größerem Betrug“ und „Vagieren“ berichtet wurde. Ausschlaggebend für die Empfehlung der Unterbringung im *Pestalozziverein* waren schließlich die an der Abteilung gemachten Beobachtungen: „Was man also hier an ihr sehen konnte, entsprach dem, was sie vielleicht in Wirklichkeit ist und wenn sie den früheren Verhältnissen nicht gewachsen war, so konnte eben auch an diesen der Fehler liegen.“[1031] Das bedeutet, dass entgegen der „diagnostischen Richtschnur“[1032] an der Heilpädagogische Abteilung zwar die die Patient*innen begleitenden „papierenen Schatten“[1033], die über sie angefertigten Akten unterschiedlicher Institutionen, berücksichtigt wurden, die während des Aufenthalts gemachten Beobachtungen aber ausschlaggebend für die Beurteilung der Minderjährigen waren.

Bevor ein*e Minderjährige*r an der Heilpädagogischen Abteilung aufgenommen wurde, gab es in der Regel bereits Kontakte zwischen der einweisenden Person/Institution, also Auftraggeber*in des Gutachtens, und Abteilungsmitarbeiter*innen:

1029 Befund und Gutachten, o. D. [1913], WStLA, 1.3.2.209.1.A47, 1913 N-Z, Archiv-Nr. 152.
1030 Ralser, Subjekt, 295 u. Anm. 446.
1031 Gutachten, o. D. [1913], WStLA, 1.3.2.209.1.A47, 1913 N-Z, Archiv-Nr. 21.
1032 Robert Sommer, Lehrbuch der psychopathologischen Untersuchungsmethoden, Berlin-Wien 1899, 154.
1033 Dietrich-Daum, Grenze, 346.

Neben der Klärung des Aufnahmegrundes mussten insbesondere der Aufnahmezeitpunkt sowie damit zusammenhängende Formalitäten besprochen werden. Üblicherweise informierte die einweisende Stelle bereits bei der ersten Kontaktaufnahme die Abteilung über den Zweck der Überweisung, also ob eine Charakter- bzw. Verhaltensanalyse oder eine Maßnahmenempfehlung gewünscht war. Wie deutlich die Fragestellung dabei formuliert wurde, variierte. 1926 etwa überwies die Bundeserziehungsanstalt Breitensee einen zwölfjährigen Schüler mit dem konkret artikulierten Wunsch nach einem Gutachten, „ob der Zögling für ein Zusammenleben in Gemeinschaften von 30–40 Knaben unter 1 Erzieher geeignet ist.“[1034] Einen anderen Hintergrund hatte die Aufnahme eines neunjährigen Mädchens 1923: Der *Verein Mädchenschutz* hatte es an die Abteilung gebracht und „um Gutachten für Anstaltsbedürftigkeit gebeten, da es wegen seiner Schwererziehbarkeit in keiner Privatpflege behalten wird.“[1035] Das heilpädagogische Gutachten, das eine „indifferente Anstalt“ empfahl, war in diesem Fall aus juristischen und finanziellen Gründen in Auftrag gegeben worden.

Sprecher*innenpositionen

Goffman betonte, dass „fast die gesamte wissenschaftliche Literatur über Geisteskranke [...] vom Standpunkt des Psychiaters aus verfaßt [wurde].“[1036] Die wissenschaftliche Herangehensweise an die Thematik hat sich seit dem Erscheinen von Goffmans Buch in den 1960er Jahren grundlegend geändert. Weshalb hier jedoch trotzdem auf diese Aussage Bezug genommen wird, liegt in der Hervorhebung der ungleichen Sprecher*innenpositionen. Die Patient*innen der Heilpädagogischen Abteilung waren der Beurteilung durch Personen unterworfen, deren Expertise auf diesem Gebiet von den kooperierenden Einrichtungen anerkannt und unhinterfragt war. Das bedeutet, dass ausschließlich ihre Ansichten und Interpretationen, als Diagnosen weitergegeben, jene waren, die die Grundlage für Entscheidungen und weitere Maßnahmen darstellten sowie durch Publikationen Eingang in den wissenschaftlichen Diskurs fanden – und diesen prägten.

Was Sophie Ledebur für das Erstellen von psychiatrischen Fallgeschichten beschreibt, hat auch für heilpädagogische Gutachtenabfassung Geltung: die narrative

1034 WStLA, 1.3.2.209.1.A47, 1926 A-M, Prot.-Nr. 1176. Hierbei handelte es sich um ein Internat, nicht wie der Name nahelegt um eine Korrekturerziehungseinrichtung.

1035 WStLA, 1.3.2.209.1.A47, 1923 A-M, Prot.-Nr. 391.

1036 Goffman, Asyle, 8.

Konstruktion dieser Dokumentensorte verbinde „nicht nur die klinische Praxis mit den theoretischen Konzepten, vielmehr ist auch der Prozess der Beobachtung und Aufzeichnung selbst als ein performativer Akt zu verstehen.“[1037] Die sich nach 1900 durchsetzende Ansicht, dass Eigenaussagen der Patient*innen in den Akten vermerkt werden müssten,[1038] zeigt zwar das Bewusstsein um individuelle Äußerungen, es bleibt aber selektiv und ist damit subjektiv bestimmt. Dieser subjektive Einfluss des*der Verfasser*in eines heilpädagogischen Gutachtens ist nicht immer in gleichem Maße greifbar. Bei der Betrachtung der Position der begutachteten Minderjährigen in den Krankenakten sowie insbesondere in den jeweiligen Gutachten ist auf eine Paradoxie hinzuweisen. Foucault folgend kann gesagt werden, dass durch die Prüfung aus dem Individuum ein Fall wird: „der Fall ist das Individuum, wie man es beschreiben, abschätzen, messen, mit anderen vergleichen kann – und zwar in seiner Individualität selbst; der Fall ist aber auch das Individuum, das man zu dressieren oder zu korrigieren, zu klassifizieren, zu normalisieren, auszuschließen hat usw.“[1039] Die begutachteten Patient*innen wurden folglich in ihrer Individualität wahrgenommen, diese aber in ein System eingeordnet, das deren Beurteilung, Typisierung, Normierung und Korrektur verfolgte. Ein wesentliches Medium dafür war die verwendete Sprache, die durch den Gebrauch beschreibend-diagnostizierender Ausdrücke ein scharfes und wertendes Bild der Begutachteten zeichnete. Die Bedeutung der Typisierung hatte Lazar 1913 allgemein dargelegt, indem er darauf hinwies, dass er „[s]eit einer Reihe von Jahren mit der Begutachtung und mit der Erziehung verwahrloster Kinder beschäftigt“ sei und er habe „nun versucht, einerseits pathologische Bilder unter der verwahrlosten Jugend in gewissen markanten Typen zu vereinigen, andererseits das Verhalten der ‚normalen‘ Kinder unter den Verwahrlosten einer Kritik zu unterziehen.“[1040] Die an der Heilpädagogischen Abteilung gestellten Diagnosen waren vielfach Zustandsbeschreibungen, die Wiedergabe von Beobachtungen sowie Kategorisierungen. Gebräuchlich zur physischen und charakterlichen Beschreibung von Minderjährigen waren Typisierungen, die sich auf angebliche, beobachtbare oder auch noch im Verborgenen liegende Eigenschaften bezogen – verwiesen sei hier etwa auf das eingangs geschilderte Beispiel der „koboldhaften“ Kinder. Derartige Beschreibungen von Patient*innen eröffnen den Blick auf den Arbeitsjargon, der sich an der Heilpädagogischen Abteilung etabliert hatte – und der übrigens auch die Eltern betraf, etwa wenn ein Vater 1934 als

1037 Ledebur, Schreiben, 103.
1038 Ledebur, Schreiben, 107.
1039 Foucault, Überwachen, 246.
1040 Lazar, Wurzeln I, 202.

„erziehungsinteressierter Intellektuellentyp" bezeichnet wurde.[1041] Asperger gab 1958 über diese von Lazar etablierte Typisierungspraxis an:

„[...] und er war Wiener in seiner Begabung zu treffsicheren und oft ungemein sarkastischen Wort- und Typenprägungen, die nicht selten mundartlich gefärbt waren und so den Reichtum einer aus dem Instinktbereich aufsteigenden Bedeutung, jene ‚Sphäre' rund um den exakten Wortsinn besaßen, die da im Unbewußten verdämmert."[1042]

Während seines Aufenthalts bei Schröder in Leipzig hatte Asperger in einem Brief an seine Wiener Kolleg*innen beschrieben:

„Vor allem die Lehre gefällt mir nicht so übel. Sie ist allem Anschein nach im Gesamtaufbau ganz gut mit unseren Ansichten in Einklang zu bringen, sicher aber in vielen Einzelheiten. ... Gut fundiertes Gebäude mit klaren, diagnostisch gut brauchbaren Begriffen. Ich weiß natürlich, dass man auch da viel wissen und gut arbeiten kann, aber ich denke auch daran, wie etwa Dr. Frankl sich um eine heilpädagogische Diagnostik müht oder wie wir zwar für unsere Arbeit sehr gute Begriffe haben, die wir aber in einem Jargon ausdrücken, unter dem man z. B. draußen etwas ganz anderes versteht (denken Sie an autistisch!), den wir schwer weitergeben können."[1043]

In einem Nachruf seiner Abteilungsmitarbeiter*innen wurde bereits 1932 mit Beispielen (unter anderem „Hausmeisterin", „Hausmütterchen" und „Markthelfer") auf diese Art der Charakterisierung der Patient*innen eingegangen:

„Seine Ausdrücke für die betreffenden Fälle waren immer besonders prägnant, voll Humor, es lag keine Spur von Verachtung des Kindes darin. Wenn er es so mit einem Worte charakterisierte, war dies für die Zuhörer die evidente Lösung, der Charakter des Kindes, seine Fähigkeiten, Talente, die künftigen Möglichkeiten auf das treffendste gezeichnet."[1044]

Auch Asperger gab 25 Jahre später konkrete Beispiele unter der Betonung von Lazars

1041 WStLA, 1.3.2.209.1.A47, 1934 N-Z, Ambulanzkarten-Nr. 19040/1934. Ob die Charakterisierung des jüdischen Privatbeamten als „Intellektuellentyp" mit einer angenommenen Verbindung von Judentum und Intellektualität stand, kann überlegt, aber nicht geklärt werden.

1042 Asperger, Lazar, 129.

1043 Asperger Felder, „Sehen", 102.

1044 Bruck/Frankl/Weiß/Zak, Lazar, 215.

„Fähigkeit, solche Erkenntnisse in Worte zu fassen, die wie angegossen saßen, die, weil sie das Bleibende an der Persönlichkeit des jeweiligen Kindes beschrieben, auch das Zukünftige erfassen konnten. So erkannte und benannte er in den Kindern den künftigen Hofrat, den Professor und den Strizzi, die hantige Hausmeisterin und die Diva, die ‚Hex‘ – freilich in dem gemütlichen wienerischen Sinn dieses Wortes – und den Hochstapler.“[1045]

Bemerkenswert ist, dass Asperger die Notwendigkeit gegeben sah, die Charakterisierung als Hexe zu relativieren, nicht aber jene als „Strizzi“, einem Wiener Ausdruck für Zuhälter, oder Hochstapler, also Prognostiken von Kriminalität.

Die wesentliche Frage ist, ob diese stigmatisierenden Charakterisierungen von Patient*innen auch nach außen weitergegeben wurden. Der Abgleich solcher Diagnosen, die Typisierungen enthalten, legt nahe, dass stigmatisierende Zuschreibungen dieser Art erst in der Zweiten Republik nach außen getragen wurden, also zunächst lediglich der internen Charakterisierung der Kinder und Jugendlichen dienten. Diese Annahme stützt sich auf die Betrachtung der Einteilung von Kindern in Stereotype, die bestimmte Assoziationen wecken (sollten): 1931 wurde ein achtjähriges Mädchen unter anderem als „[t]ypenmässig charakterisiert ohne psychopathische Züge. Degenerativ-anachronistischer Typus aus niederem Milieu, lebenstüchtig. Soldatenweib, Zureicherin bei Maurerarbeiten“ diagnostiziert.[1046] Über die Patientin liegt eine Befundabschrift bei, deren Original vermutlich dem Jugendamt als einweisender Behörde übermittelt wurde. Darin wurde die Diagnose so wiedergegeben: „Konstitutionell-degenerativer Zustand mit Wesensauffälligkeiten ohne hochgradige Dissozialität.“[1047] Den Akten der zwei Mädchen, die 1926 und 1940 dem Typus der „Hausmeisterin“ zugeordnet wurden, liegt nur in einem Fall ein nach außen gerichtetes Schriftstück bei. Darin findet sich ebenfalls keine Wiedergabe dieser Bezeichnung.[1048] Dies steht in Einklang mit Aspergers Aussage, dass der Arbeitsjargon nicht für außerhalb der Abteilung geeignet gewesen sei. Anders verhielt es sich jedoch im Gutachten über einen dreizehnjährigen Patienten, der 1961 – also unter Kuszens Abteilungsleitung – im Diagnosefeld der Krankenakte als „Dienernatur“ bezeichnet wurde. Der an das Jugendamt gerichtete Befund gab diese Zuschreibung nicht nur wieder, sondern führte sie auch weiter aus: „eine Dienernatur mit beschränkten sozialen Entwicklungsmöglichkeiten, zu jeder Arbeit bereit, für höher qualifizierte Leistungen aber

1045 Asperger, Lazar, 132.

1046 WStLA, 1.3.2.209.1.A47, 1931 N-Z, Prot.-Nr. 1987.

1047 Befundabschrift, 27.11.1931, WStLA, 1.3.2.209.1.A47, 1931 N-Z, Prot.-Nr. 1987.

1048 WStLA, 1.3.2.209.1.A47, 1934 A-M, o.Nr. Kein Befund/Gutachten enthalten in: WStLA, 1.3.2.209.1.A47, 1926 A-M, Prot.-Nr. 1114.

kaum geeignet."[1049] Das bedeutet, dass in der ersten Hälfte des 20. Jahrhunderts eine Diskrepanz zwischen Alltags- und Gutachtensprache existierte, wenn es um die Typisierung von Patient*innen ging. Wie Asperger selbst sagte, konnten die verwendeten Begriffe in ihrer konkreten Bedeutung schlecht nach „draußen" getragen werden. Dies ist insofern nicht verwunderlich, als der das Gutachten beauftragenden Instanz mit einer derartigen Charakterisierung einer*eines Minderjährigen wenig bei der Entscheidungsfindung der weiteren Maßnahmensetzung gedient gewesen wäre, zumal mit diesen Zuschreibungen allein keine weiteren Implikationen verbunden waren. Dass derartige Typisierungen auch in Nachkriegskrankengeschichten enthalten sind, zeigt aber das Fortbestehen einer wertenden Klassifizierungspraxis, die während des Nationalsozialismus auch in anderen (sozial-)medizinischen Bereichen essenziell gewesen war.[1050] Dass nun auch in nach außen gerichteten Schriftstücken diese stigmatisierenden Zuschreibungen enthalten waren, ist ein Hinweis auf die weiter gewachsene Selbstsicherheit der heilpädagogischen Expertise, die durch die Ausformulierung dieser Typisierung und der damit verbundenen Prognose durchaus Einfluss auf Ausbildungswege der Betroffenen haben konnte.

Arbeitsjargon und Amtssprache: heilpädagogische Fachtermini in Gerichtsgutachten

Ein weiterer Aspekt hinsichtlich der Sprache ist hervorzuheben, der die Verschmelzung von Individualität und kategorialen Schemen in den heilpädagogischen Gutachten illustriert: Es geht um die Verwendung von Ausdrücken, die kindliches Benehmen kategorisierend beschreiben. Individuelle Lebensumstände, Erzählungen und Verhaltensweisen von Minderjährigen wurden in heilpädagogische Beurteilungsschemata eingepasst. Beispielhaft betrifft das den Terminus der „Automatenhaftigkeit", der von Asperger geprägt wurde. 1943 bezeichnete er in einem Gutachten für das Pflegschaftsgericht die Erzählung eines Minderjährigen als „irgendwie leer und

1049 Kuszen u. a. an BJA, 8. 7. 1961, WStLA, 1.3.2.209.1.A47, 1956–1968, Prot.-Nr. 914/1961.

1050 In Bezug auf die Ermordung von psychisch oder physisch erkrankten Menschen, die euphemistisch sogenannte Euthanasie, sowie Zwangssterilisationen und Einweisungen in Arbeits- oder Konzentrationslager spielten Kategorisierungen von Menschen als ‚(un-)wert' oder ‚asozial' eine bedeutende Rolle. Angesichts der vielfach unterbliebenen Abkehr von derartigen wissenschaftlichen Denkmustern und Lehrinhalten überrascht auch die selbstbewusste (Weiter-)Verwendung der klassifizierenden Schemata der ersten Hälfte des 20. Jahrhunderts in der Nachkriegsheilpädagogik nicht. Vgl. auch das Kapitel *„Prognose: asozial"*.

automatenhaft“.[1051] Von einem Verständnis des Empfängers wurde ganz offensichtlich ausgegangen, obwohl es sich dabei um heilpädagogische Fachsprache handelte. Zwar kann in diesem Fall aus der weiteren Schilderung des Verhaltens ein Eindruck gewonnen werden, was damit gemeint war, doch gibt diese vorausgesetzte Kenntnis der Bedeutung Aufschluss darüber, welche Ausdrucksweise in diesen Fällen als angemessen und vor allem verständlich betrachtet wurde – sei es aufgrund langjähriger Zusammenarbeit, sei es aufgrund des rezipierten Wissens der Heilpädagogik und deren Fachsprache. Wie Auftraggeber*innen damit umgehen konnten, zeigt ein Beispiel aus 1939: Ein Beschluss des Pflegschaftsgerichts verdeutlicht nicht nur, wie gewichtig der Einfluss der heilpädagogischen Expertise war, sondern auch, wie ein Gutachten sprachlich in den Gerichtsbeschluss inkludiert wurde. In diesem wurde als Begründung für die Überstellung des dreizehnjährigen Jugendlichen in den Haushalt seiner Schwägerin ausgeführt:

> „Der Knabe zeigt die Züge eines hysterischen Charakters, wesentlich sind Disharmonien im Persönlichkeitsgefüge, er ist in manchen seiner Interessen kindlich, anderseits aber wirkt er wie ein viel älterer Mensch. Er hat nicht die normalen Interessen und Ziele eines heranwachsenden Burschen und weiss weder für den Augenblick noch für die Zukunft, was er beginnen soll. Er wird beherrscht von einem Gefühl der inneren Leere, die besonders dann, wenn sich äussere Konflickte [sic] und Schwierigkeiten in den Weg stellen, zu depressiven Stimmungen führt, in welchen Selbstmordgefahr besteht. Tatsächlich hat der Junge bereits einen durchaus ernst zu nehmenden Selbstmordversuch unternommen.
> Die Erziehung und Führung des Minderjährigen ist schwierig, er braucht eine straffe Führung von aussen, da ihm selbst die innere Disziplin fehlt. Von der Kindesmutter ist eine solche Führung nicht zu erwarten, weshalb eine Rückgabe an sie nicht in Frage kommt.“[1052]

Im dreiseitigen heilpädagogischen Gutachten sind diese Aussagen wörtlich enthalten.[1053] Übernommen wurden Passagen, die vom Gericht als wesentlich für die Entscheidung angesehen wurden. Dass die heilpädagogische Einschätzung von Minderjährigen in die jeweiligen Gerichtsbeschlüsse aufgenommen wurde, ist selbstverständlich. Immerhin wurden die Gutachten zur Entscheidung der weiteren Unterbringung in Auftrag gegeben und bildeten die Grundlage für das Urteil. Dass allerdings, wie in diesem Fall, die heilpädagogische Beurteilung des Jugendlichen in der Urteilsbegründung in Auszügen wörtlich wiedergegeben wurde, ohne diese als solche auszuweisen, zeigt eine

1051 Heilpädagogisches Gutachten, 3.10.1943, WStLA, 1.3.2.209.1.A47, 1934 A-M, o.Nr.
1052 Beschluss, 15.1.1940, WStLA, 1.3.2.209.1.A47, 1939 A-M, o.Nr.
1053 Heilpädagogisches Gutachten, 30.11.1939, WStLA, 1.3.2.209.1.A47, 1939 A-M, o.Nr.

Verschiebung von Hierarchien und nicht zuletzt die Wirkmacht des Gutachtens: Die Entscheidungshilfe wurde zur Entscheidung, die Einschätzung des*der Sachverständigen zur begründenden Wahrheit. Dass sich ein Gericht auf das Expert*innenurteil verließ, ist ursächlich in der Aufgabenverteilung begründet: Aufgrund mangelnder Ressourcen und auch der tatsächlichen Zuständigkeit (das Gericht als Entscheidungs*instanz*) war die Erstellung eines Gutachtens als Entscheidungs*grundlage* ausgelagert. Wie mit den heilpädagogischen Gutachten schließlich umgegangen wurde, welche Inhalte übernommen wurden, lag aber bei den zuständigen Jurist*innen und Richter*innen. Mit der Entscheidung, die heilpädagogische Einschätzung zu übernehmen, offenbart sich eine zweite Ebene der institutionellen Selektion von Informationen und Argumenten.

Die Gutachten, die an der Abteilung erstellt wurden, waren stets nach demselben Schema aufgebaut, unabhängig davon, für welche Institution sie verfasst wurden. Zunächst wurde der Grund für die Aufnahme angegeben. Dies umfasste die Person bzw. Institution, die die Aufnahme beantragt hatte, sowie den Anlass dafür. Es folgten die Wiedergabe der während des Aufenthalts gemachten Beobachtungen und die daraus resultierende Diagnose sowie abschließend die Unterbringungsempfehlung mit einer kurzen Begründung. Aus diesem Schematismus werden jene Punkte deutlich, die Aspergers Heilpädagogik generell prägten und dementsprechend häufig in seinen Gutachten zu finden sind: ‚lückenlose' oder ‚straffe Führung', ‚optimale Leistung' als Ziel sowie ‚Milieuveränderung'.[1054] Zwei dieser Punkte wurden etwa in einem Gutachten im Juni 1938 betont:

> „Es muss aber gesagt werden, dass er bei ganz fester, überlegener und lückenloser Führung keine zu grossen Schwierigkeiten macht und auch gut zu fördern ist (er ist auch intellektuell mindestens durchschnittlich entwickelt). Nach dem ganzen Bild ist es aber sicher, dass er, wenn diese Bedingung einer guten Führung nicht gegeben ist, zu sehr argen dissozialen Handlungen fähig ist [...]. Administrativ kommt bei einem solchen Charakter und bei dem ungünstigen erzieherischen Milieu, das eine feste und konsequente Führung nicht gewährleisten kann, unbedingt Unterbringung in einem Internat in Betracht, womöglich nicht in Wien, weil dann die Möglichkeit eines Durchgehens eingeschränkt ist. Wir würden etwa zu dem Schulbrüderinternat Goisern raten."[1055]

1054 Es mag paradox erscheinen, dass Asperger bei Gewichtung zugunsten der Veranlagung derartigen Wert auf Milieuveränderung legte. Dies ergibt sich jedoch aus seiner Ansicht, dass gerade aufgrund des Vorherrschens der endogenen Faktoren in der Person eines Kindes, die allerdings in einem „Gefüge von Spannungen" mit dem „Einwirken der Umwelt" stünden, eine besonders starke Erzieherpersönlichkeit nötig sei, um ein ‚schwieriges' Kind zu ‚führen', die meist im häuslichen Milieu nicht vorhanden wäre. Vgl. z. B. Asperger, Heilpädagogik, 272–275.

1055 Heilpädagogisches Gutachten, 11. 6. 1938, WStLA, 1.3.2.209.1.A47, 1938 N-Z, o.Nr.

Hinsichtlich der Unterbringung wurde in den in der Krankengeschichte befindlichen Aufzeichnungen Aspergers deutlicher ausgeführt: „am besten Institut mit unpersönlichem Drill“. Weiters findet sich eine Notiz über den dritten Punkt, die erwünschte ‚optimale Leistung‘: „Dass er doch nie zu höchster Leistung gelangt, liegt nicht an seinem Körper, der ein ausgezeichnetes, gewandtes Instrument wäre, sondern an der Schwäche des Willens, des Charakters.“[1056]

Fünf Jahre später findet sich die Forderung nach ‚lückenloser Führung‘ bei einem zehnjährigen Mädchen, in dessen Fall auch das behördliche Eingreifen in den Familienverband deutlich wird. Die Eltern waren geschieden und das zuständige niederösterreichische Kreisjugendamt hatte Fürsorgeerziehung beantragt und die Abteilungsaufnahme, wiedergegeben im Gerichtsbeschluss, damit begründet, „dass die Jugendliche asozial veranlagt zu sein scheint und besonders an Kleptomanie leidet.“[1057] Nach einem überaus negativen Gutachten wurde im üblichen Sprachduktus empfohlen:

> „Ein Mädel das in so hohem Masse von unbeherrschten, unangepassten Impulsen getrieben wird, ist ohne lückenlose Führung gefährlich und auch selbst gefährdet. Die häusliche Erziehung ist – obwohl die Mutter sich sehr bemüht – bei dieser Veranlagung nicht ausreichend. Andererseits ist das Kind durch eine gute, langdauernde Anstaltsunterbringung sehr zu fördern. Unsern Erachtens ist Hollabrunn in diesem Falle die geeigneteste Anstalt.“[1058]

Akzeptanz und Wirkmacht

In den eingesehenen Akten finden sich keine Hinweise auf kritische Rückfragen oder gar ein Hinterfragen durch die Auftraggeber*innen bezüglich gutachterlicher Äußerungen. Das ist auch bei der Frage nach der Glaubwürdigkeit von Minderjährigen wesentlich, denn manchen Kindern wurde von vornherein ein ‚Aussagerecht‘ abgesprochen: „Jedenfalls lässt sich ein solcher [sexueller Missbrauch] aus den Aussagen des Kindes niemals beweisen; es wäre, wie aus unserer […] Beurteilung des Kindes hervorgeht, auch ganz zwecklos, mit diesem Kinde darüber ein Verhör anzustellen.“[1059] Während es sich hier auf den ersten Blick um eine kurze, wenn auch

1056 WStLA, 1.3.2.209.1.A47, 1938 N-Z, o.Nr. Schließlich erfolgte allerdings die Rückbringung des Buben in dasselbe Internat, in dem er zuvor bereits gewesen war.

1057 Beschluss Vormundschaftssache, 8.1.1943, WStLA, 1.3.2.209.1.A47, 1943 A-M, Ambulanzkarten-Nr. 5776/1943.

1058 Heilpädagogisches Gutachten, 23.3.1943, WStLA, 1.3.2.209.1.A47, 1943 A-M, Ambulanzkarten-Nr. 5776/1943.

1059 N.N. an NSDAP, Amt für Volkswohlfahrt, 6.3.1944, WStLA, 1.3.2.209.1.A47, 1944 A-M, o.Nr.

negative Einschätzung eines vierjährigen Mädchens handelt, sind die verbundenen Implikationen weitreichender: Die Akte zu einem Fall von möglicher sexueller Gewalt, 1944 an die Heilpädagogische Abteilung von der weiblichen Kriminalpolizei überwiesen, wurde aufgrund der angeblichen Sinnlosigkeit der Befragung des potenziellen Opfers geschlossen.

Was die Frage der Kritik betrifft, ist ein aus dem Jahr 1943 stammender und besonders ausführlich dokumentierter Gerichtsfall – bereits im Kapitel *Zwischen Dankbarkeit und Vorwürfen* erwähnt – interessant: Eine geschiedene Mutter beanstandete vehement Aspergers Gutachten im Pflegschaftsfall ihres Sohnes. Die Frau brachte den zehnjährigen Buben, der seit 1940 beim Vater, einem Universitätsprofessor, und dessen neuer Ehefrau lebte, zur Aufnahme an die Heilpädagogische Abteilung. Die Mutter gab an, dass ihr Sohn nicht mehr beim Vater wohnen wolle und zudem Angst vor Misshandlung durch diesen hätte. Nach Rücksprache mit dem Pflegschaftsgericht wurde der Minderjährige als Patient aufgenommen, der gerichtliche Auftrag lautete, „ein heilpädagogisches Gutachten zu erstatten, insbesondere über Art und Erfolg der Erziehung [...] im väterlichen Hause und über die Gründe, die eine derart plötzliche ablehnende Einstellung des Mj. zu seinem Vater herbeiführten."[1060] Das Gutachten umfasste neun Seiten und beinhaltete zunächst Bezüge auf zwei vorangegangene, ebenfalls von Asperger erstellte Gutachten über den Buben sowie Auskünfte der zuständigen Volkspflegerinnen. Daran anschließend folgte die Wiedergabe des Examens „in der Reihenfolge [...], wie es sich wirklich abspielte."[1061] Die Entscheidung des Gerichts, den Buben von der Abteilung zurück zu seinem Vater zu entlassen und vorübergehend eine Kontaktsperre für die Mutter zu verhängen, wurde „[a]uf Grund der gemachten Feststellungen in Verbindung mit dem heilpädagogischen Gutachten" getroffen.[1062] Allerdings wurde explizit eingeschränkt:

> „Nach Ablauf einer entsprechenden Zeit wird es sich zeigen, ob der vom Sachverständigen vorgeschlagene Versuch [...] den Mj. wieder in die väterliche Familie zurückzuführen, einen für den Mj. günstigen Erfolg gezeigt hat, oder nicht. Das Gericht wird daher nach Durchführung von weiteren Erhebungen darüber endgiltig entscheiden, wo der Mj. zu verbleiben hat, ob der KM. [...] das Besuchsrecht endgiltig und für immer entzogen werden soll, oder ob es nicht angezeigt wäre, den Mj. an einem anderen neutralen Orte unterzubringen."[1063]

1060 Amtsgericht Wien, Beschluss, 9.9.1943, WStLA, 1.3.2.209.1.A47, 1934 A-M, o.Nr.
1061 Heilpädagogisches Gutachten, 3.10.1943, WStLA, 1.3.2.209.1.A47, 1934 A-M, o.Nr.
1062 Beschluss, 181 P 283/40–275, 10.12.1943, WStLA, 1.3.2.209.1.A47, 1934 A-M, o.Nr.
1063 Beschluss, 181 P 283/40–275, 10.12.1943, WStLA, 1.3.2.209.1.A47, 1934 A-M, o.Nr.

Beide Elternteile bezogen sich in den folgenden Vorgängen auf die heilpädagogische Expertise und verwendeten sowohl Teile daraus als auch weitere Begebenheiten des Aufenthalts des Buben an der Heilpädagogischen Abteilung zur Untermauerung ihrer jeweiligen Standpunkte. Die Mutter wies in einer ausführlichen Stellungnahme auf von ihr monierte Mängel des Gutachtens hin, wobei sie auch inhaltliche Lücken und den Umgang mit dem Minderjährigen in der Befragung diskutierte:

> „Der [e]ntscheidende Tatbestand, dass nämlich der Junge aus dieser glänzenden Erziehung 2 mal hintereinander zu mir geflüchtet ist, wird in dem Gutachten mit Stillschweigen übergangen. Ein Wort der Erklärung für dieses Verhalten des Mj. findet sich in dem ganzen Gutachten nicht.
> Entscheidendes Gewicht legt dagegen das Gutachten auf den Verlauf und den Inhalt der Unterredung des Gutachters mit dem Mj. und hier wieder auf den Unterschied der Ausdrucksweise und de[n] Ton seiner Rede, wenn das Gespräch von harmlosen Dingen auf seine Flucht zu mir übergeht. Hieraus werden die weitestgehenden Schlüsse gezogen.
> Dies ist doch der selbstverständlichste Vorgang der Welt. Der Mj. ist längst alt und klug genug, um zu wissen, dass er damit, dass er seinem Vater durchging und zu mir lief, etwas getan habe, was von seinen bisherigen Erziehern schwerstens missbilligt wird und für das er Strafe zu fürchten habe, wenn er dorthin zurückkehrt. Spricht man nun mit einem Kind zunächst über die Weihnachtsbescherung, über Ausflüge u. dgl. erfreuliche Dinge und kommt dann auf etwas zu sprechen, wegen dem das Kind Strafe fürchtet, so wird sich bei jedem Kind Ton und Ausdrucksweise ändern. Dies ist so selbstverständlich, dass es geradezu unbegreiflich ist, wie so [sic] dieses Verhalten meines Sohnes in dem Gutachten ausführlich dargestellt und daraus auf eine Beeinflussung geschlossen wird.“[1064]

Das Vorgehen bezüglich der Themenwahl im Gespräch entsprach jenem, das Asperger als Leitfaden 1952 – hier zwar für eine einmalige Gesprächssituation, aber dabei doch als allgemeingültig zu verstehen – beschrieb: „unbedingt wird man, wenn man nur zu einem einzigen Gespräch die Möglichkeit hat, zunächst von indifferenten Dingen zu sprechen beginnen oder von solchen, die für das Kind mit einem positiven Gefühlswert verbunden sind, also etwa von seinen Interessen, bevor man von seinen Konflikten zu sprechen beginnt“.[1065] Asperger beschrieb in seinem Gutachten das Gespräch mit dem Patienten so:

1064 Äusserung auf den Antrag des K. V. wegen Änderung des Besuchsrechtes vom 19. Oktober 1943, 30.10.1943, WStLA, 1.3.2.209.1.A47, 1934 A-M, o.Nr.

1065 Asperger, Heilpädagogik, 26.

> „Diese Anwürfe [gegen den Vater und die Stiefmutter] werden mit grosser Entschiedenheit gemacht. Er wünsche sich, sagt er einige Male, bei der Mutter zu bleiben, ‚und dass ich von meinem Vater und meiner Stiefmutter keine Schwierigkeiten mehr habe'(!). Diese Gegeneinstellung wirkt sehr stark fixiert, ja krampfhaft festgehalten. Der Sachverständige hat nach dem ganzen Verhalten des Knaben das Gefühl, dass dieser der Meinung sei, er könne jetzt nicht mehr zurück, habe sich das Verbleiben beim Vater durch seine Angaben verscherzt. Denn das soll nocheinmal betont werden: im Gegensatz zu dem freien, gelösten Verhalten des Jungen beim ersten Teil der Unterredung ist er jetzt deutlich ängstlich; man wird den Eindruck nicht los, es sei das schlechte Gewissen, das ihn jetzt hindere, bei seinen Angaben ‚zurückzuziehen'. Wir hatten geglaubt, diese starke Gegeneinstellung gegen die Seite des Vaters würde sich lösen, wenn der Knabe nur längere Zeit an der Heilpädagogischen Abteilung sei, von den Einflüssen beider Parteien abgeschlossen. Das Examen durch den Sachverständigen fand daher erst 18 Tage nach seiner Aufnahme statt – aber nichts davon. Wir glauben auch nicht, dass sich das ändern würde, wenn der Bub auch noch einige Wochen an der Klinik bliebe!"[1066]

Auf Basis dieser Beurteilung Aspergers, die vom Gericht nach Aktenstand unhinterfragt akzeptiert wurde, ergeben sich ähnliche Fragen, wie sie die Mutter des Patienten formuliert hatte. Es entsteht der – möglicherweise richtige – Eindruck, dass das Verhalten des Minderjährigen durch die Mutter beeinflusst war, doch fehlen faktische Erklärungen, woraus dies geschlossen wurde. Dass eine andere Interpretation als reale Möglichkeit in Betracht gezogen wurde, geht aus dem Dokument nicht hervor. Dies sowie auch, dass richterlicherseits nicht danach gefragt wurde, verweist auf die Deutungshoheit, die eine heilpädagogische Expertise Aspergers innehatte. Bereits im ersten Gutachten über denselben Minderjährigen fallen ähnliche Lücken auf: Über die Mutter wurde berichtet, sie sei „lichtscheu" und würde „oft ganz zweckfreie Pseudologien", also Lügen, von sich geben, was man „nicht nur durch den Vater, sondern auch von Bekannten des Vaters" erfahren habe.[1067] Besonders auffällig ist dabei, dass weder Bekannte der Mutter befragt noch ein den Akten beiliegendes Schriftstück positiven Inhalts eines deutschen Jugendamts, unter dessen Überwachung Mutter und Kind einige Jahre gestanden hatten, berücksichtigt wurden. In einem wenig später nachfolgenden zweiten Gutachten wurde darauf hingewiesen, „dass kein wesentlicher Grund gegen ein Besuchsrecht der Mutter spricht – selbst wenn sie rauschgiftsüchtig wäre, wie die Seite des Vaters behauptet (denn man kann sich nicht vorstellen, dass dadurch der Knabe gefährdet sein sollte, besonders wenn man dem weiteren Vorschlag

1066 Heilpädagogisches Gutachten, 3.10.1943, WStLA, 1.3.2.209.1.A47, 1934 A-M, o.Nr.
1067 Heilpädagogisches Gutachten, 20.3.1941, WStLA, 1.3.2.209.1.A47, 1934 A-M, o.Nr.

des Sachverständigen [Besuche in Räumen der NSV-Jugendgerichtshilfe] folgt).“[1068] Außergewöhnlich an diesem Fall ist, dass die Mutter nicht nur gerichtlich dem Gutachten Aspergers widersprach und Rekurs gegen das Urteil einlegte, sondern auch in Briefen Aspergers vorangegangene Expertisen kritisierte und hinterfragte. Ob die Wirkungslosigkeit ihrer Bemühungen mit der beruflichen Position des Kindsvaters zusammenhing, kann nur vermutet werden.

Die Beurteilung des Wahrheitsgehalts der kindlichen Aussagen

Unwahre Angaben von Minderjährigen waren häufig Thema in den Krankenakten, bereits in den Anamnesen wurde danach gefragt. Dabei ging es weniger um ‚pathologisches‘ Lügen als um eine charakterliche Einordnung der Patient*innen, insbesondere auch in Zusammenhang mit den Situationen, in denen sie die Unwahrheit sagen würden. Problematisch sah Lazar das Lügen von Kindern an, wenn es auch in der fortschreitenden Kindheit sehr präsent war und schrieb es besonders Neurotiker*innen und ‚Psychopath*innen‘ zu. Schulberichte würden dies häufig als „lügenhaft, nicht wahrheitsliebend“ thematisieren. Allerdings wäre derartiges Verhalten auch mitunter „künstlich“ hergestellt – „durch schlechte Behandlung, durch Beschämung“.[1069] Problematisierte er die Erziehung von Kindern zu „Wahrheitsfanatikern“ im Allgemeinen, da dies einerseits schwer konsequent durchzuziehen sei, andererseits auch die Kinder in einen Nachteil gegenüber der immer wieder lügenden Umwelt bringen würde,[1070] so bemerkte er über den Charakter von Kindern, die aus innerem Antrieb die Wahrheit sagten:

> „Schlecht bestellt ist es auch nach den bestehenden Gesetzen mit den Kindern, die dort die Wahrheit sagen, wo ihre Schuld gar nicht gut nachweisbar wäre. Bei dieser Gelegenheit sieht man reuige, wirklich anständige, edel empfindende Kinder, die mit ihrer Wahrheitsliebe in eine Lage geraten, die man ihnen eben deswegen vollständig ersparen sollte. Eine solche Verhandlung muß das Kind mit der schwersten Enttäuschung seines Lebens verlassen.“[1071]

Bedeutend ist Lazars Aussage in Bezug auf Gerichtsverfahren generell: „Das Gerichtsverfahren wird allerdings nicht wesentlich gestört, weil die Lügen vollkommen

1068 Befund, 28.1.1942, WStLA, 1.3.2.209.1.A47, 1934 A-M, o.Nr.
1069 Lazar, Grundlagen, 46.
1070 Lazar, Grundlagen, 46.
1071 Lazar, Grundlagen, 47.

durchsichtig sind. Bloß Lügengewebe, die von mehreren Kindern stammen, können eine größere Verwirrung herbeiführen, was übrigens auch für alle disziplinären Vergehen im Schul- und Institutsleben gilt."[1072] „Phantasielügen" sah er jedoch als Phänomen an, das „zu Unannehmlichkeiten schlimmerer Art" führen konnte:

> „Das Hauptgebiet dieser Lügen ist die Sexualität, die gewöhnlichsten Vertreter dieser Art von Lügnern sind kleine Mädchen. Der Ursprung der Lüge liegt meist in einer anscheinend gleichgültigen, zufälligen Beobachtung des Kindes oder es wird an Erzählungen sexuellen Inhaltes, die von anderen Kindern stammen, angeknüpft. Die Aussagen werden durch ungeschicktes Befragen immer mehr fixiert, sie werden mit dem vollen Brustton der Überzeugung vorgebracht und meistens auch von den Kindern selbst geglaubt. Die sich ergebenden forensischen Verwicklungen gehören zu den peinlichsten Erscheinungen des Gerichtssaales, weil sie in die an sich schwierige Materie der einschlägigen Straffälle die größte Verwirrung bringen."[1073]

Auch Asperger zeichnete den Weg vom Erlernen der Sprache und der Auseinandersetzung der damit verbundenen Möglichkeiten für Kinder im Rahmen ihrer Fantasie bis hin zur „Anpassung an die Realität und Anerkennung des moralisch Richtigen" nach. Ein Kind sollte „vorsichtig von seinen Illusionen zur Wirklichkeit" geführt werden, „nicht mit Terror und Strafen". Er lehnte ebenfalls als weder zielführend noch praktikabel ab, was Lazar als Erziehung zu „Wahrheitsfanatikern" bezeichnet hatte. Vielmehr sollte „das Kind um der Liebe willen, die es mit der Familie zusammenbindet [...] zur Aufgabe seiner egoistischen Bestrebungen" veranlasst werden: „Nur dann, wenn die richtigen emotionalen Beziehungen zwischen Familienmitgliedern herrschen, wenn dem Kind die Betrübnis der Eltern, deren zeitweiser Liebesentzug etwas Ungeheures bedeutet, kann die Erziehung zur Wahrhaftigkeit gelingen."[1074] Wichtig wäre daher die Entwicklung, die Kinder auf diesem Gebiet durchmachen sollten:

> „Langsam erst wird es, wenn es intellektuell und charakterlich, vor allem gemütsmäßig gut veranlagt ist und wenn ihm die Erziehung zu den richtigen Erfahrungen verhilft, ein Gefühl für das Wahre bekommen; es wird unterscheiden lernen, was entschuldbar, ja vielleicht notwendig ist, und was unanständig, ja bösartig; langsam wird also, von innen und von außen her, der für die Integration einer Persönlichkeit entscheidende Vorgang der Gewissensbildung seinen Weg nehmen."[1075]

1072 Lazar, Grundlagen, 46 f.
1073 Lazar, Grundlagen, 81 f.
1074 Asperger, Heilpädagogik, 228.
1075 Asperger, Heilpädagogik, 229.

Davon, von diesem Weg zur „Wahrheit“ und von ihrem innerhalb der „Norm“ liegenden Abweichen, unterschied Asperger Kinder, „bei denen Pseudologien in einer Form und Häufigkeit auftreten, die abwegig sind. Solche Kinder bezeichnen wir als ‚pseudologische Charaktere‘.“[1076] Hierbei unterschied Asperger zwischen „enzephalitischen Lügnern“, „Lügen aus Kritiklosigkeit“, die laut Asperger häufig durch (auch unabsichtlich) suggestive Befragung zustande kämen, eben weil ein Kind nicht über ausreichend „Kritikfähigkeit“ verfügen würde; diese unwahren Angaben würden sich häufig immer mehr verfestigen, sodass das Erkennen als Lüge mitunter sehr schwierig sei. Weiter behandelte er „Lügen bei Instinktgestörten“, wozu er exemplarisch festhielt, dass man auch „trotz überscharfer intellektueller Einsicht in beträchtlichem Maße kriminell werden [kann], wenn diese Einsicht nicht mit den Instinktfunktionen richtig integriert ist“[1077], daneben „Hochstapler“, „hysterische Pseudologien“, die nach Aspergers Ansicht „notwendig“ zur „hysterischen Persönlichkeit“ gehörten und bereits von anderen Wissenschaftlern als „Pseudologia phantastica“ beschrieben wurden[1078], sowie „Lügen aus kalter Berechnung“.[1079] Gerade in den letzten Fällen war Asperger der Meinung, dass nicht immer ein „Beweis“ für die Lüge gefunden werden könnte, sondern „der einzig mögliche Weg sei, Aussagen auf ihren Wahrheitswert hin zu beurteilen, indem man sie mit dem Charakter des Kindes konfrontiert und dabei prüft, ob diesem Pseudologien zuzutrauen wären, und indem man andererseits die ganze Situation mit allen zur Verfügung stehenden Einzelheiten auf ihre innere Wahrscheinlichkeit prüft.“[1080] Er vertrat die Ansicht, dass in Fällen, in denen die Lüge eines Kindes nicht aus sich widersprechenden Angaben direkt widerlegt werden konnte, häufig nur sehr schwer der Wahrheitsgehalt einer Aussage bestimmt werden könne.

1076 Asperger, Heilpädagogik, 229.
1077 Asperger, Heilpädagogik, 235.
1078 Asperger, Heilpädagogik, 246.
1079 Vgl. ausführlich Asperger, Heilpädagogik, 229–256.
1080 Asperger, Heilpädagogik, 252.

Der Wunsch nach Fremderziehung: die Entlassungsorte

Die Befürwortung der Unterbringung Minderjähriger außerhalb ihrer Familien aus unterschiedlichen Gründen trat, wie in den vorangegangenen Abschnitten dargelegt wurde, sowohl in den Publikationen wie auch in den real verfügten oder empfohlenen Unterbringungsmaßnahmen zutage. Da Lazar in seinen Veröffentlichungen naturgemäß jene Fälle aus seiner praktischen Arbeit präsentierte, die für die beabsichtigte Aussage Relevanz und Beweiskraft hatten, ist der Blick auf den diesbezüglichen Umgang mit den Patient*innen besonders aufschlussreich: In der Leitungsperiode Lazars stellten unter den konkret verzeichneten Entlassungsorten 69,41 % die häusliche Unterbringung dar – eine Verringerung von mehr als 15 % der häuslichen Unterbringungsform, rechnet man jene Kinder, die vor dem Aufenthalt bei ihren Eltern, Verwandten oder in Pflegefamilien lebten, zusammen. Während diese Tendenz zur Heimunterbringung in der Regel auf die Beurteilung der Abteilung zurückzuführen war, gab es jedoch auch Fälle, in denen Eltern sich aus unterschiedlichen Gründen weigerten, Kinder wieder in ihre Obhut zu übernehmen – einmal sogar mit einer in den Raum gestellten Mord-Selbstmord-Drohung der Mutter für diesen Fall. Bemerkenswert ist, dass hier, trotz dieser geäußerten Absicht, seitens der Abteilung eindringlich versucht wurde, die Mutter doch zur Übernahme zu bewegen: „Alles Zureden (Fürsorge, Vormund) nützt nichts."[1081]

Da von den 3.461 zwischen 1912 und 4. April 1932 aufgenommenen Patient*innen nur bei 1.723, das sind mit 49,78 % genau die Hälfte, ein Entlassungsort rekonstruiert werden konnte, sind daraus gezogene Schlüsse nur sehr bedingt repräsentativ. Zwar ist bei einer Vielzahl von weiteren Patient*innen anzunehmen, dass sie an den vorangegangenen Unterbringungsort zurücküberstellt wurden, doch fanden sich keine stichhaltigen Indizien dafür in den Akten, weswegen sie nicht in die Auswertung einbezogen wurden. Bei den verzeichneten Entlassungsorten zeigte sich aber, dass von den in ein häusliches Umfeld überstellten 1.196 Minderjährigen nur vierzehn vorher in institutioneller Fremdunterbringung gelebt hatten und nur bei fünf Patient*innen ein Wechsel des häuslichen Unterbringungsortes durchgeführt wurde – von Vater zu Mutter oder von Verwandten sowie Pflegefamilien zu den Eltern. Dafür konnten neben der heilpädagogischen Beurteilung auch andere Faktoren ausschlaggebend sein, wie bei einer „versuchsweise" zu ihren Eltern

1081 WStLA, 1.3.2.209.1.A47, 1931 A-M, Prot.-Nr. 1960.

entlassenen Fünfjährigen 1929: „Pfl.eltern wollen das Kind nur zurücknehmen falls die Eltern zahlen. Bisher haben sie nichts gezahlt, Eltern wollen nicht zahlen."[1082] Bei weiteren 24 Patient*innen wurde ebenfalls notiert, dass die Entlassung nach Hause „vorläufig" oder „versuchsweise" erfolgte, bei 41, dass sie auf Revers der Eltern (einmal davon nach vorangegangener Anstaltsunterbringung des Sohnes), also gegen den ärztlichen Rat oder vorzeitig auf Drängen bzw. den Wunsch der Eltern durchgeführt wurde. 45 weitere Notizen über vorzeitige Entlassungen wurden aber nicht zu den 41 eindeutig auf Wunsch der Eltern durchgeführten hinzugezählt, da diese ebenso andere Gründe, wie etwa eine notwendige Transferierung an eine andere Klinik, zum Anlass haben konnten oder wie in einem anderen Fall, dass die Mutter die Verpflegskosten nicht tragen wollte (und das Kind zudem beständig geschrien habe).[1083]

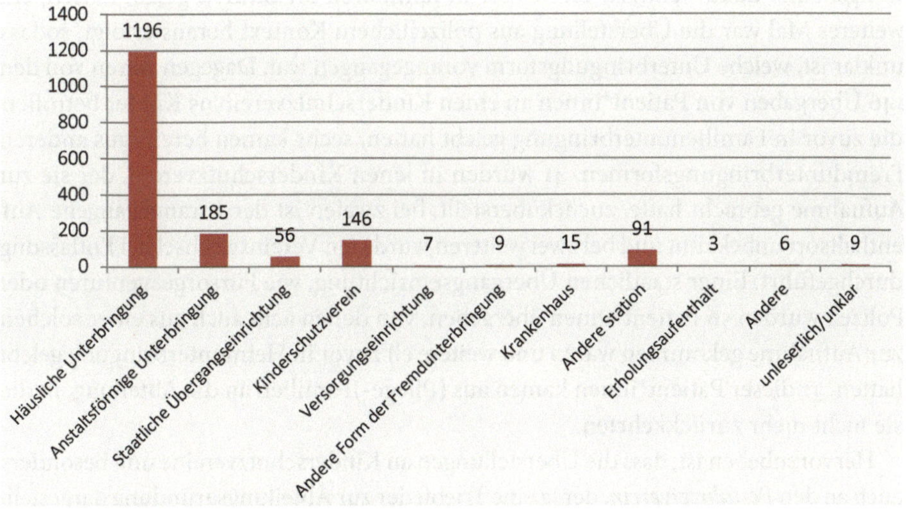

Abb. 62 Verzeichnete Entlassungsorte in der Periode Lazar, 1912 bis 4. April 1932, n = 1.723

Daneben ist festzuhalten, dass auch von behördlicher Seite den Empfehlungen der Abteilung nicht immer nachgekommen werden konnte oder wollte. Ohne auf die Gründe einzugehen, beschrieb Lazar 1913 einen derartigen Fall: „Das Vormundschaftsgericht verlangt die Beobachtung des Knaben auf der Klinik. Hier konnte nichts entdeckt werden, die Abgabe an die Besserungsanstalt wurde hintangehalten, der Knabe mußte aber gegen die ausdrückliche Weisung der Klinik wieder

1082 WStLA, 1.3.2.209.1.A47, 1929 A-M, Prot.-Nr. 1706.
1083 WStLA, 1.3.2.209.1.A47, 1926 A-M, o.Nr.

in die alten Verhältnisse zurück.“ Nach einem wenige Monate später erfolgten zweiten Abteilungsaufenthalt erfolgte schließlich die empfohlene Entlassung in Familiengruppenpflege.[1084]

Ein einziges Mal wurde notiert, dass ein Patient von der Station geflüchtet war. Es handelte sich dabei um einen Zehnjährigen, der 1922 im Auftrag des Jugendgerichts aus dem Gefangenenhaus an die Abteilung gebracht und für die weitere Unterbringung in der Anstalt Eggenburg vorgesehen wurde – er lief nach vier Tagen Beobachtung von der Heilpädagogischen Abteilung davon.[1085] Die tatsächlich durchgeführten Entlassungen in Heimunterbringung betrafen einhundertmal Patient*innen, die in jenes Heim zurück gebracht wurden, von dem sie an die Abteilung gewiesen worden waren und nur achtmal wurde ein Heimwechsel direkt von der Abteilung durchgeführt. 76-mal ist eine Einweisung von Patient*innen in Kinder- oder Erziehungsheime dokumentiert, die vorher in familiären Strukturen gelebt hatten, ein weiteres Mal war die Überstellung aus polizeilichem Kontext heraus erfolgt, sodass unklar ist, welche Unterbringungsform vorangegangen war. Dagegen waren von den 146 Übergaben von Patient*innen an einen Kinderschutzverein 95 Kinder betroffen, die zuvor in Familienunterbringung gelebt hatten, sechs kamen bereits aus anderen Fremdunterbringungsformen. 41 wurden in jenen Kinderschutzverein, der sie zur Aufnahme gebracht hatte, zurücküberstellt, bei zweien ist der vorangegangene Aufenthaltsort unbekannt und bei zwei weiteren wurde ein Vereinswechsel bei Entlassung durchgeführt. Einer staatlichen Übergangseinrichtung, wie Fürsorgeagenturen oder Polizei, wurden 56 Patient*innen übergeben, von denen acht auch aus einer solchen zur Aufnahme gekommen waren und weitere elf zuvor in Heimunterbringung gelebt hatten. 37 dieser Patient*innen kamen aus (Pflege-)Familien an die Abteilung, in die sie nicht mehr zurückkehrten.

Hervorzuheben ist, dass die Überstellungen an Kinderschutzvereine und besonders auch an den *Pestalozziverein*, der ja eine Triebfeder zur Abteilungsgründung dargestellt hatte, im Lauf der 1920er Jahre abzunehmen begannen. Zu überlegen, wenngleich nicht zu bestimmen, ist, ob berichtete körperliche Gewalt dafür mitausschlaggebend war. Explizite Notizen darüber finden sich im Akt eines zwölfjährigen Buben 1918: „Das Kind war vom 26.X.1914 bis heute im P. V. Angeblich wird er dort schlecht behandelt, geschlagen, deshalb wird er von dort weggenommen“,[1086] sowie in dem einer dreizehnjährigen Patientin 1923, die über Schläge „mit Stock“ von einer dortigen Schwester

1084 Lazar, Wurzeln, 489.

1085 WStLA, 1.3.2.209.1.A47, 1922 A-M, Archiv-Nr. 283.

1086 WStLA, 1.3.2.209.1.A47, 1918 N-Z, Archiv-Nr. 135.

berichtete.[1087] Aus beiden Akten, insbesondere aber aus der des Mädchens geht nicht hervor, ob den Kindern geglaubt wurde. Aus demselben Zeitraum stammt ein weiterer Fall, in dem die gewalttätigen Zustände in einem Kinderheim thematisiert wurden: Ein Zwölfjähriger hatte im Springer'schen Waisenhaus „zwei andere Buben dazu bewogen mit ihm in die Privatwohnung der Baronin Springer zu gehen um sich über den Direktor d. Anstalt zu beklagen (‚Er habe Bäckerei behalten, er mißhandle die Kinder, es gäbe zu wenig zu essen'). Er soll aber nur mit der Haushälterin der Baronin gesprochen haben."[1088] Die diagnostische Bezeichnung als „geheimer Aufwiegler" weist darauf hin, dass den Aussagen seitens der Abteilung kein Glaube geschenkt wurde. Gerade diese Berichte über gewaltförmige Erziehungsmethoden in Anstaltsunterbringung zeigen, dass sehr früh Wissen um diese verfügbar war – allerdings lange Zeit nicht berücksichtigt wurde.

Betrachtet man die dokumentierten Entlassungsorte unter Bruck,[1089] so zeigt sich zunächst, dass im Vergleich zu den lediglich in der Hälfte der Entlassungen unter Lazars Leitung verzeichneten konkreten Orten aus den unter Brucks Abteilungsleitung angefertigten Krankengeschichten bei 488 Patient*innen, also 94,2 %, der an den Abteilungsaufenthalt anschließende Unterbringungsort aus den Akten eindeutig ersichtlich ist.

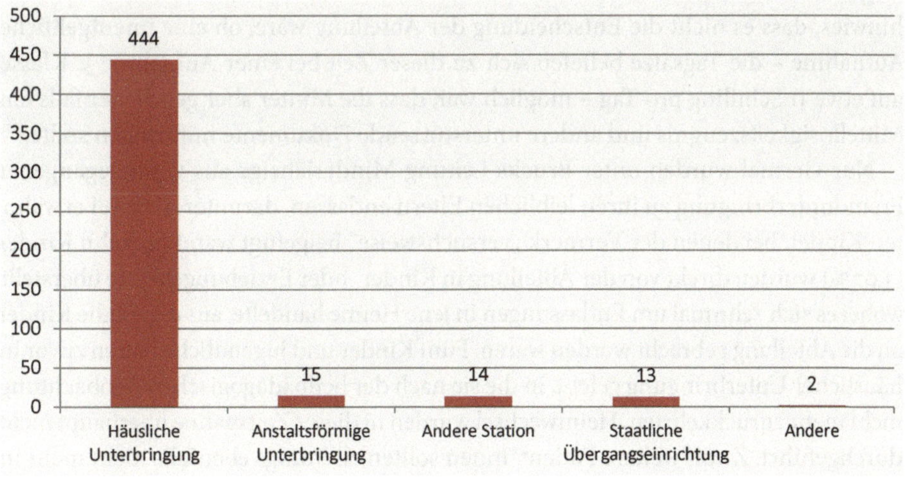

Abb. 63 Verzeichnete Entlassungsorte in der Periode Bruck, 5. April 1932 bis 30. April 1935, n = 488

1087 WStLA, 1.3.2.209.1.A47, 1923 A-M, Archiv-Nr. 451.

1088 WStLA, 1.3.2.209.1.A47, 1922 N-Z, Prot.-Nr. 97.

1089 Gezählt wurden hier die Entlassungen sämtlicher während Brucks Abteilungsleitung aufgenommener Patient*innen, auch wenn diese kurz nach ihrem Weggang Ende April 1935 entlassen worden waren.

444 Patient*innen, das sind 90,98 %, wurden in häusliche Unterbringung entlassen, wobei nur sechsmal ein Wechsel im Sinn von Mutter zu Vater, von Eltern zu Tante, Pflegemutter zu leiblicher Mutter bzw. umgekehrt vorgenommen wurde. Neunzehnmal wurden Kinder „versuchsweise" zu ihren Eltern entlassen, bevor eine andere Maßnahme durchgesetzt würde, zweimal handelte es sich um Kinder aus Anstaltsunterbringung, die nicht mehr in diese zurückzukehren hatten. Zwölfmal erfolgten Entlassungen „vorzeitig" nach Hause, weitere dreimal auf Revers, also auf eindeutiges Verlangen der Eltern. Auch in dieser Periode waren finanzielle Gründe teilweise ausschlaggebend für die frühzeitige Beendigung von Beobachtungen, wie die Notiz „vorzeitig entl. (Zahlungsschwierigk.)" zeigt.[1090] Die Finanzierung des Abteilungsaufenthalts wurde auch in einem anderen Akt besprochen, nämlich in einem Schreiben der zuständigen Landesvormundschaft an eine Mutter – die ihre Tochter bei der ersten Beobachtung wenige Monate zuvor auf Revers von der Abteilung nach Hause geholt hatte –, dass sie ihre Tochter am nächsten Tag von der Abteilung abholen solle, andernfalls müsste das Mädchen auf Kosten der Mutter in das polizeiliche Jugendheim überstellt werden.[1091] Die Kostenfrage war immer wieder auch schon vor der Aufnahme präsent, wie ein Schreiben Frankls an eine Hausärztin 1932 zeigt, in dem er nicht nur das Aufnahmeprozedere schilderte, sondern auch darauf hinwies, dass es nicht die Entscheidung der Abteilung wäre, ob eine unentgeltliche Aufnahme – die Tagsätze beliefen sich zu dieser Zeit bei einer Aufnahme 3. Klasse auf etwa 11 Schilling pro Tag – möglich war, dass die Mutter aber gegebenenfalls ein Mittellosigkeitszeugnis und andere unterstützende Dokumente mitbringen sollte.[1092]

Nur viermal wurden unter Brucks Leitung Minderjährige aus vorangegangener Fremdunterbringung zu ihren leiblichen Eltern entlassen, darunter die zwei erwähnten Kinder, bei denen der Vermerk „versuchsweise" beigefügt war. Fünfzehn Kinder (3,07 %) wurden direkt von der Abteilung in Kinder- oder Erziehungsheime überstellt, wobei es sich zehnmal um Entlassungen in jene Heime handelte, aus denen die Kinder an die Abteilung gebracht worden waren. Fünf Kinder und Jugendliche hatten zuvor in häuslicher Unterbringung gelebt, in die sie nach der heilpädagogischen Beobachtung nicht mehr zurückkehrten. Heimwechsel wurden in dieser Zeitspanne überhaupt nicht durchgeführt. Zwölf weitere Patient*innen sollten allerdings ebenfalls nicht mehr in ihre Familien zurückkehren – sie wurden, wie auch ein weiteres Kind, das bereits aus

1090 WStLA, 1.3.2.209.1.A47, 1939 A-M, Ambulanzkarten-Nr. 19812/1935 [Krankengeschichte aus 1935, liegt bei der zweiten Aufnahme 1939].

1091 Landesvormundschaft an Mutter, 29.7.1932, WStLA, 1.3.2.209.1.A47, 1931 N-Z, Prot.-Nr. 2012 [es existiert nur eine Krankengeschichte für beide Aufenthalte].

1092 Frankl an Kollegin, 9.3.1931, WStLA, 1.3.2.209.1.A47, 1932 N-Z, Prot.-Nr. 2078.

Heimunterbringung an die Abteilung gekommen war, von einer (Polizei-)Fürsorgerin zur unmittelbar anschließenden Fremdunterbringung abgeholt.

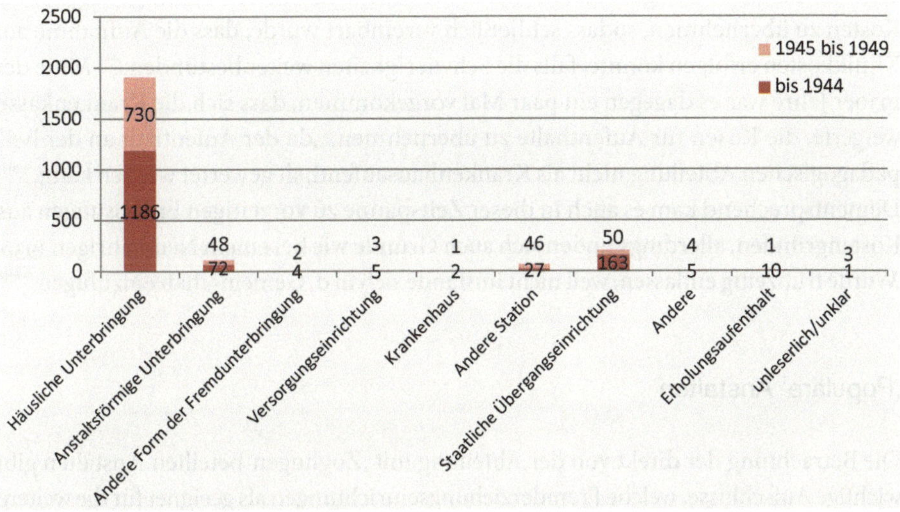

Abb. 64 Verzeichnete Entlassungsorte in der Periode Asperger, 1. Mai 1935 bis 31. Dezember 1949, n = 2.353[1093]

Im Vergleich zu den Einweisungen zeigt sich eine signifikant höhere Zahl an Entlassungen in Übergangseinrichtungen des Jugendamts und der Polizei in der Periode Asperger, die neben Entlassungen in häusliche Unterbringung (81,43 %) den zweithöchsten Wert aufweisen, mit 213 Entlassungen nämlich 9,05 %. Dabei ist aber darauf hinzuweisen, dass in vielen dieser Fälle die direkte Überstellung an den vorgesehenen Unterbringungsort durch eine Fürsorgerin durchgeführt wurde. Da dies allerdings häufig nicht explizit notiert wurde, erfolgte die Zuordnung der Entlassung als in eine Einrichtung der Polizei oder des Jugendamts, die auch real die betreffenden Patient*innen übernahmen. 120 Kinder (5,10 %) wurden dagegen direkt in Heimunterbringung entlassen. Betrachtet man die staatlichen Übergangseinrichtungen als Zwischenstation auf dem Weg in das jeweils vorgesehene Kinder- oder Erziehungsheim, handelt es sich um 14 % der Patient*innen, die damit auf den Weg der Fremdunterbringung gebracht wurden.

1093 Hier wurden ausschließlich jene Patient*innen gezählt, die unter Aspergers Leitung an der Abteilung aufgenommen wurden, da die unter Bruck aufgenommenen und unter Asperger entlassenen Patient*innen bereits der Periode Bruck zugeordnet wurden. Ebenfalls nicht ausgewertet wurden die Entlassungsorte jener Patient*innen, die noch 1949 aufgenommen, aber erst 1950 entlassen wurden.

Bereits bei den Aufnahmen waren auch unter Asperger immer wieder Kostenfragen Thema, wie bei einem 1944 aufgenommenen Patienten, bei dem bereits 1941 eine stationäre Beobachtung im Raum stand. Die Mutter hatte sich damals geweigert, die Kosten zu übernehmen, sodass schließlich vereinbart wurde, dass die Aufnahme auf Klinikkosten erfolgen könnte, falls die Schwierigkeiten weiter bestünden.[1094] Mitte der 1930er Jahre war es dagegen ein paar Mal vorgekommen, dass sich die Krankenkasse weigerte, die Kosen für Aufenthalte zu übernehmen, „da der Aufenthalt an der heilpädagogischen Abteilung nicht als Krankenhausaufenthalt gewertet werden kann."[1095] Dementsprechend kam es auch in dieser Zeitspanne zu vorzeitigen Entlassungen aus Kostengründen, allerdings finden sich auch Gründe wie bei einem Neunjährigen 1936: „Wurde frühzeitig entlassen, weil nicht imstande sich in d. Gemeinschaft einzufügen."[1096]

‚Populäre' Anstalten

Die Betrachtung der direkt von der Abteilung mit ‚Zöglingen' beteilten Anstalten gibt wichtige Aufschlüsse, welche Fremderziehungseinrichtungen als geeignet für die weitere Unterbringung der Patient*innen angesehen wurden. Für die Periode Lazar zeigt sich ein deutliches Überwiegen der Anstalt Oberhollabrunn als präferierter Unterbringungsort, gefolgt vom Kinderheim Formanek und dem staatlichen Kinderheim Wilhelminenberg.

Die Erziehungsanstalt Oberhollabrunn unter Leitung des Psychoanalytikers August Aichhorn, dessen Nacherziehungskonzept auf Gewaltverzicht und psychotherapeutischer Unterstützung basierte, stand im Gegensatz zu den traditionellen und auch weiter fortbestehenden Erziehungseinrichtungen.[1097] Dass aber nicht für jedes Kind diese Art der Anstaltsunterbringung vorgesehen war, zeigt eine Notiz aus 1919, die einen „Versuch" in Oberhollabrunn riet, nämlich wegen „intellektueller Hochwertigkeit".[1098] Zweimal wurden Kinder aus dieser Anstalt an die Abteilung gebracht, einmal aufgrund epileptischer Anfälle (mit der Diagnose „Hysteroepilepsie" rücküberstellt)[1099], einmal weil der betreffende Achtjährige in der Anstalt „nicht zu halten" sei: „Intellektuell minderwertig,

1094 WStLA, 1.3.2.209.1.A47, 1944 A-M, Ambulanzkarten-Nr. 4549/1941.

1095 WStLA, 1.3.2.209.1.A47, 1936 A-M, Prot.-Nr. 1730.

1096 WStLA, 1.3.2.209.1.A47, 1936 N-Z, Prot.-Nr. 885.

1097 Aichhorn, Jugend. Vgl. dazu auch Sieder, Diskurse, 31–33, sowie ders., Warum das Wiener Jugendamt seinem Erziehungsberater nicht folgte, in: Thomas Aichhorn/Karl Fallend (Hg.), August Aichhorn-Vorlesungen. Einführung in die Psychoanalyse für Erziehungsberatung und soziale Arbeit, Wien 2015, 201–222.

1098 WStLA, 1.3.2.209.1.A47, 1919 N-Z, o.Nr.

1099 WStLA, 1.3.2.209.1.A47, 1919 A-M, o.Nr.

undiszipliniert, unbeeinflußbar." Die Unterbringung in der Heil- und Pflegeanstalt Gugging wurde von der Abteilung empfohlen.[1100] Die kaum erfolgte Einweisung von Kindern aus Oberhollabrunn kann ein Indiz sein, dass Aichhorns Nacherziehungskonzept die klinisch-heilpädagogische Untersuchung obsolet erscheinen ließ.

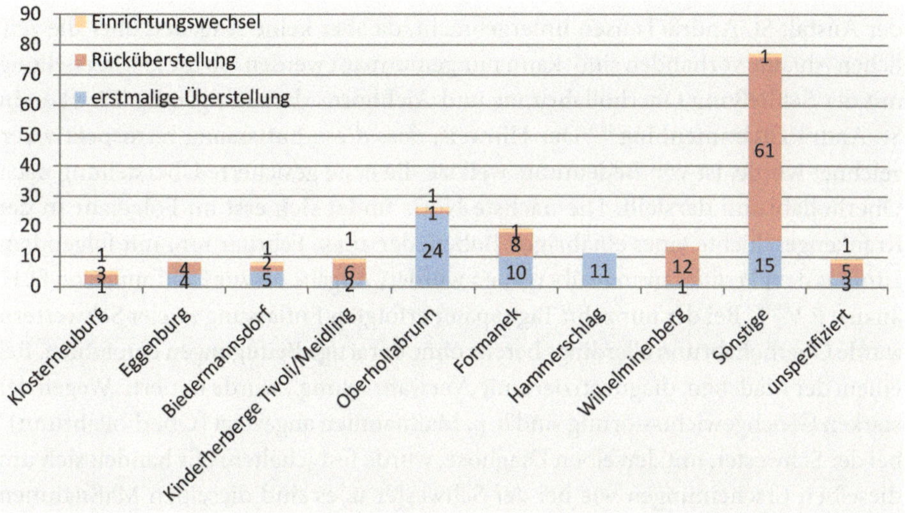

Abb. 65 Heime und Anstalten, in die mindestens fünf Überstellungen von der Heilpädagogischen Abteilung erfolgten, in der Periode Lazar, 1912 bis 4. April 1932, n = 185

Das inhaltliche Naheverhältnis Lazars zu Aichhorn allerdings, der zwischen Sommer 1918 und 1921[1101] sein Konzept einer Erziehungsanstalt, das auf Pädagogik, Psychotherapie und Gewaltverzicht baute, in der Anstalt Oberhollabrunn verwirklichen konnte, geht immer wieder aus den Krankenakten hervor. Trotz des von Sieder beschriebenen grundlegenden konzeptuellen Unterschieds in der ‚Gruppierung'

1100 WStLA, 1.3.2.209.1.A47, 1920 N-Z, o.Nr.

1101 Zuvor war Oberhollabrunn eine niederösterreichische Landesanstalt für „schwachsinnige Knaben" gewesen. Bemerkenswerterweise war 1911 begonnen worden, die dort untergebrachten männlichen Jugendlichen nach der Schulentlassung an Lehrplätze in der Umgebung zu vermitteln, wobei eine dreimonatige Probezeit dem Abschluss eines dreijährigen Lehrvertrages voranging, monatliche Gespräche mit dem Lehrherrn und alle drei Monate solche mit dem Klassenlehrer der „Gewerbeschule" durch die Anstalt geführt wurden und die Jugendlichen auch sonst in dieser Zeit weiterhin unter der Obhut der Anstalt standen: „Wäsche, Kleider und Schuhe" wurden von der Anstalt gestellt und die ‚Zöglinge' waren verpflichtet, die Sonn- und Feiertagsnachmittage in der Anstalt zu verbringen, „damit [sie] den schädlichen Einflüssen, denen der Lehrling gerade in der freien Zeit ausgesetzt ist, entzogen bleib[en]." Die Fürsorge für die aus Anstalten entlassenen schwachsinnigen Kinder, in: Heilpädagogische Schul- und Elternzeitung 7/8 (1912) 3, 147.

von Minderjährigen in Anstalten zwischen Aichhorn und Lazar ist keine Ablehnung der pädagogischen Theorien des Psychoanalytikers durch den Heilpädagogen in der Praxis zu beobachten.[1102] Die erste, allerdings rückblickend 1930 notierte, Entlassung eines Patienten, diagnostiziert mit „Verwahrlosung. Enuresis", in die Anstalt Oberhollabrunn ist für Dezember 1918 dokumentiert. Nach Oberhollabrunn war er in der Anstalt St. Andrä/Traisen untergebracht, da aber keine Angaben über die zeitlichen Abläufe vorhanden sind, kann nur gemutmaßt werden, ob diese Überstellung mit der Schließung Oberhollabrunns und Aichhorns darauffolgender Tätigkeit in St. Andrä zusammenhing.[1103] Der Hinweis, dass diese Entlassung retrospektiv verzeichnet wurde, ist von Bedeutung, weil sie die erste gesicherte Überstellung nach Oberhollabrunn darstellt. Die nächste Notiz findet sich erst im Folgejahr in der Krankengeschichte eines elfjährigen Buben, der am 5. Februar 1919 mit folgendem Hinweis dem *Pestalozziverein* übergeben wurde: „Abgabe bis zur Eröffnung von O. H. an den P. V."[1104] Bei der nur zehn Tage später erfolgten Entlassung zweier Schwestern wurde Oberhollabrunn allerdings bereits ohne derartige Beifügungen empfohlen. Bei einem der Mädchen, diagnostiziert mit „Verwahrlosung", wurde notiert: „Wegen der starken Gleichgewichtsstörung sind h. p. Maßnahmen angezeigt (Oberhollabrunn)", bei der Schwester, mit derselben Diagnose, wurde festgehalten: „Es handelt sich um dieselben Erscheinungen wie bei der Schwester u. es sind dieselben Maßnahmen zu ergreifen."[1105]

Weshalb Überstellungen – insgesamt, aber auch speziell nach Oberhollabrunn – nicht unbedingt direkt von der Abteilung aus erfolgten, lag zumindest in den 1910er und 1920er Jahren auch darin begründet, dass es „Transporte" der neu aufzunehmenden ‚Zöglinge' in die Anstalten gab. Dies geht deutlich 1920 hervor, als die Unterbringung in Oberhollabrunn bereits beschlossen war (ebenso die Überstellung nach Eggenburg, falls es in der erstgenannten Anstalt nicht ‚funktionieren' würde), die Patientin aber vorübergehend nach Hause entlassen wurde, nämlich „bis zum nächsten Transport" in die Anstalt.[1106] Bis zur Schließung 1921 wurden schließlich achtzehn weitere Patient*innen nach Oberhollabrunn überstellt, das sind 48,64 % der dokumentiert in diesem Zeitraum in Erziehungsanstalten und Kinderheime entlassenen Minderjährigen. Darüber hinaus erfolgten achtzehn Überstellungen in Kinderschutzvereine.

1102 Vgl. dazu Sieder, Diskurse, 31–33.

1103 WStLA, 1.3.2.209.1.A47, 1918 A-M, o.Nr.

1104 WStLA, 1.3.2.209.1.A47, 1919 N-Z, Prot.-Nr. 102.

1105 WStLA, 1.3.2.209.1.A47, 1918 A-M, beide o.Nr.

1106 WStLA, 1.3.2.209.1.A47, 1920 N-Z, o.Nr.

Unter Valerie Bruck wurden fünfzehn Patient*innen direkt von der Abteilung in Heimunterbringung entlassen, wobei mit zehn Überstellungen die Mehrzahl von ihnen auch von dem jeweiligen Entlassungsheim zur Beobachtung eingewiesen worden war.

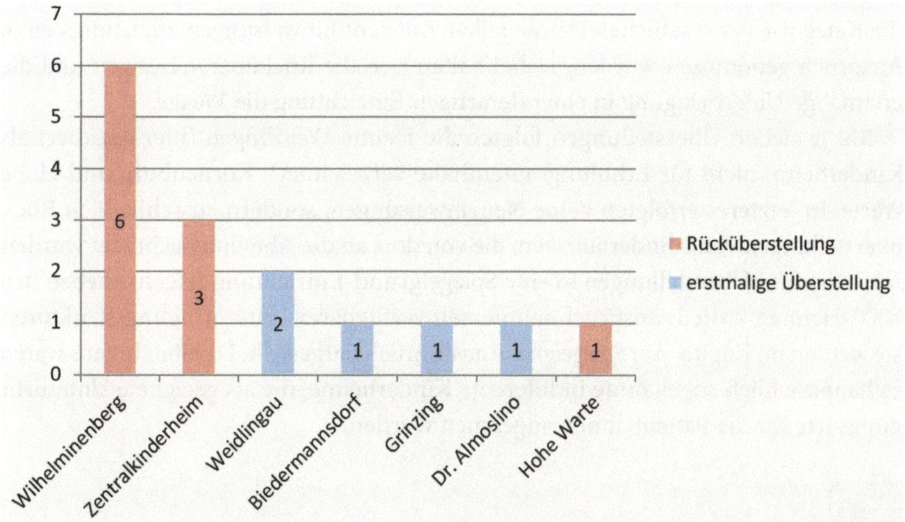

Abb. 66 Heime und Anstalten, in die direkte Überstellungen von der Heilpädagogischen Abteilung erfolgten, in der Periode Bruck, 5. April 1932 bis 30. April 1935, n = 15

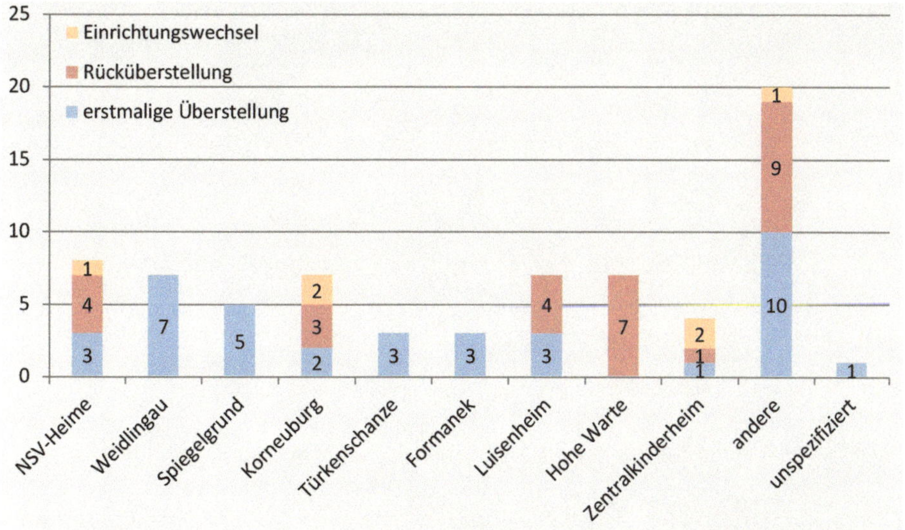

Abb. 67 Heime und Anstalten, in die mindestens drei Überstellungen von der Heilpädagogischen Abteilung erfolgten, in der Periode Asperger, 1. Mai 1935 bis 31. Dezember 1944, n = 72

Die staatlichen Heime, die auch bei den Zuweisungen deutlich überwogen hatten, wiesen auch die höchsten Aufnahmezahlen auf, wobei es sich ausschließlich um Rücküberstellungen bereits dort untergebrachter Patient*innen handelte. Unter Asperger zeigt sich, dass nunmehr die neu zur Verfügung stehenden NSV-Heime, die auch in die Kategorie der staatlichen Heime fallen, mit acht Einweisungen am häufigsten in Anspruch genommen wurden. Dabei halten sich die Rücküberweisungen und die erstmalige Unterbringung in einer derartigen Einrichtung die Waage.

Mit je sieben Überstellungen folgten die Heime Weidlingau (hier dezidiert als Kinderheim, nicht für Erholungsaufenthalte verzeichnet), Korneuburg und Hohe Warte. In letzteres erfolgten keine Neueinweisungen, sondern ausschließlich Rücküberstellungen von Minderjährigen, die von dort an die Abteilung gebracht wurden. Auch die fünf Überstellungen in eine Spiegelgrund-Einrichtung zeigen – neben den NSV-Heimen – die Inanspruchnahme neu verfügbarer Unterbringungsstrukturen, sie werden im Kapitel *Am Spiegelgrund* ausführlich dargestellt. Darüber hinaus waren es hauptsächlich sogenannte indifferente Kinderheime, die als geeignete Unterbringungsorte für die Patient*innen angesehen wurden.

Empfohlene Maßnahmen

Die Bezeichnung eines Aufenthalts an der Heilpädagogischen Abteilung als Wendepunkt im Leben der Patient*innen ist an dieser Stelle als neutraler Begriff zu verstehen, der naturgemäß auch nicht auf alle beobachteten Kinder und Jugendlichen gleichermaßen zutraf. Für manche Minderjährige änderte der Aufenthalt an der Heilpädagogischen Abteilung nichts – weder hinsichtlich ihrer Unterbringung noch ihrer Ausbildungssituation. Andere dagegen waren von vergleichsweise geringen Eingriffen – die in der subjektiven Wahrnehmung ebenfalls entweder als kaum merkbar oder aber als extreme Veränderung empfunden werden konnten – in ihr Leben betroffen: etwa wenn Eltern mit Verhaltens- oder Erziehungsratschlägen von der Abteilung zu einem neuen Umgang mit ihren Kindern fanden, ein Schulwechsel eine angespannte Situation entschärfte oder aus ‚auffälligen' Schulkindern Hilfsschüler*innen machte. Auch die verfügte Überwachung durch das Jugendamt konnte einerseits Unterstützung von Eltern(-teilen) bedeuten, andererseits Fremdunterbringung begünstigen bzw. in greifbare Nähe rücken. Manchmal waren dafür Gefahren für die Kinder ausschlaggebend, wie die Anamnese einer sechsjährigen Patientin 1917 nahelegt: „Die Mutter äußert sich, daß es mit dem Kind überhaupt nicht zum aushalten sei. Will es gerne hergeben, annonciert in den Zeitungen, ob es jemand nimmt. Oder sie müßte es einmal beim Fenster hinauswerfen."[1107] Aufzeichnungen über den Entlassungsort sind hier nicht vorhanden, allerdings wurde die Beobachtung an der Abteilung nicht abgeschlossen und ein Schreiben der Eltern legt nahe, dass das Mädchen einer Pflegepartei übergeben worden war. Dass Eltern oder ein Elternteil sich ihrer Kinder etwa per Zeitungsannonce entledigen wollten, war zwar nicht die Regel, kam allerdings öfter als dieses eine Mal vor, wie auch das Beispiel einer Sechsjährigen 1939 zeigt, deren Adoptiveltern sie zwei Jahre zuvor über eine solche Annonce aufgenommen hatten.[1108] Und über die Lebenssituation eines Neunjährigen wurde 1922 notiert:

> „Die Mutter wollte den Buben an einen Professor verschenken oder verkaufen. Er soll magnetische Kraft besitzen wurde der Mutter gesagt. Die Schule erfuhr davon und erstattete beim Jugendamt die Anzeige. So wurde das J. A. auf dieses Kind aufmerksam.

1107 WStLA, 1.3.2.209.1.A47, 1917 N-Z, Prot.-Nr. 564.

1108 WStLA, 1.3.2.209.1.A47, 1939 N-Z, Ambulanzkarten-Nr. 3402/1938. Die Anzeige wurde nicht gefunden, es stellt sich in diesem Zusammenhang allerdings die Frage, wie derartige ‚Angebote' formuliert wurden und ob Zeitungen es als unbedenklich ansahen, diese zu veröffentlichen.

> Hier sagt die Mutter, sie wäre froh, wenn irgendeine Familie den Buben annehmen u. ihn etwas lernen lassen würde. Sie ist dem Buben nicht gewachsen."[1109]

An dieser Angabe, deren erster Teil von einer Fürsorgerin stammte, fällt auf, dass nicht erkennbar ist, ob der Wunsch der Mutter nach Fremdunterbringung mit Ausbildung auf die schlechte materielle Situation der Familie zurückging. Auch ist nicht klar, ob die Aussage, dass die Mutter dem Kind nicht gewachsen sei, von ihr selbst oder der Abteilung gemacht wurde. Die Unterbringungsempfehlung jedenfalls lautete auf „indiff. Anst."[1110]

Andere Beispiele wiederum geben Aufschluss darüber, dass Kinder selbst lieber in eine Anstalt überstellt werden wollten, als in die häuslichen Verhältnisse zurückzukehren, wie etwa ein knapp Zwölfjähriger 1923, der vom Alkoholkonsum des Vaters, den Schlägen der Stiefmutter und deren Zurücksetzung gegenüber ihren leiblichen Kindern berichtete. Mit „Durchgehen, paranoide Empfindlichkeit. Gemütliche Stumpfheit, Verlogenheit" diagnostiziert und dem Hinweis „Prognose schlecht" versehen, ist sein Entlassungsort unklar.[1111]

Angesichts dieser unterschiedlichen Wege zur Anstaltsunterbringung ist es wichtig zu betonen, dass es Aufgabe des Staates war, Minderjährige vor Misshandlungen zu schützen. In Fällen, in denen Minderjährige nach behördlicher oder auch eigener Ansicht besser an einem anderen Ort als in ihrer Familie aufwachsen sollten, wäre es daher am Staat gelegen dafür Sorge zu tragen, dass ihnen dabei kein physischer oder psychischer Schaden zugefügt wurde. Die Zustände in Kinder- und Erziehungsheimen waren prinzipiell bekannt, wenn ihnen auch unterschiedlich viel Glauben geschenkt wurde: Durch die weitere Zuweisung von Minderjährigen an diese Einrichtungen wurden sie aber nicht nur in Kauf genommen, sondern ihr Weiterführen ermöglicht. Eng verknüpft ist dies mit der negativen Sichtweise auf Kinder und Jugendliche, die als einer Fremd- oder Korrekturerziehung bedürfend eingestuft wurden. Wird besonders an von Kindern geäußerten Wünschen nach Fremdunterbringung eine subjektiv als unerträglich wahrgenommene häusliche Situation deutlich, so wäre es umso wichtiger gewesen, für eine gewaltfreie Erziehung zu sorgen. Die Empfehlung zur Unterbringung eines zehnjährigen Buben, der 1940

1109 WStLA, 1.3.2.209.1.A47, 1922 N-Z, Prot.-Nr. 21.

1110 WStLA, 1.3.2.209.1.A47, 1922 N-Z, Prot.-Nr. 21. In einem anderen Fall, in dem eine Mutter ihre Tochter angeblich an einen „Professor für Tänze nach Amerika" verkaufen wollte, war das Kind bereits in der Obhut dieses Mannes gewesen, von wo es der Vater zu sich holte. Da diese Begebenheit im selben Jahr stattfand, liegt die Vermutung nahe, dass es sich um denselben „Professor" gehandelt hat. WStLA, 1.3.2.209.1.A47, 1922 N-Z, Archiv-Nr. 323.

1111 WStLA, 1.3.2.209.1.A47, 1923 A-M, Prot.-Nr. 485.

versuchsweise zurück zur Mutter entlassen wurde und den Hort wechseln sollte, im Kinderheim Wimmersdorf im Fall des ‚Scheiterns' des Verbleibens in der Familie mit dem Hinweis „der Bub würde es verdienen, dass man sich besonders für ihn einsetzt", verdeutlicht vor diesem Hintergrund das Vertrauen auf das geschlossene, von Strafpraktiken geprägte Korrekturerziehungssystem.[1112]

In seinen Ausführungen zu den einzelnen Familienmitgliedern und deren Bedeutung stufte Lazar die Verhetzung von Kindern gegen ihre Väter durch „hysterische" Mütter als besonders problematisch ein, die umso ausgeprägter stattfände, je „abnormer" die Mutter sei. Darüber hinaus würde die „hysterische, reizbare Frau [...] nicht nur gegen ihre Familie, sondern auch gegen Schulen und Erziehungsanstalten [hetzen]."[1113] Mit dieser Angabe ist dargelegt, wie Frauen prinzipiell wahrgenommen wurden, die sich beispielsweise nicht mit der Fremdunterbringung ihrer Kinder oder der Beanstandung von als auffällig eingestuften Verhaltensweisen ihrer Kinder im schulischen Kontext abfinden wollten. Zwar betonte Lazar explizit, dass es dabei um „ungerechte Klagen" ging, um Mütter, die ihre Kinder um jeden Preis verteidigen würden – doch ist davon auszugehen, dass dies kritischen Frauen, insbesondere jenen aus den unteren Schichten, eher generalisierend unterstellt wurde. Dahingehend sind auch die Angaben über eine Mutter 1925 zu verstehen, die das von der Schule beanstandete Benehmen des dreizehnjährigen Sohnes „auf seine Krankheit [Herzfehler] und auf die Intoleranz der Schule zurück[führte]." Beschrieben wurde die Frau mit den Worten „renitent (Angabe der Fürsorgerin, schimpft auf die Lehrer[])", der letzte Eintrag im Akt lautet: „Von der Mutter mit Krawall und Drohungen gegen die Fürsorgerin vorzeitig abgeholt."[1114]

Besonders aufschlussreich sind daher die von der Abteilung ausgesprochenen Maßnahmenempfehlungen, die unter Lazar bei 1.516 Patient*innen notiert wurden. Das bedeutet, dass bei 43,8 % der untersuchten Minderjährigen die Notwendigkeit weiterer Maßnahmen gesehen wurde. Da mitunter mehrere kombinierte Maßnahmen angeraten wurden, etwa das Weiterführen einer Therapie sowie Anstaltsunterbringung, wurden für die Auswertung sämtliche Empfehlungen einzeln gezählt, weshalb es sich insgesamt um 1.606 dokumentierte Ratschläge handelt. Die überwiegende Mehrheit der angeratenen Maßnahmen – die zudem allgemein primär Buben betrafen – stellt jene der Heimunterbringung dar, die mit insgesamt 903 so lautenden Empfehlungen 56,22 % der dokumentierten Ratschläge ausmacht. Wäre es also nach Lazar gegangen, hätte mehr als die Hälfte seiner Patient*innen die

1112 Abschrift, 2.12.1942, WStLA, 1.3.2.209.1.A47, 1940 N-Z, Archiv-Nr. 148.

1113 Lazar, Grundlagen, 13.

1114 WStLA, 1.3.2.209.1.A47, 1925 A-M, Prot.-Nr. 946.

Station als Heimkind verlassen. Wichtig ist dabei auch der Blick auf die empfohlenen Einrichtungen zur folgenden Fremdunterbringung. Erneut ist hier auf die Bezugnahme auf ‚geeignete' Anstalten hinzuweisen, die auch in den Empfehlungen hervortrat – besonders deutlich 1914, als die Unterbringung einer Patientin in der Heil- und Pflegeanstalt „Am Steinhof" empfohlen wurde, und zwar mangels „passender" Erziehungsanstalt.[1115]

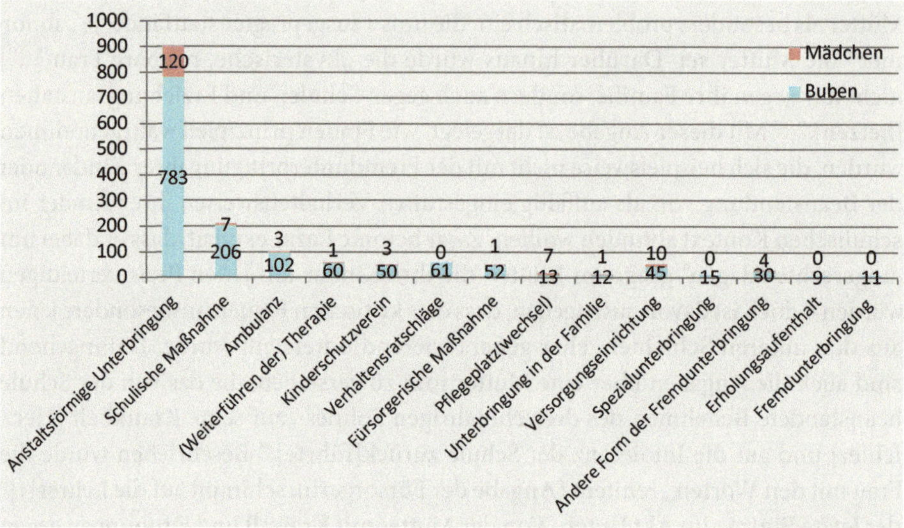

Abb. 68 Ausgesprochene Maßnahmenempfehlungen bei Entlassung in der Periode Lazar, 1912 bis 4. April 1932, n = 1.606

Mit 54,44 % wurden knapp 10 % mehr Empfehlungen zur weiteren Behandlung oder Unterbringung von Patient*innen nach deren Entlassung während Brucks Leitungsperiode notiert. Aufgrund von teilweise mehr als nur einer Empfehlung sind bei 282 Patient*innen insgesamt 328 ausgesprochene Ratschläge dokumentiert.

1115 WStLA, 1.3.2.209.1.A47, 1914 A-M, Prot.-Nr. 56.

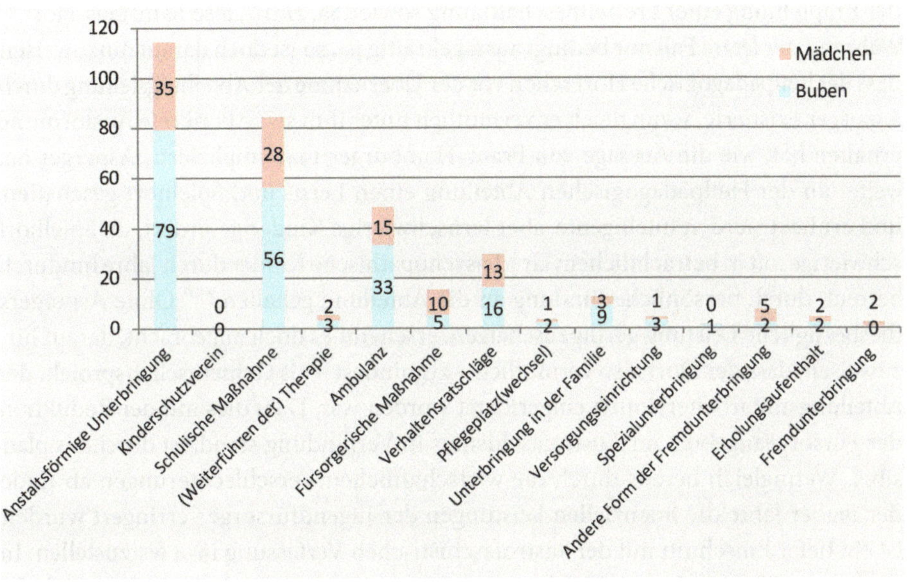

Abb. 69 Ausgesprochene Maßnahmenempfehlungen bei Entlassung in der Periode Bruck, 5. April 1932 bis 30. April 1935, n = 328

Besonders auffallend an den ausgesprochenen Maßnahmenempfehlungen ist, dass zwar noch immer Anstaltsunterbringung die häufigste angeratene weitere Behandlungsmethode darstellte, dass aber im Vergleich zu Lazar, der in 56,22 % der dokumentierten Ratschläge die Unterbringung in einer Anstalt anriet, der Prozentsatz bei Bruck mit 34,75 % deutlich geringer ist. Dagegen stieg die Häufigkeit der Empfehlung, eine schulische Maßnahme zu ergreifen von 13,26 % unter Lazar um mehr als 10 % auf 25,6 % an. Deutlich seltener, aber immer noch wesentlich häufiger als in den zwanzig vorangegangenen Jahren, wurden ambulante Kontrollen bzw. Behandlungen der Patient*innen bei 14,63 % angeraten. Diese Empfehlung stellte auch unter Lazar die am dritthäufigsten notierte dar, doch waren es unter seiner Leitung nur 6,54 % der Patient*innen, bei denen ein Erscheinen in der Ambulanz nach der Entlassung explizit gewünscht wurde. Zu diskutieren ist an dieser Stelle die dreimalige Empfehlung, den Hort der Abteilung zu besuchen: in einer Befundabschrift vom 1. Februar 1935 über einen 1934 aufgenommenen Patienten, auf dem Deckblatt einer Krankengeschichte, ebenfalls aus 1934, handschriftlich durch Bruck verzeichnet, und einmal bei einem unter Bruck aufgenommenen, aber bereits unter Asperger entlassenen Patienten mit der Empfehlung einer Freizeitbeschäftigung sowie „Sa. Hort", also Samstags-Hort.[1116] Während der letzte Fall nur bedingt aussagekräftig ist, so ist doch darauf hinzuweisen, dass der heilpädagogische Hort schon vor der Übernahme der Abteilungsleitung durch Asperger existierte, wenngleich er vermutlich unter ihm seine konkrete Ausformung erhalten hat, wie die Aussage von Franz Hamburger 1942 impliziert: „Asperger hat weiter an der Heilpädagogischen Abteilung einen Lern- und Spielhort geschaffen: im Lernhort werden intelligente, aber lernschwierige Kinder gefördert, im Spielhort schwierige, oft in beträchtlichem Grad psychopathische Kinder durch Jahre hindurch betreut, durch persönliche Bindung an die Abteilung gehalten."[1117] Ohne Aspergers diesbezügliche Leistung geringzuschätzen, erscheint es doch angebracht, darauf hinzuweisen, dass der Hort also vermutlich – zumindest – als Gemeinschaftsprojekt der Abteilungsmitarbeiter*innen eingerichtet worden war. Dass dies mit der Reduktion der Fürsorgeangebote im Austrofaschismus in Verbindung stand, ist durchaus plausibel. Wenngleich bereits durch die wirtschaftlichen Verschlechterungen ab Ende der 1920er Jahre die finanziellen Leistungen der Jugendfürsorge verringert wurden, ist ein tiefer Einschnitt mit der austrofaschistischen Verfassung 1934 festzustellen. In dieser war Mutterschafts-, Säuglings- und Jugendfürsorge „als zentralstaatliche[r] Kompetenztatbestand mit dem Recht auf Grundsatzgesetzgebung" nicht mehr enthalten.[1118] Auch inhaltlich wurde nunmehr vermehrt Wert auf den ‚Volkskörper' gelegt: „In Abgrenzung vom vermeintlich sozialdemokratischen Modell betonte man dabei den Gedanken der ‚Volksgemeinschaft' und jenen der ‚Erziehung des Einzelnen zur Selbstverantwortung'".[1119]

Dies entspricht dem in der Heilpädagogik angestrebten Ziel der Regulierung bzw. Begradigung der ‚Normabweichung' sowie der Erziehung der Kinder und Jugendlichen zu angepassten Mitgliedern der Gesellschaft. Für die Heilpädagogische Abteilung blieben die Tätigkeitsgebiete während des Austrofaschismus unverändert, doch änderten sich aufgrund der Verschiebungen im staatlichen Fürsorgewesen die Rahmenbedingungen heilpädagogischer Arbeit. Über den Untersuchungszeitraum hinweg veränderte sich auch das Gewicht der ausgesprochenen ‚Administration'. Waren die Verfügungen, die an der Abteilung getroffen wurden, besonders in der ersten Hälfte des 20. Jahrhunderts in vielen Fällen verbindlich, so geht aus den Krankengeschichten der 1960er und 1970er Jahre hervor, dass die Administration zu diesem Zeitpunkt

1116 Befund, 1.2.1935, WStLA, 1.3.2.209.1.A47, 1934 A-M, o.Nr.; WStLA, 1.3.2.209.1.A47, 1934 A-M, Ambulanzkarten-Nr. 19328/1934; WStLA, 1.3.2.209.1.A47, 1935 N-Z, Ambulanzkarten-Nr. 19827/1935.

1117 Franz Hamburger, Berichterstattung zur Habilitationsschrift, 28.12.1942, UAW, PA Hans Asperger.

1118 Melinz, Fürsorgepolitik(en), 250.

1119 Melinz, Fürsorgepolitik(en), 241.

lediglich den Charakter einer Empfehlung hatte, mit der den Eltern ein Ratschlag erteilt wurde. Mitverantwortlich dafür ist, dass in der ersten Hälfte des 20. Jahrhunderts das Jugendamt wesentlich stärker an den Zuweisungen an die Abteilung beteiligt war, wodurch die Diagnosen und Administrationen behördliche Relevanz hatten und damit das Eingreifen in die jeweilige Lebenssituation legitimierten. Nach 1945 wurde zunehmend in anderem Rahmen für das Jugendamt begutachtet, sodass die Veränderung der Verbindlichkeit der Empfehlungen keinesfalls Aussagekraft hinsichtlich der Fremdunterbringungspraxen des Jugendamts besitzt. Nach Sieder erlangte die Zahl der Fremdunterbringungen (sowohl in Pflegefamilien als auch in Heimen) von Wiener Kindern und Jugendlichen in den Jahren 1953 mit ca. 5.900 Kindern und 1969 mit ca. 5.700 Kindern ihren Höhepunkt im Zeitraum 1948 bis 1990.[1120] Als ausschlaggebend für die hohe Zahl der Fremdunterbringung 1953 nennt er die Destabilisierung vieler Familien in sozialer und ökonomischer Hinsicht sowie aber auch die erst Anfang der 1950er Jahre erfolgte Reorganisation des Jugendamts. Schulen kam in diesem Kontext besondere Bedeutung zu, da sie es waren, die „Lern-" und „Erziehungsschwierigkeiten", die zu den häufigsten Einweisungsgründen in die Heilpädagogische Abteilung zählten, thematisierten. Für beide genannten Jahre nennt Sieder allerdings noch eine weitere Begründung für die hohen Fremdunterbringungszahlen: die Verbindung zur Jugendkultur, der von fürsorgerischer Seite von jeher Aufmerksamkeit gewidmet wurde. Während des Austrofaschismus, besonders aber während des Nationalsozialismus wurde das Jugendliche streng staatlich normiert. Wer von dieser Norm abwich, wurde unter anderem mit der Einweisung in ‚Jugendschutzlager' konfrontiert. Diese Institutionen verschwanden nach 1945, die behördliche Aufmerksamkeit richtete sich jedoch auch weiterhin, neben Kindern aus der Unterschicht, auf Jugendliche, die einer „Szene" angehörten.[1121]

Die Maßnahmenempfehlungen unter Asperger schließlich zeigen ein den Jahren zuvor vergleichbares Bild, da erneut Heimunterbringung die meistausgesprochene Empfehlung darstellte: zwischen 1935 und 1944 sollten 36,02 % der Patient*innen zu Heimkindern werden. Das sind 20 % weniger als unter Lazar, im Vergleich zu Brucks Leitungsperiode ist jedoch wieder ein leichter Anstieg – um knapp 2 % – zu sehen. In Relation zu den tatsächlich erfolgten Entlassungen in Heime ist allerdings von einem Aufwärtstrend in den Nachkriegsjahren auszugehen, werden die 62 Entlassungen in Anstaltsunterbringung zwischen 1935 und 1944 den zwischen 1945 und 1949 durchgeführten 48 gegenübergestellt.

1120 Sieder, Dispositiv, 175. Für einen Überblick zur Führung der Heime und den verfügbaren Heimplätzen vgl. ebd., 174 f.

1121 Sieder, Dispositiv, 175 f.

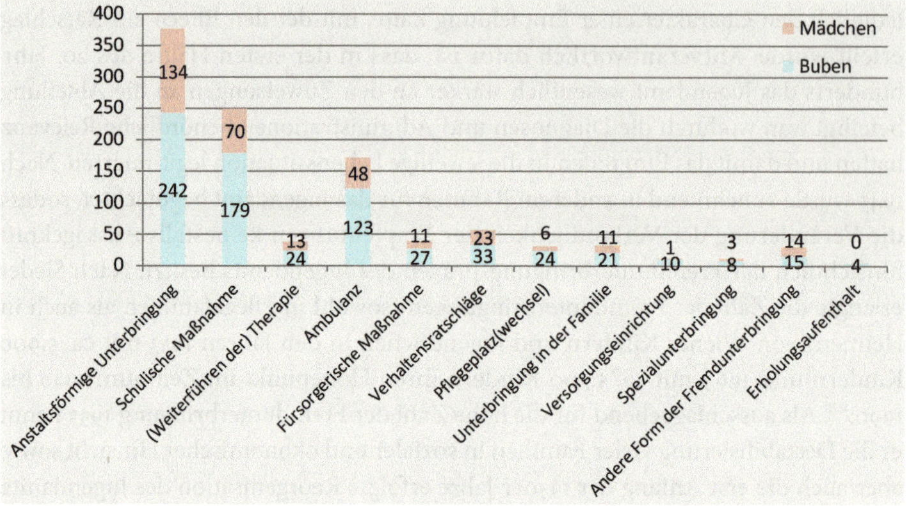

Abb. 70 Maßnahmenempfehlungen in der Periode Asperger, 1. Mai 1935 bis 31. Dezember 1944, n = 1.044

Neben dem weiterhin mit zweitmeister Häufigkeit bestehenden, unter Bruck mit 25 % die höchste Empfehlungsrate erreichenden Ratschlag eine schulische Maßnahme zu ergreifen, wurde dies weiterhin als ausreichend für mehr als 20 % der Patient*innen angesehen. Um 2 % erhöht zeigt sich die Empfehlung, nach Entlassung die Ambulanz und/oder den heilpädagogischen Spiel- und Lernhort der Abteilung aufzusuchen. Zu berücksichtigen ist auch hier, dass mitunter mehrere Empfehlungen kombiniert wurden.

Anstaltsempfehlungen

Insbesondere aus den angeratenen Unterbringungsformen und -orten lässt sich bis zu einem gewissen Grad auf die ‚inhaltliche Orientierung' der Abteilung schließen, also die Befürwortung oder Ablehnung bestimmter Erziehungskonzepte. Real standen der gewünschten Unterbringungsform vielfach strukturelle oder behördliche Hindernisse im Weg, daher zeigen die Empfehlungen, welche anstaltsförmigen Unterbringungsorte über die realen Möglichkeiten hinaus präferiert wurden. Lazar hielt 1923 fest: „Bei jedem Einzelfall kommt es sehr wesentlich darauf an, daß er in die für ihn geeignete Anstalt kommt und daß er innerhalb der Anstalt in seine Gruppe organisch hineingehört." Bezüglich der Gruppe führte er weiter aus, dass zunächst der Versuch gemacht wurde, die Jugendlichen nach den psychiatrischen bzw. heilpädagogischen Diagnosen zu gruppieren, dass dies jedoch fehlschlug, denn: „Die Vertreter der einzelnen Diagnose vertragen sich untereinander nicht."[1122] Als wesentlich für die Gruppierung sah er dagegen die Intelligenz an:

> „Die Unterwertigen werden jetzt grundsätzlich von den anderen getrennt, obwohl man sich lange einbildete, ihnen damit zuviel von dem guten Einflusse der Intelligenten zu entziehen. Entsprechend der schon seit jeher feststehenden Hilfschulerfahrung [sic], kann der Schwache nur mit besonderen Mitteln gehoben werden, wozu nicht die Schädigung eines besseren Kameraden, sondern erzieherische Kenntnisse des Personals erforderlich sind."[1123]

Stattdessen plädierte Lazar für eine Gruppierung aufbauend auf der „Beeinflußbarkeit" sowie der „ursprünglichen Reaktion auf aktive Einflüsse der Umgebung", die er als „die wichtigsten Gesichtspunkte" der Gruppenbildung in Anstalten für „Schwererziehbare" identifizierte.[1124] Er begründete:

> „Diese Reaktionen hängen teils mit dem konstitutionell festgesetzten Typus, teils mit seinen krankhaften, auch nervösen und rein exogenen Veränderungen zusammen. Dem entspricht die seinerzeitige Einteilung der Anstalt Oberhollabrunn [...]; sie wird jetzt fortgeführt in der Anstalt Eggenburg. Diese Typenbildung gemahnt sehr stark an die Kretschmersche, sie hat aber zweifellos auch Züge der Sigaudschen und der Tandlerschen Formen.
> Diese Übereinstimmung wurde erst im Nachhinein festgestellt, denn die Zusammenstellung der Gruppen erfolgte, wie früher erwähnt, nach psychischen Reaktionen. Um so mehr Beweiskraft für das Bestehen der körperlichen und psychischen Übereinstimmung."[1125]

Die Gruppierung nach Kretschmer bezeichnete Lazar als am Effektivsten in „Anstalten für Dissoziale". Bei „sozial Einwandfreien" dagegen hätte eine Gruppierung in Berücksichtigung der sekundären Geschlechtscharaktere bessere Wirkung. Da sich diese Vorgangsweise bewährt hätte, „hatte sie zu einer Reform der sogenannten ‚Kamerade' geführt, die nach den bisherigen Ergebnissen eine wesentliche Verbesserung und Erleichterung der Institutsbetriebe gebracht hat."[1126] Als Ausblick erwähnte Lazar 1923 die diesbezügliche Beschäftigung mit Konstitution und Kondition, bei deren Beurteilung noch keine endgültigen Ergebnisse vorlagen, die allerdings für die „erzieherische Seite" von großer Wichtigkeit wären, da für jede Kondition und

1122 Lazar, Abteilung (1923), 172 f.
1123 Lazar, Abteilung (1923), 173.
1124 Lazar, Abteilung (1923), 173.
1125 Lazar, Abteilung (1923), 173.
1126 Lazar, Abteilung (1923), 173 f.

Konstitution „das Optimum zu finden" wäre. Dadurch sollte es auf Dauer möglich sein, jeder Person innerhalb einer Gruppe die nötige und auch jeweils angemessene Behandlung zuteilwerden zu lassen:

> „Vielleicht kommt man dann aus dem Schlagwort einer Individualerziehung, die doch bisher bei der großen Anzahl von Individuen illusorisch werden mußte, heraus zu einer Erziehung, die ohne solche Anmaßung imstande ist, innerhalb von zusammengehörenden Gruppen jedem das Seine zukommen zu lassen."[1127]

Da Lazar seine Forschungen zu einem guten Teil in der Landeserziehungsanstalt Eggenburg durchführte, 1922 von der Gemeinde Wien übernommen, erscheint die geringe Präsenz des Heimes bei den Zuweisungen und besonders den nur acht dokumentierten Entlassungen zunächst überraschend. Bei Betrachtung der als Empfehlung notierten Heime, zeigt sich diese Anstalt jedoch mit 168 von 916 Nennungen (18,34 %) mit Abstand an der Spitze. Die Einweisung nach Eggenburg war prinzipiell gerichtlich zu genehmigen, was einen Grund dafür darstellt, dass sie vielfach trotz Befürwortung durch die Abteilung nicht direkt umgesetzt wurde.

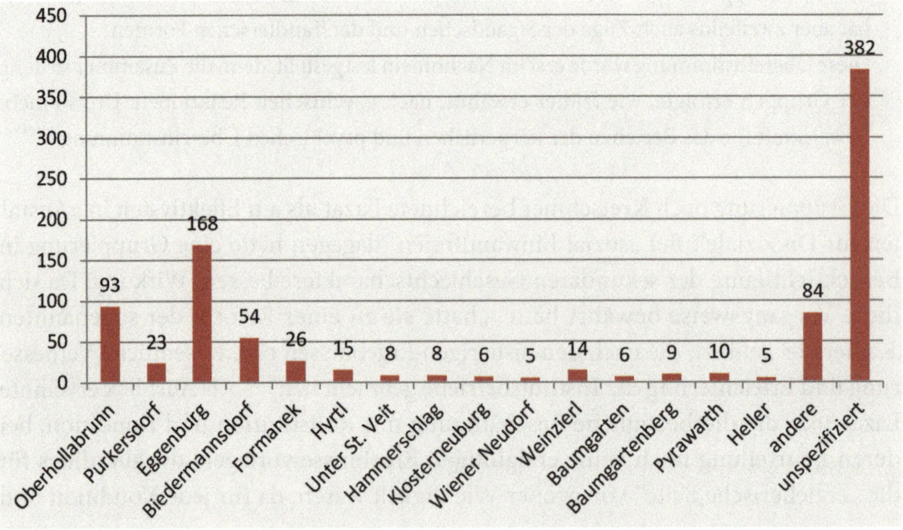

Abb. 71 Empfohlene Anstalten und Heime in der Periode Lazar mit mindestens fünf Nennungen, 1912 bis 4. April 1932, n = 916 (Mehrfachnennungen wurden einzeln gezählt)

1127 Lazar, Abteilung (1923), 174.

Bei 93 weiteren Patient*innen wurde im selben Zeitraum die Empfehlung einer Unterbringung in Oberhollabrunn ausgesprochen. 1921 wurden schließlich vier Kinder in die Anstalt St. Andrä empfohlen. Nach der Schließung beider Einrichtungen wurde allerdings weiterhin auf Aichhorns Anstaltskonzept Bezug genommen, in der Form, dass, wie bei der Entlassung einer Patientin 1922, notiert wurde: „Abgabe an eine heilpädagog. Anstalt im Sinne O. H."[1128] Gerade diese Angaben sind es, die Lazars Zustimmung zu der dort praktizierten Form der Nacherziehung erkennen lassen – was aber nicht darüber hinwegtäuschen soll, dass er für eine Vielzahl Minderjähriger andere Erziehungseinrichtungen vorsah und auch nach Aichhorns Weggang weiter Kinder nach Oberhollabrunn ‚administrierte'. Auch die Befürwortung einer Unterbringung in der Anstalt Biedermannsdorf bei 54 Patient*innen steht im Gegensatz zu den acht direkt von der Abteilung dorthin durchgeführten Überstellungen.

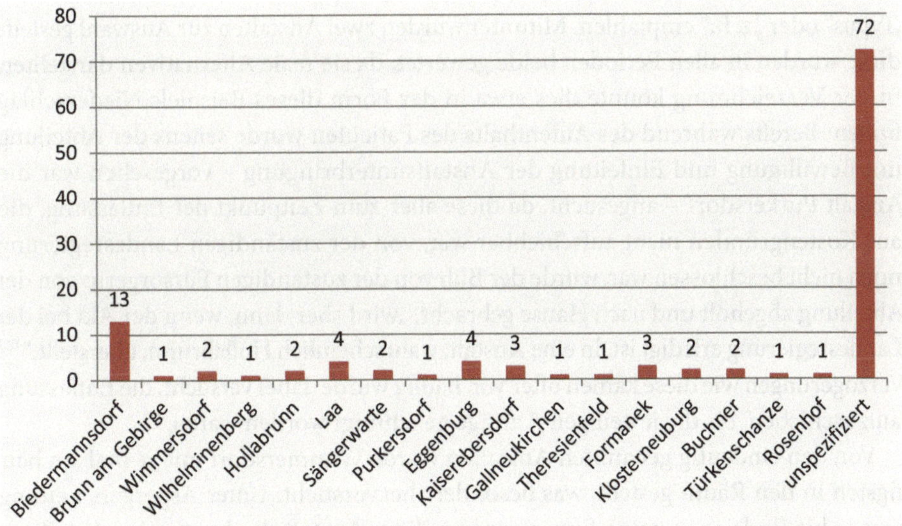

Abb. 72 Empfohlene Anstalten und Heime in der Periode Bruck, 5. April 1932 bis 30. April 1935, n = 116 (Mehrfachnennungen wurden einzeln gezählt)

Die hohe Zahl der ‚unspezifizierten' Anstaltsempfehlungen erklärt sich daraus, dass von Lazar häufig die Beifügung „im Sinn von" verzeichnet wurde, was eben nicht die jeweils genannte Einrichtung als bevorzugten Ort der Unterbringung ausweist. Darüber hinaus wurde vielfach lediglich „Schwachsinnigenanstalt", „Anstalt" oder „indifferente" sowie „geschlossene Anstalt" notiert. Das zeigt zwar die jeweils gewünschte

1128 WStLA, 1.3.2.209.1.A47, 1921 A-Z, Prot.-Nr. 88.

Anstaltsform, aber keine konkrete Einrichtung. Unspezifizierte anstaltsförmige Einrichtungen der Fremdunterbringung stellten auch unter Bruck die mit Abstand am häufigsten notierte Unterbringungsempfehlung dar. Eine deutliche Verschiebung zeigt sich aber bei den konkret empfohlenen Heimen, von denen Eggenburg nun nur mehr vier Mal als geeignete Anstalt angesehen, dafür Biedermannsdorf am öftesten angeraten wurde.

Auffällig ist auch die dreimalige Empfehlung einer Unterbringung in der Erziehungsanstalt Kaiserebersdorf, die sowohl von Lazar als auch Asperger nur je einmal angeraten worden war. Angesichts der oben wiedergegebenen Kontakte Brucks zu Seyß-Inquart ist aber von einer auf engeren beruflichen Verbindungen beruhenden Maßnahmenempfehlung auszugehen.

In der Periode Asperger finden sich entsprechend den vorangegangenen Zeitabschnitten ebenfalls oft Notizen, die eine Anstalt „im Sinn von", „eventuell", nach dem „Typus" oder „z. B." empfahlen. Mitunter wurden zwei Anstalten zur Auswahl gestellt, diese wurden in allen Perioden beide gewertet, da sie reale Alternativen darstellten. In der Verzeichnung konnte dies etwa in der Form dieses Beispiels Niederschlag finden: Bereits während des Aufenthalts des Patienten wurde seitens der Abteilung um Bewilligung und Einleitung der Anstaltsunterbringung – vorgesehen war die Anstalt Purkersdorf – angesucht, da diese aber zum Zeitpunkt der Entlassung, die aus Kostengründen nicht aufschiebbar war, von der zuständigen Landesregierung noch nicht beschlossen war, wurde der Bub von der zuständigen Fürsorgerin von der Abteilung abgeholt und nach Hause gebracht, „wird aber dann, wenn der Akt bei der Landesregierung erledigt ist, in eine Anstalt, wahrscheinlich Hollabrunn, überstellt."[1129] Verzögerungen wie diese kamen öfter vor, häufig wurde dabei versucht, die Entlassung aufzuschieben, bis die jeweiligen Anträge genehmigt worden waren.[1130]

Von den eindeutig genannten Anstalten wurde Wimmersdorf mit 31-mal am häufigsten in den Raum gestellt, was besonders hervorsticht: Unter Aspergers Leitung wurde bis Ende 1944 keine Einweisung in diese Anstalt direkt von der Abteilung durchgeführt. Wie bei Lazar und seinen Empfehlungen von Unterbringung in Eggenburg zeigt sich daher auch die Befürwortung der Korrekturerziehung von Patient*innen in Wimmersdorf durch Asperger lediglich aus der Analyse der empfohlenen Erziehungseinrichtungen. Biedermannsdorf folgte mit achtzehn Empfehlungen und das Kinderheim Formanek mit siebzehn. Die Anstalten Eggenburg, Klosterneuburg, Mödling und Korneuburg folgten mit je vierzehn Nennungen, eine Verschiebung der Empfehlung von Kinderheimen hin zu Erziehungsanstalten lässt sich daran erkennen.

1129 WStLA, 1.3.2.209.1.A47, 1937 N-Z, o.Nr.
1130 WStLA, 1.3.2.209.1.A47, 1943 N-Z, o.Nr.

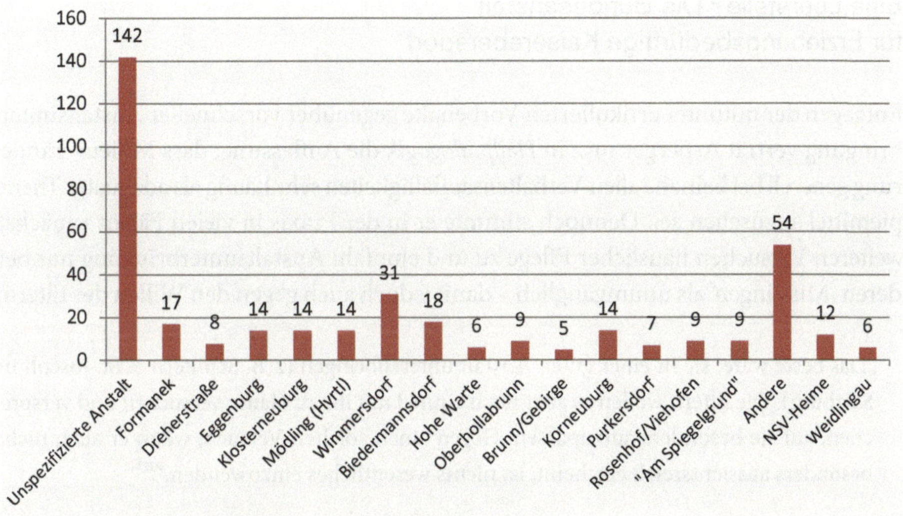

Abb. 73 Empfohlene Anstalten und Heime in der Periode Asperger mit mindestens fünf Nennungen, 1. Mai 1935 bis 31. Dezember 1944, n = 389

Dass nach wie vor sehr viel Wert auf die ‚geeignete' Art der Anstaltsunterbringung gelegt wurde, geht ebenfalls aus den Akten hervor, etwa wenn darauf hingewiesen wurde: „zudem ist die Lage der Anstaltsfürsorge derzeit, wie bekannt, nicht die beste."[1131] In einem anderen Fall wurde konkret die Wirtschaftsschule der Anstalt Klosterneuburg empfohlen, und zwar mit der Begründung: „Dort kommt das Mädchen in eine ihrem ja anständigen Wesen entsprechende Gruppe und hat doch die für sie unbedingt notwendige gute Beaufsichtigung und Führung."[1132] Die „Führung", die bei Asperger einen wichtigen Aspekt der richtigen Behandlung von Minderjährigen darstellte, begegnet in den Akten immer wieder, so auch 1943 in einer Befundabschrift über einen 1937 aufgenommenen Patienten, der „lückenlose Führung" brauche, weshalb die Unterbringung im NSV-Heim Hinterbrühl als Möglichkeit geraten wurde, „das erziehungsschwierige Kinder geringeren Grades aus erbgesunden Familien aufnimmt."[1133]

1131 WStLA, 1.3.2.209.1.A47, 1941 A-M, Ambulanzkarten-Nr. 4459/1941.

1132 WStLA, 1.3.2.209.1.A47, 1944 N-Z, Prot.-Nr. 438.

1133 Asperger an BJA, 26.8.1943, WStLA, 1.3.2.209.1.A47, 1937 N-Z, o.Nr.

Eine Leerstelle? Die Bundesanstalt für Erziehungsbedürftige Kaiserebersdorf

Entgegen der mitunter artikulierten Vorbehalte gegenüber vorschneller Anstaltsunterbringung vertrat Asperger 1952 in *Heilpädagogik* die Auffassung, dass Milieuveränderung generell bei beinahe allen Verhaltensauffälligkeiten sehr häufig als adäquates Therapiemittel anzusehen sei. Dennoch stimmte er in der Praxis in vielen Fällen zunächst weiteren Versuchen häuslicher Pflege zu und empfahl Anstaltsunterbringung nur bei deren ‚Misslingen' als unumgänglich – dann jedoch auch gegen den Willen der Eltern:

> „Das beste wäre, sie in einer guten Anstalt unterzubringen (z. B. Schiltern o. St. Joseph in Salzburg). Die Eltern wollen es aber noch einmal mit ihr zu Hause versuchen und versprechen, auf sie besonders aufzupassen. Gegen einen solchen Versuch, wenn er auch nicht besonders aussichtsreich erscheint, ist nichts wesentliches einzuwenden."[1134]

Eine Erziehungsanstalt, die als Unterbringungsempfehlung in den Gutachten der Heilpädagogischen Abteilung kaum erscheint, ist die Bundesanstalt für Erziehungsbedürftige Kaiserebersdorf für männliche Jugendliche.[1135] Trotzdem gab es Patienten, die entweder vor oder nach dem Abteilungsaufenthalt dort untergebracht waren, jedoch in einem anderen Kontext zur Begutachtung an die Abteilung gewiesen wurden. Ein Zwölfjähriger etwa stand seit 1938 in Fürsorgeerziehung und war in diesem Jahr wegen „Schwererziehbarkeit" über Antrag der Schule nach Kaiserebersdorf eingewiesen worden – es wurde zwar diesbezüglich ein heilpädagogisches Gutachten erstellt, es erfolgte aber keine Aufnahme an der Heilpädagogischen Abteilung. Er wurde 1943 schließlich an die Abteilung überstellt, wo er untersucht werden und eine Prognose sowie Unterbringungsempfehlung gegeben werden sollte – aus diesem Aktenzusammenhang ist der frühere Aufenthalt bekannt. Der Fall ist bemerkenswert, da hier von der Schule aufgrund der behaupteten „Schwererziehbarkeit" ausdrücklich die Unterbringung in Kaiserebersdorf beantragt wurde, eine Anstalt, die sich während des Nationalsozialismus zu einem Jugendgefängnis entwickelte – ein Status, der auch nach 1945 beibehalten wurde.[1136] Der Bub verbrachte über ein Jahr in Kaiserebersdorf

---

1134 Heilpädagogisches Gutachten, 19. 9. 1938, WStLA, 1.3.2.209.1.A47, 1938 N-Z, o.Nr.

1135 Dies bedeutet nicht, dass von Heilpädagog*innen keine Empfehlungen für Kaiserebersdorf erfolgten, sondern dass die diesbezüglichen Gutachten nicht im Rahmen eines Abteilungsaufenthalts erstellt wurden.

1136 Zu Kaiserebersdorf: Martin Wieser, Von „Erziehung statt Strafe" zur „Stählung des Charakters": Psychotechnik und Erbbiologie in den österreichischen „Bundesanstalten für Erziehungsbedürftige", 1929–1945, in: Franz X. Eder u. a. (Hg.), Produzieren/Konsumieren – Prosumieren/Konduzieren,

und wurde infolge der Auflösung der dortigen Schulabteilung in das Gauerziehungsheim Fügen in Tirol überstellt. In der Beurteilung durch das Heim Fügen wurde ein negatives Bild des Minderjährigen gezeichnet, unter anderem wurde beanstandet, dass er „kein gemeinschaftsbejahender Mensch [ist], er zieht sich gern und häufig zurück und ist am liebsten für sich allein. [...] Es bedarf bei ihm noch einer längeren Anstaltserziehung um ihn so zu formen, daß er in die Volksgemeinschaft hineinpasst." 1941 kam er erneut in ein anderes Heim, das Gauerziehungsheim Jagdberg in Vorarlberg, wo 1942 zum ersten Mal von „Fortschritten" gesprochen wurde. Daraufhin wurde er 1943 in Familienpflege übergeben, von wo bereits nach kurzer Zeit Klagen beim Jugendamt über das Verhalten des Buben (Diebstähle, Frechheit, Faulheit) eingingen. Auch vom nächsten Pflegeplatz berichtete man diese Eigenschaften, vor allem mangelnder „Arbeitswille" wurde beklagt. Daher wurde die Unterbringung an der Heilpädagogischen Abteilung eingeleitet. Das entsprechende Gutachten, das einen weiteren Anstaltsaufenthalt nach sich zog, lautete:

> „Es handelt sich um einen sehr neuropathischen, infantilen Buben. Er sieht zunächst wie ein ‚Lausbub' aus, ist aber in Wirklichkeit keineswegs so vital, draufgängerisch, auch körperlich gar nicht widerstandsfähig. Er hat wenig Ausdauer, gibt sich sehr leicht nach; für kurze Zeit kann man ihn wohl zu einer guten Leistung bringen, z. B. auch beim Turnen, es geht aber nie ‚von selbst', er muss zu allem besonders aufgefordert werden, braucht den Zwang von aussen. Aus sich selbst heraus hat er nicht die notwendige Energie, um zu einer Leistung zu kommen. [...]
> Administrativ: es ist für den Buben unbedingt notwendig, dass er für längere Zeit eine gute, konsequente Führung hat, da es ihm noch allzu sehr an eigenem Halt und Diszipliniertheit mangelt. Wenn das lange genug durchgeführt wird, ist ein guter Erfolg zu erwarten: er wird ruhiger, ausgeglichener und reifer werden und seine Affekte besser beherrschen lernen. Wir raten daher zur Unterbringung in der E. A. Kroneuburg [sic]."[1137]

Generell trat Kaiserebersdorf in den Akten besonders in der Form in Erscheinung, dass in Nachtragsnotizen, die mehrere Jahre nach dem Aufenthalt in den Krankenakten niedergeschrieben oder von anderen Institutionen übermittelt wurden, öfter

---

ÖZG 30, 1/2019, 192–215; mit Fokus auf den Nationalsozialismus: Herbert Exenberger, Gefängnis statt Erziehung: Jugendgefängnis Kaiser-Ebersdorf 1940–1945, online: http://www.doew.at/cms/download/4ahbj/exenberger_kaiserebersdorf.pdf (13. 10. 2014). Die Zustände in der Nachkriegszeit wurden auch in Zeitungsartikeln, die anlässlich der ‚Zöglingsrevolte' 1952 erschienen, geschildert, z. B. in: Der Abend, Die Woche, Volksstimme. Diese Artikel sowie weitere aus folgenden Jahren sind im Archiv der Bundespolizeidirektion Wien, Kt. 1952/1 gesammelt archiviert.

1137 Heilpädagogisches Gutachten, 20. 7. 1943, WStLA, 1.3.2.209.1.A47, 1943 A-M, o.Nr.

festgehalten wurde, dass ehemalige Patienten zu einem späteren Zeitpunkt in ihrem Leben in diese Anstalt gekommen waren.[1138] Diese Fälle verdeutlichen die Position der Heilpädagogischen Abteilung vielfach am Beginn von ‚Heimunterbringungsodysseen', denen viele Kinder und Jugendliche ausgesetzt waren. Waren sie bereits in den auch zeitgenössisch als besonders straff wahrgenommenen Anstalten interniert, kamen sie in der Regel nicht mehr zur Begutachtung an die Abteilung. Dass aber ehemalige Patient*innen auch ohne erneute stationäre Aufnahme nach Kaiserebersdorf ‚administriert' wurden, zeigen Beispiele wie das eines Patienten, der 1931 in das Kinderheim Wilhelminenberg entlassen worden war. 1935 wandte sich das Jugendamt erneut an die Abteilung mit der Bitte um Begutachtung des Burschen, der mittlerweile zwei Lehrplätze verlassen hatte. Das Ergebnis war, dass eine „freie Lehre" als nicht aussichtsreich bezeichnet wurde, weshalb der Mutter geraten worden war, „beim Jugendgericht den Antrag auf Abgabe nach Kaiserebersdorf zu stellen."[1139] Dasselbe war auch mit einer anderen Mutter diskutiert worden, doch diese „lehnt es ab zum JG zu gehen, will ihn nicht nach K. E. [Kaiserebersdorf] geben."[1140]

Abschließend ist darauf hinzuweisen, dass in einem Akt ein Hinweis darauf gefunden wurde, dass die Heilpädagog*innen der Abteilung, wie in einigen anderen Fremdunterbringungseinrichtungen, so auch in Kaiserebersdorf, zu vermutlich regelmäßigen Begutachtungen vor Ort anwesend waren: Im Akt eines 1927 aufgenommenen Patienten findet sich mit Datum vom 22. Oktober 1931 die Notiz: „In Kaiserebersdorf gesehen." Darauf folgte eine ausführliche Beschreibung des zwischenzeitlichen Lebens des Burschen.[1141]

1138 Exemplarisch: WStLA, 1.3.2.209.1.A47, 1930 N-Z, Prot.-Nr. 1842; WStLA, 1.3.2.209.1.A47, 1927 N-Z, Prot.-Nr. 1750 [Krankengeschichte aus 1930 im Jahrgang der ersten Aufnahme abgelegt]; WStLA, 1.3.2.209.1.A47, 1926 A-M, Prot.-Nr. 1121; WStLA, 1.3.2.209.1.A47, 1932 N-Z, Prot.-Nr. 2061; WStLA, 1.3.2.209.1.A47, 1934 A-M, Ambulanzkarten-Nr. 19259/1934; WStLA, 1.3.2.209.1.A47, 1935 A-M, Ambulanzkarten-Nr. 109/1935; WStLA, 1.3.2.209.1.A47, zwei Krankenakten in 1937 A-M, beide o.Nr.; WStLA, 1.3.2.209.1.A47, 1937 N-Z, o.Nr.

1139 WStLA, 1.3.2.209.1.A47, 1931 A-M, Prot.-Nr. 1970. Ähnlich in WStLA, 1.3.2.209.1.A47, 1930 A-M, Prot.-Nr. 1773, sowie in WStLA, 1.3.2.209.1.A47, 1932 N-Z, Prot.-Nr. 2160. Hier in einem nicht unterzeichneten, maschinenschriftlichen Schreiben an den Leiter der Erziehungsanstalt Kaiserebersdorf, Seyss-Inquart, 1937 mit dem Bemerken: „Im letzten Jahre hat sich das Bild eines arbeitsscheuen und hochstaplerischen Kriminellen entwickelt, der im Nichtstun in bedrohlicher Weise verwahrlost. Die Eltern, die wahrhaftig schon alles Menschenmögliche mit ihm versucht habe, sind ihm gegenüber machtlos geworden. Ich glaube, dass es sehr aussichtsreich wäre, wenn Sie den Jugendlichen unter ihre bewährte Leitung nach Kaiser Ebersdorf nehmen und dort zur Arbeit und in einen Beruf bringen würden, da er intelligent und doch eher haltlos als antisozial ist."

1140 WStLA, 1.3.2.209.1.A47, 1933 N-Z, o.Nr. [Krankengeschichte aus 1936 liegt fälschlich in 1933].

1141 WStLA, 1.3.2.209.1.A47, 1927 A-M, Prot.-Nr. 1380.

7. DIE ABTEILUNG IM NATIONALSOZIALISMUS

„[M]it voller Verantwortung“: Veränderungen zwischen 1938 und 1945

Aufgrund der jegliche Lebensbereiche umfassenden Einflüsse des Nationalsozialismus ist dieser Zeitabschnitt außerhalb der vorgenommenen Periodisierungen eigenständig zu behandeln. Während sich die Arbeit der Heilpädagogischen Abteilung im Sinn ihrer Aufgabe und Funktionsweise in diesen sieben Jahren nicht veränderte, waren jedoch die Konsequenzen in ihrem Spektrum erweitert: Einweisungen in potenziell lebensbedrohende Einrichtungen standen ganz allgemein gerade bei jenen Minderjährigen im Raum, deren Verhalten oder Entwicklung nicht den NS-staatlichen Erwartungen entsprach. Dabei ist zweitrangig – aber natürlich nicht unwichtig – ob von der Heilpädagogischen Abteilung selbst derartige Einweisungen oder Empfehlungen ausgesprochen wurden: Sie trug als Institution zur Durchführung dieser Maßnahmen bei. Und das, ohne die eigene Arbeitsweise ändern oder anpassen zu müssen. Wie präsent der *Anschluss* in jedem Lebensbereich, so auch in der Wissenschaft, war, zeigt zudem eine Fußnote in einer Rezension von Asperger und Feldner zu einem Buch Charlotte Bühlers: „Wir legen Wert darauf festzustellen, daß die Arbeit vor dem 11. März 1938 geschrieben wurde.“[1142] Damit sollte ausgeschlossen werden, dass die sehr negative Besprechung – nach Ansicht der beiden Heilpädagogen legte Bühler nicht nur zu viel Gewicht auf psychoanalytische Auswertungen und ignorierte Daten, die nicht in ihr Auswertungsschema einzupassen waren, sondern bezog sich auch auf ein zu kleines Untersuchungssample – aus anderen als wissenschaftlichen Gründen motiviert war.

An dieser Stelle ist auch auf Edith Sheffers Monografie *Asperger's Children* einzugehen, in der die Autorin den Begriff „Gemüt“ als zentrales Instrument der Beurteilung für Kinder durch Asperger ansieht.[1143] Der Historiker Wolfgang Neugebauer hat in seiner Rezension zu Sheffer richtig dargelegt:

> „weder spielt das ‚Gemüt‘ in den Schriften Aspergers die von Sheffer postulierte Rolle, noch stellt der Begriff eine zentrale Kategorie der ‚NS-Psychiatrie‘ dar, die bei den Krankenmorden in erster Linie auf Selektionskriterien wie ‚minderwertig‘ oder ‚bildungsfähig‘ sowie (ökonomische und gesellschaftliche) ‚Brauchbarkeit‘ und ‚Pflegeaufwendigkeit‘ setzte.“[1144]

1142 Asperger/Feldner, Bemerkungen, 97.

1143 Sheffer, Children, bes. 69–74 u. 215–220.

1144 Wolfgang Neugebauer, Rezension zu: Sheffer, Edith: Aspergers Kinder. Die Geburt des Autismus im „Dritten Reich“. Frankfurt am Main 2018, in: H-Soz-Kult, 30. 11. 2018, https://www.hsozkult.de/

Dies unterstreicht auch der Blick in die Krankenakten: Auf die eine oder andere Art wurde das Gemütsleben der Kinder lediglich 23-mal als Teil einer Diagnose zwischen Aspergers Leitungsübernahme 1935 und 1944 verzeichnet, das sind 1,53 %. Angesichts der nur zweimal erhobenen Erwähnung in den Diagnosen der Periode Bruck und sechsmal unter Lazar wird zwar deutlich, dass Asperger die Besprechung des Gemüts verstärkt in das Diagnoseinventar der Abteilung integrierte – was angesichts einer Notiz Aspergers aus seiner Zeit bei Schröder in Leipzig wenig überrascht:

> „Hier betrachten sie systematisch. Die einzelnen ‚Schichten' der Seele eines Kindes: Intellekt, Gemüt (um das dreht sich hier viel, es ist ein recht guter Begriff), Halt, Geltungsstreben, Fantasie, Antrieb, Stimmungsgrundlage, Motorik. … Diese einzelnen Ergebnisse werden nun in einer Diagnose nebeneinander gestellt. Ein Nachteil dieser Methode ist klar: Daraus erfährt man zuwenig über das Aufeinanderwirken der einzelnen ‚Schichten', man erhält kein lebendiges Bild von einer Persönlichkeit."[1145]

Für die Gewichtung, die Sheffer diesbezüglich vornimmt, konnte allerdings kein Anhaltspunkt gefunden werden. Asperger äußerte sich in seiner *Heilpädagogik* 1952 schließlich zum Gemüt als Begegnung der Auslegung des Begriffs durch Paul Schröder folgendermaßen:

> „Auch das Gemüt ist aber nicht nur eine in sich konstante ‚seelische Seite', die bei verschiedenen Menschen nur in verschiedener Quantität vorhanden wäre, sondern ist selber eine ungemein komplexe Funktion, die bei verschiedenen Persönlichkeiten größte qualitative Verschiedenheiten aufweist. Wie anders ist das, was wir Gemüt nennen, etwa bei einem Haltlosen, der ungemein leicht Gefühlsbeziehungen anknüpft, der, um anderen eine Freude zu machen, all seinen Besitz verschenken kann, dessen Reuetränen, wenn ihm einmal etwas ‚passiert' ist, zweifellos echt sind, wobei aber all diese so leicht erregten Gefühle und die Beziehungen daraus ohne Tiefgang sind, rasch von neuen Triebimpulsen oder einer Verführung von außen hinweggeschwemmt werden – und wie anders ist das Gemüt bei einem tiefgründigen, seelisch reich differenzierten Kind, das persönlich schwer zu gewinnen, ja empfindlich gegen persönlichen Kontakt ist, auf dessen scheue, wenig sich

---

review/id/reb-27840?title=e-sheffer-aspergers-kinder (20.10.2019). Vgl. ebd. für weitere zentrale Kritikpunkte, über die hinausgehend nur erwähnt werden soll, dass neben den von Neugebauer genannten historischen Ungenauigkeiten solche auch in ihren Angaben zu Valerie Bruck enthalten sind, deren Abteilungsleitung Sheffer mit zwei Jahren bezifferte und entsprechend auch angab: „Franz Hamburger installed Asperger, his student, as head of the Curative Education Clinic in May 1934 […]." Sheffer, Children, 53.

1145 Asperger Felder, „Sehen", 102 f.

äußernde Zuneigung man jedoch fest bauen kann – wie anders wiederum ist das ‚Gemüt‘ der Autistischen Psychopathen mit den undurchschaubaren Widersprüchen zwischen rührender Anhänglichkeit etwa an bestimmte Tiere und krasser Lieblosigkeit, ja Grausamkeit manchen Menschen, besonders den Familienangehörigen gegenüber. Mit quantitativ messendem Ausdruck ‚Gemütsarmut‘ oder ‚Gemütsreichtum‘ ist da wenig getan. Nur die Kenntnis der individuellen Persönlichkeit kann auch die Frage klären, wie es um das Gemüt eines Kindes bestellt ist.“[1146]

Seine Ausführungen standen allerdings Diagnosen von „gemütsreich“, „Gemütsarmut“ oder „Gemütsmangel“ nicht entgegen.[1147]

Etwa ein halbes Jahr nach dem *Anschluss* äußerte sich Asperger über die Veränderungen, die in der Medizin erfolgten: „Wir Aerzte müssen uns den Aufgaben, die uns gerade auf diesem Gebiet [der ‚Erbgesundheit‘] erwachsen, mit voller Verantwortung unterziehen.“[1148] Dennoch vertrat er den Nutzen der Arbeit mit „abnormen“ Kindern, da diese die „Volksgesamtheit“ nicht belasten würden, wenn Straftaten durch heilpädagogische Behandlung verhindert und die Kinder und Jugendlichen zudem zu arbeitenden Mitgliedern des „lebendigen Organismus des Volkes“ erzogen würden.[1149] Mit dieser Aussage sind zwei Punkte und daraus resultierende Aspekte eng verbunden. Erstens vertrat Asperger mit diesem Plädoyer für seine medizinisch-pädagogische Arbeit seine Patient*innen, die aufgrund unterschiedlicher Verhaltensweisen, zugeschriebener oder realer Probleme mit potenzieller Verfolgung durch das NS-Regime konfrontiert waren. Er sagte damit aus, dass auch als ‚abnorm‘ beurteilte Minderjährige einen ‚Wert‘ für das NS-Regime hätten. Daran anknüpfend ist allerdings die Ausblendung jener Minderjährigen zu berücksichtigen, bei denen die heilpädagogische Behandlung keinen Erfolg hätte, die sich nicht zur Arbeit ‚erziehen‘ ließen. Was mit ihnen geschehen sollte und würde, fand keine Erwähnung. Zweitens beschrieb Asperger mit dem Gesagten den prinzipiellen Zweck der Heilpädagogik in der ‚Normanpassung‘, also die Konformisierung kindlichen und jugendlichen Verhaltens, die nicht erst mit dem Nationalsozialismus zentral geworden war und nicht mit diesem enden sollte. Abgesehen von diesen Implikationen ist zugleich zu berücksichtigen, inwieweit gewisse verbale Loyalitätsbezeugungen – wie generell in faschistischen

1146 Asperger, Heilpädagogik, 11.

1147 Etwa WStLA, 1.3.2.209.1.A47, 1938 N-Z, o.Nr.; WStLA, 1.3.2.209.1.A47, 1944 A-M, o.Nr.; WStLA, 1.3.2.209.1.A47, 1944 N-Z, Ambulanzkarten-Nr. 7267/1944.

1148 Hans Asperger, Das psychisch abnorme Kind, in: Wiener klinische Wochenschrift 49 (1938), 1314–1317, 1314.

1149 Zudem verdeutlichte Asperger mit einem Beispiel, dass nicht alles „abnorme“ auch „minderwertig“ wäre. Asperger, Kind, 1314f.

Regimen – den Gepflogenheiten entsprachen. Wenngleich Derartiges aus der zitierten Aussage nicht hervorgeht bzw. zu schließen ist, so zeigt doch ein anderes Beispiel die diesbezüglichen auch bei Asperger präsenten Überlegungen: Josef Feldner hatte ihm bezüglich eines Manuskripts geraten, den vorgesehenen einleitenden Dank an den „Führer" zu streichen, da dies in Widerspruch zu Aspergers Reputation stehen würde – immerhin war er kein Mitglied der NSDAP und auch sonst trat er nicht agitierend in Erscheinung.[1150]

Dass die Heilpädagogik während des Nationalsozialismus ihre Funktionalität rechtfertigen musste, ist eine Fehlannahme. Ihre Aufgabengebiete, ihre Ziele und ihr Zweck waren es bereits seit der Gründung – wenngleich mitunter in anderer Diktion und vor allem mit anderen (potenziellen) Folgen – die ‚Aufwandswürdigen' von denen, die diesen nicht wert wären, zu scheiden und die Anpassung der aus welchen Gründen auch immer Unangepassten an die gesellschaftlichen Erwartungen durch die Empfehlung des dazu geeigneten Mittels zu gewährleisten: heilpädagogische Betreuung, fürsorgerische Überwachung oder Anstaltsunterbringung. Dementsprechend veränderten sich die Tätigkeitsfelder der Abteilung auch während des Nationalsozialismus nicht. Weiterhin wurden Kinder von Schulen, Kindergärten, Polizei, Kinder- und Erziehungsheimen, Ärzt*innen, Jugendämtern und Jugendgericht zur Begutachtung überwiesen. Besondere Bedeutung kam nun auch der NSV als Wohlfahrtseinrichtung zu, die zu differenzieren hatte, wer Zugang zu staatlicher Fürsorge haben sollte, und deren Verbindung mit der Abteilung durch die Tätigkeit Aspergers als Gutachter intensiviert wurde.[1151] Obwohl nicht Parteimitglied, war er dennoch auf vielen Gebieten in die NS-Gesundheits- und Fürsorgepolitik involviert, so in Erweiterung der bisherigen außerklinischen Tätigkeitsbereiche der Mitarbeiter*innen der Heilpädagogischen Abteilung ab 1940 als Facharzt für Hilfsschulen und auffällige Kinder in ‚Normalschulen' im Hauptgesundheitsamt.[1152] Durch seine Arbeit für das Hauptgesundheitsamt war er zudem Mitglied einer siebenköpfigen Kommission, die 1942 Kinderpatient*innen der Heil- und Pflegeanstalt Gugging auf ihre „Bildungsfähigkeit" untersuchte und bei negativem Ergebnis eine Überstellung „in eine der Spiegelgrund-Institutionen" verfügte – 1942 handelte es sich um 29 Kinder, die in der Folge „ausnahmslos ums Leben kamen".[1153] Diese Tätigkeit

1150 Asperger Felder, „Sehen", 104. Kontextualisiert auch bei Czech, Asperger, 11.

1151 Malina, Fangnetz, 80; Fragebogen, 7.10.1940, WStLA, PA Hans Asperger.

1152 Zudem habilitierte sich Asperger 1943 mit der Schrift *Die „Autistischen Psychopathen" im Kindesalter*, Verleihungsurkunde, 10.3.1943, UAW, PA Hans Asperger. 1943 wurde er auch zur Wehrmacht eingezogen. Gz. 121.1/057, Meldung an Hauptpersonalamt, WStLA, PA Hans Asperger.

1153 Czech, Zuträger, 40 f.; ders., Asperger, 24 f. Diese außerklinischen Tätigkeiten konnten im Rahmen der vorliegenden Arbeit ebenso wenig berücksichtigt werden wie Aspergers Tätigkeit mit und für

Aspergers wurde von Czech ausführlich dargestellt, an dieser Stelle ist darüber hinausgehend darauf hinzuweisen, dass von sämtlichen ausgesprochenen Unterbringungsempfehlungen für sowie Entlassungen nach Gugging (Periode Lazar: 28, Periode Bruck: 0, Periode Asperger: 8) ein weiteres Kind in den Akten gefunden wurde, das später am Spiegelgrund ermordet wurde: ein vierjähriger Bub, Johann Kana, der 1938 binnen weniger Monate zweimal an der Kinderklinik aufgenommen war, wobei nicht klar ist, ob bereits beim ersten Spitalsaufenthalt eine (vorübergehende) Aufnahme an der Heilpädagogischen Abteilung erfolgt war, und der bei der zweiten Entlassung, diesmal jedenfalls von der Heilpädagogik, von einer Fürsorgerin direkt nach Gugging überstellt wurde. Er war schließlich am 1. Juni 1943 am Spiegelgrund aufgenommen worden und am 21. Juli dort verstorben.[1154] Aspergers Diagnose lautete „Epilepsie mit entsprechender Persönlichkeitsstörung“ und bereits knapp nach dem ersten Aufenthalt von 28. Mai bis 18. Juni 1938 war von der „Spitalsfürsorge“ der Kinderklinik das Aufnahmeansuchen für die Unterbringung in Gugging an die niederösterreichische Landeshauptmannschaft am 28. Juni gestellt worden, das mit 16. September des Jahres bewilligt wurde.[1155] Die Unterbringung in Gugging war auf den ausdrücklichen Wunsch der Mutter erfolgt, die Ende Juni oder im Juli 1938 eine Karte an die Kinderklinik geschrieben hatte, aus der allerdings der*die Adressat*in nicht hervorgeht, da sich die Anrede an einen Mann richtete, die Antwort aber, wie vermerkt wurde, von einer Ärztin (einer anderen Station) erfolgt war. Die Mutter berief sich auf das ihr gegebene Versprechen, dass „das Kind in eine Anstalt kommen sollte, den[n] es wäre mir recht, wen[n] es bald sein möchte da ich in einer schlechten Lage bin und außerdem noch ein Kind zuhause habe“.[1156] Dieses Beispiel dient nicht dazu, eine Verantwortung Aspergers oder der Heilpädagogischen Abteilung für jede*n in der NS-Zeit ermordete*n ehemalige*n Patienten*Patientin zu konstruieren. Vielmehr verdeutlicht es Bedürfnisse von Eltern(-teilen) und die angebotenen institutionellen Lösungen, die während des Nationalsozialismus bzw. ab 1940 zu zuvor unabsehbaren lebensbedrohlichen Folgen führen konnten – und es vielfach taten. Dies betraf mindestens fünf weitere Patient*innen der Heilpädagogischen Abteilung, die teils zeitnah, teils nach mehreren Jahren Abstand zum Abteilungsaufenthalt in der „Kinderfachabteilung“

das SOS-Kinderdorf in der Nachkriegszeit.

1154 WStLA, 1.3.2.209.1.A47, 1938 A-M, Prot.-Nr. 1516; WStLA, 1.3.2.209.10, Wiener Städtische Nervenklinik für Kinder, B1 – Aufnahmsprotokoll 1941–1945.

1155 Landeshauptmann an Verwaltung der Universitätskinderklinik (Spitalsfürsorge), 16.9.1938, WStLA, 1.3.2.209.1.A47, 1938 A-M, Prot.-Nr. 1516.

1156 [Mutter] an Kinderklinik, o. D. [Juni/Juli 1938], WStLA, 1.3.2.209.1.A47, 1938 A-M, Prot.-Nr. 1516.

am Spiegelgrund ermordet wurden.[1157] Ein großer Abstand zum Abteilungsaufenthalt bestand bei Josef Toman(n), der 1931 als knapp Zweijähriger für neun Tage von der Ohrenklinik an die Kinderklinik gewiesen wurde und in diesem Rahmen

1157 Die folgenden Informationen sollen einen Beitrag zur Biografie der Kinder darstellen und eine weitere Lebensstation im Gesundheitssystem dokumentieren. Zeitnah: WStLA, 1.3.2.209.1.A47, 1939 A-M, Ambulanzkarten-Nr. 3609/1939: Maria Kochmanowitsch, Alter zwei Jahre, Aufenthalt Heilpädagogik 28.3.–8.5.1939, verstorben am Spiegelgrund 28.6.1942, WStLA, 1.3.2.209.10, Aufnahmsprotokoll; WStLA, 1.3.2.209.1.A47, 1939 N-Z, Ambulanzkarten-Nr. 3814/1939: Erika Maria Stanzl, Alter 13 Jahre, Aufenthalt Heilpädagogik 28.8.–9.10.1939, verstorben am Spiegelgrund 28.2.1943. Das Mädchen war von der Heilpädagogischen Abteilung mit der Diagnose „Postencephalitischer Zustand, psychotisch-debil" nach Hause entlassen und am 15.5.1941 durch die KÜSt in Pavillon 17 am Spiegelgrund eingewiesen worden, wo es knapp zwei Jahre später an einer Lungenentzündung verstarb. Waltraud Häupl, Die ermordeten Kinder vom Spiegelgrund. Gedenkdokumentation für die Opfer der NS-Kindereuthanasie in Wien, Wien 2006, 526–529; WStLA, 1.3.2.209.1.A47, 1942 A-M, Ambulanzkarten-Nr. 5516/1942: Hannelore Fischbach, Alter eineinhalb Jahre, Aufenthalt Heilpädagogik 27.5.–29.6.1942, verstorben am Spiegelgrund 24.9.1942 nach „zunehmende[m] Kräfteverfall", wie das Obduktionsprotokoll angibt nach Tuberkulose, Magengeschwüren und Meningitis. WStLA, 1.3.2.209.10, Aufnahmsprotokoll. Das Mädchen war von der NSV wegen „starken Schreikrämpfen" und weil es „in geistiger Beziehung ihrem Alter entsprechend etwas zurück zu sein" schien mit der Bitte in die Heilpädagogische Abteilung eingewiesen zu klären, „ob das Kind für ein NSV-Heim in Frage kommt." Das körperliche Befinden als (Mit-)Ursache für die „Schreikrämpfe" wurde nicht thematisiert. Das Mädchen war ursprünglich „wegen Berufstätigkeit der Kindesmutter" in das NSV-Säuglingsheim Galvanigasse eingewiesen und von der Abteilung zu einer Pflegemutter entlassen worden. Die Mutter, die sich in Ausbildung als Nachrichtenhelferin bei der Wehrmacht befand, hatte sich kurz vor der Entlassung brieflich erkundigt, wie es ihrem Kind ginge und erwähnt, dass sie selbst als Kind sechs Wochen an einer Nervenklinik aufgenommen war, da sie „sehr zornig war." Darüber hinaus habe sie 1936 einen Nervenzusammenbruch gehabt, sei noch immer nervös und stünde auch aktuell in Behandlung. Ob diese Informationen, die Parallelen in der Entwicklung des Kindes zu jener der Mutter zuließen, aufgrund möglicherweise angenommener erblicher Bedingtheit zur Aufnahme des Mädchens am Spiegelgrund führten, wohin es von der KÜSt bereits am 17.7.1942 wegen „Keuchhusten" gebracht wurde, ist unbekannt. Häupl, Kinder, 120. Mit längerem bis langem zeitlichen Abstand: WStLA, 1.3.2.209.1.A47, 1930 A-M, Prot.-Nr. 1804: Wolfgang Lasch, Alter sechs Jahre, Aufenthalt 22.5.–9.7.1930, verstorben am Spiegelgrund 15.11.1941. WStLA, 1.3.2.209.10, Aufnahmsprotokoll; WStLA, 1.3.2.209.1.A47, 1939 N-Z, Ambulanzkarten-Nr. 2513/1933 [falsche Jahresangabe bei Aufnahmedatum, daher Ablage 1939 statt 1933]: Otto Sailer, Alter fünf Jahre, Aufenthalt Heilpädagogik 22.6.–8.7.1933, verstorben am Spiegelgrund 1.4.1942. WStLA, 1.3.2.209.10, Aufnahmsprotokoll. Der Bub litt mittlerweile an einem inoperablen Gehirntumor, infolgedessen er erblindet war und mitunter Anfälle erlitt. Er war zur Beobachtung in die Wagner von Jauregg Heil- und Pflegeanstalt aufgenommen und am 4.11.1941 in Pavillon 15 der Jugendfürsorgeanstalt „Am Spiegelgrund" transferiert, am 25.2.1942 von Heinrich Gross an den *Reichsausschuss* nach Berlin gemeldet worden. Er verstarb laut Obduktionsprotokoll an dem Gehirntumor, daneben wurde „diffuse eitrige Bronchitis und ausgedehnte entzündliche Herde in beiden Lungenlappen" festgestellt. Häupl, Kinder, 461 f.

zur Abklärung seiner Benehmensänderung nach einer überstandenen Grippe an der Heilpädagogischen Abteilung untersucht worden war.[1158] Die Diagnose lautete „Taubheit mit geringen Hörresten, Psychische Auffälligkeit (Autismus, Schaukeltic) Hospitalistische Verwahrlosung“ und eine Nachtragsnotiz vom 11. September 1940 erklärt, dass der Bub seit seinem sechsten Lebensjahr in einer „Taubstummenanstalt“ war. Diese Institutionalisierung begünstigte die mit dem Ziel der ‚Selektion' und letztlich Ermordung durchgeführte Erfassung durch NS-Gesundheitsbehörden. Der nunmehr Vierzehnjährige (richtet man sich mit dem Geburtsdatum nach den Angaben der heilpädagogischen Krankengeschichte und nicht jener im Totenbuch des Spiegelgrunds, wo es sechs Monate später angegeben ist) verstarb am 26. Juli 1943 nach etwa viermonatigem Aufenthalt am Spiegelgrund.[1159] Die unterschiedlichen Geburtsdaten sind dafür verantwortlich, dass bei einigen anderen Minderjährigen keine zweifelsfreie Übereinstimmung zwischen Patient*innen und späteren Spiegelgrund-Opfern bestätigt werden konnte.[1160]

Wenngleich sich an der Heilpädagogischen Abteilung durch den *Anschluss* keine Zäsur beobachten lässt – weder personell noch konzeptuell –, müssen die Veränderungen hinsichtlich der gestellten Diagnosen und gefällten Beurteilungen betont werden. War auch bisher ein heilpädagogisches Urteil über ein Kind meist von weitreichender Bedeutung für dessen Leben, so wurde es nach dem *Anschluss* mitunter lebensgefährlich. Dabei geht es nicht um individuelle Schuldzuweisung, sondern um institutionelle Wechselwirkungen und das Zusammenspiel der unterschiedlichen Fürsorge- und Gesundheitsbehörden sowie -einrichtungen.

1158 WStLA, 1.3.2.209.1.A47, 1931 N-Z, Prot.-Nr. 1904.

1159 WStLA, 1.3.2.209.10, Aufnahmsprotokoll.

1160 Etwa schien zunächst ein Patient aus 1942 mit einem im Aufnahmsprotokoll des Spiegelgrunds genannten Buben übereinzustimmen, obwohl das Geburtsdatum auf der Krankenakte um etwa zwei Jahre von der Angabe im Protokollbuch abweicht, da in seinem heilpädagogischen Krankenakt eine Befundabschrift der Heilpädagogischen Abteilung vom 19. Juli 1943 beiliegt, die an die „Wagner v. Jauregg-Hei[l]- u. Pflegeanstalt der Stadt Wien“ gerichtet war – was also die Anwesenheit des Jugendlichen am Spiegelgrund-Gelände belegt. Der Patient war von der nunmehrigen Erziehungsanstalt (ehemals Waisenhaus) Hohe Warte an die Heilpädagogische Abteilung gebracht und in diese zurück entlassen worden. Empfohlen wurde: „Bei den derzeitigen Schwierigkeiten anderweitiger Unterbringung raten wir, doch noch einmal den Versuch zu machen, den Buben in Ihrer Anstalt zu halten.“ WStLA, 1.3.2.209.1.A47, 1942 N-Z, o.Nr. Ein Jahr und drei Monate nach seinem Abteilungsaufenthalt wurde ein Bub mit gleichem Namen am Spiegelgrund aufgenommen und verstarb dort 51 Tage später. Die bei Häupl, Kinder, 376, verzeichneten Daten, die eine ‚Taubstummheit' des Buben und dessen vorangegangene einjährige Unterbringung in Gugging angeben, zeigen aber, dass es sich nicht um den ehemaligen Patienten der Heilpädagogischen Abteilung handelte. WStLA, 1.3.2.209.10, Aufnahmsprotokoll.

„[E]r war sehr verzweifelt darüber, dass der Vater Jude war!"

Bevor weiter auf die Lebensrealitäten der Patient*innen im Sinn ihrer Lebensräume und behördlichen Kontakte eingegangen wird, ist zunächst eine andere Kindergruppe zu besprechen: die jüdischen Patient*innen. Für die Periode Asperger zeigte sich nämlich ein weiteres erhobenes Merkmal als für die Auswertung sinnvoll, allerdings nicht isoliert, sondern im Kontext der Analyse der vorangegangenen Jahre: Das Glaubensbekenntnis der Patient*innen, das für die Jahre 1912 bis 1944 rekonstruiert werden kann, nicht jedoch für die Zeitspanne von 1945 bis 1949, da im Stationsprotokoll keine diesbezüglichen Informationen vermerkt wurden. Das ist deshalb von Bedeutung, weil sich die allgemeinen Veränderungen für Juden*Jüdinnen und als solche durch die *Nürnberger Gesetze*[1161] definierte Menschen auch im Fürsorgesystem und daher in der Patient*innenstruktur der Heilpädagogischen Abteilung niederschlugen. Während die Zugehörigkeit zu einer Religionsgemeinschaft im Allgemeinen zunächst keine wesentlichen Erkenntnisse über die Patient*innenstruktur zu gewähren scheint, gibt es dennoch Aspekte, die dadurch erhellt werden können. Es ist in diesem Kontext hauptsächlich die generelle Frage nach jüdischen Patient*innen, die darüber Aufschluss zu geben vermag, inwiefern jüdische Minderjährige von allgemeiner Befürsorgung bzw. behördlich-institutioneller Aufmerksamkeit betroffen waren. Das ist insofern von Interesse, als es in Wien bis 1938 eine größere Anzahl von konfessionellen Einrichtungen der israelitischen Kultusgemeinde gab, die parallel zu staatlichen Institutionen existierten. Diese reichten von jüdischen Schulen über jüdische Fürsorgevereine bis hin zu jüdischen Spezialerziehungs- sowie Kinderheimen. Dadurch werden Rückschlüsse ermöglicht, inwiefern diese dezidiert jüdischen Einrichtungen die Diagnosedienste der Heilpädagogischen Abteilung in Anspruch nahmen und wie sich diese Zusammenarbeit im Einzelnen gestaltete. 1920 etwa wandte sich das Jugendamt mit dem Ersuchen um Unterbringung eines zehnjährigen Buben an die Kultusgemeinde, da die Hausparteien Misshandlungsanzeige gestellt hatten mit der Angabe, die Eltern würden ihn sehr vernachlässigen und sich ausschließlich um die kleine Stiefschwester kümmern. Die Kultusgemeinde sagte die Unterbringung zu, allerdings unter der Bedingung, amtlicherseits eine „genaue Angabe über die Art der Anstalt" zu erhalten, weswegen nun das Jugendamt die Einweisung in die Abteilung veranlasst hatte.[1162]

1161 Verordnung über die Einführung der Nürnberger Rassegesetze im Lande Österreich vom 20.5.1938, RGBl. I 1938, 594f.

1162 WStLA, 1.3.2.209.1.A47, 1920 N-Z, Prot.-Nr. 34. Bemerkenswert ist die Aufzeichnung über das Gespräch 1930, zu dem der ehemalige Patient eingeladen worden war: „Gutes Medium. Versucht

Weiters wird durch die Analyse dieser Patient*innengruppe im zeitlichen Verlauf sichtbar, welche Veränderungen sich durch die unterschiedlichen politischen Systeme im Untersuchungszeitraum in dieser Hinsicht ergaben. Im Vergleich mit der Gesamtzahl der jüdischen Bevölkerung Wiens kann zudem ein Eindruck gewonnen werden, ob jüdische Patient*innen an der Abteilung in vergleichbarer Anzahl vorhanden, über- oder unterrepräsentiert waren. Als dritter und besonders aufschlussreicher Punkt kann bei dieser Patient*innengruppe untersucht werden, wie weit rassenbiologische Denkmuster Eingang in die heilpädagogische Arbeit gefunden hatten. Hierbei ist die Frage zentral, bei wie vielen Kindern in der Diagnosestellung auf die Religionszugehörigkeit zum Judentum eingegangen wurde, ob Judentum überhaupt als religiöse Kategorie oder als ‚Rassenmerkmal' wahrgenommen wurde und ob bzw. inwiefern dies Einfluss auf die weitere Maßnahmensetzung/-empfehlung hatte.

Die Notizen über die Religionszugehörigkeit der Patient*innen richteten sich nach vorhandenen Dokumenten sowie den Angaben der Erziehungsberechtigten, es scheint aber bei der Erkundigung über die Familie auch die Frage nach der Religion der Eltern im Anamnesegespräch gestellt worden zu sein, da sich in Krankengeschichten immer wieder Notizen über (von den Kindern abweichende) Religionszugehörigkeiten der Eltern(-teile) finden. So etwa 1927 in der Anamnese über den Vater: „Jude getauft",[1163] oder bei einem siebenjährigen katholischen Pflegekind, über dessen Vater 1923 notiert wurde, dass er Jude sei – ohne jegliche weitere damit zusammenhängende Bemerkungen. Die Angabe, er sei verheiratet, lebe mit einer anderen Frau und sei ein leichtsinniger Mensch, steht nicht im Kontext der Religionszugehörigkeit, sondern der generellen Verzeichnung derartiger Angaben über Elternteile. Auf dem Deckblatt wurde aber neben der eigentlichen Diagnose „Epi-Karakter [sic]. (Sinnlose Zerstörungshandlungen, Schwankungen)" und „Noch Versuch in der Pr[ivat] Pflege" notiert: „Mischling."[1164]

Insgesamt waren zwischen 1912 und 1944 300 von 5.489 Patient*innen Angehörige der jüdischen Glaubensgemeinschaft, 321 Kinder gehörten dem evangelischen Glauben an, 4.351 Minderjährige waren römisch-katholisch. Prozentuell bedeutet das ein Verhältnis von 5,47 % jüdischen zu 5,85 % evangelischen und 79,27 % römisch-katholischen Patient*innen. Die übrigen 9,41 % verteilen sich auf altkatholische (44 bzw. 0,8 %), griechisch-, russisch- bzw. serbisch-orthodoxe (12 bzw. 0,22 %), hinduistische (2 bzw. 0,04 %), je ein muslimisches (0,02 %), koptisches (0,02 %) und methodistisches Kind (0,02 %) und – während der NS-Zeit – „gottgläubige" (56 bzw. 1,02 %) Kinder.

sich in Telepathie. [...] 5 Jahre in Eggenburg. [...] Sehr viel Neigung zur Mystik."

1163 WStLA, 1.3.2.209.1.A47, 1927 A-M, Prot.-Nr. 1416.

1164 WStLA, 1.3.2.209.1.A47, 1923 N-Z, Prot.-Nr. 530.

Dreimal (0,05 %) war die Religionszugehörigkeit nicht zuordenbar. Als konfessionslos wurden 79 (1,44 %) Minderjährige verzeichnet. Bei 318 Kindern (5,79 %) findet sich keine Angabe einer Religionszugehörigkeit.

Vergleicht man die allgemeine Bevölkerungsstatistik, zeigt sich für die Gesamtbevölkerung Wiens im Jahr 1923 bei einer Einwohnerzahl von 1.865.780 ein Anteil von 81,4 % römisch-katholischen Personen (1.518.330), 10,8 % Angehörigen des jüdischen Glaubens und 4,7 %, die einem der beiden evangelischen Bekenntnisse angehörten. 1,8 % waren konfessionslos.[1165] Im selben Jahr wurde an der Abteilung bei den 343 aufgenommen Patient*innen bei 86 % als Bekenntnis römisch-katholisch notiert, bei 5,3 % jüdisch, und bei 6,4 % evangelisch. Ein Patient war konfessionslos (0,3 %), bei fünf gab es keine Angabe zum Glaubensbekenntnis. Im Vergleichsjahr 1934 belief sich die Einwohnerzahl Wiens auf 1.874.130 Personen, von denen 78,7 % römisch-katholisch, 9,4 % jüdisch und 5,9 % evangelisch waren. 4,1 % der Wiener Bevölkerung waren konfessionslos. An der Heilpädagogischen Abteilung wurden in diesem Jahr insgesamt 163 Patient*innen aufgenommen. Von ihnen gehörten 78,5 % (128 Kinder) dem römisch-katholischen, 6,8 % dem jüdischen und 4,9 % dem evangelischen Glauben an, 3,7 % waren konfessionslos.

Die an der Abteilung notierten Bekenntnisse der Patient*innen spiegeln in etwa die Verteilung in der allgemeinen Bevölkerung Wiens wider, wobei zu beachten ist, dass in den allgemeinen Angaben nicht zwischen Erwachsenen und Minderjährigen unterschieden wurde, sodass eine Gegenüberstellung der Zahlen daher nur eine Annäherung bieten kann. Dennoch zeigt sich die eindeutige Dominanz des Katholizismus, wogegen bei der Gruppe der jüdischen Patient*innen der vergleichsweise geringere Prozentsatz am deutlichsten ins Auge fällt. Während bei konfessionslos und evangelisch erzogenen Minderjährigen die Abweichung von der Gesamtbevölkerung 1923 und 1934 höchstens 2 % ausmachte, bei den Katholik*innen zwar 1923 beinahe 5 %, jedoch 1934 unter 1 % lag, zeigt sich die größte Differenz bei den jüdischen Patient*innen 1923 mit mehr als 5 %. 1934 waren es immer noch mehr als 2 % Unterschied zum Anteil von Juden*Jüdinnen in der Wiener Gesamtbevölkerung. Während die stärkeren Differenzen 1923 als Abbild der Vielfalt der Einrichtungen interpretiert werden können, die in den 1920er Jahren in Wien die Untersuchung von als ‚auffällig' angesehenen Kindern und Jugendlichen anboten, weist in dieser Lesart die stärkere Annäherung der Zahlen 1934 auf eine Einengung der Fürsorgelandschaft hin, die in Zusammenhang mit den politischen Entwicklungen zu sehen ist.

1165 Statistisches Jahrbuch 1930–1935, 12.

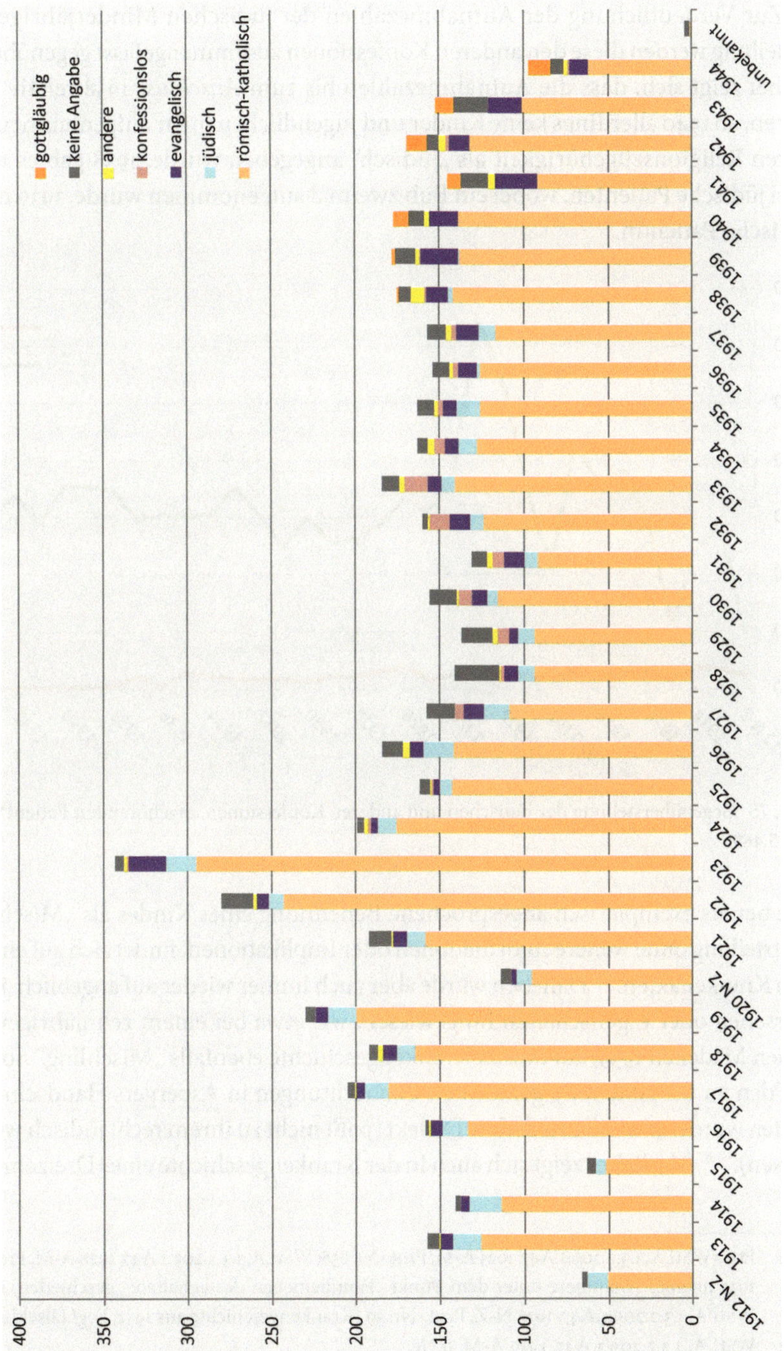

Abb. 74 Religionszugehörigkeit der Patient*innen zwischen 1912 und 1944, n = 5.489

Zur Verdeutlichung der Aufnahmezahlen der jüdischen Minderjährigen an der Abteilung werden diese den anderen Konfessionen zusammengefasst gegenübergestellt. Dabei zeigt sich, dass die Aufnahmezahlen bis zum *Anschluss* 1938 relativ konstant waren, ab 1940 allerdings keine Kinder und Jugendlichen mehr aufgenommen wurden, deren Religionszugehörigkeit als „jüdisch" angegeben wurde. 1938 gab es nur mehr drei jüdische Patienten, wobei ein Bub zweimal aufgenommen wurde, 1939 noch eine jüdische Patientin.

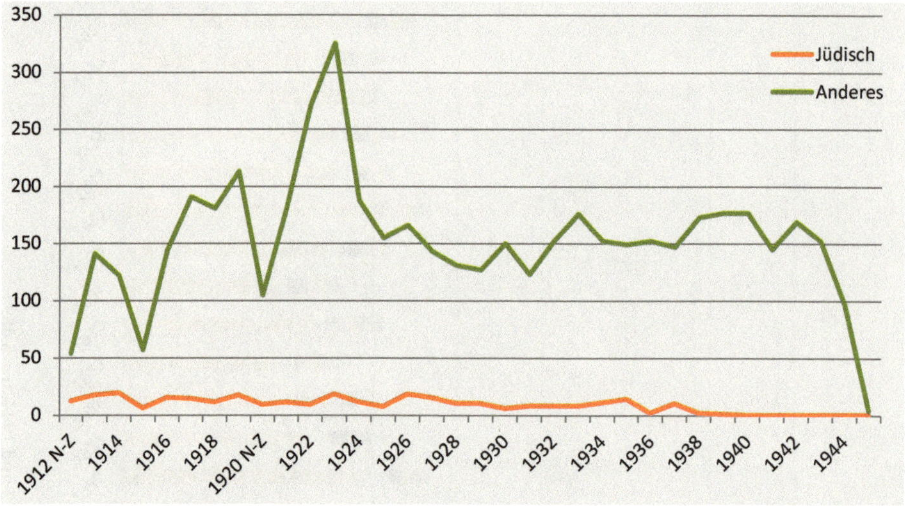

Abb. 75 Gegenüberstellung der jüdischen und anderen Konfessionen angehörenden Patient*innen, n = 5.489

Die bereits exemplarisch angesprochene Benennung eines Kindes als „Mischling", als Feststellung ohne weitere Informationen oder Implikationen, findet sich auf einer Reihe von Krankenakten.[1166] Daneben wurde aber auch immer wieder auf angeblich ‚jüdisches' Aussehen oder Eigenschaften hingewiesen, wie etwa bei einem zehnjährigen katholischen Mädchen 1939, auf dessen Krankengeschichte ebenfalls „Mischling" notiert und bei den an der Abteilung gemachten Beobachtungen in Aspergers Handschrift festgehalten wurde: „Auffallend derber Dialekt (paßt nicht zu ihrem recht jüdisch wirkenden Wesen)."[1167] Ähnliches zeigt sich auch in der Krankengeschichte eines Dreizehnjährigen

1166 Etwa WStLA, 1.3.2.209.1.A47, 1925 A-M, Prot.-Nr. 858; WStLA, 1.3.2.209.1.A47, 1928 A-M, Prot.-Nr. 1471. 1932 in einer Anamnese unter dem Punkt „Familienleben" festgehalten: „geschieden, Mischehe." WStLA, 1.3.2.209.1.A47, 1936 N-Z, Prot.-Nr. 59 [Krankengeschichte aus 1932, liegt fälschlich in 1936].

1167 WStLA, 1.3.2.209.1.A47, 1939 A-M, o.Nr.

1940, dessen Vater Jude war. Dies wurde bei den anamnestischen Daten als letztes mit den Worten „V. aus jüdischer Intellektuellenfamilie. Nichts Abnormes“ verzeichnet und darunter darauf hingewiesen: „Quält beide Eltern mit d. jüd. Abstammg. des V. [Beifügung in Kurzschrift nicht zu lesen] Begeisterter Nationalsozialist.“ In der Wiedergabe des Status praesens wurde bezüglich des Aussehens beschrieben: „glänzender Blick (vor allem die Augen wirken etw. jüdisch, das Gesicht sonst nicht)“, das „gekräuselte[s] Haupthaar“ wurde mit der fragenden Beifügung „(jüdisch?)“ kommentiert und diagnostisch wurde am Deckblatt festgehalten: „Schizoider Psychopath: ‚intellektuelle‘ Bosheiten in d. Familie, Konfliktneigg., Empfindlichkeiten, Verlegenheitsfaxen, Intellektueller (raßlich!)“.[1168] Das Thema des jüdischen Familienhintergrunds wurde im Befund 1940 von Asperger nicht berührt,[1169] es fand aber 1950 in einer Wiedergabe der damaligen Beobachtungsergebnisse auf Anfrage des Wiener Psychiaters Josef Berze (1866–1957) Erwähnung: „[...], er benahm sich sehr absonderlich, wiederholte mit quälender Ausdauer stereotyp gewisse Worte und Redensarten, abnorm wirkende Bosheiten gegen den Vater – er war sehr verzweifelt darüber, dass der Vater Jude war!“[1170] Dass Patient*innen nach den *Nürnberger Gesetzen* als ‚Mischlinge‘ definiert wurden, schlug sich auch in den heilpädagogischen Maßnahmenempfehlungen nieder, wie etwa bei einem elfjährigen Buben 1940: „Unbedingt wäre Anstaltsunterbringung anzuraten, etwa Dreherstrasse; recht aussichtsreich! Die Schwierigkeit ist nur, dass der Bub Mischling I. Grades ist.“[1171] Bei einem anderen Patienten wurde im Akt 1939 dagegen auf die Bezeichnung als „Mischling“ verzichtet und es finden sich auch sonst keine Äußerungen über das Judentum, es wurde allerdings in der Anamnese angegeben, dass der leibliche Vater Jude wäre und aufgrund der Vergewaltigung der Mutter, wodurch der Bub gezeugt worden sei, verurteilt wurde. Darüber hinaus wäre der Bruder des Vaters in der Vergangenheit Patient der Heilpädagogischen Abteilung gewesen: „schwachsinnig, soll Pat. sehr ähnlich sein“. Der mit „Psychopath, erethisches Temperament“ diagnostizierte knapp Dreizehnjährige sollte in der Anstalt Korneuburg untergebracht werden, in seinem Akt wurde an keiner weiteren Stelle auf seine teils jüdische ‚Abstammung‘ Bezug genommen.[1172]

1168 WStLA, 1.3.2.209.1.A47, 1940 N-Z, Archiv-Nr. 144.

1169 Asperger an Regierungsrat, 27. 8. 1940, WStLA, 1.3.2.209.1.A47, 1940 N-Z, Archiv-Nr. 144.

1170 [Ohne Unterschrift] an Berze, 7. 1. 1950, WStLA, 1.3.2.209.1.A47, 1940 N-Z, Archiv-Nr. 144. Zu Josef Berze vgl. Eberhard Gabriel, Josef Berze (1866–1957). Anstaltspsychiater, Psychopathologe, Schizophrenieforscher, Reformpsychiater, in: Schriftenreihe der Deutschen Gesellschaft für Geschichte der Nervenheilkunde 20 (2014), 285–300; Spring, Krieg, 132 f.

1171 Befund, 14. 11. 1940, WStLA, 1.3.2.209.1.A47, 1940 N-Z, Ambulanzkarten-Nr. 4260/1940. Die Diagnose lautete: „Charaktervariante (raßlich!): zu wenig Halt und Zusammenhalt, distanzlos, oberflächlich, geschwätzig, ungeschickt, Fehler im Takt, erethisch.“ Unterstreichung im Original.

1172 WStLA, 1.3.2.209.1.A47, 1939 A-M, Ambulanzkarten-Nr. 3868/19[?].

Hinweise auf angeblich typisch ‚Jüdisches' in Patient*innen begegnen allerdings bereits lange vor dem *Anschluss* und spiegeln die generelle Akzeptanz derartiger Zuschreibungen und die weite Verbreitung dieser Denkmuster wider. So wurde 1917 über eine Patientin, neben der Typisierung als „Witzblattfigur", festgehalten: „Typisch jüdisches Aussehen".[1173] Ähnliches findet sich auch in einer Wiedergabe des Status praesens eines Patienten 1937: „Jüdischer Gesichtsausdruck. Große Nase, große leicht abstehende Ohren." Der vergrößerte Abstand zur folgenden Angabe „Steife Mimik. Psychopathisches im Gesichtsausdruck" legt die Zusammengehörigkeit der ersten Beschreibung nahe.[1174] Daneben fand aber die Religionszugehörigkeit zum Judentum auch in anderen Formen Eingang in die Krankenakten, wie etwa durch die beiläufige (weil nicht für die Problematik des Patienten relevante) Notiz, dass es sechs Monate vor Beginn der Erkrankung „Pogrome im Wohnort" gegeben habe.[1175] Oder auch als mitausschlaggebend für die weitere Unterbringung, wie bei einem zehnjährigen Buben 1931, der wegen Benehmensschwierigkeiten vom Waisenhaus Probusgasse an die Abteilung überstellt wurde. Neben seinen Berichten über körperliche Misshandlung (Schläge, Ohrenziehen) wurde festgehalten: „Er möchte lieber in ein Heim mit jüdischen Kindern, weil ihn die Christen schimpfen."[1176] Auch ein Horterzieher wies in dem von ihm ausgefüllten Fragebogen für die heilpädagogische Untersuchung auf vergleichbare Probleme eines anderen Buben hin: „In der Gemeinschaft mit größeren Kindern wird er seines aufdrängenden Wesens wegen oft gehänselt und beschimpft (Jude!)".[1177]

Darüber hinaus ist festzuhalten, dass sowohl in Publikationen wie auch in den Akten immer wieder die Erwähnung „raßlicher" Eigenschaften oder Momente vorkommt, etwa in einer Diagnose 1932: „Rasslich-degenerative Konstit. Erethisches Benehmen. Charakterschwäche ohne ethischen Defekt".[1178] Während aus den Akten meist zu rekonstruieren ist, in welcher Form der Terminus ‚Rasse' im speziellen Fall gebraucht wurde und was er bezeichnen sollte, so geht dies aus den Publikationen nicht hervor. Lazar schrieb in *Medizinische Grundlagen der Heilpädagogik* 1925 immer wieder von „raßlichen, beziehungsweise konstitutionellen Eigenschaften", ohne jeweils weiter darauf einzugehen.[1179] Deutlich wird daran aber in jedem Fall, dass das Konzept

1173 WStLA, 1.3.2.209.1.A47, 1914 A-M, Prot.-Nr. 219 [Krankengeschichte des zweiten Aufenthalts 1917, mit jener vom ersten Aufenthalt 1914 abgelegt].

1174 WStLA, 1.3.2.209.1.A47, 1937 A-M, o.Nr.

1175 WStLA, 1.3.2.209.1.A47, 1920 N-Z, Prot.-Nr. 1041.

1176 WStLA, 1.3.2.209.1.A47, 1931 A-M, Prot.-Nr. 1927.

1177 Fragebogen für die heilpädagogische Untersuchung, 12.12.1932, WStLA, 1.3.2.209.1.A47, 1932 N-Z, o.Nr.

1178 WStLA, 1.3.2.209.1.A47, 1932 N-Z, o.Nr.

1179 Z. B. Lazar, Grundlagen, 45.

der ‚Menschenrassen‘ auch in der institutionellen Heilpädagogik verankert war und entsprechend prominenter zeitgenössischer Strömungen zur Anwendung kam und dabei natürlich bestimmend für die Beurteilung von Patient*innen wirken konnte.

Daneben fanden aber auch gegenteilige Informationen, also über NS-Sympathien von Patient*innen (sowie deren Eltern[1180]) Eingang in die Krankenakten. Ein frühes Beispiel datiert aus 1924, wo in der Anamnese die Angaben der Eltern sehr ausführlich verzeichnet wurden. Darunter findet sich der Bericht, dass der elfjährige Patient „Hakenkreuzler“ wäre und einmal dem Vater gedroht hätte, „ich ruf Hakenkreuzler die schießen dich nieder.“[1181] Bei der Wiederaufnahme eines Buben 1933 wurde kein Einlieferungsgrund angegeben, aus der anamnestischen Wiedergabe des Verhaltens kann aber geschlossen werden, dass seine Beziehungen zum Nationalsozialismus – die NSDAP war zum Zeitpunkt seiner Aufnahme im Mai 1933 noch nicht verboten – in Beziehung zu seinem berichteten Verhalten standen. So war der Elfjährige, der als mit „Leib und Seele Hitleranhänger“ nach einer Phase der Begeisterung für den Kommunismus bezeichnet wurde, auf „einen poln. Juden auf offener Straße mit d. Messer losgegangen.“ Darüber hinaus habe er die Unterschrift des Vaters gefälscht, um der HJ beitreten zu können und den Eltern auch Geld für die Zahlung des Mitgliedsbeitrags gestohlen. Anderes, wie ein Einbruchdiebstahl in eine „Marktbude“ wurde nicht in Zusammenhang mit NS-Sympathien notiert, der Diebstahl eines Gewehrs und von Patronen bei einer „Schießbude“ dagegen insofern, als er die Gegenstände einem SA-Mann zur Aufbewahrung übergeben habe.[1182] Nach dem *Anschluss* fand der Nationalsozialismus darüber hinaus immer wieder in den Zeichnungen der Patient*innen Widerhall, etwa wenn Hakenkreuzfahnen oder Ähnliches darin integriert wurden.

Jüdische Patient*innen 1938/39

Der erste jüdische Patient 1938 wurde von 15. Jänner bis 15. Februar 1938 und dann erneut vom 14. bis 22. März desselben Jahres an der Abteilung aufgenommen, also das erste Mal vor, das zweite Mal unmittelbar nach dem *Anschluss*. Es handelte

1180 Etwa 1939 in der Anamnese über einen Vater, der sich „in der Verbotszeit viel betätigt“ hätte, weswegen es „ständig Hausdurchsuchungen“ gegeben habe. WStLA, 1.3.2.209.1.A47, 1939 A-M, Ambulanzkarten-Nr. 3861/199 [sic].

1181 WStLA, 1.3.2.209.1.A47, 1924 N-Z, Prot.-Nr. 700.

1182 WStLA, 1.3.2.209.1.A47, 1931 A-M, Prot.-Nr. 1988/31 [Krankengeschichte aus 1933, abgelegt im Jahrgang der ersten Aufnahme].

sich dabei um Wiederaufnahmen eines 1934 das erste Mal stationär beobachteten Buben, der zudem seit 1929 in ambulanter heilpädagogischer Behandlung stand.[1183] Bei der ersten Aufnahme neun, bei der zweiten und dritten dreizehn Jahre alt, war der Bub 1934 aufgrund drohenden Schulausschlusses zur Aufnahme gebracht und wieder zu seinen Eltern entlassen worden. Die Schulausschlussdrohung bedeutete konkret, dass die Lehrerkonferenz den Stadtschulrat nach Beratung gebeten hatte, den Buben von der Schule auszuschließen und an eine „Sonderschule für schwererziehbare Kinder" zu überweisen.[1184] Im Jänner 1938 wurde kein Einlieferungsgrund notiert, es erfolgte aber bei der Entlassung die Überstellung in das Kinderheim Türkenschanze. Diagnostiziert wurde ein „neuropathisches Syndrom: Unruhe, Reizbarkeit, Einsichtslosigkeit, erethischer Charakter". Die Aufnahme im März 1938 erfolgte wegen „Aufregungszuständen", in der Befundabschrift vom Entlassungstag wurde festgehalten:

> „Schwer psychopathisches Bild, dessen wesentliches Symptom eine besondere Empfindlichkeit und paranoide Reizbarkeit ist. Der Knabe fühlt sich ständig benachteiligt und ungerecht behandelt, was zu ununterbrochenen Konflikten mit der Umgebung führen muss. Dieser Charakterveranlagung gegenüber hat der jeweilige Anlass der Konflikte relativ geringere Bedeutung (in dieser Zeit wird natürlich das Politische im Mittelpunkt seiner Konflikte stehen). Es muss betont werden, dass der Knabe für sein Verhalten nur in sehr herabgesetztem Masse verantwortlich zu machen ist, dass man daher z. B. viele seiner Aeusserungen nicht zu ernst nehmen darf (was natürlich nicht ausschließt, dass man im Interesse der Klassendisziplin sehr oft eingreifen muss)."[1185]

Neben dieser beiläufigen Einbeziehung der aktuellen politischen Situation in die Beurteilung findet sich diese Thematisierung auch immer wieder in den Aufzeichnungen über das Verhalten des Buben an der Station. Wenngleich das reale Ausmaß der Bedeutung des *Anschlusses* für das konkrete Schicksal des Patienten keineswegs in umfassender Form in die Beurteilung der kindlichen Handlungen einbezogen wurde, so spiegelt sich dennoch in den notierten Äußerungen des Dreizehnjährigen das Bewusstsein über die aktuelle politische Situation deutlich wider, zunächst im Verlaufsbericht vom 18. bis 20. März 1938:

1183 WStLA, 1.3.2.209.1.A47, 1934 A-M, Ambulanzkarten-Nr. 18159/1929; WStLA, 1.3.2.209.1.A47, 1938 A-M, o.Nr., Deckblatt fehlt.

1184 Oberlehrer an Stadtschulrat (Abschrift), 7. 6. 1934, WStLA, 1.3.2.209.1.A47, 1934 A-M, Ambulanzkarten-Nr. 18159/1929.

1185 Befundabschrift, 22. 3. 1938, WStLA, 1.3.2.209.1.A47, 1938 A-M, o.Nr., Deckblatt fehlt.

> „Er ist viel unangenehmer als vor 3 Wochen, als er da war. Bei der ‚Hitler-Rede‘ stützte er seine Hände auf den Tisch, legte seinen Kopf hinein, stierte vor sich hin ins Leere, war sehr aufgebracht; wenn ein Kind gejubelt hat so riß er seine Augen auf und wurde ganz blaß; war dann den ganzen Abend rebellisch[,] stänkerte, lehnte sich gegen alle auf – machte über Ärzte u. Schwestern abfällige Bemerkungen wegen der politischen Bewegung. (Strohmanderl sands alle). Alle hat er beschuldigt: ‚weil i a Jud bin‘ und s. w.“[1186]

Über den 16. März war im Krankenakt als darauffolgender Eintrag detailliert festgehalten worden:

> „Seine übliche Gereiztheit war noch um einige Nuancen verstärkt seit dem Umsturz. Jede Ermahnung, jede Zurechtweisung von Seite der Schwester legte er als antisemitische Hetzerei aus. Er war beim Lernen unerträglich störend.
> Einmal kam er wütend aus dem Badezimmer. ‚Wer hat auf das Leintuch vom [anderen Patienten] Jud geschrieben. So a Gemeinheit, a[?]ieren muß ma se net lassen. Das kann nur a Schwester gwesn sein. Das sieht ihnen ähnlich. Es kommt sonst niemand in den Schrank hinein.‘
> Ich glaube, er hat das selbst geschrieben, um einen Grund zur Herausforderung zu haben. (Gesehen habe ich die Schrift nicht.)“[1187]

Vonseiten der Heilpädagogischen Abteilung wurde in den Aufzeichnungen den Befürchtungen des Minderjährigen kein Gewicht beigemessen. Der Patient selbst war allerdings nicht erst durch das konkrete Ereignis des *Anschlusses* für die politische Situation sensibilisiert – bereits in der Krankenakte des ersten Aufenthalts 1938 finden sich diesbezügliche Notizen: „Interessiert sich sehr für Politik u. die Zeitung überhaupt.“[1188] Auch über politische Diskussionen mit einem anderen Patienten wurde berichtet: „Politisiert in der hitzigsten Weise mit [einem Patienten]; wird sehr ausfällig. Gibt sich als Marxist aus u. glaubt informiert zu sein.“[1189]

Bei einem anderen Patienten desselben Jahres, bei dem auf dem Deckblatt der Krankenakte kein Glaubensbekenntnis angegeben, der aber, wie aus den Notizen und der Tatsache, dass er der in der Leintuch-Angelegenheit genannte Patient war, hervorgeht, Jude war, wurde gemäß der allgemeinen Trennung ‚jüdischer‘ und ‚arischer‘ Bürger*innen im Nationalsozialismus die Unterbringung „bei jüdischen Pflegeeltern“

1186 Beobachtungsnotiz 18.–20. 3. 1938, WStLA, 1.3.2.209.1.A47, 1938 A-M, o.Nr., Deckblatt fehlt.
1187 Beobachtungsnotiz 16. 3. 1938, WStLA, 1.3.2.209.1.A47, 1938 A-M, o.Nr., Deckblatt fehlt.
1188 Beobachtungsnotiz 15. 2. 1938, WStLA, 1.3.2.209.1.A47, 1938 A-M, o.Nr., Deckblatt fehlt.
1189 Beobachtungsnotiz 10. 2. 1938, WStLA, 1.3.2.209.1.A47, 1938 A-M, o.Nr., Deckblatt fehlt.

empfohlen.[1190] In der Krankenakte der letzten jüdischen Patientin der Abteilung im Nationalsozialismus tritt die reale politische Situation besonders deutlich hervor. Das zwölfjährige Mädchen war für nur vier Tage im März 1939 wegen „Wesensveränderung" aufgenommen und wurde mit der unklaren Diagnose „Schizophrenie (?), schwere Verwirrtheit" an die Psychiatrische Klinik überstellt. In der Anamnese wurde verzeichnet: „2 Tage vor der Aufnahme benahm sie sich verrückt. Redete von Judenverfolgung, hatte große Angst, fragt sich selbst, ob sie verrückt oder wahnsinnig sei. Sie hielt einen bekannten Juden für erhängt, wurde aber vom Gegenteil überzeugt."[1191] Dass „Verwirrung und Vernunft" sich abwechselten wurde ebenso notiert, wie die Unterbringung einer Schwester der Patientin am Steinhof wegen Schizophrenie, ein Nervenzusammenbruch der Mutter kurz nach der Hochzeit und die ‚Geisteskrankheit' eines Onkels des Vaters mit der Beifügung „(Liebesgeschichte)". Das Verhalten des Mädchens wurde weiter beschrieben: „Gleich nach dem Umbruch war sie ganz kurze Zeit (einige Tage) ruhig, hat nichts gesprochen, war apathisch, einige Tage später hat sie in besondere Lustigkeit u. Lebhaftigkeit umgeschlagen."[1192] Dreimal erhielt das Mädchen Scopolamin, ein gängiges Beruhigungsmittel in der zeitgenössischen Schizophrenie-Therapie, das der Patientin abends vor dem Zubettgehen verabreicht wurde.[1193] Im Folgenden wurde bemerkt, dass sie ruhiger wäre, wenn sie allein war. Aus einer Notiz geht zudem hervor, dass das Mädchen in einem Gitterbett bleiben musste, in dem sie „[herum]turnt" und „Netz u. Bettwäsche" zerriss, zudem „spuckt, masturbiert". Ihr Redefluss wäre ununterbrochen, sie würde alles, was sie sähe – Gegenstände wie auch Tätigkeiten von Schwestern – verbalisieren und so „verarbeiten", weiter: „jüdisch u. nationalsozialistisch gehen durcheinander, Dachau, Affidavit, deutscher Gruß, Psychiatrie, hebräische Gesänge". Über die konkrete Situation an der Abteilung wurde notiert: „Im Verlauf des Hierseins Steigerung des ganzen Zustandes, zeitw. (was anfangs nicht war) starker Angstaffekt. Nichts halluzinatorisches beobachtet." Schließlich fand auch die ‚Rassenzugehörigkeit' des Mädchens in stereotyper Weise Erwähnung: „Für Alter u. Rasse auffallend rückständige Sexualentwicklung". Dass die politische Situation einen gewissen Einfluss auf den Zustand des Mädchens gehabt hatte, geht aus der letzten Notiz Aspergers in dem Krankenakt hervor: „Nach dem ganzen Bild u. dem Verlauf, bes. aber nach d. Anamnese (1. Schub nach d. Umbruch?) u. d. Belastg. wohl eher Schizophrenie als

1190 Befund, 22. 3. 1938, WStLA, 1.3.2.209.1.A47, 1938 N-Z, o.Nr.

1191 WStLA, 1.3.2.209.1.A47, 1939 A-M, o.Nr.

1192 WStLA, 1.3.2.209.1.A47, 1939 A-M, o.Nr.

1193 Fieberkurve sowie Beobachtungsnotizen 4., 5., 7. 2. 1939, WStLA, 1.3.2.209.1.A47, 1939 A-M, o.Nr. Vgl. Hans Bangen, Geschichte der medikamentösen Therapie der Schizophrenie, Berlin 1992.

Amentia nach Grippe.“[1194] Entsprechend dieser Diagnose ist die Patientin – vermutlich von der Psychiatrischen Klinik aus – in die Anstalt „Am Steinhof“ gebracht worden, von wo sie am 6. März 1941 nach Schloss Hartheim/Oberösterreich deportiert und dort ermordet wurde.[1195]

Ein anderes Beispiel, wie die konkreten nationalsozialistischen Verfolgungsmaßnahmen in den Akten Niederschlag finden konnten, zeigt der Akt einer Patientin des Jahres 1926. Über das Mädchen, das während des Aufenthalts fünfzehn Jahre alt war und die Diagnose „Charakterologische Mängel (Oberflächlichkeit bei ungünstigen häusl. Verhältn.)“ erhalten hatte, wurde 1944 ein Strafregisterauszug angefordert – unklar ist, weshalb, da dies meist ehemalige Patient*innen betraf, die entweder als ‚dissozial‘ oder kriminell (veranlagt) diagnostiziert worden waren. Die Auskunft darauf lautete, dass die mittlerweile über vierzigjährige, verheiratete Frau „am 28.10.1941 nach Litzmannstadt abgemeldet“ worden sei. Die Suche in der DÖW-Opferdatenbank ergab dagegen das Datum 9. April 1942, an dem die Deportation nach Izbica erfolgt war – von wo keine Überlebenden bekannt sind.[1196]

Die Heilpädagogische Abteilung und die Gesundheitsämter

Zentral in der Beschäftigung mit institutionellen Vernetzungen und Kooperationsformen im Nationalsozialismus ist die Berücksichtigung ‚inhaltlicher Kollaboration‘, die nicht an Parteimitgliedschaften festzumachen ist, sondern in der Übereinstimmung oder Anpassung wissenschaftlicher Theorien, Praxen oder Handlungsformen besteht.[1197] Dabei geht es im Kontext der Heilpädagogik auch um das Zusammenwirken der verschiedenen Fürsorge- und Gesundheitsinstitutionen, die ein engmaschiges Netz der Überwachung und Erfassung formten. Wie weit die in einer Beurteilung durch das Gaupersonalamt angeführte Konformität Aspergers mit nationalsozialistischen „Fragen der Rassen- und Sterilisationsgesetzgebung“ real bestand,[1198] kann nicht beantwortet werden. Nach jetzigem Wissenstand führte er keine Meldungen

1194 WStLA, 1.3.2.209.1.A47, 1939 A-M, o.Nr. Unterstreichung im Original.

1195 DÖW Opfersuche.

1196 WStLA, 1.3.2.209.1.A47, 1920 N-Z, Prot.-Nr. 1174 [Krankengeschichte aus 1926, liegt fälschlich unter 1920]; DÖW Opfersuche.

1197 Mark Walker, The Nazification and Denazification of Physics, in: Walter Kertz (Hg.), Hochschule im Nationalsozialismus, Braunschweig 1994, 79–91.

1198 Gaupersonalamt an Gemeindeverwaltung des Reichsgaues Wien, 1.11.1940, WStLA, PA Hans Asperger.

nach dem GzVeN durch.[1199] Sicher ist jedoch, dass er und die übrigen Abteilungsmitarbeiter*innen verlässlich die Anfragen unterschiedlicher Gesundheitsämter über ehemalige Patient*innen, auch im Rahmen von Erbgesundheitsgerichtsverfahren oder den Vorerhebungen dazu, beantworteten.

Die ersten Anfragen von Gesundheitsbehörden über ehemalige Patient*innen der Abteilung stammen vom Herbst 1939 und somit aus den ersten Monaten, in denen die im Nationalsozialismus neugegründete Abteilung Erb- und Rassenpflege des Wiener Hauptgesundheitsamts mit dem Zusammentragen der verfügbaren Daten über die Wiener Bevölkerung zum Aufbau einer „Erbkartei" begonnen hatte – mit der Einrichtung der „Sippenregistratur" wurde fünf Monate nach Beginn des Gesamtprojekts im Juli des Jahres angefangen.[1200] Die Anfragen betrafen sämtlich vor dem *Anschluss* aufgenommene Patient*innen, wie Anfang September 1939 einen Buben, der 1929 mit knapp sechs Jahren stationärer Patient war. Die Auskunft an die „Verwaltung der Stadt Wien, Hauptabteilung 5, Gesundheitswesen, Abtg.: Erb- u. Rassenpflege (Sippenregistratur), Sippentafel Nr. [...]" lautete:

> „Der Mj. wurde 1929 wegen Zornanfällen, Aggressionen gegen die Mutter und Unverträglichkeit unter Kindern an die heilpädagog. Abteilung aufgenommen und als erethisch debil in der Anstalt Biedermannsdorf untergebracht. Ueber die Familie ist bekannt, dass der Kv.

1199 Dass das AKH allgemein der Meldepflicht nicht besonders verlässlich nachkam, beschreibt Czech, Asperger, 19. Hinzu kommt, dass Forschungen für Tirol ergeben haben, dass nach einer ersten Welle von Meldungen sämtlicher behördlich erfasster, unter das GzVeN fallender Personen inklusive Kindern unter zehn Jahren in den ersten Monaten nach Einführung des Gesetzes mit 1. Jänner 1940, kaum mehr Meldungen von präpubertären Minderjährigen erfolgten, da an ihnen keine Zwangseingriffe vorgenommen wurden. Diese Informationen stammen aus dem Forschungsprojekt *„Unfruchtbarmachung" und „freiwillige Entmannung". Die Innsbrucker Universitäts-Kliniken und die Erbgesundheitsgerichte des Gaues Tirol-Vorarlberg*, Projektleitung Dirk Rupnow, Projektbearbeitung Ina Friedmann, Laufzeit 2017–2020, gefördert von Land Tirol, Land Vorarlberg, Nationalfonds der Republik Österreich für Opfer des Nationalsozialismus. Die nach aktuellem Wissensstand nicht erfolgte Meldung von Patient*innen durch Asperger kann verschieden gedeutet werden: Sie kann aus Ablehnung der Sterilisationspolitik unterblieben sein oder etwa aus der Meinung, dass die Patient*innen in der Regel zu jung wären, um eine diesbezügliche Entscheidung zu treffen oder behördliche Vorgänge in Gang zu setzen. Sie könnte allerdings auch in einer ‚Sammelmeldung' erfolgt sein, die keinen Niederschlag in den einzelnen Patient*innenakten fand. Durch die gewissenhafte Ablage später entstandener Schriftstücke in den Akten sowie Recherchen über ehemalige Patient*innen Monate oder Jahre nach Abteilungsaufenthalt und der Dokumentation der Ergebnisse erscheint die letzte Variante zwar sehr unwahrscheinlich, kann aber dennoch nicht gänzlich ausgeschlossen werden.

1200 Czech, Erfassung, 44 u. 46.

damals als Trinker jähzornig und brutal und die Km. nach 5 Fehlgeburten sehr nervös war. Das 1. Kind der Mutter war mit 4 Jahren an Masern gestorben.“[1201]

Nur knapp zwanzig Tage später datiert die nächste, diesmal ausführlichere Auskunft an dieselbe Stelle, die Sippenregistratur, über eine zuletzt 1930 im Alter von fünfzehn Jahren aufgenommene Patientin:

> „Zum ersten Mal wurde das Mädchen 7jährig (1922) wegen häuslicher- und Schuldissozialität an der heilpädagogischen Abteilung der Kinderklinik aufgenommen. Kleinere Gelddiebstähle, Aggressionen gegen die Mutter, Herumstravanzen, ausgeprägter Zerstörungstrieb und sexuelle Unarten hatten ein Verweilen zu Hause unmöglich gemacht. Die abschliessende Diagnose lautete damals: Erethische Debilität, hypomanische Zudringlichkeit.
> Wegen Zunahme der bisherigen Schwierigkeiten und Schuldebilität (mit 9 Jahren ging es in die 2. Kl. Hilfsschule) wurde es 1924 wieder aufgenommen. Es kam dann in die E. A. Eggenburg und blieb dort bis 1929.
> Im Jahre 1930 wurde das Mädchen wegen menstruellen Erregungszuständen an der Psychiatrischen Klinik aufgenommen (17.2.–6.3.) und von dort an unsere Abteilung transferiert. Es bestand eine ausgesprochene Schuldebilität, aber für praktische Aufgaben war das Kind recht gut verwendbar. Bei der Entlassung wurde eine Anstellung in Hilfsarbeit geraten.
> Über die Familienverhältnisse wurde angegeben, dass der Kindesvater Trinker, sehr rabiat und arbeitsscheu sei und dass auch dessen Eltern Trinker gewesen seien. Mütterlicherseits sei der Vater Trinker und die Grosseltern seien am Steinhof gestorben. Über die 4 Geschwister des Mädchens wurden keine belastenden Angaben gemacht.“[1202]

Im Vergleich zu der nur kurz zuvor angefertigten Auskunft an die Sippenregistratur fällt auf, dass die diskreditierenden Angaben über die Familie in dieser Befundabschrift als Hörensagen ausgewiesen wurden. Deutlich wird dagegen der Fokus auf bestimmte Faktoren: Nicht zufällig wurden diese Anfragen über Minderjährige aus Familien gestellt, deren Mitglieder durch als deviant angesehene Verhaltensweisen die Aufmerksamkeit von Behörden erhielten. In diesen beiden Fällen handelte es sich dabei besonders um den Alkoholkonsum des Vaters, im zweiten Beispiel noch verschärft durch eine behauptete ‚Arbeitsscheu‘. Solche wissenschaftlichen Beurteilungen

---

1201 Hiti an Verwaltung der Stadt Wien, 9. 9. 1939, WStLA, 1.3.2.209.1.A47, 1929 A-M, Prot.-Nr. 1632.

1202 Goll an Verwaltung der Stadt Wien, 28. 9. 1939, WStLA, 1.3.2.209.1.A47, 1930 N-Z, Prot.-Nr. 1754. Handschriftlich wurde auf dem Schreiben notiert: „Dieser Bfd. wurde abgeschrieben u. am 18.VII.1941 an den Anstaltsarzt der Anstalt Kaiser-Ebersdorf abgeschickt.“ Da es sich dabei um eine Korrekturerziehungseinrichtung für männliche Minderjährige handelte, ist davon auszugehen, dass ein Bruder der jungen Frau dort interniert war.

wurden für die Konstruktion ganzer Familien als ‚asozial' herangezogen, „schwere" Alkoholkrankheit war zudem der einzige offiziell nicht als ‚Erbkrankheit' definierte Grund für eine Zwangssterilisierung nach dem GzVeN.[1203] Die Länge des zweiten Befunds jedenfalls ist auf die Mehrfachaufnahmen des Mädchens zurückzuführen, durch die wesentlich mehr Daten vorhanden waren. Die dritte Auskunft an die Sippenregistratur betraf einen Buben, der bald nach dem Aufenthalt an der Abteilung in der Anstalt Eggenburg untergebracht wurde, nachdem dies von der Abteilung beantragt worden war:

> „Die Aufnahme am 31.8.35 an die heilpäd. Station der Kinderklinik erfolgte wegen häufiger, nicht abstellbarer Eigentumsdelikte in Schule, Haus und bei Fremden.
>
> Über die Familie gab die Km. damals an: 1. ae Kind, Kv. Jude in Jugoslavien, kümmert sich nicht um das Kind, Km.: seit dem 14. Jahr Anfälle (Epi? Hy?), 10 jähr. Bruder des Kindes in Steinhof und Gugging, Vater der Km.: Säufer.
> Der Mj. zeigte sich hier als debiler, läppischer und kritikloser, altkluger Junge. Seine Diebereien sind allem Anschein nach auf seine gefühlsarme und recht aktive Triebhaftigkeit zurückzuführen. Nach Aussehen und Haltung machte er einen grotesken Eindruck. Es bestand ausserdem ein Sprachfehler (Sigmatismus).
> Er war später 1935/36 in Eggenburg und wurde auch dort als ‚rechtes Sorgenkind' bezeichnet, wie die Km. angab."[1204]

Auch 1940 wurde zunächst über einen Patienten, der 1930 zur Feststellung seines Hörvermögens im Alter von fünf Jahren aufgenommen und mit „Taubstummheit mit Hörresten" diagnostiziert, bei einer ambulanten Nachuntersuchung 1934 aber für gänzlich „taubstumm" befunden worden war, ein Auszug der Krankengeschichte für die „erbbiologische Bestandsaufnahme" angefertigt. Nach einer weiteren Aufnahme 1940 wurde 1942 erneut ein Befund an die Abteilung Erb- und Rassenpflege des Wiener Hauptgesundheitsamts übermittelt, der über die aktuelle Entwicklung des Patienten informierte.[1205] Weitere diesbezügliche Informationen sind in dem Krankenakt nicht

---

1203 Amesberger/Halbmayr/Rajal, „Arbeitsscheu", 51; §1 (3), Gesetz zur Verhütung erbkranken Nachwuchses vom 14. Juli 1933, RGBl. I, 529 (GzVeN).

1204 Hiti an Verwaltung der Stadt Wien, 29. 8. 1939, WStLA, 1.3.2.209.1.A47, 1935 N-Z, Ambulanzkarten-Nr. 1399/1929. Unterstreichungen im Original. – Hier im Gegensatz zu den beiden vorigen Akten auch das Anfrageschreiben der Abteilung Erb- und Rassenpflege vorhanden.

1205 Betr.: Sippenakt 1799/1, 14. 2. 1940 sowie Befund, 2. 3. 1942, WStLA, 1.3.2.209.1.A47, 1930 A-M, Prot.-Nr. 1815. Weitere Beispiele in WStLA, 1.3.2.209.1.A47, 1932 N-Z, Prot.-Nr. 2125: Anfrage von Gesundheitsamt und Befundabschrift 1942; WStLA, 1.3.2.209.1.A47, 1927 A-M, Prot.-Nr. 1290:

enthalten, auch die Anfragen des Hauptgesundheitsamts liegen nicht bei, die Diagnose der „Taubstummheit“ legt allerdings eine Erfassung im Rahmen des GzVeN nahe, da „erbliche Taubheit“ zu den darin festgeschriebenen ‚Erbkrankheiten‘ zählte.

Neben Auskünften zur Erstellung von Sippenbögen über die ehemaligen Patient*innen, die bedeuteten, dass die Betroffenen selbst oder Angehörige von ihnen ins Visier der Gesundheitsbehörden gekommen waren, wurden ab 1940 regelmäßig Anfragen verschiedener Gesundheitsämter um Abschriften oder Auszüge von Krankenakten beantwortet. So im Herbst 1940 die Anfrage eines Wiener Bezirksgesundheitsamts „[z]um Zwecke einer amtsärztlichen Beurteilung“ über eine mittlerweile fast vierzigjährige ehemalige Patientin, die mit „echte epileptische Anfälle“ und „weitere psychopathische Wesenszüge“ beantwortet wurde.[1206] Bei Epilepsie handelte es sich um eine der im GzVeN genannten ‚Erbkrankheiten‘, die unter der Bezeichnung „erbliche Fallsucht“ zu einer Zwangssterilisierung führen sollte. Da die Frage der ‚Erblichkeit‘ eine wesentliche Rolle spielte, fällt auf, dass auf die Benennung einer Ursache sowie diesbezüglicher Vermutungen in der Befundabschrift verzichtet wurde. Ob dies mit Absicht geschah oder aus anderen Gründen unterblieben war, kann nicht bestimmt werden. Als nicht erblich galt allerdings Epilepsie, die auf exogene Ursachen zurückzuführen war.[1207] In einem anderen Fall erkundigte sich das zuständige Gesundheitsamt 1943 dezidiert nach der Diagnose und konkret, „ob es sich um eine Erbkrankheit handelt.“[1208] Die Antwort der Abteilung ist nicht erhalten, im Akt wurde zudem keine Diagnose verzeichnet. Noch deutlicher, weil hier ersichtlich ist, dass ein Erbgesundheitsgerichtsverfahren bereits in Gang gesetzt war, ist die Anfrage eines Gesundheitsamts aus 1944 über einen Patienten des Jahres 1926 „[i]n der Erbgesundheitssache“.

Anfrage von Gesundheitsamt und Befundabschrift 1942; WStLA, 1.3.2.209.1.A47, 1935 N-Z, o.Nr.: Anfragebeantwortung an das Gesundheitsamt 1944; WStLA, 1.3.2.209.1.A47, 1926 A-M, Prot.-Nr. 1233: Anfrage von Gesundheitsamt und Befundwiedergabe 1944; WStLA, 1.3.2.209.1.A47, 1921 N-Z, Ambulanzkarten-Nr. 17503/1932: Anfrage des Kriminalbiologischen Instituts des Reichsgesundheitsamts Zweigstätte Dahlem zwecks „kriminalbiologischer Untersuchungen“ über die ehemalige Patientin sowie Befundabschrift 1942; WStLA, 1.3.2.209.1.A47, 1917 A-M, Prot.-Nr. 816: Befundabschrift an „Ges.Amt XXIII“ vom 24.1.1943.

1206 Bezirksgesundheitsamt an Universitäts-Kinderklinik, 19.9.1940 sowie A. an Bezirksgesundheitsamt, 14.10.1940, WStLA, 1.3.2.209.1.A47, 1921 N-Z, Prot.-Nr. 1105. Ein anderes Beispiel ist nur durch eine Notiz auf einer Befundabschrift ohne Datum oder Adressaten*Adressatin rekonstruierbar: „Dieser Auszug aus d. Krankeng. wurde abgeschrieben u. am 13.III.42 an d. Gesundheitsamt abgeschickt.“ WStLA, 1.3.2.209.1.A47, 1937 N-Z, o.Nr.

1207 Dazu sowie zur Einführung des eigentlich nicht mehr gebrauchten Begriffs „Fallsucht“ im Nationalsozialismus vgl. Michael Martin/Heiner Fangerau/Axel Karenberg, Neurologie und Neurologen in der NS-Zeit: Das Beispiel der Epilepsieforschung, in: Der Nervenarzt 87 (2016), 18–29, 20 f.

1208 WStLA, 1.3.2.209.1.A47, 1943 N-Z, Ambulanzkarten-Nr. 3458/1943.

Berichtet in der kurzen Antwort wurde von den Erziehungsschwierigkeiten, die zur Einlieferung geführt hatten und die an der Abteilung als Folgen einer Enzephalitis lethargica diagnostiziert worden waren.[1209] Während es sich dabei allerdings um in der Regel im Vorfeld einer Erbgesundheitsgerichtsverhandlung zur Entscheidung über die letztliche Antragstellung eingeholte Informationen handelte, liegen anderen Krankenakten auch direkt an Erbgesundheitsgerichte adressierte Befundabschriften bei.[1210] Das Beispiel eines 1924 aufgenommenen Patienten verdeutlicht, in welcher Form die gewünschten Angaben übermittelt wurden:

> „Aufnahme, weil er noch nicht sprach. Diagnostisch: beträchtl. Herabsetzung des Hörvermögens mit Hörresten für hohe, schrille Töne; daneben bestand aber ein deutlicher Intelligenzrückstand, Fehler in der Aufmerksamkeit, im disziplinären Verständnis, Neigung zu Uebertriebenheiten; bei rein praktischen Anforderungen jedoch ganz gute Leistungen. Aetiologisch keine sicheren Angaben; ‚Fraisen' beim Zahnen, seither nicht mehr. Sippe: Mutter macht etwas beschränkten Eindruck, sonst Familie angebl. o. B., keine Hörstörungen. Körperlich: Schilddrüse nicht zu tasten; Rückstand der Knochenentwicklung (Knochenkerne in Handwurzel und Epiphysen); also Mitbeteiligung der Schilddrüse wahrscheinlich[)]."[1211]

Die vorangegangene Anfrage des Erbgesundheitsgerichts liegt dem Akt nicht bei, es ist aber davon auszugehen, dass ein Auszug der Krankengeschichte angefordert wurde. Die angegebene Geschäftszahl des Erbgesundheitsgerichts belegt, dass es sich um ein bereits laufendes Verfahren handelte. Anders gestaltet sich die Situation bei einer 1942 als Vierjährige aufgenommenen Patientin, über die im Folgejahr eine Befundabschrift an das Erbgesundheitsgericht Wiener Neustadt ausgefertigt wurde.[1212] Das Schreiben bezog sich auf keine Aktenzahl und auch die ursprüngliche Anfrage ist nicht vorhanden, weswegen der konkrete Hintergrund unklar ist – über präpubertäre Kinder wurde nicht vor Erbgesundheitsgerichten verhandelt, der jüngste Minderjährige, der sich in Wien einem Erbgesundheitsgerichtsverfahren zu stellen hatte, war zwölf Jahre alt.[1213]

1209 Gesundheitsamt, Abt. Erb- und Rassenpflege an Direktion, 24.10.1944 sowie R. an Gesundheitsamt, Erb- und Rassenpflege, 27.10.1944, WStLA, 1.3.2.209.1.A47, 1926 A-M, Prot.-Nr. 1091.

1210 Befundabschrift, 2.3.1942, mit der in Aspergers Handschrift verfassten Notiz „An Erbgesundh. gericht", WStLA, 1.3.2.209.1.A47, 1926 A-M, Prot.-Nr. 1063; R. an Erbgesundheitsgericht beim Amtsgericht Wiener Neustadt, 13.12.1941, WStLA, 1.3.2.209.1.A47, 1926 A-M, Prot.-Nr. 1853.

1211 An das Erbgesundheitsgericht Wien, Zahl 2 XIII 257/42, 14.11.1942, WStLA, 1.3.2.209.1.A47, 1924 A-M, Prot.-Nr. 782.

1212 Befundabschrift an Erbgesundheitsgericht beim Amtsgericht, Wiener Neustadt, 8.4.1943, WStLA, 1.3.2.209.1.A47, 1942 A-M, Ambulanzkarten-Nr. 5310/1942.

1213 Spring, Krieg, 98.

Ein weiteres Beispiel heilpädagogischer Expertise aus dem Bereich der ‚Erbbiologie‘ zeigt der Aufnahmegrund eines zehnjährigen Patienten 1942: „Vater bringt ihn zur fachärztlichen Untersuchung unter Berücksichtigung erbbiologischer Gesichtspunkte, weil er einen Erbhof bekommen soll.“[1214] Das Untersuchungsergebnis ergab, dass zwar weitere „Sippenerhebungen“ nötig wären, um sicher sein zu können, dass aber nach aktuellem Kenntnisstand von einer sekundären „Schädigung“, auf der die „Debilität“ des Buben beruhen würde, auszugehen sei.[1215]

Auf der anderen Seite nutzte allerdings auch die Abteilung die Möglichkeit zur Recherche und ersuchte immer wieder um Informationen über Patient*innen aus der Zentralkartei des Hauptgesundheitsamts. Diese Anfragen wurden auf Vordrucken gestellt und hatten folgenden Inhalt:

> „An die
> Erbkartei des Hauptgesundheitsamtes
> Wien I., Schottenring 28
> Wir ersuchen um Nachricht ob über Angehörige des Kindes … geb. …, das sich derzeit bei uns befindet, Angaben in Ihrer Kartei enthalten sind.
> Name des Vaters: …
> Name der Mutter: …
> Wohnung: …
> Heil Hitler“[1216]

Es dürfte sich dabei um allgemeine Vordrucke für derartige Anfragen gehandelt haben, da erst der Stempel der Heilpädagogischen Abteilung kenntlich machte, von wem das Ansuchen kam und zudem die Zackenform an der Ober- und Unterseite zeigt, dass es sich um eine serielle Vorlage gehandelt hat.

1214 WStLA, 1.3.2.209.1.A47, 1942 A-M, Ambulanzkarten-Nr. 6338/1942.

1215 Befund, 5. 1. 1943, WStLA, 1.3.2.209.1.A47, 1942 A-M, Ambulanzkarten-Nr. 6338/1942.

1216 WStLA, 1.3.2.209.1.A47, 1940 A-M, Ambulanzkarten-Nr. 4340/1940. Weitere Beispiele: WStLA, 1.3.2.209.1.A47, 1940 A-M, Archiv-Nr. 90, hier die Anfragebeantwortung ohne die zugrundliegende Anfrage; WStLA, 1.3.2.209.1.A47, 1940 A-M, Ambulanzkarten-Nr. 4296/1940, Anfragebeantwortung des Hauptgesundheitsamts vom 6. 1. 1941 mit dem Hinweis, in Zukunft bei Anfragen die genauen Geburtsdaten der in Frage stehenden Personen anzugeben; WStLA, 1.3.2.209.1.A47, 1940 N-Z, Archiv-Nr. 111, auch hier der Hinweis in der Antwort des Hauptgesundheitsamts vom 4. 10. 1940, dass „Namen mit lückenhaften Personalangaben […] nicht überprüft werden [konnten]“; WStLA, 1.3.2.209.1.A47, 1940 A-M, Ambulanzkarten-Nr. 4333/1940, Anfragebeantwortung vom 6. 1. 1941; WStLA, 1.3.2.209.1.A47, 1941 A-M, Ambulanzkarten-Nr. 3970/1940; WStLA, 1.3.2.209.1.A47, 1941 A-M, Ambulanzkarten-Nr. 4948/1941.

Dass erbbiologische Fragestellungen nach dem *Anschluss* mitunter explizit in der Anamnese thematisiert wurden, zeigt die Krankengeschichte eines knapp vierjährigen Buben 1940, der wegen „Stottern, Vielreden, Vielfragen“ aufgenommen wurde: „In der Familie keine Erbkrankheiten bekannt.“[1217] Auch Aspergers gemeinsam mit dem Abteilungsarzt Heribert Goll verfasster Artikel über Hemichorea bei einem eineiigen Zwillingspaar aus 1939 weist auf eine prinzipielle Rezeption der zeitgenössischen Wichtigkeit dieser Thematik hin.[1218]

Am Spiegelgrund

Bevor auf konkrete Beispiele der Kooperation der Heilpädagogischen Abteilung mit der Anstalt „Am Spiegelgrund“ auf den Wiener Steinhof-Gründen einzugehen ist, muss zunächst die personelle Verbindung der beiden Institutionen thematisiert und anschließend deren Organisationsstruktur dargelegt werden. Dabei ist nicht zu vernachlässigen, dass Erwin Jekelius, der erste Direktor der *Wiener städtischen Jugendfürsorgeanstalt „Am Spiegelgrund“* nach der Gründung von Juli 1940 bis Ende 1941,[1219] von 1933 bis 1936 Mitarbeiter der Kinderklinik und vorübergehend auch der Heilpädagogischen Abteilung war. Jekelius trat etwa zur gleichen Zeit wie Asperger in die Kinderklinik ein, ab 1940 kreuzten sich ihre Wege beruflich erneut. Jekelius wurde zum Leiter des Referats *Geisteskranken- und Süchtigenfürsorge* im Hauptgesundheitsamt ernannt, es ist wahrscheinlich, dass Aspergers im Oktober dieses Jahres dort im Referat *Schulkinderfürsorge* begonnene Tätigkeit unter Mitwirken von Jekelius zustande kam, zumal zunächst auch auf einem Dokument Aspergers vorgesehene Tätigkeit Jekelius’ Referat zugeordnet wurde. Ob er es war, der gemeint war, als in Aspergers Aufnahmebogen von „Namentl. Anforderung“ gesprochen wurde, bleibt allerdings unklar.[1220]

1217 WStLA, 1.3.2.209.1.A47, 1940 N-Z, Ambulanzkarten-Nr. 3961/1940.

1218 Hans Asperger/Heribert Goll, Über einen Fall von Hemichorea bei einem eineiigen Zwillingspaar. Gleichzeitig ein Beitrag zum Problem der Individualität bei erbgleichen Zwillingen, in: Der Erbarzt 6 (1939), 24–28.

1219 Zur (Um-)Organisation zwischen 1940 und 1942 vgl. Malina, Fangnetz, 82–84. Zu Jekelius: Karin Anna Ertl, NS-Euthanasie in Wien. Erwin Jekelius: Der Direktor vom „Spiegelgrund“ und seine Beteiligung am NS-Vernichtungsprogramm, Dipl. Arb., Wien 2012. Grundlegend: Matthias Dahl, Endstation Spiegelgrund. Die Tötung behinderter Kinder während des Nationalsozialismus am Beispiel einer Kinderfachabteilung in Wien 1940 bis 1945, Wien 2004.

1220 PA 2/11199/40, 9. 11. 1940, WStLA, PA Hans Asperger.

Ein interessantes Detail geht aus einem Akt der Heilpädagogischen Abteilung über ein bei der ersten Aufnahme 1941 vierjähriges Mädchen hervor. Es handelte sich um eine Pflegschaftssache, in der nicht nur Asperger in gerichtlichem Auftrag ein ausführliches heilpädagogisches Gutachten angefertigt hatte, sondern auch Hamburger „aus der Zeit der Unterbringung der Mj. in der Heilpädagogischen Station“ eine „Gutachtliche Aeusserung“ (in der er erklärte, warum er das Kind aus einem Kinderheim an die Heilpädagogische Abteilung geholt hatte) und ein weiterer Primarius ein „Privatgutachten“ erstellt hatten. Daneben aber wurden auf dem „Befund und Gutachten“ des Gerichtssachverständigen weitere Dokumente angeführt: „Objektive Befunde des Primarius Dr. Jekelius in Verbindung mit einem psychologischen Gutachten über [das Mädchen] der städtischen Kinderklinik Glanzing.“[1221] An dieser Klinik gab es ebenfalls eine Heilpädagogische Abteilung,[1222] was erklärt, weshalb es auch dort zur Begutachtung kam. Diese Befunde liegen dem Akt nicht bei, allerdings ist in dem Gutachten eine kurze Zusammenfassung von Jekelius’ Untersuchungsergebnissen enthalten. Diese beinhalten im Wesentlichen die allgemein gleichlautende Einschätzung, dass das Mädchen in eine gut geführte Anstalt oder Familienpflege kommen sollte.[1223] Dieses Beispiel besitzt keinerlei Aussagekraft über Inhalte und gleiche oder abweichende Beurteilungen von Minderjährigen, allerdings gibt es Aufschluss über ein weiteres ärztliches Betätigungsfeld von Jekelius außerhalb des Spiegelgrunds.

Jekelius war zudem auch Vorsitzender der *Wiener Gesellschaft für Heilpädagogik*, deren erste Vollversammlung 1941 an der Kinderklinik stattfand – wodurch eine Verbindung von Kinderklinik, vor allem der Heilpädagogischen Abteilung, und dem Spiegelgrund zutage tritt.[1224] Auch die weiteren Versammlungen der Gesellschaft wurden unter dem Vorsitz von Jekelius an der Wiener Universitäts-Kinderklinik abgehalten. Die enge „organisatorische Querverbindung zwischen der Tötungsanstalt Am Spiegelgrund und der Universitäts-Kinderklinik, die durch ihren Vorstand Franz Hamburger und durch Hans Asperger vertreten war“, betonte Czech,[1225] und die Einstellung der Versammlungen in den Räumlichkeiten der Kinderklinik drei Monate nach Jekelius’ Ausscheiden aus der Leitung des Spiegelgrunds ist vermutlich auf diese enge Verbindung zurückzuführen. Die Zusammenarbeit anderer Stationen

1221 Wiener Städtische Fürsorgeanstalt „Am Spiegelgrund“, Säuglings- und Kleinkinderabteilung, Gutachten, 7.3.1942, WStLA, 1.3.2.209.1.A47, 1942 N-Z, o.Nr.

1222 Eine diesbezügliche Erwähnung findet sich auch in WStLA, 1.3.2.209.1.A47, 1943 A-M, o.Nr.

1223 Befund und Gutachten, 181 P 310/40, 2.7.1941, WStLA, 1.3.2.209.1.A47, 1941 N-Z, o.Nr.

1224 Vgl. Czech, Zuträger, 33 f.

1225 Czech, Spiegelgrund-Komplex, 201.

der Klinik, hier ist besonders Elmar Türk (1907–2005) mit seinen Tbc-Experimenten zu nennen, mit dem Spiegelgrund ist nicht Gegenstand dieser Untersuchung, verdeutlicht aber die allgemeinen institutionellen Kontakte und Verbundenheiten. Vor der *Wiener Gesellschaft für Heilpädagogik* jedenfalls hielt Asperger 1942 einen Vortrag über „Jugendpsychiatrie und Heilpädagogik", in dem er seine Abteilung in eine Reihe mit der Anstalt „Am Spiegelgrund" stellte. Er hielt fest, „daß aber allen schwierigeren Fällen nur eine länger dauernde stationäre Beobachtung gerecht wird, so wie das an der Heilpädagogischen Abteilung der Kinderklinik und in der Fürsorgeanstalt ‚Am Spiegelgrund' verwirklicht ist."[1226] Wenngleich Asperger mit Sicherheit nicht die „Kinderfachabteilung", wie die Einrichtungen zur Ermordung von Minderjährigen im Nationalsozialismus bezeichnet wurden, meinte, die am Spiegelgrund eingerichtet worden war, sondern explizit von der Fürsorgeanstalt, wie der offizielle Name des Anstaltskomplexes bis ins Frühjahr 1942 lautete, sprach, so zeigt sich damit doch eine inhaltliche Übereinstimmung mit dieser Beobachtungseinrichtung.

Zunächst gilt es, sich bewusst zu werden, dass der Überbegriff „Am Spiegelgrund" häufig synonym für die dortige „Nervenheilanstalt" sowie das „Erziehungsheim" verwendet wurde und wird. Die im Juli 1940 eröffnete *Wiener städtische Jugendfürsorgeanstalt „Am Spiegelgrund"* war innerhalb der ersten zwei Jahre ihres Bestehens mehreren Umstrukturierungen unterworfen. Ab 1942 bestand die *Wiener städtische Nervenklinik für Kinder* mit der „Kinderfachabteilung" sowie das organisatorisch getrennte *Wiener städtische Erziehungsheim*. Die Jugendfürsorgeanstalt hatte zunächst 640 Betten zur Verfügung, die 1941 auf 1.000 aufgestockt wurden. Wesentlich zu ihrer Gründung hatte der Verlust von etwa 350 Betten der Erziehungsanstalt Eggenburg im Frühjahr 1940 beigetragen, deren Großteil der Wehrmacht überlassen worden war. In der Folge wurden auch Minderjährige aus anderen umgewidmeten Erziehungsanstalten auf den Spiegelgrund verlegt, wie etwa 1941 die zuvor in der Erziehungsanstalt Schwechat untergebrachten Buben, nachdem das Heim in ein solches für Mädchen umgewandelt worden war. Gleich anderen (Fürsorge-)Erziehungsheimen war auch der *Jugendfürsorgeanstalt „Am Spiegelgrund"* eine Sonderschule, in diesem Fall sechsklassig, angeschlossen.[1227] Ebenfalls bereits im Juli 1940 war auch die Schulkinderbeobachtungsstation des Zentralkinderheims der Stadt Wien auf den Spiegelgrund verlegt worden, da dieser Raum für die notwendige Erweiterung der Geburtenklinik in der Bastiengasse benötigt wurde, und auch die Beobachtungsstation des polizeilichen Jugendheims in der Juchgasse folgte im November des Jahres, nachdem es bereits im Juli 1939 von der Gemeindeverwaltung übernommen, der KÜSt angegliedert und zu

1226 Asperger, „Jugendpsychiatrie", 355.

1227 Malina, Geschichte, 160 u. 165.

einem Lehrlingsheim umfunktioniert worden war.[1228] Die innere Organisation der *Jugendfürsorgeanstalt „Am Spiegelgrund“* umfasste 1941 15 Gruppen zu je 30 Kindern, 2 „Doppelgruppen“ mit je 60 Minderjährigen, 1 Säuglings- und Kleinkinderabteilung mit 120 Kindern, 2 Schulkindergruppen mit je 30 Kindern und 1 Krankenabteilung mit etwa 50 Betten. Von der Struktur her stellte die Jugendfürsorgeanstalt in erster Linie ein Durchzugsheim dar, das durch drei Dauergruppen „für besonders schwierige Erziehungsfälle, die als noch nicht hoffnungslos galten“, jedoch als untragbar für andere Anstalten eingestuft wurden, ergänzt wurde.[1229] Wenngleich Peter Malina die „Unterbringung der neuen Anstalt auf dem Gelände einer psychiatrischen Klinik [...] wohl dem Selbstverständnis einer Erziehung, die in ‚auffällig‘ gewordenen Jugendlichen gleichzeitig auch ein Zeichen von ‚Abnormalität‘ erkennen wollte“ entsprechend beschrieb,[1230] so sind dieser zutreffenden Einschätzung weitere Faktoren hinzuzufügen. Zunächst die Tatsache, dass durch die (teilweise) Umwidmung anderer Anstalten große Platznot herrschte und daher die Verfügbarkeit mehrerer Pavillons, die nach dem Abtransport der Bewohner*innen zur Ermordung freigeworden waren, sich zur Unterbringung dieser Institution eignete. Darüber hinaus ist darauf hinzuweisen, dass die in der *Jugendfürsorgeanstalt „Am Spiegelgrund“* internierten Minderjährigen nicht zwangsläufig „auffällig“ geworden waren, sondern vielfach aufgrund ihrer Familiensituation, prekärer Lebensumstände oder als inakzeptabel eingestufter Verhaltensweisen zu „Schwererziehbaren“ gemacht wurden – von den Erziehungsberechtigten selbst sowie von Behörden und anderen Kontrollinstanzen. Und schließlich ist auch die konstatierte Nähe der Jugendfürsorge zur Psychiatrie eine Fortführung der Entwicklungen der vorangegangenen Jahre, der Medikalisierung und Pathologisierung sozialer Verhaltensweisen, Lebensentwürfe und Problematiken, auf diesem Sektor.

Im Herbst 1941 erfolgte eine Verlegung der *Jugendfürsorgeanstalt „Am Spiegelgrund“* in die aus denselben Gründen wie die Pavillons am Steinhof – Abtransport und Ermordung der Patient*innen – belegbar gewordene Heil- und Pflegeanstalt in Ybbs an der Donau/NÖ. Das bedeutete allerdings nicht die Auflösung der Anstalt „Am Spiegelgrund“, vielmehr wurde die Anstalt Ybbs, in der 500 Betten für männliche Minderjährige in Fürsorgeerziehung vorhanden waren, jedoch nur 150 belegt wurden, bereits im Jänner 1942 der Wehrmacht zur Benützung als Reservelazarett überlassen und die Jugendfürsorgeanstalt war erneut bzw. weiterhin am Spiegelgrund untergebracht.[1231]

1228 Czech, Erfassung, 91 f.; Malina, Geschichte, 165.

1229 Malina, Geschichte, 162.

1230 Malina, Geschichte, 162.

1231 Czech, Erfassung, 93; Malina, Geschichte, 163 f.

Im März 1942, nunmehr unter der Leitung von Hans Bertha (1901–1964), wurde die *Jugendfürsorgeanstalt „Am Spiegelgrund“* schließlich in *Heilpädagogische Klinik der Stadt Wien „Am Spiegelgrund“* umbenannt. In Österreich bereits langjährig etabliert, gewann die Heilpädagogik während des Nationalsozialismus im Deutschen Reich an Bedeutung, was sich eben auch in Namensgebungen niederschlug: Wie Czech darlegte, begann 1940 der Versuch, „eine ‚erbbiologisch‘ ausgerichtete Heilpädagogik unter ärztlicher Führung zu etablieren.“[1232] Im Juni 1942 wurden nach Errichtung der Hauptabteilung F *Jugendwohlfahrt und Jugendpflege* beim Wiener Hauptgesundheitsamt unter Leitung des Wiener HJ-Führers Karl Kowarik (1907–1987) die Pavillons 1, 3, 5, 7, 9, 11 und 13 der *Heilpädagogischen Klinik* für die Einrichtung einer Erziehungsanstalt zugewiesen. Diese wurde unter dem Namen *Wiener städtisches Erziehungsheim „Am Spiegelgrund“* Ende 1942 eröffnet, das bei Kriegsende 495 Betten zur Verfügung hatte und als dessen Direktor der ehemals pädagogische Leiter der Anstalt Hans Krenek (1903–1966) fungierte. Die nunmehr ebenfalls umbenannte und organisatorisch eigenständige *Wiener städtische Nervenklinik für Kinder „Am Spiegelgrund“*, die die Aufgaben der Jugendfürsorgeanstalt übernehmen sollte und von 1. Juli 1942 bis Kriegsende von Ernst Illing (1904–1946) geleitet wurde, behielt die Pavillons 15 und 17 und verblieb der Hauptabteilung E *Volksgesundheit und Volkswohlfahrt* (bzw. *Gesundheitswesen und Volkspflege*) zugeteilt. Sie diente als Anstalt zur Beobachtung und Aufnahme „von psychisch abwegigen Kindern und Jugendlichen jeder Art und Stufe“.[1233] Pavillon 15, die eigentliche „Kinderfachabteilung“, verfügte über 100 bis 200 Betten, die für jene Minderjährigen vorgesehen waren, die aufgrund von (behaupteten) Erkrankungen oder Beeinträchtigungen ermordet werden sollten. Die Minderjährigen in Pavillon 17 wurden auf ihre „Erziehungsfähigkeit“ beobachtet. Auf welcher Grundlage die Zuteilung der Minderjährigen zu einem der beiden Pavillons geschah, ist bisher nicht restlos geklärt.[1234] Fest steht allerdings, dass auch nach der offiziellen Trennung der beiden Anstalten enge personelle, aber auch organisatorische Verbindungen bestanden. Die Einrichtung der „Kinderfachabteilung“ als Institution zur Ermordung von Kindern und Jugendlichen, die im Rahmen des *Reichsausschusses für die wissenschaftliche Erfassung erb- und anlagebedingter schwerer Leiden* für ‚lebensunwert‘ befunden worden waren, prekarisierte allgemein die Situation der im Blickfeld der Kinder- und Jugendfürsorge gestandenen Minderjährigen. Die potenziell lebensbedrohliche Situation wird auch daraus deutlich, dass „bei der ‚Kindereuthanasie‘-Aktion nicht wahllose Vernichtung im Vordergrund

1232 Czech, Spiegelgrund-Komplex, 201.

1233 Malina, Geschichte, 167 f. u. 172; Czech, Erfassung, 92–94; Czech, Spiegelgrund-Komplex, 196.

1234 Malina, Geschichte, 169–171; Czech, Spiegelgrund-Komplex, 196.

[stand], sondern Beobachtung, Begutachtung, Selektion und Tötung als dauerhafter Bestandteil des medizinischen Versorgungssystems.“[1235] Die Anstalt am Spiegelgrund erfüllte all diese Aufgaben. Minderjährige, die „im Zuge der Durchsetzung nationalsozialistischer Kriterien von sozialer und politischer Konformität, Leistungsbereitschaft, ‚Bildungsfähigkeit‘ und ‚Erbgesundheit‘ in öffentlichen und privaten Kinder- und Jugendheimen, Erziehungsanstalten und Einrichtungen der Nationalsozialistischen Volkswohlfahrt (NSV) ausgesondert wurden“,[1236] waren dort Disziplinierung, vermeintlich wissenschaftlichen Beurteilungen und der ständigen Evaluierung ihres ‚Werts‘ für die nationalsozialistische Volksgemeinschaft unterworfen.

Insgesamt ist laut Czech nach der aktuellen Aktenlage in 44 Fällen – das sind 7,8 % der 562 erhaltenen Krankengeschichten der am Spiegelgrund ermordeten Kinder und Jugendlichen – von einer unmittelbaren Beteiligung der Universitäts-Kinderklinik im Sinn einer Überstellung auszugehen.[1237] Problematisch ist, dass hinsichtlich der Überweisungen nicht angegeben wird, von welcher Abteilung aus diese erfolgten. Die Aussagekraft ist daher nur für einen Gesamtbefund der Kinderklinik gegeben. Dies hängt auch wesentlich mit den verfügbaren Aktenbeständen zusammen, unter denen etwa die Dokumente über ambulante Patient*innen der Heilpädagogischen Abteilung fehlen. Dies betrifft die von Czech ausführlich dargestellten Fälle von Herta Schreiber und Elisabeth Schreiber: Die Krankengeschichte eines Mädchens mit Namen Herta Schreiber findet sich nicht unter den Akten der Heilpädagogischen Abteilung, in jener, die an der *Nervenklinik für Kinder „Am Spiegelgrund“* angelegt worden war, ist jedoch das handschriftliche Gutachten Aspergers enthalten, das die „dauernde Unterbringung auf dem ‚Spiegelgrund‘“ als „unbedingt notwendig“ empfahl.[1238] Auch bei Elisabeth Schreiber (nicht verwandt mit Herta) existiert keine Krankengeschichte der Heilpädagogischen Abteilung: In der Abschrift eines Gutachtens Aspergers, das an die KÜSt übermittelt worden war, hatte er neben der Diagnose „erethische Imbezillität, wahrscheinlich auf postencephalitischer Grundlage“ festgehalten: „Es ist daher begreiflich, dass die Mutter auf Unterbringung drängt. Am ehesten käme der ‚Spiegelgrund‘ in Frage.“[1239] Die Erziehungsberatung des Jugendamts hielt daraufhin fest: „Im Sinne des Gutachtens der heilpädagogischen Abteilung der Kinderklinik wird Ueberstellung auf den Spiegelgrund beantragt.“[1240] Die Informationen stammen ebenfalls aus dem Spiegelgrund-Akt.

1235 Czech, Spiegelgrund-Komplex, 195 f.
1236 Czech, Spiegelgrund-Komplex, 195.
1237 Czech, Spiegelgrund-Komplex, 203.
1238 Zit. n. Czech, Asperger, 20.
1239 Zit. n. Czech, Asperger, 22.
1240 Zit. n. Czech, Asperger, 22.

Zumindest Herta Schreiber war lediglich ambulant begutachtet worden, was der Stempel auf dem Befund für das Mädchen belegt.[1241] Weder für Elisabeth Schreiber noch für die ebenfalls bei Czech genannten Ulrike Mayerhofer und Richard Draskovic lässt sich die Untersuchungssituation momentan so verlässlich rekonstruieren, allerdings ist davon auszugehen, dass auch in diesen Fällen eine ambulante Begutachtung der Befundung vorausgegangen war. Dass gerade diese drei Krankenakten nicht erhalten geblieben wären, ist insbesondere unter Berücksichtigung des Zustandekommens des Gutachtens über Herta Schreiber als Vergleichsfall, der allgemeinen guten Überlieferungslage und den in den Abteilungsakten dokumentierten weiteren Fällen von Überweisungen auf den Spiegelgrund durch die Heilpädagogische Abteilung als unwahrscheinlich anzusehen.

Dass in den beiden Fällen der Mädchen Schreiber mit der Empfehlung der Unterbringung am Spiegelgrund die Überstellung in die *Nervenklinik* gemeint war, ist selbsterklärend, da eine Internierung im Erziehungsheim jeglicher Sinnhaftigkeit nach zeitgenössischen Behandlungs- bzw. Unterbringungs- und ‚Verwahrungs'-Vorstellungen entbehrt hätte. Als primäres Argument ist hier die Pflegebedürftigkeit der beiden Kinder anzuführen, die die Unterbringung in einer entsprechenden Einrichtung bedingte. Auch wenn es im Erziehungsheim „Gruppen" für unterschiedliche Altersstufen gab, ist eine Einweisungsabsicht in eine solche auszuschließen. Unter Berücksichtigung dessen ist auch nachvollziehbar, weshalb Asperger die beabsichtigte Platzierung am Spiegelgrund nicht weiter differenzierte – es war davon auszugehen, dass die ausführende Behörde die Einweisung in die allein infrage kommende dortige Institution durchführen würde. Diese Annahme wird auch durch die weiteren Krankenakten gestützt, die eine Unterbringungsempfehlung am Spiegelgrund enthalten: Wenn sich aus dem Grund der Zuweisung nicht erschloss, welche Spiegelgrund-Einrichtung gemeint war, wurde dies ebenso explizit angegeben wie auch der Wunsch nach einer speziellen Gruppe im Erziehungsheim am Spiegelgrund.[1242]

Schließlich ist auf Aspergers Notiz in dem Befund über Herta Schreiber einzugehen, in dem er als Anlass für die empfohlene „dauernde Unterbringung" am Spiegelgrund anführte: „Das Kind muss zuhause für die Mutter, die noch für fünf gesunde Kinder zu sorgen hat, eine untragbare Belastung darstellen."[1243] Da wegen fehlender Ambulanzakten keine genauen Informationen über den Gesprächsverlauf erhalten sind, können keine Rückschlüsse auf die konkrete Gesprächssituation gezogen werden.

1241 Czech, Asperger, 20 u. 22.
1242 Vgl. weiter unten.
1243 Zit. n. Czech, Asperger, 20.

Äußerungen von Elternteilen, die den Tod der Kinder explizit thematisierten, sind allerdings generell kaum vorhanden. Ein sehr rares derartiges Dokument ist ein Schreiben aus 1939, in dem eine Mutter explizit festhielt: „Würde mein Kind plötzlich sterben es wäre für uns beiden [sic] ein Glück.“[1244] Ausschlaggebend war die Sorge um eine mögliche „kriminelle Veranlagung“ des elfjährigen Sohnes, die auch als „schwere erbliche Belastung (Vater war wegen Raubmord verurteilt)“ auf dem Deckblatt des Krankenakts im Rahmen der Entlassungsempfehlung zu Pflegeeltern thematisiert wurde.[1245] Czechs Überlegung jedenfalls, ob der Ausdruck „dauernde Unterbringung“ am Spiegelgrund ein Euphemismus für die geplante Ermordung Hertas war, ist von zwei Seiten zu betrachten. Einerseits war die Empfehlung einer dauerhaften Fremdunterbringung, insbesondere von Minderjährigen mit teils erheblichen körperlichen oder psychischen Beeinträchtigungen nichts Neues in der Heilpädagogik – es handelte sich also hierbei um keine Abweichung in der Aktensprache, die mit dem Nationalsozialismus oder dem Spiegelgrund zusammenhing. Andererseits ist fraglich, ob ein derartig verklausulierter Hinweis im Rahmen einer Einweisung bzw. Überstellung in die *Nervenklinik* am Spiegelgrund überhaupt notwendig war – oder ob Asperger diese Zuweisungen nicht generell in dem Vertrauen vornahm, dass dort ‚adäquat‘ gehandelt würde. Unabhängig davon sind allerdings Czechs Ausführungen über das Wissen Aspergers um die Ermordung von Minderjährigen am Spiegelgrund zu unterstreichen, das als gesichert anzunehmen ist.[1246] Hinzu kommt die in der Heilpädagogik generell betonte notwendige Kenntnis der verfügbaren Anstalten zur Unterbringung von Kindern und Jugendlichen, Aspergers Überlegungen in einzelnen Fällen und die zusammenhängend mitunter notierten Schwierigkeiten aufgrund mangelnder ‚passender‘ Anstalten in Einzelfällen.

Der Spiegelgrund als (empfohlener) Entlassungsort

Bei einigen Patient*innen wurde eine der Einrichtungen des Spiegelgrunds als Unterbringungsort der Wahl seitens der Abteilung artikuliert, sowohl von Asperger als auch von der Abteilungsärztin Trude Rohracher. Direkt überstellt wurden fünf Patient*innen, von denen vier zuvor keine Berührungspunkte mit dem Spiegelgrund gehabt hatten. Eine von ihnen war ein vierjähriges Mädchen, das wegen

1244 [Mutter] an Herr Doktor, 30. 5. 1939, WStLA, 1.3.2.209.1.A47, 1919 N-Z, Ambulanzkarten-Nr. 3733 [abgelegt noch vor Beginn der eigentlichen Krankengeschichte].

1245 WStLA, 1.3.2.209.1.A47, 1919 N-Z, Ambulanzkarten-Nr. 3733.

1246 Czech, Asperger, 23.

„Entwicklungsrückstand, Sprachrückstand, Angst, Zorn, Unfug, Bosheitshandlungen, Einschmutzen“ von 6. Mai bis 22. Juli an der Abteilung war. Von Hamburger aufgenommen, wurde die Beobachtung vom Hausarzt der Pflegeeltern (Bruder der Mutter und dessen Ehefrau) angeregt, da diese das Mädchen nicht weiter bei sich lassen wollten, „weil es anormal sei“.[1247] Die Patientin wurde schließlich direkt auf den Spiegelgrund überstellt, wie aus einem Befund hervorgeht, war sie für die dortige Kleinkindergruppe vorgesehen.[1248] Am selben Tag wie diese Patientin wurde auch ein zweijähriger Bub, allerdings nach etwa drei Wochen kürzerer Beobachtungszeit, mit der Diagnose „Tierlhafter, degenerativer Schwachsinniger. Bosheiten. Erwerben höherer ‚Kulturfunktionen‘ gestört“ an den Spiegelgrund überstellt. Er war wegen „Zorn, Zerstörungsdrang, Einnässen, Einschmutzen“ von einer Fürsorgerin an die Abteilung gebracht worden, weil die Pflegemutter, bei der er erst seit acht Tagen untergebracht war, nicht mit ihm zurechtkam. Die Eltern wurden in der Anamnese als „vollkommen arbeitsscheu“ bezeichnet, der Patient war ihnen gemeinsam mit seinen drei Geschwistern ein Monat zuvor „abgenommen“ worden, da beide in die Arbeitsanstalt Znaim interniert wurden.[1249] Die häuslichen Verhältnisse flossen auch in die heilpädagogische Beurteilung ein:

> „[…] Die häuslichen Verhältnisse müssen nach den Berichten entsetzlich gewesen sein; sicher hat von Seiten der Erziehung alles gefehlt, was bei dem Buben höhere Funktionen hätte entwickeln können. Im Laufe des Aufenthalte[s] an unserer Abteilung ist der Bub auch schon viel zivilisierter geworden. Trotzdem ist es derzeit noch ganz unmöglich, ihn an einer Pflegestelle unterzubringen, dazu ist er – noch – viel zu schwierig. Unterbringung in der Anstalt Spiegelgrund (Dauergruppe für Kleinkinder) wird daher angeraten.“[1250]

Ein anderer Patient, sechs Jahre alt, wurde im August desselben Jahres nach seinem zweiten Abteilungsaufenthalt auf den Spiegelgrund überstellt,[1251] ein weiterer, Rainer Scheidt, im Alter von drei Jahren nach einmonatigem Aufenthalt im Sommer 1944. Konkreter Einlieferungsgrund wurde ebenso wenig wie eine Diagnose angegeben. Aus den Aufzeichnungen geht aber hervor, dass der Hausarzt den Buben wegen den auffallenden Änderungen in seinem Verhalten (Ursachen wurden mehrere überlegt,

1247 Arzt an Freund, o. D., WStLA, 1.3.2.209.1.A47, 1941 N-Z, o.Nr.
1248 Befund, 27. 6. 1941, WStLA, 1.3.2.209.1.A47, 1941 N-Z, o.Nr.
1249 WStLA, 1.3.2.209.1.A47, 1941 N-Z, o.Nr. Zur Arbeitsanstalt Znaim vgl. Amesberger/Halbmayr/Rajal, „Arbeitsscheu“, 176–193, zur Einweisung von Ehepaaren: ebd., 188–190.
1250 Befund, 27. 6. 1941, WStLA, 1.3.2.209.1.A47, 1941 N-Z, o.Nr.
1251 WStLA, 1.3.2.209.1.A47, 1938 A-M, Ambulanzkarten-Nr. 2081/1938.

aus der Krankengeschichte vom Spiegelgrund geht allerdings hervor, dass offenbar ein Sturz die Kellerstiegen hinunter auf den Kopf ausschlaggebend gewesen sein dürfte) an die Abteilung überwiesen hatte. Illing ersuchte Anfang August des Jahres um Abschrift der Krankengeschichte, der üblicherweise in diesen Fällen erfolgte Auszug liegt dem Akt allerdings nicht bei (bzw. ist nicht als solcher zu identifizieren).[1252] Er meldete den Buben drei Monate nach der Aufnahme am Spiegelgrund an den *Reichsausschuss*, der Dreijährige verstarb nur zwölf Tage später am 10. November 1944 an „schwerer Hirnhyperämie“.[1253]

Neben diesen direkt an den Spiegelgrund überstellten Kindern wurde ein ehemaliger Patient 1944 an die *Nervenklinik* am Spiegelgrund überwiesen, da die geplante Wiederaufnahme an der Heilpädagogischen Abteilung wegen der Bombenschäden nicht durchgeführt werden konnte:

> „Es handelt sich um einen sehr erethischen, tyrannischen, negativistischen Buben, der ungemein grosse disziplinäre Schwierigkeiten bereitet. Seine Intelligenz ist nicht so wesentlich reduziert, die Leistungen sind aber durch die erethische Arbeitsweise, durch die Störung im Reagieren (er folgt fast nur seinen spontanen Impulsen, geht sehr schwer auf eine an ihn gestellte Anforderung ein) herabgesetzt.
> Wir hatten den Buben im Vorjahr längere Zeit aufgenommen. Durch den Stationsaufenthalt war eine deutliche Beruhigung und bessere Einordnung erzielt worden, sodass die Mutter, die sich ausserordentlich viel Mühe gibt, wieder leichter mit dem Kind fertig werden konnte. Es war von uns beabsichtigt, den Buben im Herbst wieder zu einer längerdauernden Beobachtung an unsere heilpädagogische Station aufzunehmen. Infolge des Bombenschadens ist uns dies derzeit aber nicht möglich. Wir erlauben uns daher, Ihnen das Kind zur Beobachtung und therapeutischen Beeinflussung an Ihre Nervenklinik zu überweisen. Die K. M. ist bereit, das Kind hernach wieder zu sich zu nehmen.“[1254]

Auch im Jahr davor war in einem Befund über einen Patienten, der zehn Jahre zuvor an der Abteilung aufgenommen gewesen war, dem Jugendamt mitgeteilt worden:

> „Intellektuell an der Grenze der Imbezillität, psychisch schwer abnorm, in der Art einer Pfropfhebephrenie (aber keine voll ausgebildete Psychose): schwere Störung der Aktivität, schwere Reizbarkeit mit gefährlichen Aggressionen. Eine Arbeitseinstellung, selbst für leichte

1252 Illing an Kinderklinik, 1. 8. 1944, WStLA, 1.3.2.209.1.A47, 1944 N-Z, o.Nr.

1253 Häupl, Kinder, 473.

1254 R. an Illing, 3. 10. 1944, WStLA, 1.3.2.209.1.A47, 1943 A-M, Ambulanzkarten-Nr. 6679/1943. Unterstreichung im Original.

Hilfsarbeit, kommt nicht in Frage, auch das Verbleiben daheim wird immer gefährlicher, Unterbringung ist daher dringend zu raten: Spiegelgrund; wenn das möglich wäre, Gugging (Beschäftigung in der Landwirtschaft)."[1255]

Darüber hinaus wurde bei neun weiteren Patient*innen eine Unterbringung in einer der Einrichtungen am Spiegelgrund direkt bei der Entlassung von der Abteilung als zu ergreifende Maßnahme empfohlen. Das war zunächst bei einem zwölfjährigen Patienten 1941 der Fall, der wegen „Durchgehen[s], Eigentumsdelikte[n], Selbstmorddrohung" an der Abteilung aufgenommen war und mit der Diagnose „Schwer gestörte, desorganisierte Persönlichkeit. Enthemmt, getrieben, provozierende Frechheit, Hypochondrie u. Renommieren, Verstimmg., Leistungsunfähig" gleich mit einer ganzen Reihe von negativen Zuschreibungen der KÜSt zur Unterbringung am Spiegelgrund übergeben wurde. Konkret empfohlen wurde im Befund die Unterbringung in der dortigen „Psychopathengruppe".[1256] Im selben Jahr wurde ein zweijähriger Patient, dem unter anderem eine Persönlichkeitsstörung attestiert worden war, von der Abteilung der KÜSt übergeben, der Ratschlag zur Unterbringung lautete, da er als „zu schwierig" für ein NSV-Heim angesehen wurde, auf „besonders gute Einzelpflege oder die Dauergruppe in der Anstalt ‚Spiegelgrund'."[1257] In die Dauergruppe wurde auch ein elfjähriger Patient im Folgejahr empfohlen, der allerdings anschließend an den Abteilungsaufenthalt zunächst an die Psychiatrische Klinik transferiert wurde, sowie ein Neunjähriger, gegen dessen Stiefmutter eine Misshandlungsanzeige vorlag und der deshalb vorübergehend von dieser getrennt werden sollte, weswegen dem Jugendamt „für die Dauer des Schuljahres [1943] Unterbringung am Spiegelgrund (Dauergruppe für Volksschüler)" nahegelegt wurde.[1258] Ebenfalls 1942 wurde ein Siebenjähriger mit diagnostizierter „autistische[r] Persönlichkeit" der KÜSt mit der Administration „Spiegelgrund" übergeben, mit der Erläuterung in Aspergers Befund: „Mit Rücksicht auf die beträchtliche psychische Abnormität kommt nur Spiegelgrund in Betracht."[1259] Ein vierjähriger Patient wurde im selben Jahr mit der Diagnose „psychopathisches Kleinkind" dagegen „versuchsweise" zurück zu seiner Mutter entlassen, obwohl die Empfehlung auf „Kleinkindergruppe Spiegelgrund" lautete.[1260] Ähnlich bei einer Patientin desselben Alters im Folgejahr, die zwar nach

1255 Befund, 16.2.1943, WStLA, 1.3.2.209.1.A47, 1933 N-Z, Ambulanzkarten-Nr. 17836/1932.

1256 Befund, 28.3.1941, WStLA, 1.3.2.209.1.A47, 1941 N-Z, Prot.-Nr. 890.

1257 Befund, 30.9.1941, WStLA, 1.3.2.209.1.A47, 1941 N-Z, o.Nr.

1258 WStLA, 1.3.2.209.1.A47, 1942 A-M, o.Nr.; Befund, 30.11.1943, WStLA, 1.3.2.209.1.A47, 1943 N-Z, Prot.-Nr. 185.

1259 Befund, 13.3.1942, WStLA, 1.3.2.209.1.A47, 1942 A-M, Ambulanzkarten-Nr. 5286.

1260 WStLA, 1.3.2.209.1.A47, 1942 N-Z, Ambulanzkarten-Nr. 5296/1942.

Hause entlassen, laut Befund an das Jugendamt (und mündlicher Mitteilung an die Mutter, wie aus der der Befundübermittlung vorangegangenen Anfrage hervorgeht) aber besser am Spiegelgrund untergebracht wäre.[1261] 1944 wurde bei zwei Patientinnen die Unterbringung am Spiegelgrund angeraten: Bei einem sechsjährigen Mädchen, das der KÜSt übergeben wurde, ergab die Beobachtung das angebliche Bedürfnis nach ständiger Beaufsichtigung, die aufgrund der Erwerbsarbeit der Stiefmutter zu Hause nicht gewährleistet werden könne und daher am besten in einer „indifferente[n] Anstalt (ev. Spiegelgrund)“ durchzuführen wäre.[1262] Die zweite Patientin 1944 war zum Zeitpunkt des Abteilungsaufenthalts bereits knapp vierzehn Jahre alt, über sie wurde im Befund festgehalten: „Es handelt sich um ein psychopathisches Mädchen, das besonders seit der Menarche auffällig geworden ist, vor allem durch ihr Durchgehen. Schon die Anamnese machte es wahrscheinlich, dass es sich hiebei um ein echtes triebhaftes Davongehen handelt; die Beobachtung hat diese Auffassung bestätigt.“ Nach längeren weiterführenden Angaben erfolgte abschließend die Empfehlung: „Wir raten daher zu einer lange dauernden Beobachtung in der Nervenklinik am Spiegelgrund (Abteilung Dr. Illing).“[1263] Das Mädchen wurde der KÜSt übergeben, obwohl die Mutter versucht hatte, ihre Tochter wieder nach Hause nehmen zu können. In einem Brief an Rohracher hatte sie festgehalten:

> „Meine Mutter hat mir soeben gesagt, daß sie mich in jeder Weise entlasten wird wenn ich mir damit mein Kind zuhause behalten kann. Sie wird jederzeit da sein wenn ich unbedingt selbst irgendwo benötigt werde, damit [das Mädchen] nicht eine Minute allein sein muß. Ich glaube daß mich Fr. Doktor verstehn [sic] wird und nichts dagegen haben werden wenn ich mein Mädl bei mir haben möchte noch dazu in dieser kritischen Zeit wo man doch nie weiß was der Morgen bringt.“[1264]

Ob sich die Bedenken der Mutter auf den Spiegelgrund direkt bezogen oder auf Anstaltsunterbringung generell kann aus dem Schreiben nicht geschlossen werden, sie sind allerdings bezeichnend für den Wissensstand der Bevölkerung um potenziell tödliche Maßnahmen in Institutionen.

1261 JA an Asperger, 22.3.1943 sowie Befund, 12.4.1943, WStLA, 1.3.2.209.1.A47, 1942 N-Z, Ambulanzkarten-Nr. 5895/1942.

1262 Befund, 2.10.1944, WStLA, 1.3.2.209.1.A47, 1944 N-Z, Prot.-Nr. 179.

1263 Befund, 22.5.1944, WStLA, 1.3.2.209.1.A47, 1944 A-M, Ambulanzkarten-Nr. 7170/1944.

1264 [Mutter] an Doktor, 23.5.1944, WStLA, 1.3.2.209.1.A47, 1944 A-M, Ambulanzkarten-Nr. 7170/1944.

Überstellungen vom Spiegelgrund

Daneben nahmen aber auch die Einrichtungen des Spiegelgrunds die Heilpädagogische Abteilung zur Beurteilung einzelner Minderjähriger in Anspruch. Der erste Patient, dessen Aufnahme in Zusammenhang mit der Anstalt „Am Spiegelgrund" stand, und zugleich der fünfte, der dorthin entlassen wurde, war bei der Aufnahme im September 1941 zwölf Jahre alt. Er war im September 1940 in die *Jugendfürsorgeanstalt „Am Spiegelgrund"* eingewiesen worden, da er mehrfach von zu Hause weggelaufen war. Auch vom Spiegelgrund war er ab Mai 1941 dreimal „durchgegangen", im August war schließlich die Fürsorgeerziehung wegen Aussichtslosigkeit aufgehoben worden. Die Abteilungsaufnahme selbst erfolgte aus dem häuslichen Kontext, wohin der Bub auch jeweils bei seinen Fluchten gegangen war.[1265] Im Oktober 1941 schrieb Jekelius an Asperger:

> „Ich fixiere unser Telephongespräch nunmehr auch schriftlich und erkläre mich damit einverstanden, daß der [Bub] bis auf Weiteres auf Ihrer Abteilung verbleibt. Ich bitte Sie nochmals, mir nach Abschluß Ihrer Beobachtung einen Befund über ihn zukommen zu lassen, damit wir dann gemeinsam vereinbaren, wo der Junge nach der Entlassung von Ihrer Abteilung untergebracht werden soll."[1266]

Aspergers Befund datiert drei Wochen später und enthielt ausführliche Informationen und administrative Empfehlungen mit Erläuterung:

> „Es handelt sich bei dem Knaben um einen schwer psychopathischen Zustand (epileptoide Form der psychopathischen Reaktion): aus ganz kleinen Anlässen, oft aber auch ohne jeden Anlass, spontan entstehend, kommt es zu schweren Affektausbrüchen, wüsten Schimpfszenen, Aggressionen, in anderen Situationen (bei uns nicht beobachtet) zu Triebreaktionen anderer Art, vor allem zu triebhaftem Durchgehen; in solchen Phasen ist der Bub – gerade das wirkt so abnorm – ruhigem Zureden, allen Vernunftgründen gegenüber vollkommen unzugänglich, steigert sich dabei nur noch mehr hinein; am besten wirkt noch, wie sich bei uns gezeigt hat, kurzes, scharfes, energisches Zupacken – auf diese Weise kann man oft solche Ausbrüche abschneiden. Intellektuell steht er unter dem Durchschnitt: bei schlechten Schulleistungen und Versagen vor abstrakten, logischen Anforderungen ist er im praktischen Verständnis – wie überhaupt in der praktischen Situation – nicht so schlecht (wir möchten bemerken, dass wir derartige Zustände, wie sie der Knabe bietet, überhaupt nur bei

1265 WStLA, 1.3.2.209.1.A47, 1941 N-Z, Ambulanzkarten-Nr. 4878/1941.
1266 Jekelius an Asperger, 17.10.1941, WStLA, 1.3.2.209.1.A47, 1941 N-Z, Ambulanzkarten-Nr. 4878/1941.

intellektuell primitiven, unterwertigen Menschen kennen; es spielt hier sicher ein Mangel an höherer Kritik eine Rolle!). Für eine Prozesspsychose ergibt sich kein Anhaltspunkt. Administrativ: wir halten es für ausgeschlossen, dass sich der Knabe zuhause hält; ist es schon unwahrscheinlich, dass es in der Familie ohne schwerere Gefährdung der Umgebung durch ihn abgeht, so kann man der Schule, die der Knabe sehr ablehnt, unmöglich die Verantwortung für ihn aufladen. Aber auch in einer gewöhnlichen Anstalt, auch F. E.-Anstalt ist er wegen seiner Schwierigkeiten nicht zu führen. Es bleibt unter diesen Umständen nur die Psychopathengruppe der Fürsorgeanstalt ‚Spiegelgrund' übrig. Nach unserer Erfahrung ist anzunehmen, dass diese Erregungszustände und überhaupt die Zeichen von Triebenthemmung über kurz oder lang abklingen (bei fortschreitender Reifung der Persönlichkeit) und dass sich dann bei den guten praktischen Fähigkeiten des Mj. doch eine soziale Einordnung erzielen lässt.“[1267]

Diesem Ratschlag zur Unterbringung wurde nachgekommen und der Bub von der Abteilung der KÜSt zur Überstellung auf den Spiegelgrund übergeben. Im folgenden Jahr war der Bub, der in der Zwischenzeit auch einen Aufenthalt im Erziehungsheim Wimmersdorf hinter sich hatte, wieder bei seinen Eltern, um eine „freie Lehre“, also eine Lehre außerhalb von Anstaltsunterbringung, zu absolvieren. Der Versuch scheiterte, laut aktualisiertem Befund „[w]ie zu erwarten war“, weshalb von der Abteilung erneute Fürsorgeerziehung und die Unterbringung in der Anstalt Eggenburg geraten wurde.[1268]

Der andere erhobene Patient, der als einziger direkt von der Säuglings- und Kleinkinderabteilung am Spiegelgrund an die Abteilung überstellt worden war, war zum Zeitpunkt der Aufnahme knapp sechs Jahre alt. Überwiesen wurde er aufgrund einer Sprachstörung, nachdem er etwa ein Jahr am Spiegelgrund verbracht hatte, wohin er aufgrund derselben Problematik ursprünglich eingewiesen worden war. Im dortigen Gutachten wurde festgehalten:

„Für ein organisches Leiden ergaben sich keine Anhaltspunkte.
Da das Kind nicht als grob charakterlich abartig angesehen werden kann, soll es gefördert werden.
Wir beantragen die schnellste Überstellung des Kindes auf die heilpäd. Abteilung der Kinderklinik, wo die entsprechende Behandlung durchgeführt werden kann.
Späterhin Rückgabe an die Pflegemutter mit ambulatorischer Weiterbehandlung.“[1269]

1267 Befund, 11.11.1941, WStLA, 1.3.2.209.1.A47, 1941 N-Z, Ambulanzkarten-Nr. 4878/1941.
1268 Befund, 17.9.1943, WStLA, 1.3.2.209.1.A47, 1941 N-Z, Ambulanzkarten-Nr. 4878/1941.
1269 Gutachten, 7.3.1942, WStLA, 1.3.2.209.1.A47, 1942 N-Z, o.Nr.

Die Diagnose der Heilpädagogischen Abteilung nach dem sechswöchigen Aufenthalt lautete „Schwerer Sprachrückstand bei einem st. schwerhörigen, debilen, aphatischen Buben. Kritiklose Unfugbereitschaft".[1270] Die Entlassung des Buben erfolgte in die Obhut der KÜSt, empfohlen wurde, wie bereits von Margarethe Hübsch (1903–1983) und Heinrich Gross (1915–2005), die das Spiegelgrund-Gutachten unterzeichnet hatten, angeordnet worden war, die Unterbringung bei der früheren Pflegemutter.

Abschließend ist darauf hinzuweisen, dass auch bei der Empfehlung anderer Unterbringungsorte seitens der Heilpädagogischen Abteilung eine Transferierung und Ermordung von ehemaligen Patient*innen am Spiegelgrund durchaus folgen konnte – Jugendfürsorgebehörden, Erziehungseinrichtungen oder anderweitig zusätzlich eingeholte Gutachten konnten dafür ebenso ausschlaggebend sein, wie Platzmangel in den gewünschten Anstalten.[1271] Dies war bei einem 1943 aufgenommenen, knapp sechsjährigen Patienten der Fall, der auf Wunsch des Vaters zur Untersuchung seiner Bewegungsstörung und des Sprachrückstands von 21. Jänner bis 1. März an der Abteilung beobachtet wurde.[1272] Der Vater hatte die Aufnahme im Dezember 1942 urgiert, nachdem sie zuvor aufgrund Platzmangels abgelehnt worden war:

1270 WStLA, 1.3.2.209.1.A47, 1942 N-Z, o.Nr.

1271 Etwa bei einem elfjährigen Patienten, der nach Ansicht der Abteilung im Juli 1942 wegen behauptet notwendig gewordener Anstaltsunterbringung nach der Entlassung nach Hause und aufgrund seines Lernrückstands am besten in der Anstalt Wimmersdorf untergebracht werden sollte. Dass er aber noch im selben Jahr auf den Spiegelgrund kam, geht aus einer Notiz auf einer Befundabschrift hervor: „[...] am 25.XI.42 an d. heilpädagogische Klinik ‚Am Spiegelgrund' abgeschickt". Befund, 28.7.1942, WStLA, 1.3.2.209.1.A47, 1942 N-Z, Ambulanzkarten-Nr. 5458/1942. Ein anderer Patient sollte nach Meinung der Abteilung in der Anstalt Mödling untergebracht werden, die KÜSt, von der er aber offenbar zunächst wieder nach Hause gebracht worden war, versuchte allerdings wenig später, die Beobachtung am Spiegelgrund zu veranlassen – es wurde auf erforderliche Rücksprache mit dem Vater hingewiesen. Ob der Bub schließlich auf den Spiegelgrund überstellt wurde, geht nicht hervor. WStLA, 1.3.2.209.1.A47, 1943 N-Z, o.Nr. Auch ein weiterer Patient wurde 1941 ohne Zutun der heilpädagogischen Abteilung zwischen zwei Aufenthalten über Veranlassung des Bezirksjugendamts in die *Jugendfürsorgeanstalt „Am Spiegelgrund"* überstellt. Das dortige Gutachten, das die Übergabe des Buben an den Vater und dessen Ehefrau beantragte, liegt in Abschrift bei. Er wurde versuchsweise nach Hause entlassen. WStLA, 1.3.2.209.1.A47, 1940 A-M, Archiv-Nr. 12. Ähnlich findet sich in der Krankengeschichte eines 1939 aufgenommenen Mädchens die Information über eine Unterbringung auf dem Spiegelgrund und die Entlassung von dort 1942. WStLA, 1.3.2.209.1.A47, 1939 N-Z, Prot.-Nr. 1037; ebenso ist bei einem Buben lediglich aus einer 1947 an das Jugendgericht gerichteten Abschrift des Befundes, der an die „Nervenheilanstalt ‚Am Spiegelgrund'" gesendet worden war, der dortige Aufenthalt bekannt. Abschrift, 17.10.1947, WStLA, 1.3.2.209.1.A47, 1943 N-Z, Ambulanzkarten-Nr. 6080/1943.

1272 WStLA, 1.3.2.209.1.A47, 1943 A-M, o.Nr.

> „Mit Schreiben vom 13. 11. 1942 haben Sie mir mitgeteilt, daß eine Einweisung meines Sohnes zur Zeit nicht möglich sei.
> Da ich nun in meiner Familie noch drei weitere Kinder im Alter von 1 ½ bis 10 Jahren habe und die Wohnverhältnisse äußerst beschränkt sind, das Verbleiben des einzuweisenden Kindes im Haushalt sich augenblicklich sehr ungünstig auswirkt, bitte ich Sie nochmals, bei Freiwerden eines Anstaltsplatzes meine Bitte zu berücksichtigen und das Kind bis zur Feststellung der Erziehungsaussichten in Ihre Anstalt aufzunehmen.“[1273]

Der Bub wurde nach Hause zu seiner Familie in sein Heimatbundesland Kärnten entlassen, als letzter Eintrag in seinem Krankenakt findet sich in Aspergers Handschrift die Notiz mit Datum 11. August 1943, dass er zu Hause „unerträgl. Unruhig, aggressiv“ sei und zudem „wildes Schimpfen“ von sich geben würde. Hinzugefügt wurde „Anstalt!“ und mit Bleistift „Gallneukirchen, [unleserlich, eventuell „bzw.“] Spiegelgr.“[1274] In einer Befundabschrift Aspergers vom selben Tag wurde ausgeführt:

> „Es handelt sich um einen Zustand nach einer diffusen zerebralen (wahrscheinlich geburtstraumatischen) Störung: vegetative Zeichen (Salivation), motorische Störung (Ungeschicklichkeit, keine ausgesprochene Lähmung), Debilität (Sprach- und Begriffsrückstand, derzeit noch nicht hilfsschulreif), erethisches Wesen, Unruhe, Schimpfen, Bosheitshandlungen.
> Die Unterbringung des Knaben in einer Anstalt ist unausweichlich geworden, da das Kind unter seinen gesunden Geschwistern nicht mehr zu halten ist. Bei sehr guter Führung, die auf seine Schwierigkeiten eingeht, ist er, wenn auch nicht leicht, zu halten und auch zu fördern.
> Von den gegebenen Möglichkeiten erscheint uns am besten die Unterbringung in Gallneukirchen.“[1275]

Wie es schließlich zur Aufnahme des Buben am Spiegelgrund bereits am 16. August des Jahres kam, geht aus einem Schreiben der Mutter von Ende August hervor: „Mein Gesuch um Aufnahme von [meinem Sohn] in die Anstalt Gallneukirchen wurde leider abschlägig beantwortet, ich mußte deshalb [den Buben] in die Nervenklinik Baumgartnerhöhe 1, Wien XIV. abgeben. Dort wurde er vorläufig versuchsweise in die Kindergartenabteilung eingereiht.“[1276] Nach Angabe im Totenbuch des Spiegelgrunds verstarb Rudolf Barounig am 11. Jänner 1944.[1277]

1273 [Vater] an Hamburger, 29. 12. 1942, WStLA, 1.3.2.209.1.A47, 1943 A-M, o.Nr.

1274 Notiz 11. 8. 1943, WStLA, 1.3.2.209.1.A47, 1943 A-M, o.Nr.

1275 Befund, 11. 8. 1943, WStLA, 1.3.2.209.1.A47, 1943 A-M, o.Nr.

1276 [Mutter] an Dozent, 28. 8. 1943, WStLA, 1.3.2.209.1.A47, 1943 A-M, o.Nr.

1277 WStLA, 1.3.2.209.10, Aufnahmsprotokoll. Eine Krankengeschichte des Buben vom Spiegelgrund ist nicht mehr erhalten. Häupl, Kinder, 635.

An dieser Stelle ist schließlich noch auf die Notiz im Akt eines knapp achtjährigen Buben hinzuweisen, der im Dezember 1944 an der Abteilung aufgenommen wurde. In der Anamnese wurde unkommentiert festgehalten: „1 Bruder starb bei Dr. Illing, debil, Krämpfe ab 3. Lebensmonat."[1278] Das Wissen, dass „bei Dr. Illing" Kinder starben, war vorhanden.

1278 WStLA, 1.3.2.209.1.A47, 1944 N-Z, Ambulanzkarten-Nr. 7553/1944. Auch dieser Bruder war Patient der Kinderklinik gewesen, er wurde allerdings von Hamburger auf den Spiegelgrund überwiesen und war kein Patient der Heilpädagogischen Abteilung. Dort wurde er wenige Tage nach Aufnahme an den *Reichsausschuss* gemeldet und verstarb kurz darauf. Dokumentiert bei Häupl, Kinder, 422 f.

8. NACHWIRKUNGEN

„Einberufung zwecks Recherche": Nachforschungen über die Patient*innen

Mit der Entlassung von der Heilpädagogischen Abteilung war das institutionelle Interesse an den Patient*innen nicht zu Ende. Ab den späten 1920er Jahren wurde für die Katamnesen, die Nacherhebungen, versucht, Informationen einzuholen. Dabei ging es nicht um Informationen in der unmittelbaren Folgezeit des Abteilungsaufenthalts, die vielfach ohnehin durch andere Organe des Fürsorgesystems bzw. Kinderschutzvereine an die Abteilung übermittelt wurden, sondern um längerfristige Erhebungen. Wenngleich nicht explizit ausgeführt, waren diese Nacherhebungen nicht ausschließlich durch Interesse am persönlichen Befinden ehemaliger Patient*innen motiviert – sie dienten der wissenschaftlichen Forschung, wurden dadurch doch Langzeitfolgen und -wirkungen der getroffenen Maßnahmen sichtbar. Zu diesem Zweck wurde zehn bis fünfzehn Jahre nach dem Stationsaufenthalt ein kurzes Schreiben an die Patient*innen gesandt, in dem sie ersucht wurden, persönlich an der Abteilung zu erscheinen und über ihr weiteres Leben zu berichten. Um die aktuellen Adressen zu erhalten, wurden Anfragen an das Zentralmeldeamt gestellt, bei dem noch im 19. Jahrhundert eine Auskunftsstelle eingerichtet worden war.[1279] Konnte die Adresse nicht herausgefunden werden, wurde das ebenfalls notiert, in etwa dieser Form: „1930 Dzt. Adr. nicht eruierbar. Zuletzt [Bezirk, Straße, Hausnummer]".[1280] Diese Praxis wurde bis 1944, der Zerstörung der Station durch einen Bombeneinschlag, beibehalten – ob in den Nachkriegsjahren ebenfalls derartige Erhebungen durchgeführt wurden, kann aufgrund der Aktenlage nicht geklärt werden. In den Krankenakten, die ab 1956 teilweise erhalten sind, sind jedenfalls keine diesbezüglichen Informationen mehr vorhanden. Ab 1939 hatte sich allerdings die Praxis der Erhebungen verändert, denn nunmehr wurde zugleich mit der Adresse auch die Auskunft über etwaige Vorstrafen, also ein Strafregisterauszug eingeholt.

In den meisten Fällen erschienen die ehemaligen Patient*innen nicht an der Abteilung. Dies wurde in der Regel so verzeichnet: „14.XI.29. Auf Einberufung zwecks Recherche nicht erschienen."[1281] Wenn sie sich allerdings doch zu einem Gespräch einfanden, wurden Berichte darüber sowie die konkreten Auskünfte in den Krankenakten

---

1279 Zur Entwicklung des österreichischen Meldewesens vgl. Meldewesen, https://www.geschichtewiki.wien.gv.at/Meldewesen (26.10.2019).

1280 WStLA, 1.3.2.209.1.A47, 1914 A-M, Prot.-Nr. 157.

1281 WStLA, 1.3.2.209.1.A47, 1913 A-M, Prot.-Nr. 1018.

verzeichnet. Meist beschränkten sich die Informationen auf Berufsausbildung, Familienstand und gerichtliche oder medizinische Auffälligkeiten, also Angaben, die als von Interesse hinsichtlich des einstigen Aufenthalts an der Abteilung betrachtet wurden. So wurde bei einer Patientin des Jahres 1919, die damals mit „Imbezillität. Störung der Arbeitsweise" diagnostiziert worden und 1930 auf Aufforderung erschienen war, festgehalten:

> „1930
> Infantil. – Im Gespräch wirkt sie nicht dumm. Visus neuropathicus. Akne juvenilis.
> 1. Kl. Bürgersch. Schreiben geht schlecht (Schriftprobe auf der vorherigen Seite.)
> nervös – weint leicht – empfindlich – aufbrausend – schnippisch – starker Handschweiss.
> Hilft zu Hause."[1282]

Obwohl die Schriftprobe der Patientin, die nur aus kurzen Angaben wie Name, Geburtsdatum und drei weiteren Worten („Ondulieren, als Kinderspielen") bestand, ungewöhnlich ist und individuell von dieser jungen Frau erbeten worden zu sein scheint, entspricht die Art der abgefragten Informationen und deren Wiedergabe dem Vorgehen bei diesen Gesprächen. In einem anderen Beispiel wurde dagegen im Zuge dieser Nachforschungen der Tod einer ehemaligen Patientin notiert. Das bei der Aufnahme achtjährige Mädchen war nach vierzehntägigem Aufenthalt mit der Diagnose „Taubstummheit" entlassen worden, Lazar hatte eine Förderung „nach Art der Taubstummen" als aussichtsreich gesehen. In der Angabe 1930 wurde festgehalten, dass die Patientin 1918 „plötzlich" verstorben war, nachdem sich ihr Zustand in den auf den Abteilungsaufenthalt folgenden Jahren bis zu einer Lähmung sämtlicher Extremitäten zunehmend verschlechtert hatte. Wer die auskunftgebende Person in diesem Fall war, wurde im Akt nicht angegeben.[1283]

Schließlich aber fanden auch retrospektive Wahrnehmungen der Patient*innen Eingang in die Aufzeichnungen, wie etwa die Angabe eines jungen Mannes 1930, dass der Aufenthalt in der Anstalt Oberhollabrunn, wohin er von der Abteilung gebracht worden war, „ihn zu einem anständigen Menschen gemacht" hätte.[1284] Ein anderer Patient erschien 1930 an der Abteilung in Begleitung seiner Ehefrau, deren aus dem Gespräch resultierende Beurteilung ebenfalls festgehalten wurde: „D. Frau – pueril, hyperthymisch".[1285] Dass aber von diesen „Einberufungen" nicht nur die Abteilung für

1282 WStLA, 1.3.2.209.1.A47, 1919 N-Z, o.Nr., darüber aber die Zahl 1. Unterstreichung im Original.
1283 WStLA, 1.3.2.209.1.A47, 1912 N-Z, Prot.-Nr. 780.
1284 WStLA, 1.3.2.209.1.A47, 1919 A-M, o.Nr.
1285 WStLA, 1.3.2.209.1.A47, 1913 A-M, Prot.-Nr. 1113.

wissenschaftliche Zwecke profitierte, sondern mitunter auch die ehemaligen Patient*innen, zeigt das Beispiel eines jungen Mannes, der nach einem solchen Gespräch 1930 um eine „erneute Aussprache“ bat, da er zu Valerie Bruck so großes Vertrauen wie zu sonst niemandem in seinem Leben gehabt habe.[1286]

Abgesehen von diesen institutionellen Kontaktaufnahmen gab es allerdings auch zufällige Begegnungen, die in den Akten verzeichnet wurden. 1936 wurde ein 1931 stationär beobachtetes Mädchen zufällig „beim Spazierengehen“ angetroffen: „im Aussehen unverändert, sieht aus wie 8 und dazu noch sehr blöd“.[1287]

Der „Zwang in Männerkleidern zu gehen“

Während die eingeholten und notierten Erkundigungen über die ehemaligen Patient*innen in der Regel also relativ gleichförmig verliefen, sticht ein Fall besonders hervor. Ein 1913 an der Abteilung aufgenommenes, damals zwölfjähriges Mädchen erschien 1930 auf Aufforderung und berichtete über sein Leben. Eingewiesen wurde das Mädchen ursprünglich aus der Anstalt Biedermannsdorf mit folgender Begründung:

> „[Das Mädchen] macht uns vieles Kopfzerbrechen und all unsere Bemühungen scheinen oft umsonst gewesen zu sein. Das Kind ist seit 16. April 1910 Zögling unserer Anstalt.
> Meiner Ansicht nach handelt es sich hier um einen Fall jener Geschöpfe, die in der großen Gruppe ‚moral insanity‘ zusammengefasst werden.
> Vielleicht können Sie uns mit Ihrem fachmännischen Rate etwas an die Hand gehen.“[1288]

Beigefügt wurde ein Schreiben der Lehrerin in Biedermannsdorf, die von dem störenden, unangepassten Verhalten des Mädchens berichtete, von keckem Benehmen und nicht vorhandener Scheu – im Sinn von Streitsituationen – vor großen Buben sowie plötzlichem Aufstehen, Unruhe und dergleichen im Unterricht. Die Prognose sah Lazar als „höchstens zweifelhaft“: „Trotzdem wäre die Erziehung in einer Anstalt für psychisch zurückgebliebene Kinder anzuempfehlen.“[1289] Das Besondere dieses Falles liegt in den 1930 gemachten Angaben der ehemaligen Patientin, die so verzeichnet wurden:

1286 WStLA, 1.3.2.209.1.A47, 1919 A-M, o.Nr.

1287 WStLA, 1.3.2.209.1.A47, 1931 N-Z, Prot.-Nr. 1892.

1288 Witzmann an [Lazar], 2.2.1913, WStLA, 1.3.2.209.1.A47, 1913 A-M, Prot.-Nr. 314.

1289 Epikrise, o. D., sowie Bericht der Lehrerin, 2.2.1913, WStLA, 1.3.2.209.1.A47, 1913 A-M, Prot.-Nr. 314.

„3.III.1930
Als [männlicher Vorname, Nachname]. Hat seit dem 13. Jahr den Zwang in Männerkleidern zu gehen. War deshalb 3–4 Mal in Steinhof. Seit 1928 sind ihre Dokumente auf [männlicher Vorname] behördlich abgeändert und hat sie die Bewilligung als Mann aufzutreten. Klein, graziler Knochenbau, kleine Füsse, ausgearbeitete Hände, sieht sehr jung aus, trägt schwarze Hornbrille, Bartanflug, zarter Teint[.] Kann für einen jung aussehenden Mann mit femininen Zügen gehalten werden. Mamma gut entwickelt. Möchte sich die Mamma entfernen lassen. Keine Menses. Keine Beziehungen weder zu Frauen, noch zu Männern. Absolut keine sexuellen Regungen. Etwas rauhe [sic] Stimme. 5 Kl. Volkssch. War 4 Jahre in Biedermannsdorf. Ledergalanterie ausgelernt. Dzt. Arbeitslos. Wohnt bei der Mutter. 1 Schwester[.] Epi Anfälle[.] Rücksprache mit Prof. Haberda: Es handlet [sic] sich um eine Frau die in Männerkleidern geht, niemals aber von ihm, wie Pat. angibt, dazu die Erlaubnis bekommen hat.“[1290]

Erst 1923, also in großer zeitlicher Nähe, hatte Magnus Hirschfeld den Begriff „Transsexualismus“ geprägt, der die Sexualität von Personen bezeichnete, die über die Kleidung, also Transvestismus, hinausgehend „einen Wechsel zum ‚anderen‘ Geschlecht vollziehen wollten.“[1291] Ab Ende der 1940er Jahre wurde der Begriff auch von anderen Autor*innen aufgegriffen und Transsexualität in der Folge zur Bezeichnung einer Auseinandersetzung mit dem Wechsel der Geschlechtsidentität.[1292] Während männlichen Transsexuellen nicht zwangsläufig Homosexualität zugeschrieben wurde – besonders Hirschfeld warnte davor – wurde seit Ende des 19. Jahrhunderts „ein Zusammenhang zwischen ‚Männlichkeit‘ von Frauen und lesbischer Identität gesehen“. Dass Transsexualität und Homosexualität in keinem ursächlichen Verhältnis zueinander stehen, ist heute dagegen allgemein anerkannt.[1293]

In Deutschland gab es für *Cross Dresser* bereits 1909 den sogenannten „Transvestitenschein“, der als amtliches Dokument bescheinigte, dass die betreffende Person mit polizeilicher Genehmigung die Kleidung des anderen Geschlechts trug. Dies war relevant, da durch diese Erlaubnis keine polizeilichen Verwarnungen der Scheininhaber*innen ausgesprochen wurden. In den ersten Jahren der Möglichkeit

1290 WStLA, 1.3.2.209.1.A47, 1913 A-M, Prot.-Nr. 314.

1291 Ilse Reiter-Zatloukal, Geschlechtswechsel unter der NS-Herrschaft. „Transvestitismus“, Namensänderung und Personenstandskorrektur in der „Ostmark“ am Beispiel der Fälle Mathilde/Mathias Robert S. und Emma/Emil Rudolf K., in: Beiträge zur Rechtsgeschichte Österreichs 2014, 172–209, 173.

1292 Reiter-Zatloukal, Geschlechtswechsel, 173 f. Vgl. ebd. auch zur weiteren Begriffsentwicklung „Transgender“.

1293 Reiter-Zatloukal, Geschlechtswechsel, 174 f.

der Beantragung des „Transvestitenscheins“ wurde diese von Frauen in Anspruch genommen, erst 1912 folgte das erste Ansuchen eines Mannes. Problematischer als die Angleichung des äußeren Erscheinungsbildes war zunächst die juristische Transformation im Sinn der Namens- und Personenstandsänderung, womit auch die Möglichkeit einer Eheschließung verbunden war. In Deutschland war dies zunächst sogenannten ‚Zwittern‘ vorbehalten, also Personen mit uneindeutigem biologischem Geschlecht. Dabei kam den diesbezüglichen medizinischen Gutachten große Bedeutung zu, die von Magnus Hirschfeld benutzt wurden, um auch in Fällen von eindeutigem biologischem Geschlecht eine Namens- und Personenstandsänderung zu erwirken. In einem einzigen Fall, 1912, hatte er mit der Anführung von „seelischem Zwittertum“ Erfolg bei der Durchsetzung der juristischen Geschlechtsangleichung. Vor diesem Hintergrund ist auch die Darlegung der ehemaligen heilpädagogischen Patientin bzw. des berichtenden jungen Mannes zu sehen, dass der Identitätswechsel mit ärztlicher Erlaubnis vollzogen worden war. Ein häufiges Vorgehen zur Lösung der Namensproblematik waren geschlechtsneutrale Kurzformen, die sowohl für männliche als auch weibliche Namen stehen konnten, etwa Toni für Anton/Antonie.[1294] Obwohl es auch andere Fälle gab, beinhalten die bei Ilse Reiter-Zatloukal angeführten Beispiele des Geschlechtswechsels aus der NS-Zeit Namensvariationen: Mathilde/Mathias und Emma/Emil. Diese Ähnlichkeit des neu gewählten mit dem Geburtsnamen scheint also üblich gewesen zu sein, möglicherweise zusammenhängend mit einer bisherigen, nicht offiziellen, Selbstbenennung. Umso erstaunlicher ist es, dass in dem gegenständlichen Wiener Fall die Namensänderung ohne jegliche phonetische Ähnlichkeit oder Verbundenheit erfolgte. Zur Situation in Österreich gibt es bislang keine systematischen Analysen, Reiter-Zatloukal hat mit ihrem Artikel *Geschlechtswechsel unter der NS-Herrschaft* aber wichtige Grundlagen und Fallbeispiele erarbeitet. Sie legt dar, dass es für Österreich im Vergleich zu Deutschland keine allgemeine diesbezügliche Regelung gab, jedoch bereits Ende des 19. Jahrhunderts einzelne polizeiliche Genehmigungen an Frauen zum Tragen von Männerkleidung erteilt wurden. Dies stand häufig in Zusammenhang mit dem Beruf der Betreffenden.[1295] Inwiefern dieses Argument allerdings tatsächlich ausschlaggebend war oder lediglich der Untermauerung des Falles dienen sollte, kann kaum rekonstruiert werden. Unter Strafe war lediglich Verhalten gestellt, das geeignet schien, Ärgernis zu erregen, indem die Ordnung an öffentlichen Orten gestört oder der öffentliche Anstand verletzt worden wäre.[1296]

1294 Reiter-Zatloukal, Geschlechtswechsel, 178–181.

1295 Reiter-Zatloukal, Geschlechtswechsel, 186.

1296 Art. VII, 1 (a), EGVG, BGBl. 273/1925.

Nach Reiter-Zatloukal suchten im Sommer 1927 „mehrere Wienerinnen“ bei Polizei und Magistrat um die Bewilligung zum Tragen von Männerkleidung an, die sie allerdings nicht erhielten – mit der Begründung, „dass nicht bewilligt werden könne, was nicht verboten sei.“[1297] Auch die Namens- und Personenstandsänderung war – ohne Rechtsanspruch – nach individuellem Ermessen der Landesstelle des Verwaltungsgerichtshofs seit 1899 möglich. Der Geschlechtswechsel war allerdings nur möglich, wenn kein Verdacht auf Homosexualität bestand, da in Österreich neben der männlichen auch weibliche Homosexualität einen Straftatbestand darstellte.[1298]

Über das Sexualleben der ehemaligen Patientin bzw. des an der Abteilung erschienenen jungen Mannes sind keine weiteren Informationen vorhanden, auch nicht über den weiteren Lebensweg. Abgesehen von dieser ehemaligen Patientin gibt es kaum Referenzen auf den Wunsch nach dem Wechsel der Geschlechtsidentität. Zweimal wurde über Elternteile festgehalten, dass diese jeweils Kleidung des anderen Geschlechts bevorzugen würden,[1299] einmal über einen Patienten, dass er gerne nähe und „am liebsten ein Mädchen sein“ wollte. Da dies nicht möglich wäre, würde er aber gleich seinem Vater Eisendreher werden wollen – eine Schneiderlehre lehnte er aus Angst vor „Ohrfeigen“ im Fall von Ungeschicklichkeit explizit ab.[1300] Dass dem Buben hier der Schneiderberuf nahegelegt worden war, lässt entweder darauf schließen, dass die Geschlechtsidentität auch zeitgenössisch unabhängig von sexuellem Begehren wahrgenommen wurde, bedenkt man die oben wiedergegebenen Ausführungen zur Abstandnahme von Schneider- oder Friseurlehren bei gleichgeschlechtlich begehrenden männlichen Jugendlichen. Oder sie wurden in Zusammenhang gebracht und die Schneiderlehre entsprechend Aichhorns beschriebenem Konzept der Sublimierung empfohlen. Beide Varianten sind möglich, aufgrund fehlender Angaben ist der konkrete Ansatz hier nicht zu deuten. Im einzigen anderen Fall, in dem der Wunsch nach Geschlechtswechsel Eingang in den Akt fand, wurde über den Patienten notiert, dass er zu Hause gerne Theater spiele, sich als Frau kleide und stets Frauenbildnisse zeichnen sowie viel und oft „Mädchengeschichten“ lesen würde. Seine Diagnose lautete „sexuelle Abnormität?“[1301]

1297 Reiter-Zatloukal, Geschlechtswechsel, 186.
1298 Reiter-Zatloukal, Geschlechtswechsel, 187 f.
1299 WStLA, 1.3.2.209.1.A47, 1923 A-M, Prot.-Nr. 278; WStLA, 1.3.2.209.1.A47, 1938 N-Z, o.Nr.
1300 WStLA, 1.3.2.209.1.A47, 1923 N-Z, Prot.-Nr. 520.
1301 WStLA, 1.3.2.209.1.A47, 1917 N-Z, Prot.-Nr. 634.

„Prognose: asozial" – prognostisch-stigmatisierende Zuschreibungen

Kategorisierungen wie „asoziale Einstellung", „Prognose: kriminell" oder Aussagen hinsichtlich der „Brauchbarkeit" von Kindern, die bis in die 1970er Jahre in den Krankengeschichten zu finden sind, machen deutlich, welche Parameter bei Bewertungen und Diagnosen der Patient*innen angelegt wurden. Die an der Abteilung untersuchten Kinder und Jugendlichen wurden generell in irgendeiner Form medizinisch oder sozial als ‚normabweichend' gesehen, hier geht es aber um jene Patient*innen, bei denen aufgrund von Verhaltensweisen, teilweise in Zusammenhang mit ihrem familiären Umfeld, explizite Urteile über ihre ‚soziale Wertigkeit' gefällt wurden. Anhand der Krankengeschichten lässt sich sehr gut darstellen, wie linear die Beurteilung dieser Patient*innen trotz unterschiedlicher Einlieferungsgründe und Diagnosen über Jahrzehnte mit dem Ziel der ‚gesellschaftlichen Brauchbarkeit' und ‚Normanpassung' verlief. So fanden insbesondere kriminalisierende Prognosen Eingang in die Akten, wie 1922 die Voraussage „Hochstapler" oder im selben Jahr die der „Prostitution".[1302] Auch konkret erwartete Lebensverläufe wurden knapp notiert, wie beispielsweise „Prognose: wird immer fad bleiben" oder „Prognose: Stubenmädchen (Prostitution nicht ausgeschlossen), Eigentumsdelikte wahrscheinlich."[1303] In anderen Fällen wurde lediglich verzeichnet, ob die Prognose ‚günstig' oder ‚schlecht' sei, mitunter auch in Bezug auf eine angenommene Entwicklung des Gesundheitszustands.[1304] Auch die bereits besprochene Typisierung der Patient*innen, die unter Lazar begonnen hatte und sich bis in Kuszens Leitungsperiode fortsetzte, ist in diesem Kontext zu sehen, wie unter anderem die Bezeichnung eines Buben als „Bettlertyp" 1941 verdeutlicht.[1305]

Aspergers Grundkonzepte, die bei beinahe allen Verhaltensauffälligkeiten zur Anwendung kommen sollten, „lückenlose" oder „strikte Führung", „optimale Leistung" und „Milieuveränderung", verdeutlichen, welche Bedeutung ‚Normalität' und ‚Anpassung' in der Heilpädagogik zukam. Jegliches abweichende Verhalten sollte unterbunden werden, die Kinder und Jugendlichen leistungsorientiert zu funktionierenden

1302 WStLA, 1.3.2.209.1.A47, 1922 N-Z, Prot.-Nr. 37; WStLA, 1.3.2.209.1.A47, 1922 A-M, Prot.-Nr. 103.

1303 WStLA, 1.3.2.209.1.A47, 1922 A-M, Prot.-Nr. 60; WStLA, 1.3.2.209.1.A47, 1922 A-M, Prot.-Nr. 70.

1304 WStLA, 1.3.2.209.1.A47, 1922 A-M Prot.-Nr. 74; WStLA, 1.3.2.209.1.A47, 1923 N-Z, Prot.-Nr. 168; WStLA, 1.3.2.209.1.A47, 1923 N-Z, Prot.-Nr. 434.

1305 WStLA, 1.3.2.209.1.A47, 1941 A-M, Ambulanzkarten-Nr. 4896/1941.

Mitgliedern der Gesellschaft gemacht werden. 1952 drückte es Asperger in *Heilpädagogik* so aus: „Bei allen Formen intellektueller und seelischer Abartigkeit ist diese Frage, die Frage auch nach der sozialen Wertigkeit, entscheidend wichtig."[1306]

Wie die „soziale Wertigkeit" eines Kindes in der Praxis beurteilt wurde, zeigt z. B. der Fall eines sechsjährigen Mädchens, das 1939 wegen „Schlafstörung, Masturbation, Bettnässen" an der Abteilung beobachtet wurde. Zudem wurden die Adoptiveltern „trotz großer Bemühungen nicht mit ihr fertig". Es wurde festgehalten, dass die Patientin aus „minderer Familie" stamme, und die „Rückgängigmachung der Adoption" empfohlen. Die leibliche Mutter hatte 1937 zum zweiten Mal geheiratet und der Ehemann „wollte das Kind nicht", daher hatte die Mutter eine Anzeige in der Kronenzeitung aufgegeben, wodurch die Adoption zustande kam. In der Krankengeschichte befindet sich ein Brief an die zuständige Generalvormundschaft, in der um Informationen bezüglich der leiblichen Familie des Mädchens gebeten wurde: „Zur genaueren wissenschaftlichen Beurteilung des Falles wären genauere Angaben über die Familie des Kindes mit besonderer Berücksichtigung von Erbkrankheiten und Assozialität" hilfreich, da es „sich um ein sehr schwieriges Kind anscheinend aus minderwertiger Familie" handle. In der erbetenen Auskunft wurden die Eltern als liederlich und „assozial" geschildert, im abschließenden heilpädagogischen Befund wurde daher von „belasteter, minderwertiger Familie" gesprochen und die Rückgängigmachung der Adoption empfohlen. Über die Patientin wurde festgehalten: „Braucht eine sehr straffe Führung."[1307]

Was an diesem Fall exemplarisch deutlich wird, ist, dass zwar die Tatsachen hinsichtlich Adoption auf Zeitungsinserat und Benehmensschwierigkeiten des Kindes wiedergegeben wurden, jedoch an keiner Stelle auf die Umstände der Adoption bzw. darauf eingegangen wurde, dass die Probleme möglicherweise mit der Veränderung der Lebenssituation des Mädchens zusammenhingen. Wie auch in anderen Fällen wurde hier eine einschneidende Veränderung im Leben der Patientin lediglich erwähnt, jedoch nicht als ursächlich mit einbezogen. Hinzuweisen ist zudem auf die Sprache, die auch in anderen Akten durch wertende und diskriminierende Ausdrücke die eigentliche Beurteilung der Patient*innen mitunter noch verschärfte. Unter anderem der Ausdruck „tierlhaft" ist in diesem Zusammenhang zu erwähnen, der in den Diagnosen der Abteilung das erste Mal 1937 aufscheint und bis 1944 neun Mal gebraucht wurde. Ein Bub, der so diagnostiziert wurde, war zu diesem Zeitpunkt, 1941, zwei Jahre alt: wegen „Zorn, Zerstörungsdrang, Einnässen, Einschmutzen" untersucht, wurde er, wie oben beschrieben, mit den Zuschreibungen „tierlhafter, degenerativer

1306 Asperger, Heilpädagogik, 188.

1307 WStLA, 1.3.2.209.1.A47, 1939 N-Z, Ambulanzkarten-Nr. 3402/1938.

Schwachsinniger, Bosheiten, Erwerben höherer ‚Kulturfunktionen' gestört" auf den Spiegelgrund überstellt.[1308] „Tierlhaft" wurde meist zur Charakterisierung von Buben verwendet und teils auch mit weiteren Konkretisierungen verknüpft, wie „tierlhaftes Wesen" oder „tierlhafte Schläue".[1309]

Noch wertender fiel die Beurteilung des achtjährigen Buben aus, auf den zu Beginn dieser Arbeit Bezug genommen wurde. 1935 für beinahe zwei Monate an der Abteilung, wurde er unter anderem als „asozialer Vagantentypus" kategorisiert. Im Gutachten wurde genauer ausgeführt:

> „Es handelt sich hier um eine sehr schwere, vielseitige zweifellos endogen bedingte Frühdissozialität mit deutlichen kriminellen Tendenzen. Der Knabe hat sich bereits, ähnlich wie dies seinerzeit von den verwahrlosten Kindern Russlands berichtet wurde, ausserhalb der Gesellschaft gestellt und führt auf den Strassen Wiens das assoziale Leben eines diebischen Strolches."[1310]

In den von Asperger verfassten Notizen in der Krankengeschichte wurde der Bub zudem als „Feind der Gesellschaft" bezeichnet sowie als „slawischer Typ, auch charakterlich". Verfügt wurde „Versuch zu Hause, dann Eggenburg", was bereits impliziert, dass davon ausgegangen wurde, dass keine sogenannte Besserung eintreten würde. Es wurde erklärt: „Hauptsächlich aus diesem Grunde, um seine kindliche Umgebung vor ihm zu schützen, empfehlen wir seine Unterbringung in einer geschlossenen Erziehungsanstalt, sowie sich neuerlich die geringsten Schwierigkeiten ergeben, vor allem, sowie er sich wieder mit anderen Kindern auf der Gasse herumtreibt."[1311] Neben der Bezugnahme auf die angebliche Veranlagung, die für das Verhalten des Buben verantwortlich gemacht wurde, fällt besonders die Bezeichnung als „Feind der Gesellschaft" auf. Lazar verwendete sie 1912 im Kontext von Kriminalität und der angeblichen psychischen Anormalität von Verbrecher*innen: Wissen aus dem juristischen Kontext sei dazu zu verwenden, „daß wir gewisse psychische Abnormitäten in Zukunft zu verhindern trachten, zumindestens viele dieser Menschen dahin bringen, daß sie brauchbare Mitglieder der Gesellschaft werden, oder daß ihre Abnormität nicht Formen annimmt, die sie zu Feinden der Gesellschaft stempelt."[1312] Interessanterweise erläuterten weder Lazar noch Asperger, was konkret einen „Feind der Gesellschaft" ausmachen würde.

1308 WStLA, 1.3.2.209.1.A47, 1941 N-Z, o.Nr.

1309 WStLA, 1.3.2.209.1.A47, 1936 A-M, o.Nr.; WStLA, 1.3.2.209.1.A47, 1943 N-Z, Ambulanzkarten-Nr. 6155/1943.

1310 WStLA, 1.3.2.209.1.A47, 1935 A-M, Ambulanzkarten-Nr. 228/1935.

1311 WStLA, 1.3.2.209.1.A47, 1935 A-M, Ambulanzkarten-Nr. 228/1935.

1312 Lazar, Probleme I (1912), 68 f.

Wie in den Sichtweisen, änderte sich auch im an der Abteilung herrschenden Sprachgebrauch über die Jahrzehnte hinweg wenig. So wurde ‚Asozialität' auch in Nachkriegskrankengeschichten thematisiert. 1969 wurde etwa ein zwölfjähriger Bub an der Abteilung wegen Schulschwierigkeiten aufgenommen. Die Diagnose lautete: „Lern- u. disziplinäre Schwierigkeiten, primitiv, ordinär, degenerative Stigmata, Sprachstörung, Prognose: Asozial". Dieser Patient war nicht der einzige mit einer solchen Voraussage, auch andere waren in den 1960er und 1970er Jahren davon betroffen – es waren ausschließlich männliche Minderjährige.[1313]

Abschließend ist an dieser Stelle auf ein Beispiel der Nachkriegszeit einzugehen, das mehrere in dieser Arbeit angesprochene Punkte verdeutlicht. Es wirft, obwohl es sich hierbei nicht um einen dokumentierten Patienten der Abteilung handelte, Licht auf institutionelle Kreisläufe, Beurteilungsmuster, sozialklassifizierende Kategorisierungen und die langjährige Existenz von ‚Behandlungs'-Methoden. Es wurde 1952 gemeinsam mit weiteren kurzen biografischen Skizzen von Insassen der Bundesanstalt für Erziehungsbedürftige Kaiserebersdorf in der Zeitung *Der Abend* infolge der dortigen ‚Zöglingsrevolte' publiziert. Auch ohne (bisher bekannten) Abteilungsaufenthalt gab es ein heilpädagogisches Gutachten, da das Jugendgericht involviert war. Gerade dieses Schriftstück verdeutlicht den Blick auf Minderjährige aus prekären Familienverhältnissen auch in den Nachkriegsjahren – der für Stigmatisierungen und Internierungen verantwortlich und allgemein im Fürsorgesystem verbreitet war. Kaiserebersdorf, die ‚Endstation' unter den Erziehungseinrichtungen, stellte ein Jugendgefängnis dar, dessen Zustände 1952 zu einem Aufbegehren der Internierten geführt hatten. Die in dem Bericht wiedergegebene Aussage des Direktors spricht für sich: „Von den Buben, die hier sind, hat schon jeder was am Kerbholz. Alle sind sie vom Jugendrichter zu uns eingewiesen worden."[1314] So auch ein neunjähriger Bub, dessen Familienbiografie mit jener unzähliger in Fürsorgeerziehung stehender Kinder im Nachkriegsösterreich ident ist – unehelich geboren, die Mutter alleinstehend und für den Familienunterhalt als Arbeiterin verantwortlich:

> „Da sich die Mutter um ihn nicht kümmern konnte, kam er in Fürsorgeerziehung, wurde von einem ‚Heim' ins andere geschoben. Siebenmal brach er aus und wurde auf dem Weg zur Mutter aufgegriffen. Als pädagogische Maßnahme steckte man ihn in ein Heim, das

1313 WStLA, 1.3.2.209.1.A47, 1969 R-Z, Prot.-Nr. 635. Gleichlautende Prognosen finden sich auch in: WStLA, 1.3.2.209.1.A47, 1969 R-Z, Prot.-Nr. 634; WStLA, 1.3.2.209.1.A47, 1970 A-J, Prot.-Nr. 731; WStLA, 1.3.2.209.1.A47, 1970 R-Z, Prot.-Nr. 102; WStLA, 1.3.2.209.1.A47, 1973 A-F, Prot.-Nr. 1284, hier mit der Beifügung „Heredität"; WStLA, 1.3.2.209.1.A47, 1974 G-K, Prot.-Nr. 403; WStLA, 1.3.2.209.1.A47, 1974 S-Z, Prot.-Nr. 133.

1314 Ernst Epler, Jugend hinter Gittern. Kaiser-Ebersdorf von innen gesehen, Der Abend, 24.11.1952.

recht weit vom Wohnort der Mutter entfernt ist. Das hätte doch das Heimweh des kleinen Poldi heilen sollen, nicht wahr? Aber Poldi zeigte für diese erzieherische Weisheit kein Verständnis. Wieder machte er sich auf die Reise zur Mutter. Auf dem langen Weg brach er wo ein, wahrscheinlich um sich Proviant zu verschaffen.
Das heilpädagogische Gutachten spricht von ‚völlig ungehemmt ablaufenden Affekten' und von einer ‚tierhaften' Gewandtheit. [‚]Die Aufgreifung ging immer unter ungeheuren Exzessen vor sich.' Poldi wehrte sich nämlich verbissen und verzweifelt, wenn man ihn wieder von der Mutter weg in ein Heim bringen wollte."[1315]

Das Gutachten über den neunjährigen Buben entstand vermutlich nicht an der Heilpädagogischen Abteilung, die Sprache ist aber die der Institution: Abgesehen von der häufigen Bezugnahme auf „Affektabläufe" ist der Ausdruck „tier[l]haft", wie erläutert, nicht nur anderen oft in der Diagnostik der Abteilung verwendeten typisierenden Begriffen ähnlich, sondern wurde von Asperger in das Begriffsinventar der Abteilung eingeführt. Einmal wurde er auch als „tierlhafte Gewandtheit" (1938) verzeichnet.[1316] Weshalb dieses Beispiel so aussagekräftig ist, liegt nicht ausschließlich im beschriebenen Umgang mit dem Buben. Darüber hinaus verdeutlicht der Vergleich mit Angaben in einer anderen Krankengeschichte, welche Bedeutung der Familiensituation in der Beurteilung zukam: Als Beispiel kann ein Fall aus dem Jahr 1943 angeführt werden, in dem häufige Fluchtversuche aus einem Internat aus Heimweh zur Aufnahme eines zehnjährigen Buben an der Heilpädagogischen Abteilung geführt hatten. Der Bub war häufig auch unterwegs aufgegriffen worden und entweder zurück in das Schülerheim oder zu seiner Familie gebracht worden.[1317] Im Befund der Heilpädagogischen Abteilung wurde festgehalten:

„Es handelt sich um einen sehr nervösen, affektiv besonders leicht erregbaren, unausgeglichenen Knaben. Daher reagierte er auch auf den Versuch, ihn von zuhause wegzugeben und in einem Pensionat unterzubringen, mit einem übermässig starken, unbeherrschbaren Heimweh, das ihn wiederholte Fluchtversuche unternehmen liess. […] Wir sind daher der Meinung, dass man die weitere Entwicklung dieses sensiblen Kindes gefährden würde, wenn man das Verbleiben in einem Pensionat gegenwärtig zu erzwingen versuchte."[1318]

1315 Ernst Epler, Jugend hinter Gittern. Kaiser-Ebersdorf von innen gesehen, Der Abend, 24.11.1952.
1316 WStLA, 1.3.2.209.1.A47, 1938 A-M, o.Nr.
1317 WStLA, 1.3.2.209.1.A47, 1943 A-M, o.Nr.
1318 Befund an Leitung der Oberschule in St., 10.11.1943, WStLA, 1.3.2.209.1.A47, 1943 A-M, o.Nr.

Der wichtigste Unterschied in diesen beiden Fällen ist der Familienhintergrund der Buben: ein uneheliches Kind einer Marktarbeiterin gegenüber einem Arztsohn aus traditionellen Familienverhältnissen. Staatlich verordnete Heimunterbringung gegenüber Internatsaufenthalt. In beiden Fällen Fluchten aus Heimweh. Kaiserebersdorf gegenüber der Rückkehr in die Familie.

Fazit

Die Heilpädagogische Abteilung der Wiener Kinderklinik war von ihrer Gründung an ein multifunktionaler Beobachtungsraum: Als solcher diente er der Beurteilung und Klassifizierung kindlicher und jugendlicher Verhaltensweisen, der Prognostik von Lebens(-ver-)läufen und der wissenschaftlichen Forschung. Dieser Punkt war dabei von besonderer Bedeutung. Die Wissenschaftlichkeit – durch das klinische Setting zugrunde gelegt, durch die Rezipient*innen als gültig anerkannt und bestätigt – war es, die die monopolistische Persistenz der entwickelten Konzepte sowie der Wiener Heilpädagogik Hans Aspergers für Jahrzehnte ermöglichte. Die vorliegende Arbeit schließt mit 1949, die Ausblicke in die 1960er und 1970er Jahre vermögen jedoch in Ansätzen zu verdeutlichen, wie konsequent und konsistent Beurteilungskonzepte, die während der 1930er Jahre entwickelt wurden, ihre Geltung behielten. Weitere Forschungen zur zweiten Hälfte des 20. Jahrhunderts sind ein Desiderat.

Die Bewertungen und Kategorisierungen von Menschen, auf die hier Bezug genommen wird, existierten bereits vor der Institutionalisierung der Heilpädagogik und auch außerhalb dieser räumlichen und disziplinären Grenzen. Innerhalb dieser allerdings erhielten sie ein wissenschaftliches Fundament, das sie mit Autorität versah. Zurückzuführen ist dies wesentlich darauf, dass damit den zeitgenössischen behördlichen Erwartungen an Lebensgestaltungen und dem Beitrag zur ‚Volksgemeinschaft' – auch vor und nach der NS-Zeit – Rechnung getragen wurde. Allein die *Eingriffs*macht des Jugendamts in nichttraditionelle Familienkonstellationen, nicht selten unter Zuhilfenahme der heilpädagogischen Expertise, verdeutlicht dies. Wie *wirk*mächtig die heilpädagogischen Konzepte insbesondere im sozialen Bereich waren, in den Kooperationen mit ebendiesen Jugendämtern sowie Erziehungseinrichtungen, tritt am prägnantesten im Umgang mit Opfern sexueller Gewalt zutage. Ohne das weite Feld der Heilpädagogik einzig darauf zu reduzieren, ist die Bedeutung dieses Themenkomplexes dennoch nicht hoch genug zu bewerten. Er offenbart generell zugrunde liegende Bewertungsstrukturen sowie auch speziell auf Minderjährige ausgelegte, denen Gewalt angetan worden war und die des Schutzes und der Unterstützung bedurft hätten. Dass dieser Ansatz State of the Art war und sich die Heilpädagogische Abteilung damit in den zeitgenössischen Diskurs einfügte, kann nur für eine bestimmte Zeitspanne gelten. Auch dies relativiert allerdings die allgemeine Problematik von State-of-the-Art-Analysen nicht: Eine verbreitete Handlungs- oder, wie in diesem Fall, Denkpraxis gewinnt nicht allein deshalb an Berechtigung oder Begründetheit, weil sie anerkannt war. Den Extremfall hierbei stellt Franz Wurst (1920–2008) dar, Asperger-Schüler und Heilpädagoge in Kärnten, der in der Weiterführung der Behauptung einer ‚endogenen Erlebnisbereitschaft' von Opfern sexueller Gewalt quasi den von ihm selbst verübten sexuellen Missbrauch an Patienten rechtfertigte.[1319] In seinen diesbezüglichen Publikationen ging es zwar – entsprechend dem allgemeinen heilpädagogischen Diskurs – primär um „Mädchen und deren vermeintliches Gefährdungspotenzial für männliche Erwachsene",[1320] während er selbst Buben sexuell missbrauchte, doch ist hierbei zweierlei zu beachten: Erstens, dass der Bezug einer solchen Argumentation auf ein Geschlecht das andere nicht automatisch ausschließt. Zweitens, dass in Wursts Abteilung auch Mädchen Opfer von sexueller Gewalt wurden – durch Mitarbeiter*innen, die in den Darlegungen ihres Vorgesetzten durchaus eine exkulpierende Rechtfertigung sehen konnten.[1321]

Zudem wurden damit auch Sichtweisen ‚wissenschaftlich' legitimiert, die trotz eines gesellschaftlichen Umdenkens heute noch existent sind – allerdings in Bezug auf erwachsene Frauen, nicht auf Kinder. Auf den ersten Blick vielfach als ‚hilfreiche' Hinweise getarnt, handelt es sich bei Verhaltensempfehlungen für Frauen dennoch häufig um eine partielle Schuldverschiebung. Wie Frauen sich vor sexuellen Angriffen schützen können und sollen, wurde in den vergangenen Jahren unterschiedlich intensiv medial diskutiert.[1322] Gemeint sind hier nicht seriöse Ratgeber für Frauen

1319 1963 etwa schrieb Wurst: „Die ‚endogene Erlebnisbereitschaft' macht für den einzelnen, seinen geistigen und charakterlichen Anlagen entsprechend, Erlebnisse wahrscheinlich oder unwahrscheinlich. Es sind ganz bestimmte Mädchen, die wiederholt mißbraucht werden, Mädchen, die in ihrem Blick, in ihren Bewegungen, in ihrem Gesamtverhalten die Affinität zu sexuellen Erlebnissen schon früh erkennen lassen und die von den Schändern als solche erkannt werden. […] Es sind aber wieder nur gewisse Mädchen, denen solche Begebenheiten zum Erlebnis werden oder, um es tiefenpsychologisch auszudrücken, zum Trauma." Franz Wurst, Der Lebensraum in seinem Einfluss auf die körperliche und geistige Entwicklung des Kindes, in: Franz Wurst (Hg.), Das Landkind heute und morgen, Wien 1963, 38–50, 43. Für eine detaillierte Auseinandersetzung mit Wursts Theorien zum Umgang mit Opfern sexueller Gewalt, deren von ihm vielfach behaupteter Unglaubwürdigkeit und der Praxis an seiner Heilpädagogischen Abteilung vgl. Loch u. a., Namen, 120–130.

1320 Loch u. a., Namen, 121.

1321 Loch u. a., Namen, 121. Ein Beispiel für einen sexuellen Übergriff in Form von „Antatschen" einer Patientin im Untersuchungssetting durch Wurst wird in ebd., 129 f., beschrieben. Obwohl Mädchen nicht seine eigentliche sexuelle ‚Zielgruppe' waren, kam es dennoch auch durch ihn zu sexuellen und sexualisierten Gewalthandlungen gegenüber weiblichen Minderjährigen.

1322 Deutlich trat dies im Zug der medialen Berichterstattung infolge der ‚Kölner Silvesternacht' 2015/16 hervor. Auf die in diesem Diskurs enthaltenen rassistischen Ebenen soll explizit hingewiesen werden, daneben erfolgte aber auch eine Fülle von ‚Verhaltensratschlägen' Frauen gegenüber. Zur Silvesternacht selbst vgl. z. B. Abschlussbericht zur Kölner Silvesternacht: 1000 Seiten Vorwürfe, 17.3.2019,

zur Selbstverteidigung oder bezüglich des Verhaltens bei häuslicher Gewalt, etwa von Frauenschutzorganisationen, sondern Zeitungsberichte. Vor allem Ratschläge wie flache Schuhe zu tragen, um besser weglaufen – also sich ‚entziehen' – zu können,[1323] wurden dabei ausgesprochen. Zwar nicht der Logik entbehrend, verbirgt sich dahinter dennoch der Anspruch, es sei Aufgabe der Frau, vorbereitet auf potenziell gefährliche Situationen diese abzuwenden. Nicht in Frage soll gestellt werden, dass es für jeden Menschen besser ist, einem (sexuellen) Angriff zu entgehen. Dennoch ist es wichtiger, Präventivmaßnahmen zur Verringerung der Zahl von Angriffen zu setzen, anstatt die Schuhwahl oder das Mobiltelefonverhalten von Opfern zu diskutieren. Jüngste Entwicklungen zeigen, dass – nicht zuletzt in Zusammenhang mit der *MeToo*-Debatte – immer mehr Frauen von sexualisierter und sexueller Gewalt nicht nur berichten, sondern auch Gehör und Glauben finden.[1324] Dabei werden nun auch vermehrt hierarchische und andere Abhängigkeitsverhältnisse berücksichtigt, die meist bei Übergriffen, die nicht im öffentlichen Raum stattfinden, eine große Rolle spielen.

Diese Überlegungen führen nur scheinbar vom Thema der vorliegenden Arbeit weg: Sie illustrieren exemplarisch die Wirkmacht, die verwissenschaftlichte Sichtweisen entfalten konnten. Die Heilpädagogische Abteilung, die prinzipiell als Organ der Kinderschutz-Bewegung gegründet wurde, verfolgte eine dichotome Zielsetzung. Ihre Aufgabe war es, Minderjährigen in schwierigen Situationen durch Behandlungen oder individuelle Maßnahmenempfehlungen zu helfen. Die Umsetzung war dabei eng mit sozialklassifizierenden Bewertungen verknüpft, die dazu führten, dass neben heilpädagogischen (bzw. kinderpsychiatrischen) Einrichtungen auch jene der Jugendämter und Jugendgerichte die österreichischen Erziehungsanstalten noch weit in der Zweiten Republik mit Minderjährigen der unteren sozialen Schichten füllten. Das

---

https://www.sueddeutsche.de/panorama/untersuchungsauschuss-abschlussbericht-zur-koelner-silvesternacht-1000-seiten-vorwuerfe-1.3423966 (20.3.2020).

1323 Z. B. ein österreichischer Bericht über Ratschläge des deutschen Bundeskriminalamts: http://www.oe24.at/welt/Deutsche-Polizei-raet-Frauen-Turnschuhe-statt-High-Heels/251050027 (2.4.2018).

Damit zusammenhängend auch die *Slutwalk*-Bewegung: Diese war 2011 dadurch angestoßen worden, dass ein Polizist bei einer Informationsveranstaltung für Rechtsstudentinnen in Toronto als Präventivmaßnahme für Frauen empfohlen hatte, „women should avoid dressing like sluts in order not to be victimized". Oberbürgermeisterin Reker verärgert mit Verhaltenstipps für Frauen. #einearmlaenge, 5.1.2016, https://www.spiegel.de/panorama/justiz/koeln-oberbuergermeisterin-henriette-reker-gibt-verhaltenstipps-fuer-frauen-a-1070650.html (20.3.2020).

1324 Jüngstes aufsehenerregendes Beispiel war die Beschuldigung, Anklage und zuletzt Verurteilung von Filmproduzent Harvey Weinstein. Einen Überblick bietet Harvey Weinstein timeline: How the scandal unfolded, 24.2.2020, https://www.bbc.com/news/entertainment-arts-41594672 (20.3.2020).

„System der Fürsorgeerziehung“[1325] war ein effizientes – auf Kosten der darin ‚befürsorgten‘ Kinder und Jugendlichen.

1325 Michaela Ralser/Nora Bischoff/Christine Jost/Ulrich Leitner, „Wenn du hundert Jahre alt wirst, das vergisst man nicht.“ Das System der Fürsorgeerziehung. Zur Genese, Transformation und Praxis der Jugendfürsorge und der Landeserziehungsheime in Tirol und Vorarlberg, Innsbruck 2015, 191–204, https://www.uibk.ac.at/iezw/heimgeschichteforschung/dokumente/das-system-der-fuersorgeerziehung.pdf (17. 8. 2018).

ANHANG

Glossar

Abgängigkeitsanzeige = Vermisstenanzeige
Ausfolgung (ausfolgen) = Übergabe, Aushändigung (übergeben, aushändigen)
Befürsorgung = [rechtliche] Betreuung
beiziehen = jmd. zu etw. hinzuziehen, etw. zusätzlich verwenden, heranziehen
beteilen = aufteilen
einlangen = eintreffen, ankommen von Post, Nachrichten u. Ä.
Expositur = auswärtiger bzw. selbstständiger Teil einer Schule
in Evidenz halten = vormerken
in Verstoß geraten = in Verlust geraten, verloren gehen
Karenz, Karenzierung = unbezahlte Freistellung von der Arbeit ohne Verlust der Stelle
Konsulent*innentätigkeit = Berater*innentätigkeit
Kuratel = Vormundschaft, behördlich verfügte Vertretung
lukrieren = Gewinn erzielen
Obsorge = Fürsorge
Parte = Todesanzeige, Trauerbrief
schulstürzen = die Schule schwänzen
skartieren = alte Akten aussortieren
supplieren = Schulstunden vertretungsweise halten
Urgenz (urgieren) = Mahnung, Forderung (mahnen, fordern) nach schneller Erledigung
zuhanden = zu Händen, zu übergeben an

Quellen- und Literaturverzeichnis

Archive

Archiv der Bundespolizeidirektion Wien
Karton 1952/1

Archiv der Universität Innsbruck (UAI)
PA Hans Asperger
Verpflegskostenbücher der Universitätsklinik

Archiv der Universität Wien (UAW)
Akten des Medizinischen Dekanats
PA Hans Asperger
PA Paul Kuszen
PA Erwin Lazar
PA Clemens Freiherr v. Pirquet
Senatsakten

Dokumentationsarchiv des Österreichischen Widerstands (DÖW)
6217: Liste von Gelehrten österreichischen Ursprungs in den USA

Österreichisches Staatsarchiv (ÖStA)
AdR, BMU, PA Hans Asperger

Wiener Stadt- und Landesarchiv (WStLA)
1.3.2.119.A32: Vereinskataster, gelöschte Vereine
1.3.2.119.A41: Vermögensentziehungsanmeldeverordnung
1.3.2.209.1.A47: Krankengeschichten der Heilpädagogischen Station
1.3.2.209.10: Wiener Städtische Nervenklinik für Kinder, B1 – Aufnahmsprotokoll 1941–1945
2.10.2.K2/1: Kartei: Ärztinnen und Ärzte 1938–21. Jh.
2.10.2.K2/2: Kartei: Ärztinnen und Ärzte 1938–20. Jh.
PA Hans Asperger
PA Valerie Bruck

Gesetze

Strafgesetz 1852
Bundesgesetzblatt für die Republik Österreich 1925; 1974
Verordnung des Bundeskanzleramtes vom 1. Juni 1933, betreffend die Ausreise österreichischer Bundesbürger nach dem Deutschen Reich, BGBl. 208/1933.
Gesetz zur Verhütung erbkranken Nachwuchses vom 14. Juli 1933, RGBl. I, 529.
Verordnung der Bundesregierung vom 15.12.1933 über den Abbau verheirateter weiblicher Personen im Bundesdienste und andere dienstrechtliche Maßnahmen, BGBl. 545/1933.
Verordnung über die Einführung der Nürnberger Rassegesetze im Lande Österreich vom 20.5.1938, RGBl. I 1938, 594 f.
Verordnung zur Neuordnung des österreichischen Berufsbeamtentums vom 31.5.1938, RGBl. I 1938, 607–610.

Fachzeitschriften, Zeitungen und Medien

Der Abend
Eos. Zeitschrift für Heilpädagogik
Heilpädagogische Schul- und Elternzeitung
Metallica, Welcome Home (Sanitarium), auf: Master of Puppets, 1986
Österreichische Rundschau
Zeitschrift für Kinderforschung

Heilpädagogische und zeitgenössische Publikationen

Aichhorn, August, Verwahrloste Jugend. Die Psychoanalyse in der Fürsorgeerziehung, [2]Wien 1931.
Asperger, Hans, Das psychisch abnorme Kind, in: Wiener klinische Wochenschrift 49 (1938), 1314–1317.
— „Jugendpsychiatrie" und „Heilpädagogik", in: Münchner Medizinische Wochenschrift 16 (1942), 352–356.
— Die „Autistischen Psychopathen" im Kindesalter, in: Archiv für Psychiatrie 1/117 (1944), 76–136.
— Schwester Viktorine Zak, in: Erziehung und Unterricht (1946), 155–158.
— Heilpädagogik. Einführung in die Psychopathologie des Kindes für Ärzte, Lehrer, Psychologen und Fürsorgerinnen, Wien 1952.
— Erwin Lazar – Der Mensch und das Werk, in: Heilpädagogik. Beiblatt der Zeitschrift Erziehung und Unterricht 1 (1958), 129–134.
— Dr. Valerie Bruck. In Memoriam, in: Mitteilungen der katholischen Ärztegilde Österreichs 74 (1962), 2 f.

— Allgemeine Problematik der Heilpädagogischen Station, in: Hans Asperger u. a. (Hg.), Zehn Jahre heilpädagogische Station der SOS-Kinderdörfer, Innsbruck 1974, 7 f.

Asperger, Hans/Feldner, Josef, Bemerkungen zu dem Buche „Praktische Kinderpsychologie" von Prof. Charlotte Bühler, in: Zeitschrift für Kinderforschung 47 (1939), 97–100.

Asperger, Hans/Goll, Heribert, Über einen Fall von Hemichorea bei einem eineiigen Zwillingspaar. Gleichzeitig ein Beitrag zum Problem der Individualität bei erbgleichen Zwillingen, in: Der Erbarzt 6 (1939), 24–28.

Asperger, Hans/Siegl, Josef, Zur Behandlung der Enuresis, in: Archiv für Kinderheilkunde 2/102 (1934), 88–102.

Backhausen, Wilhelm, Sollen wir uns die Mitarbeit der Psychiater in der Fürsorgeerziehung gefallen lassen?, in: Siebold (Hg.), Psychiatrie und Fürsorgeerziehung. Eine freundschaftliche Streitschrift zwischen zwei Pädagogen, Bethel 1908.

Belem, Petra/Lazar, Erwin, Analyse einiger Schwachsinnsfälle, in: Zeitschrift für Kinderheilkunde 12/5 (1914), 185–226.

Binet, Alfred/Simon, Théodore, Méthodes nouvelles pour le diagnostic du niveau intellectuel des anormaux, in: L'Année psychologique 1/11 (1904), 191–244.

Bruck, Valerie, Eugenik und Familie, in: Das Familienglück 6 (1933), 8–11.

— Inwieweit können Umwelteinflüsse eine Wirkung auf die angeborene Veranlagung ausüben?, in: St. Lukas 4 (1934), 78–82.

— Zum dreißigjährigen [Anm.: Fehler, eigentlich das vierzigjährige] Jubiläum der Erziehungsanstalt Dr. Theodor Heller in Wien-Grinzing, in: Zeitschrift für Kinderforschung (1935), 298 f.

— Die Bedeutung der Heilpädagogik für die Jugendgerichtshilfe, in: Festschrift der Wiener Jugendgerichtshilfe zur Erinnerung an die 25. Wiederkehr ihrer Gründung, Wien 1937, 26.

Bruck, Valerie u. a., Erwin Lazar und sein Wirken, in: Zeitschrift für Kinderforschung 40 (1932), 211–218.

Bruck-Biesok, Valerie/Pirquet, Clemens/Wagner, Richard, Rachitisprophylaxe, in: Klinische Wochenschrift 6 (1927), 952.

Bühler, Charlotte/Hetzer, Hildegard, Kleinkindertests. Entwicklungstests vom 1. bis 6. Lebensjahr, Leipzig 1932.

Frankl, Georg, Der Wirkungskreis der ärztlichen Heilpädagogik, in: Volksgesundheit 6 (1932), 180–185.

— Befehlen und Gehorchen. Eine heilpädagogische Studie, 2 Teile, in: Zeitschrift für Kinderforschung, 42 u. 43 (1934), 463–479 u. 1–21.

— Die Heilpädagogische Abteilung der Wiener Kinderklinik, in: Zeitschrift für Kinderschutz-, Familien- und Berufsfürsorge 5–6 u. 7–8/29 (1937), 33–38 u. 50–54.

— Triebhandlungen bei Dissozialität nach Enzephalitis epidemica und anderen psychopathischen Störungen des Kindesalters, in: Zeitschrift für Kinderforschung 5/46 (1937), 401–448.

— Über postenzephalitischen Parkinsonismus und verwandte Störungen im Kindesalter, in: Zeitschrift für Kinderforschung 3/46 (1937), 199–249.

Fraß, Margarete, Einjähriger Hilfsschullehrerkurs [Anm.: Fehler, eigentlich Hilfsschüler*innenkurs bzw. Hilfsschullehrkurs] für einfache hauswirtschaftliche Arbeit, in: Eos. Zeitschrift für Heilpädagogik 1/2 (1931), 33–37.
Die Gemeinde-Verwaltung der Stadt Wien im Jahre 1911. Bericht des Bürgermeisters Dr. Josef Neumayer, Wien 1912.
Georgens, Jan-Daniel/Deinhardt, Marianus, Die Heilpädagogik mit besonderer Berücksichtigung der Idiotie und der Idiotenanstalten, 2 Bde., Leipzig 1861 und 1863.
Gesell, Arnold/Strunk Amatruda, Catharine, Developmental Diagnosis. Normal and Abnormal Child Development. Clinical Methods and Practical Applications, New York 1941.
Heeger, Johann, Die Progression im System der Eggenburger Erziehungsgruppen, in: Eos. Zeitschrift für Heilpädagogik 1/2 (1931), 23–33.
Heller, Theodor, Grundriß der Heilpädagogik, Leipzig 1904.
— Die abnormale geistige Entwicklung der Kinder, in: Heilpädagogische Schul- und Elternzeitung 5 (1911) 2, 89–95.
— Über sexuelle Konstitutionen, in: Zeitschrift für Kinderforschung 40/1 (1932), 72–81.
— Heilpädagogik in Österreich, in: Heilpädagogik. Beiblatt der Zeitschrift Erziehung und Unterricht, Sonderheft Dr. Theodor Heller (1959), 7–11.
Hirschfeld, Magnus, Die Homosexualität des Mannes und des Weibes, Berlin 1914.
Kesseldorfer, Heinrich, Schule und Jugendgerichtspflege, in: Heilpädagogische Schul- und Elternzeitung 9 (1913) 4, 153–164.
Krafft-Ebing, Richard, Psychopathia Sexualis. Mit besonderer Berücksichtigung der konträren Sexualempfindung. Eine medizinisch-gerichtliche Studie für Ärzte und Juristen, hg. v. Alfred Fuchs, Stuttgart [13]1907.
Kretschmer, Ernst, Körperbau und Charakter. Untersuchungen zum Konstitutionsproblem und zur Lehre von den Temperamenten, Berlin 1921.
Lazar, Erwin, Die Gefahren des Pubertätsalters für die sittliche und geistige Entwicklung der Kinder, in: Heilpädagogische Schul- und Elternzeitung 4 (1911) 2, 69–72.
— Über jugendliche Vaganten, in: Heilpädagogische Schul- und Elternzeitung 7/8 (1911) 2, 129–132.
— Jugendfürsorge im Kampfe gegen den Alkoholismus, in: Heilpädagogische Schul- und Elternzeitung 11 (1911) 2, 201–205.
— Ärztliche Probleme in der Fürsorgeerziehung I und II, in: Heilpädagogische Schul- und Elternzeitung 4 u. 5 (1912) 3, 67–73 u. 125–128.
— Psychische Abnormitäten bei Fürsorgezöglingen, in: Wiener klinische Wochenschrift 29 (1913), 1227–1230.
— Über die endogenen und exogenen Wurzeln der Dissozialität Jugendlicher, in: Zeitschrift für Kinderheilkunde 8/4 (1913), 479–527.
— Die heilpädagogische Abteilung der k. k. Universitäts-Kinderklinik in Wien und ihre Bedeutung für die Jugendfürsorge, in: Zeitschrift für Kinderschutz und Jugendfürsorge 11 (1913), 109–113.
— Fürsorge für epileptische Kinder, in: Heilpädagogische Schul- und Elternzeitung 1 (1913) 4, 1–5.

— Über psychisch abnorme Kinder. Nach einem Vortrag mit Demonstrationen in der Gesellschaft für Schulhygiene, in: Heilpädagogische Schul- und Elternzeitung 6 (1913) 4, 105–112.
— Über die endogenen und exogenen Wurzeln der Dissozialität Jugendlicher I, in: Heilpädagogische Schul- und Elternzeitung 11 (1913) 4, 199–205.
— Die heilpädagogische Abteilung der k. k. Kinderklinik in Wien, in: Verhandlungen der Gesellschaft deutscher Naturforscher und Ärzte, 85. Versammlung zu Wien vom 21.–28. September 1913, 2. Teil, 2. Hälfte, Medizinische Abteilungen (1914) 621 f.
— Heilpädagogische Gruppierung in einer Anstalt für verwahrloste Kinder, in: Zeitschrift für Kinderheilkunde 1–2/27 (1920), 92–116.
— Medizinische Grundlagen der Heilpädagogik. Für Erzieher, Lehrer, Richter und Fürsorgerinnen, Wien 1925.
— Probleme der forensischen Jugendpsychiatrie (Abhandlungen aus dem juristisch-medizinischen Grenzgebiete 5), Wien 1927.
Lombroso, Cesare, Der Verbrecher in anthropologischer, ärztlicher und juristischer Beziehung, 3 Bde., Hamburg 1890–1896.
Major, Gustav, Wo sollen schwachsinnige Kinder erzogen werden, in: Heilpädagogische Schul- und Elternzeitung 2 (1911) 2, 29–33.
Schürer-Waldheim, Otto, Jugendkriminalität und Beruf, in: Eos. Zeitschrift für Heilpädagogik 1 (1936), 2–6.
Simonic, Anton, Die Heilpädagogik in Österreich, in: Eos. Zeitschrift für Heilpädagogik 1 (1935), 3 f.
Smola, Rudolf, Die Gefahren des Alkoholismus im Kindesalter, in: Heilpädagogische Schul- und Elternzeitung 1 (1911) 2, 11–14.
Sommer, Robert, Lehrbuch der psychopathologischen Untersuchungsmethoden, Berlin-Wien 1899.
Statistische Jahrbücher der Stadt Wien 1929–1948, hg. von der Magistratsabteilung für Statistik.
Tandler, Julius/Rieder, Stephan, Das Jugendamt der Stadt Wien, Wien 1933.
Vogl, Maria, Eine heilpädagogische Studie über die Gemeinschaftsunfähigkeit (I und II), in: Praxis der Kinderpsychologie und Kinderpsychiatrie 4 u. 5/8 (1959), 147–155 u. 180–189.
Wurst, Franz, Der Lebensraum in seinem Einfluss auf die körperliche und geistige Entwicklung des Kindes, in: Franz Wurst (Hg.), Das Landkind heute und morgen, Wien 1963, 38–50.
Zak, Viktorine, Die Entwicklung der klinischen Heilpädagogik in Wien, in: The International Council of Nurses 4/3 (1928), 348–354.
— Die Heilpädagogische Abteilung unter Lazar, in: Eos. Zeitschrift für Heilpädagogik 2 (1932), 38–40.
Zawisch, Carla, Was wir sein, was wir tun wollen, in: St. Lukas 1 (1933), 3.

Sekundärliteratur

Ambroise-Rendu, Anne-Claude, Die Ärzte und der sexuelle Missbrauch von Kindern. Aspekte einer Kulturgeschichte der Medizin des 19. und 20. Jahrhunderts, in: Dorothea Nolde (Hg.), Sexuelle Gewalt gegen Kinder, ÖZG 28, 3/2017, 157–182.

Amesberger, Helga/Halbmayr, Brigitte/Rajal, Elke, „Arbeitsscheu und moralisch verkommen". Verfolgung von Frauen als „Asoziale" im Nationalsozialismus, Wien-Berlin 2019.
Ash, Mitchell G., Wissenschaft und Politik als Ressourcen für einander, in: Rüdiger vom Bruch/Brigitte Kaderas (Hg.), Wissenschaften und Wissenschaftspolitik. Bestandsaufnahme zu Formationen, Brüchen und Kontinuitäten im Deutschland des 20. Jahrhunderts, Stuttgart 2002, 32–51.
Asperger Felder, Maria, „Zum Sehen geboren, zum Schauen bestellt". Hans Asperger (1906–1980: Leben und Werk), in Rolf Castell (Hg.), Hundert Jahre Kinder- und Jugendpsychiatrie. Biografien und Autobiografien, Göttingen 2008, 99–117.
Balthasar, Susanne, Die Tatbestände der Vergewaltigung und sexuellen Nötigung. Eine rechtsvergleichende Betrachtung des deutschen und österreichischen Rechts mit Schwerpunkt im 20. Jahrhundert (Linzer Schriften zur Frauenforschung 19), Linz 2001.
Bandhauer-Schöffmann, Irene, Der „Christliche Ständestaat" als Männerstaat?, in: Emmerich Tálos/Wolfgang Neugebauer (Hg.), Austrofaschismus. Politik – Ökonomie – Kultur 1933–1938, Wien u. a. [6]2012, 254–280.
Bangen, Hans, Geschichte der medikamentösen Therapie der Schizophrenie, Berlin 1992.
Bauer, Ingrid/Hoffmann, Robert/Kubek, Christina, Abgestempelt und ausgeliefert. Fürsorgeerziehung und Fremdunterbringung in Salzburg nach 1945. Mit einem Ausblick auf die Wende hin zur Sozialen Kinder- und Jugendarbeit von heute, Innsbruck 2013.
Bechter, Anneliese/Guerrini, Flavia/Ralser, Michaela, Das proletarische Kind und seine uneheliche Mutter als Objekte öffentlicher Erziehung, in: Maria A. Wolf u. a. (Hg.), Child Care. Kulturen, Konzepte und Politiken der Fremdbetreuung von Kindern, Weinheim-Basel 2013, 132–146.
Becker, Peter, Verderbnis und Entartung. Eine Geschichte der Kriminologie des 19. Jahrhunderts als Diskurs und Praxis (Veröffentlichungen des Max-Planck-Instituts für Geschichte 176), Göttingen 2002.
Beddies, Thomas/Fuchs, Petra, Psychiatrische und pädagogische Versorgungskonzepte und -wirklichkeiten für psychisch kranke und geistig behinderte Kinder und Jugendliche in Berlin und Brandenburg 1919–1933, in: Axel C. Hüntelmann/Johannes Vossen/Herwig Czech (Hg.), Gesundheit und Staat. Studien zur Geschichte der Gesundheitsämter in Deutschland, 1870–1950, Husum 2006, 79–92.
Beddies, Thomas/Hübener, Kristina (Hg.), Kinder in der NS-Psychiatrie (Schriftenreihe zur Medizin-Geschichte des Landes Brandenburg 10), Berlin 2004.
Bei, Neda, Austrofaschistische Geschlechterpolitik durch Recht: Die „Doppelverdienerverordnung", in: Ilse Reiter-Zatloukal/Christine Rothländer/Pia Schölnberger (Hg.), Österreich 1933–1938, Wien 2012, 197–206.
Benetka, Gerhard, Psychologie in Wien. Sozial- und Theoriegeschichte des Wiener Psychologischen Instituts 1922–1938, Wien 1995.
Berger, Ernst, Exkurs: Zur historischen Entwicklung der Jugendfürsorge, in: Ernst Berger (Hg.), Verfolgte Kindheit. Kinder und Jugendliche als Opfer der NS-Sozialverwaltung, Wien-Köln-Weimar 2007, 41–45.

— Die Innsbrucker Kinderpsychiatrie / Heilpädagogik im Kontext der Entwicklung des Faches Kinderpsychiatrie, in: Bericht der Medizin-Historischen ExpertInnenkommission: Die Innsbrucker Kinderbeobachtungsstation von Maria Nowak-Vogl, 11. November 2013, Innsbruck 2013, 50–56.

— Die österreichische Kinder- und Jugendpsychiatrie nach 1945 bis 1975, in: Heiner Fangerau/Sascha Topp/Klaus Schepker (Hg.), Kinder- und Jugendpsychiatrie im Nationalsozialismus und in der Nachkriegszeit. Zur Geschichte ihrer Konsolidierung, Berlin 2017, 607–618.

Bergmann, Anna, Die verhütete Sexualität. Die medizinische Bemächtigung des Lebens, Berlin 1998.

— Genealogien von Gewaltstrukturen in Kinderheimen, in: Michaela Ralser/Reinhard Sieder (Hg.), Die Kinder des Staates, ÖZG 25, 1&2/2014, 82–116.

Birke, Roman/Kraml, Barbara, Gleichzeitigkeit von Inklusion und Exklusion: Homosexualitäten zwischen Verfolgung und Normalisierung in Österreich 1971, in: Homosexuellenverfolgung in Österreich. Geschichte und Nachgeschichte, zeitgeschichte 43/2 (2016), 85–100.

Bourdieu, Pierre, Physischer, sozialer und angeeigneter physischer Raum, in: Martin Wentz (Hg.), Stadt-Räume, Frankfurt/Main 1991, 24–34.

Boven, Frederik, Solitary Persons? The Conceptualisation of Autism as a Contact Disorder by Frankl, Asperger, and Kanner, phil. Diss., Groningen 2022.

Brezinka, Wolfgang, Heilpädagogik an der medizinischen Fakultät der Universität Wien. Die Geschichte von 1911–1985, in: Zeitschrift für Pädagogik 43 (1997), 395–420.

— Pädagogik in Österreich. Die Geschichte des Faches an den Universitäten vom 18. bis zum 21. Jahrhundert, 3 Bde., Wien 2000–2008.

Brkic-Elezovic, Alma/Loch, Ulrike, Institutionelle Gewalt an Kindern und Jugendlichen, in: Sara Blumenthal/Karin Lauermann/Stephan Sting (Hg.), Soziale Arbeit und soziale Frage(n) (Schriftenreihe der ÖFEB-Sektion Sozialpädagogik), Opladen-Berlin-Toronto 2018, 307–320.

Castell, Rolf u. a., Geschichte der Kinder- und Jugendpsychiatrie in Deutschland in den Jahren 1937–1961, Göttingen 2000.

Christiaens, Jenneke, Youth Delinquency Redefined: The Practice of Scientific Observation and Diagnosis Within the Framework of Belgian Child Protection, 1913–1960, in: Jean Trépanier/Xavier Rousseaux (Hg.), Youth and Justice in Western States, 1815–1950. From Punishment to Welfare, Cham 2018, 253–277.

Colantonio, Magdalena, Die Geschichte der Heilpädagogischen Station des Landes Steiermark in Wetzelsdorf – mit besonderer Berücksichtigung der historischen Entwicklung der Heilpädagogischen Arbeit, Dipl.-Arb., Graz 2002.

Czech, Herwig, Erfassung, Selektion und „Ausmerze". Das Wiener Gesundheitsamt und die Umsetzung der nationalsozialistischen „Erbgesundheitspolitik" 1938 bis 1945 (Forschungen und Beiträge zur Wiener Stadtgeschichte 41), Wien 2003.

— Ärzte am Volkskörper. Die Wiener Medizin und der Nationalsozialismus, phil. Diss., Wien 2007.

— Zuträger der Vernichtung? Die Wiener Universitäts-Kinderklinik und die NS-Kindereuthanasieanstalt „Am Spiegelgrund", in: Arnold Pollak (Hg.), Festschrift 100 Jahre Universitätsklinik für Kinder- und Jugendheilkunde, Wien 2011, 23–54.

— Der Spiegelgrund-Komplex. Kinderheilkunde, Heilpädagogik, Psychiatrie und Jugendfürsorge im Nationalsozialismus, in: Michaela Ralser/Reinhard Sieder (Hg.), Die Kinder des Staates, ÖZG 25, 1&2/2014, 194–219.

— Hans Asperger, National Socialism, and „race hygiene" in Nazi-era Vienna, in: Molecular Autism 9/29 (2018), 1–43, https://molecularautism.biomedcentral.com/track/pdf/10.1186/s13229-018-0208-6 (12.5.2018).

— Entgrenzte Wissenschaft. Forschungspraktiken an der Wiener Medizinischen Fakultät während des Nationalsozialismus, in: Daniela Angetter u.a. (Hg.), Strukturen und Netzwerke. Medizin und Wissenschaft in Wien 1848–1955 (650 Jahre Universität Wien – Aufbruch ins neue Jahrhundert 5), Göttingen 2018, 631–652.

— Response to 'Non-complicit: Revisiting Hans Asperger's Career in Nazi-era Vienna', in: Journal of Autism and Developmental Disorders 49 (2019), 3883–3887.

Czipke, Gertrude, Die SchreibmaschinentäterInnen. Die Wiener Jugendfürsorge in den Jahren 1945 bis 1970 und ihr Beitrag zur Durchsetzung einer gegen Mädchen, Frauen, „uneheliche" Mütter und deren Kinder gerichteten Geschlechterordnung, Dipl.-Arb., Wien 2013.

Dahl, Matthias, Endstation Spiegelgrund. Die Tötung behinderter Kinder während des Nationalsozialismus am Beispiel einer Kinderfachabteilung in Wien 1940 bis 1945, Wien 2004.

Dane, Gesa, „Zeter und Mordio": Vergewaltigung in Literatur und Recht, Göttingen 2005.

Dietrich-Daum, Elisabeth, Über die Grenze in die Psychiatrie. Südtiroler Kinder auf der Kinderbeobachtungsstation von Maria Nowak-Vogl in Innsbruck (1954–1987), Innsbruck 2018.

Dietrich-Daum, Elisabeth u.a. (Hg.), Psychiatrische Landschaften. Die Psychiatrie und ihre Patientinnen und Patienten im historischen Raum Tirol seit 1830, Innsbruck 2011.

Dietrich-Daum, Elisabeth/Friedmann, Ina/Ralser, Michaela, Die Kinder der Kinderbeobachtungsstation, in: Elisabeth Dietrich-Daum/Michaela Ralser/Dirk Rupnow (Hg.), Psychiatrisierte Kindheiten. Die Kinderbeobachtungsstation von Maria Nowak-Vogl, Innsbruck 2020, 171–203.

Donvan, John/Zucker, Caren, In a Different Key: The Story of Autism, New York 2016.

Dorffner, Gabriele/Weippl, Gerald, Clemens Freiherr von Pirquet. Ein begnadeter Arzt und genialer Geist, Strasshof-Wien 2004.

Droux, Joëlle, Enfances en difficulté. De l'enfance abandonnée à l'assistence éducative (1892–2012), Genf 2012.

Düring, Marten/von Keyserlingk, Linda, Netzwerkanalyse in den Geschichtswissenschaften. Historische Netzwerkanalyse als Methode für die Erforschung von historischen Prozessen, in: Rainer Schützeichel/Stefan Jordan (Hg.), Prozesse. Formen, Dynamiken, Erklärungen, Wiesbaden 2015, 337–350.

Eder, Franz X., Kultur der Begierde. Eine Geschichte der Sexualität, München ²2009.

— Homo- und andere gleich-geschlechtliche Sexualitäten in Geschichte und Gegenwart, in: Florian Mildenberger u.a. (Hg.), Was ist Homosexualität? Forschungsgeschichte, gesellschaftliche Entwicklungen und Perspektiven, Hamburg 2014, 17–39.

Ertl, Karin Anna, NS-Euthanasie in Wien. Erwin Jekelius: Der Direktor vom „Spiegelgrund" und seine Beteiligung am NS-Vernichtungsprogramm, Dipl. Arb., Wien 2012.

Fadinger, Biljana, Die vergessenen Wurzeln der Heilpädagogik. Erwin Lazar und die Heilpädagogische Station an der Universitäts-Kinderklinik in Wien, Dipl.-Arb., Wien 1999.

Fahlbusch, Michael, Südostdeutsche Forschungsgemeinschaft, in: Michael Fahlbusch/Ingo Haar/Alexander Pinwinkler (Hg.), Handbuch der völkischen Wissenschaften. Akteure, Netzwerke, Forschungsprogramme. Unter Mitarbeit von David Hamann, Berlin-Boston 2017², 2023–2033.

Falk, Dean, Non-complicit: Revisiting Hans Asperger's Career in Nazi-era Vienna, in: Journal of Autism and Developmental Disorders 49 (2019), 1–12.

Feinstein, Adam, A History of Autism: Conversations with the Pioneers, Chichester 2010.

Friedmann, Ina, Die institutionelle Vernetzung der heilpädagogischen Abteilung der Universitätskinderklinik in Wien zwischen 1930 und 1945. Verflechtung von Wissenschaft und Politik, in: ÖH (Hg.), Österreichische Hochschulen im 20. Jahrhundert. Austrofaschismus, Nationalsozialismus und die Folgen, Wien 2013, 177–189.

— „Es handelte sich um einen sonderlinghaften, triebhaft veranlagten Knaben." Beispiele heilpädagogischer Gutachten für das Wiener Jugendgericht während der Jahre 1920 bis 1970, in: Virus. Beiträge zur Sozialgeschichte der Medizin 14 (2016), 267–283.

— Hans Asperger und die Heilpädagogische Abteilung der Wiener Universitätskinderklinik. Konzepte und Kontinuitäten, in: Matthis Krischel/Mathias Schmidt/Dominik Groß (Hg.), Medizinische Fachgesellschaften im Nationalsozialismus. Bestandsaufnahme und Perspektiven (Medizin im Nationalsozialismus 4), Berlin 2016, 309–320.

— „Homosexueller Charakter" und der „Schutz der übrigen Buben". Homosexualität und Heilpädagogik in Wien und Tirol im 20. Jahrhundert, in: Elisa Heinrich/Johann Karl Kirchknopf (Hg.), Homosexualitäten revisited, ÖZG 29, 2/2018, 59–85.

— „Vom Standpunkt der Erbpflege und der Bevölkerungspolitik ist in diesem Fall eine Sterilisierung dringend geboten". Kooperationsformen der Universität Innsbruck mit den Erbgesundheitsgerichten in Tirol und Vorarlberg zwischen 1940 und 1945, in: Margret Friedrich/Dirk Rupnow (Hg.), Geschichte der Universität Innsbruck 1669–2019. Band II: Aspekte der Universitätsgeschichte, Innsbruck 2019, 723–774.

Friedmann, Ina/Hartig, Christine/Stepanek, Friedrich, Das Panorama der heilpädagogischen Beobachtungsstationen Österreichs im Überblick, in: Elisabeth Dietrich-Daum/Michaela Ralser/Dirk Rupnow (Hg.), Psychiatrisierte Kindheiten. Die Kinderbeobachtungsstation von Maria Nowak-Vogl, Innsbruck 2020, 39–85.

Friedmann, Ina/Rupnow, Dirk, Die Universität im 20. Jahrhundert (Geschichte der Universität Innsbruck 1669–2019. Bd. I,2, hg. v. Margret Friedrich/Dirk Rupnow), Innsbruck 2019.

Foucault, Michel, Die Anormalen. Vorlesungen am Collège de France (1974–1975), Frankfurt/Main ³2013.

— Der Wille zum Wissen. Sexualität und Wahrheit I, Frankfurt/Main ²⁰2014.

— Überwachen und Strafen. Die Geburt des Gefängnisses, Frankfurt/Main ¹⁹2014.

— Wahnsinn und Gesellschaft, Frankfurt/Main ²¹2015.

Fuchs, Petra/Rose, Wolfgang/Beddies, Thomas, Heilen und Erziehen. Die Kinderbeobachtungsstation an der Psychiatrischen und Nervenklinik der Charité, in: Volker Hess/Heinz-Peter

Schmiedebach (Hg.), Am Rande des Wahnsinns. Schwellenräume in der Moderne, Wien-Köln-Weimar 2012, 111–148.

Gabriel, Eberhard, Josef Berze (1866–1957). Anstaltspsychiater, Psychopathologe, Schizophrenieforscher, Reformpsychiater, in: Schriftenreihe der Deutschen Gesellschaft für Geschichte der Nervenheilkunde 20 (2014), 285–300.

Gehltomholt, Eva/Hering, Sabine, Das verwahrloste Mädchen. Diagnostik und Fürsorge in der Jugendhilfe zwischen Kriegsende und Reform (1945–1965), Opladen 2006.

Geisthövel, Alexa/Hess, Volker, Handelndes Wissen: Die Praxis des Gutachtens, in: Alexa Geisthövel/Volker Hess (Hg.), Medizinisches Gutachten. Geschichte einer neuzeitlichen Praxis, Göttingen 2017, 9–39.

Geuter, Ulfried, Homosexualität in der deutschen Jugendbewegung. Jugendfreundschaft und Sexualität im Diskurs von Jugendbewegung, Psychoanalyse und Jugendpsychologie am Beginn des 20. Jahrhunderts, Frankfurt/Main 1994.

Goffman, Erving, Asyle. Über die soziale Situation psychiatrischer Patienten und anderer Insassen, Frankfurt/Main [20]2016.

Goldenberg, Anna, Versteckte Jahre. Der Mann, der meinen Großvater rettete, Wien 2018.

Griesebner, Andrea/Lorenz, Maren, Vergewaltigung, in: Enzyklopädie der Neuzeit, Bd. 14, Vater – Wirtschaftswachstum, Stuttgart-Weimar 2011, 99–106.

Groh, Christoph/Tatzer, Ernst/Weninger, M., Das Krankengut der Heilpädagogischen Abteilung im Wandel der Zeit, in: Heilpädagogik. Beiblatt der Zeitschrift Erziehung und Unterricht 4/24 (1981), 106–111.

Groh, Christoph u. a., Individuelle Erfahrungsberichte von SchülerInnen und KollegInnen Hans Aspergers, in: Christian Lechner u. a. (Hg.), Hans Asperger und die Heilpädagogik, Monatsschrift Kinderheilkunde 168, Supplementband 3 (September 2020), 214–217.

Hähner-Rombach, Sylvelyn, Kinderbeobachtungsstation Innsbruck. Eine medizinhistorische Untersuchung der Kinder und Jugendlichen, ihrer Zuweisung, Begutachtung und Behandlung zwischen 1949 und 1989 im historischen Kontext. Abschlussbericht des Forschungsprojekts, Stuttgart 2017.

Hänel, Dagmar/Unterkircher, Alois, Die Verräumlichung des Medikalen. Zur Einführung in den Band, in: Nicholas Eschenbruch/Dagmar Hänel/Alois Unterkircher (Hg.), Medikale Räume. Zur Interdependenz von Raum, Körper, Krankheit und Gesundheit, Bielefeld 2010, 7–20.

Häupl, Waltraud, Die ermordeten Kinder vom Spiegelgrund. Gedenkdokumentation für die Opfer der NS-Kindereuthanasie in Wien, Wien 2006.

Hauss, Gisela/Gabriel, Thomas/Lengwiler, Martin (Hg.), Fremdplatziert. Heimerziehung in der Schweiz, 1940–1990, Zürich 2018.

Heiniger, Kevin, Krisen, Kritik und Sexualnot. Die „Nacherziehung“ männlicher Jugendlicher in der Anstalt Aarburg (1893–1981), Zürich 2016.

Heinrich, Elisa, Marginalisierte Erinnerung. Auseinandersetzungen um homosexuelle NS-Opfer im Nachkriegsösterreich, in: zeitgeschichte 43/2 (2016), 101–115.

Heiss, Gernot, Die Malariatherapie und weitere diagnosekorrelierte Therapien: ihre Anwendung an der Wiener Universitätsklinik für Psychiatrie und Neurologie in den 1950er und 1960er Jahren und ihre Diskussion in der zeitgenössischen Forschung, nicht zur Publikation bestimmter Endbericht für den Jubiläumsfonds der Österreichischen Nationalbank, Wien 2015.

Helige, Barbara u. a., Endbericht der Kommission Wilhelminenberg, Juni 2013, http://www.kommission-wilhelminenberg.at/presse/jun2013/Bericht-Wilhelminenberg-web_code.pdf, (28.10.2014).

Hippler, Kathrin, Hans Asperger and his patients, in: Marcel Adam Just/Kevin A. Pelphrey (Hg.), Development and Brain Systems in Autism. New York 2013, 12–31.

Hippler, Kathrin/Klicpera, Christian, Hans Asperger und „seine Kinder" – eine retrospektive Untersuchung des Spektrums der „autistischen Psychopathie" anhand von Wiener Krankenakten, in: Zeitschrift für Kinder- und Jugendpsychiatrie und Psychotherapie 33 (2005), 35–47.

Hommen, Tanja, Sittlichkeitsverbrechen. Sexuelle Gewalt im Kaiserreich (Geschichte und Geschlechter 28), Frankfurt/Main 1999.

Hubenstorf, Michael, Pädiatrische Emigration und die „Hamburger-Klinik" 1930–1945, in: Kurt Widhalm/Arnold Pollak (Hg.), 90 Jahre Universitäts-Kinderklinik am AKH in Wien. Umfassende Geschichte der Wiener Pädiatrie, Wien 2005, 69–220.

Huber, Andreas, Rückkehr erwünscht. Im Nationalsozialismus aus „politischen" Gründen vertriebene Lehrende der Universität Wien (Emigration – Exil – Kontinuität. Schriften zur zeitgeschichtlichen Kultur- und Wissenschaftsforschung 12), Wien 2015.

Hüntelmann, Axel C., Die Gutachten-Maschine. Das Verfassen, Verwenden und Verwerten von Gutachten in obersten staatlichen Medizinalbehörden zwischen 1870 und 1930, in: Alexa Geisthövel/Volker Hess (Hg.), Medizinisches Gutachten. Geschichte einer neuzeitlichen Praxis, Göttingen 2017, 224–245.

Jordan, Stefan, Was sind historische Prozesse?, in: Rainer Schützeichel/Stefan Jordan (Hg.), Prozesse. Formen, Dynamiken, Erklärungen, Wiesbaden 2015, 71–85.

Jugendamt der Stadt Wien (Hg.), 70 Jahre Wiener Jugendamt, Wien 1987.

Kappeler, Manfred, Anvertraut und ausgeliefert. Sexuelle Gewalt in pädagogischen Einrichtungen, Berlin 2011.

Kirchknopf, Johann Karl, Die strafrechtliche Verfolgung homosexueller Handlungen in Österreich im 20. Jahrhundert, in: zeitgeschichte 43/2 (2016), 68–84.

— Sexuelle Gewalt gegen Kinder im österreichischen Strafrecht des 19. und 20. Jahrhunderts – ein Delikt und Strukturmerkmal zugleich, in: Dorothea Nolde (Hg.), Sexuelle Gewalt gegen Kinder, ÖZG 28, 3/2017, 106–132.

Kiyem, Sigrid, Der Deutsche Schulverein „Südmark" 1918–1938, Dipl.-Arb. Wien 1995.

Lechner, Christian, Das Innsbrucker Institut für Erb- und Rassenbiologie, in: ÖH (Hg.), Österreichische Hochschulen im 20. Jahrhundert. Austrofaschismus, Nationalsozialismus und die Folgen, Wien 2013, 190–203.

Lechner, Christian u. a. (Hg.), Hans Asperger und die Heilpädagogik, Monatsschrift Kinderheilkunde 168, Supplementband 3 (September 2020).

Ledebur, Sophie, Schreiben und Beschreiben. Zur epistemischen Funktion von psychiatrischen Krankenakten, ihrer Archivierung und deren Übersetzung in Fallgeschichten, in: Berichte zur Wissenschaftsgeschichte 34 (2011), 102–124.

Loch, Ulrike u. a., Im Namen von Wissenschaft und Kindeswohl. Gewalt an Kindern und Jugendlichen in heilpädagogischen Institutionen der Jugendwohlfahrt und des Gesundheitswesens in Kärnten zwischen 1950 und 2000, Innsbruck 2022.

Löscher, Monika, „...der gesunden Vernunft nicht zuwider...“? Eugenik in katholischen Milieus/Netzwerken in Österreich vor 1938, phil. Diss., Wien 2005.

— Katholizismus und Eugenik in Österreich. „... dass die katholische Auffassung alle vernünftigen Versuche der positiven Eugenik voll Freude begrüßt und unterstützt...“, in: Gerhard Baader/Veronika Hofer/Thomas Mayer (Hg.), Eugenik in Österreich. Biopolitische Strukturen von 1900 bis 1945, Wien 2007, 140–161.

Lorenz, Maren, „Weil eine Weibsperson immer so viel Gewalt hat als erforderlich“. Sexualität und sexuelle Gewalt im medizinisch-juristischen Diskurs und seiner Praxis (17. Bis Anfang des 20. Jahrhunderts), in: Franz X. Eder/Sabine Frühstück (Hg.), Neue Geschichten der Sexualität, Beispiele aus Ostasien und Zentraleuropa 1700–2000 (Querschnitte 3), Wien 2000, 145–166.

Lücke, Martin, Männlichkeit in Unordnung. Homosexualität und männliche Prostitution in Kaiserreich und Weimarer Republik, Frankfurt/Main 2008.

— Vom ‚Normalkinde‘ zu einer Sexualpädagogik der Vielfalt. Homosexualitäten in den Bildungswissenschaften, in: Florian Mildenberger u. a. (Hg.), Was ist Homosexualität? Forschungsgeschichte, gesellschaftliche Entwicklungen und Perspektiven, Hamburg 2014, 513–527.

Maleczek, Werner, Der Kinderarzt als Handlanger der NS-Mörder am „Spiegelgrund“?, in: Die Furche, 26./27. 6. 2019, 22.

Malina, Peter, Im Fangnetz der NS-Erziehung. Kinder- und Jugend-„Fürsorge“ auf dem „Spiegelgrund“ 1940–1945, in: Eberhard Gabriel/Wolfgang Neugebauer (Hg.), Von der Zwangssterilisierung zur Ermordung. Zur Geschichte der NS-Euthanasie in Wien II, Wien-Köln-Weimar 2002, 77–98.

— Zur Geschichte des „Spiegelgrunds“, in: Ernst Berger (Hg.), Verfolgte Kindheit. Kinder und Jugendliche als Opfer der NS-Sozialverwaltung, Wien-Köln-Weimar 2007, 159–192.

Malleier, Elisabeth, „Kinderschutz“ und „Kinderrettung“. Die Gründung von freiwilligen Vereinen zum Schutz misshandelter Kinder im 19. und frühen 20. Jahrhundert, Innsbruck-Wien-Bozen 2014.

Martin, Michael/Fangerau, Heiner/Karenberg, Axel, Neurologie und Neurologen in der NS-Zeit: Das Beispiel der Epilepsieforschung, in: Der Nervenarzt 87 (2016), 18–29.

Matter, Sonja, „She doesn’t look like a child“: Girls and Age of Consent Regulations in Austria (1950–1970), in: The Journal of the History of Childhood and Youth 10/1 (2017), 104–122.

— Die Grenzen der Kindheit und die Grenzen der „Schutzwürdigkeit“. Sexuelle Kindesmisshandlung vor österreichischen Gerichten (1950–1970), in: Dorothea Nolde (Hg.), Sexuelle Gewalt gegen Kinder, ÖZG 28, 3/2017, 133–156.

Mayer, Thomas, Eugenische Forschung als „eine politische nationalsozialistische Tätigkeit“. Die akademische Verbindung von Eugenik, Anthropologie, Kriminalbiologie und Psychiatrie am Beispiel des Karriereverlaufs von Friedrich Stumpfl (1902–1997), in: Schriftenreihe der Deutschen Gesellschaft für Geschichte der Nervenheilkunde 15 (2009), 239–265.

— Das Wiener Modell der Rassenbiologie. Die Neuordnung der Erb- und Rassenforschung an der Universität Wien von 1938 bis 1945, in: Jahrbuch des Dokumentationsarchivs des Österreichischen Widerstandes (2017), 109–131.

Melinz, Gerhard, Fürsorgepolitik(en), in: Emmerich Tálos/Wolfgang Neugebauer (Hg.), Austrofaschismus. Politik – Ökonomie – Kultur 1933–1938 (Politik und Zeitgeschichte I), Wien ^{6}2012, 238–252.

Mildenberger, Florian, … in der Richtung der Homosexualität verdorben. Psychiater, Kriminalpsychologen und Gerichtsmediziner über männliche Homosexualität 1850–1970, Hamburg 2002.

Niget, David, La naissance du tribunal pour enfants. Une comparaison France-Québec (1912–1945), Rennes 2009.

— Bodies at risk. Youth confronting medical and psychological expertise on juvenile delinquency in post-WW2 Belgium and France, Vortrag, 19.8.2016, ISCHE 38, Chicago/USA.

N.N. [Nikolaus Jagić], ohne Titel [Nachruf], in: Die feierliche Inauguration des Rektors der Wiener Universität für das Studienjahr 1932/33. Am 16. November 1932, Wien 1932, 41f.

Ralser, Michaela, Das Subjekt der Normalität. Das Wissensarchiv der Psychiatrie: Kulturen der Krankheit um 1900, München 2010.

— Psychiatrisierte Kindheit – Expansive Kulturen der Krankheit. Machtvolle Allianzen zwischen Psychiatrie und Fürsorgeerziehung, in: Michaela Ralser/Reinhard Sieder (Hg.), Die Kinder des Staates, ÖZG 25, 1&2/2014, 128–155.

Ralser, Michaela/Bechter, Anneliese/Guerrini, Flavia, Regime der Fürsorge. Eine Vorstudie zur Geschichte der Tiroler und Vorarlberger Erziehungsheime und Fürsorgeerziehungssysteme der Zweiten Republik, Innsbruck 2014.

Ralser, Michaela u.a., „Wenn du hundert Jahre alt wirst, das vergisst man nicht." Das System der Fürsorgeerziehung. Zur Genese, Transformation und Praxis der Jugendfürsorge und der Landeserziehungsheime in Tirol und Vorarlberg, Innsbruck 2015, 191–204, https://www.uibk.ac.at/iezw/heimgeschichteforschung/dokumente/das-system-der-fuersorgeerziehung.pdf (17.8.2018).

Ralser, Michaela u.a., Humanwissenschaften als Säulen der „Vernichtung unwerten Lebens". Biopolitik und Faschismus am Beispiel des Rassehygieneinstituts in Innsbruck, in: erziehung heute 1 (1999), 32–40.

Ralser, Michaela u.a., Heimkindheiten. Geschichte der Jugendfürsorge und Heimerziehung in Tirol und Vorarlberg, Innsbruck 2017.

Reinthaller, Ulrich, „Geben wir es einem Experten". Bericht eines 1975 aufgenommenen Patienten der heilpädagogischen Station, in: Christian Lechner u.a. (Hg.), Hans Asperger und die Heilpädagogik, Monatsschrift Kinderheilkunde 168, Supplementband 3 (September 2020), 218–222.

Reiter-Zatloukal, Ilse, Geschlechtswechsel unter der NS-Herrschaft. „Transvestitismus", Namensänderung und Personenstandskorrektur in der „Ostmark" am Beispiel der Fälle Mathilde/Mathias Robert S. und Emma/Emil Rudolf K., in: Beiträge zur Rechtsgeschichte Österreichs 2014, 172–209.

Rose, Wolfgang/Fuchs, Petra/Beddies, Thomas, Diagnose „Psychopathie". Die urbane Moderne und das schwierige Kind. Berlin 1918–1933 (Kulturen des Wahnsinns [1870–1930] 3), Wien-Köln-Weimar 2016.

Rudolph, Clarissa/Benetka, Gerhard, Kontinuität oder Bruch? Zur Geschichte der Intelligenzmessung im Wiener Fürsorgesystem vor und in der NS-Zeit, in: Ernst Berger (Hg.), Verfolgte Kindheit. Kinder und Jugendliche als Opfer der NS-Sozialverwaltung, Wien-Köln-Weimar 2007, 15–40.

Sablik, Karl, Julius Tandler. Mediziner und Sozialreformer, Frankfurt/Main ²2010.

Schreiber, Horst, „Angesichts des erheblichen Schwachsinns und der (…) psychopathischen Minderwertigkeit ist Sterilisation zu fordern", in: Überwältigungen (Gaismair-Jahrbuch 2009), 99–106.

— Im Namen der Ordnung. Heimerziehung in Tirol, Innsbruck-Wien-Bozen 2010.

— Heimerziehung in Österreich 1945–1990, in: Maria A. Wolf u. a. (Hg.), Child Care. Kulturen, Konzepte und Politiken der Fremdbetreuung von Kindern, Weinheim-Basel 2013, 188–201.

— Dem Schweigen verpflichtet. Erfahrungen mit SOS-Kinderdorf, Innsbruck-Wien-Bozen 2014.

Schröder, Wilhelm Heinz, Kollektive Biographien in der historischen Sozialforschung. Eine Einführung, in: Wilhelm Heinz Schröder (Hg.), Lebenslauf und Gesellschaft. Zum Einsatz von kollektiven Biographien in der historischen Sozialforschung (Historisch-sozialwissenschaftliche Forschungen 18), Stuttgart 1985, 7–17.

Sheffer, Edith, Asperger's Children. The origins of Autism in Nazi Vienna, New York-London 2018.

Sieder, Reinhard, Das Dispositiv der Fürsorgeerziehung in Wien, in: Michaela Ralser/Reinhard Sieder (Hg.), Die Kinder des Staates, ÖZG 25, 1&2/2014, 156–193.

— Warum das Wiener Jugendamt seinem Erziehungsberater nicht folgte, in: Thomas Aichhorn/Karl Fallend (Hg.), August Aichhorn-Vorlesungen. Einführung in die Psychoanalyse für Erziehungsberatung und soziale Arbeit, Wien 2015, 201–222.

— Wissenschaftliche Diskurse, Kinder- und Jugendfürsorge, Heimerziehung: Wien im 20. Jahrhundert, in: Virus. Beiträge zur Sozialgeschichte der Medizin 17 (2018), 29–56.

Sieder, Reinhard/Smioski, Andrea, Gewalt gegen Kinder in Erziehungsheimen der Stadt Wien. Endbericht, Wien 19. Juni 2012.

Silberman, Steve, Neurotribes. The Legacy of Autism and the Future of Neurodiversity, New York 2015.

Skopec, Manfred/Wyklicky, Helmut, Die Heilpädagogische Abteilung der Universitäts-Kinderklinik in Wien – die älteste kinderpsychiatrische Forschungs- und Behandlungsstätte, in: Heilpädagogik. Beiblatt der Zeitschrift „Erziehung und Unterricht" 1/24 (1981), 98–105.

Spring, Claudia Andrea, Zwischen Krieg und Euthanasie. Zwangssterilisationen in Wien 1940–1945, Wien-Köln-Weimar 2009.

Staudigl-Ciechowicz, Kamila Maria, Das Dienst-, Habilitations- und Disziplinarrecht der Universität Wien 1848–1938, Göttingen 2017.

Taschwer, Klaus, Hochburg des Antisemitismus. Der Niedergang der Universität Wien im 20. Jahrhundert, Wien 2015.

Teller, Simone, Zur Heilpädagogisierung der Strafe oder Geschichte der Wiener Jugendgerichtshilfe von 1911 bis 1928, Dipl.-Arb., Wien 2009.

Tragl, Karl Heinz, Chronik der Wiener Krankenanstalten, Wien-Köln-Weimar 2007.

Vandendriessche, Joris/Peeters, Evert/Wils, Kaat (Hg.), Scientists' Expertise as Performance. Between State and Society, 1860–1960, London 2015.

Walker, Mark, The Nazification and Denazification of Physics, in: Walter Kertz (Hg.), Hochschule im Nationalsozialismus, Braunschweig 1994, 79–91.

Weigl, Marius, „Für die öffentliche Sicherheit." Zur Genese der antiziganistischen Norm in Österreich zwischen 1918 und 1938, Dipl. Arb., Wien 2012.

Weiss, Alexandra, Sittlichkeit – Klasse – Geschlecht, in: Elisabeth Dietrich-Daum/Michaela Ralser/Dirk Rupnow (Hg.), Psychiatrisierte Kindheiten. Die Kinderbeobachtungsstation von Maria Nowak-Vogl, Innsbruck 2020, 295–375.

Wieser, Martin, Von „Erziehung statt Strafe" zur „Stählung des Charakters": Psychotechnik und Erbbiologie in den österreichischen „Bundesanstalten für Erziehungsbedürftige", 1929–1945, in: Franz X. Eder u. a. (Hg.), Produzieren/Konsumieren – Prosumieren/Konduzieren, ÖZG 30, 1/2019, 192–215.

Wolfgruber, Gudrun, Von der Fürsorge zur Sozialarbeit. Wiener Jugendwohlfahrt im 20. Jahrhundert (Schriftenreihe zur Geschichte der Sozialarbeit und Sozialarbeitsforschung 5), Wien 2013.

— Ideale und Realitäten. 100 Jahre Wiener Jugendamt, Wien 2017.

Wolfisberg, Carlo, Heilpädagogik und Eugenik. Zur Geschichte der Heilpädagogik in der deutschsprachigen Schweiz (1800–1950), Zürich 2002.

Ziegler, Béatrice/Hauss, Gisela/Lengwiler, Martin (Hg.), Zwischen Erinnerung und Aufarbeitung. Fürsorgerische Zwangsmassnahmen an Minderjährigen in der Schweiz im 20. Jahrhundert, Zürich 2018.

Nachschlagewerke

Gruber, Ch., Secky, Franz, in: ÖBL 1815–1950, Bd. 12 (Lfg. 55, 2001), 81.

Kreuter, Alma, Deutschsprachige Neurologen und Psychiater. Ein biographisch-bibliographisches Lexikon von den Vorläufern bis zur Mitte des 20. Jahrhunderts, 3 Bde., München u. a. 1996.

N. N., Hochsinger, Carl, in: ÖBL 1815–1950, Bd. 2 (Lfg. 9, 1959), 344.

Westphal, Alexander, Heller, Theodore [sic], in: Fred R. Volkmar (Hg.), Encyclopedia of Autism Spectrum Disorders, New York 2013, 1501 f., https://link.springer.com/referenceworkentry/10.1007/978-1-4419-1698-3_1861 (8. 12. 2019).

Westphal, Alexander/Voos, Avery/Ristow, Alexandra, Childhood Disintegrative Disorder (Heller's Syndrome), in: Volkmar, Encyclopedia, 593–601, https://link.springer.com/content/pdf/10.1007%2F978-1-4419-1698-3_1388.pdf (8. 12. 2019).

Online

Abschlussbericht zur Kölner Silvesternacht: 1000 Seiten Vorwürfe, 17.3.2019, https://www.sueddeutsche.de/panorama/untersuchungsauschuss-abschlussbericht-zur-koelner-silvester nacht-1000-seiten-vorwuerfe-1.3423966 (20.3.2020).

Bestandsgeschichte, WStLA, https://www.wien.gv.at/actaproweb2/benutzung/print.xhtml?id=Ser+++++00001821ma8Invent (20.12.2019).

Exenberger, Herbert, Gefängnis statt Erziehung: Jugendgefängnis Kaiser-Ebersdorf 1940–1945, http://www.doew.at/cms/download/4ahbj/exenberger_kaiserebersdorf.pdf (13.10.2014).

Harvey Weinstein timeline: How the scandal unfolded, 24.2.2020, https://www.bbc.com/news/entertainment-arts-41594672 (20.3.2020).

Luftkrieg, https://www.geschichtewiki.wien.gv.at/Luftkrieg (29.11.2018).

Meldewesen, https://www.geschichtewiki.wien.gv.at/Meldewesen (26.10.2019).

Neugebauer, Wolfgang, Rezension zu: Sheffer, Edith: Aspergers Kinder. Die Geburt des Autismus im „Dritten Reich". Frankfurt am Main 2018, in: H-Soz-Kult, 30.11.2018, https://www.hsozkult.de/review/id/reb-27840?title=e-sheffer-aspergers-kinder (20.10.2019).

Oberbürgermeisterin Reker verärgert mit Verhaltenstipps für Frauen. #einearmlaenge, 5.1.2016, https://www.spiegel.de/panorama/justiz/koeln-oberbuergermeisterin-henriette-reker-gibt-verhaltenstipps-fuer-frauen-a-1070650.html (20.3.2020).

Ö24: http://www.oe24.at/welt/Deutsche-Polizei-raet-Frauen-Turnschuhe-statt-High-Heels/251050027 (2.4.2018).

Opfersuche auf www.doew.at

Posch, Herbert, Adolf Franz Hecht, in: Gedenkbuch für die Opfer des Nationalsozialismus an der Universität Wien 1938, https://gedenkbuch.univie.ac.at/index.php?id=435&no_cache=1&no_cache=1&person_single_id=34409 (30.11.2019).

Liste der Abbildungen

Liste der Tabellen

Index

Personen

Anstalten und Heime

Behörden, Organisationen und Vereine

Klinische, universitäre und schulische Einrichtungen